Springer-Lehrbuch

Eberhard Willich   Peter Georgi
Helmut Kuttig   Werner Wenz   (Hrsg.)

Radiologie und Strahlenschutz

einschließlich
neuer bildgebender Verfahren

4., neubearbeitete und erweiterte Auflage
Mit 148 Abbildungen und 24 Tabellen

Springer-Verlag
Berlin Heidelberg New York
London Paris Tokyo

Professor Dr. med. Eberhard Willich
ehem. Direktor der Röntgenabteilung der Kinderklinik
Klinikum der Universität Heidelberg
Im Neuenheimer Feld 153, D-6900 Heidelberg 1

Professor Dr. med. Peter Georgi
Direktor der Abt. Nuklearmedizin der Radiologischen Klinik
Klinikum der Universität Heidelberg
Im Neuenheimer Feld 400, D-6900 Heidelberg 1

Professor Dr. med. Helmut Kuttig
ehem. Zentrum Radiologie, Strahlenklinik
Klinikum der Universität Heidelberg
Voßstraße 3, D-6900 Heidelberg 1

Professor Dr. med. Werner Wenz
Direktor der Radiologischen Universitäts-Klinik
Hugstetter Straße 55, D-7800 Freiburg

---

1. Auflage 1972, 2. Auflage 1976 und 3. Auflage 1981 unter dem Titel
„Kursus: Radiologie und Strahlenschutz" Heidelberger Taschenbücher, Band 112

ISBN-13: 978-3-540-19011-0   e-ISBN-13: 978-3-642-73471-7
DOI: 10.1007/ 978-3-642-73471-7

CIP-Titelaufnahme der Deutschen Bibliothek
Radiologie und Strahlenschutz : einschl. neuer bildgebender Verfahren / E. Willich ... (Hrsg.). -
Berlin ; Heidelberg ; New York ; London ; Paris ; Tokyo : Springer, 1988 (Springer-Lehrbuch)
NE: Willich, Eberhard [Hrsg.]

Dieses Werk ist urheberrechtlich geschützt. Die dadurch begründeten Rechte, insbesondere die
der Übersetzung, des Nachdrucks, des Vortrags, der Entnahme von Abbildungen und Tabellen,
der Funksendung, der Mikroverfilmung oder der Vervielfältigung auf anderen Wegen und der
Speicherung in Datenverarbeitungsanlagen, bleiben, auch bei nur auszugsweiser Verwertung,
vorbehalten. Eine Vervielfältigung dieses Werkes oder von Teilen dieses Werkes ist auch im
Einzelfall nur in den Grenzen der gesetzlichen Bestimmungen des Urheberrechtsgesetzes der
Bundesrepublik Deutschland vom 9. September 1965 in der Fassung vom 24. Juni 1985 zulässig.
Sie ist grundsätzlich vergütungspflichtig. Zuwiderhandlungen unterliegen den
Strafbestimmungen des Urheberrechtsgesetzes.

© Springer-Verlag Berlin Heidelberg 1972, 1976, 1981, 1988

Die Wiedergabe von Gebrauchsnamen, Warenbezeichnungen usw. in diesem Werk berechtigt
auch ohne besondere Kennzeichnung nicht zu der Annahme, daß solche Namen im Sinne der
Warenzeichen- und Markenschutzgesetzgebung als frei zu betrachten wären und daher von
jedermann benutzt werden dürften.

Produkthaftung: Für Angaben über Dosierungsanweisungen und Applikationsformen kann vom
Verlag keine Gewähr übernommen werden. Derartige Angaben müssen vom jeweiligen
Anwender im Einzelfall anhand anderer Literaturstellen auf ihre Richtigkeit überprüft werden.

Einbandgestaltung: W. Eisenschink, Heddesheim
2124/3145-543210 - Gedruckt auf säurefreiem Papier

Vorwort zur vierten Auflage

Gewaltige Fortschritte auf dem Gebiet der bildgebenden Diagnostik und der Strahlentherapie, neue Erkenntnisse in der Strahlenbiologie, die Weiterentwicklung der medizinischen Strahlenphysik mit Einführung neuer Einheiten sowie die auch den Strahlenschutz betreffende neue Röntgenverordnung boten den Anlaß für eine neue Auflage unseres Buches.

Der Springer-Verlag ist unserer Anregung aufgrund der unvermindert starken Nachfrage nach einem Basistext der Radiologie gern entgegengekommen.

Sämtliche Kapitel wurden gründlich überarbeitet und erneuert, ein Kapitel wurde völlig umgestaltet und zwei weitere über die modernen Schnittbildverfahren neu eingefügt.

Wir haben das ursprüngliche Konzept, einen knappen Text zur Vorlesung „Radiologie und Strahlenschutz" vorzulegen, beibehalten. Text, Tabellen und Skizzen bilden weiterhin das Grundgerüst. Nur die neuen bildgebenden Methoden sind mit Abbildungen versehen worden. Damit soll über die bisherigen Auflagen hinaus die revolutionierende Akzentverschiebung von der konventionellen Röntgendiagnostik zur modernen Bildgebung dokumentiert werden.

Kritische Anregungen und Anmerkungen von Lesern und Hörern sind weitgehend berücksichtigt worden. Eine Vergrößerung des Umfanges ließ sich nicht vermeiden.

Wir hoffen, daß unser bewährtes Anliegen, dem Studenten im Unterricht „Klinische Radiologie" eine wirksame Hilfe zu vermitteln, auch diesmal erreicht wurde.

Heidelberg, August 1988
E. Willich
P. Georgi
H. Kuttig
W. Wenz

Inhaltsverzeichnis

1	**Physikalische Grundlagen** (D. LANGE)	1
1.1	Strahlenarten	1
1.1.1	Energieeinheiten	1
1.1.2	Elektromagnetische Strahlung	1
1.1.3	Korpuskularstrahlung	2
1.2	Strahlenquellen	2
1.2.1	Röntgenröhre	2
1.2.2	Teilchenbeschleuniger	4
1.2.3	Radionuklide	5
1.2.3.1	Aufbau des Atoms	5
1.2.3.2	Kernprozesse	5
1.2.3.3	Zerfallsgesetz	8
1.2.3.4	Einheit der Aktivität, Quellstärke	10
1.2.3.5	Inkorporierte radioaktive Substanzen	11
1.2.3.6	Nuklidgeneratoren	12
1.3	Wechselwirkung zwischen Strahlung und Materie	12
1.3.1	Photonenstrahlung	12
1.3.2	Korpuskularstrahlung	18
1.3.3	Energieübertragung und Strahlenwirkung	18
1.4	Strahlenmeßgeräte und -verfahren	20
1.4.1	Ionisationskammern	20
1.4.1.1	Gleichgewicht – Ionendosis – Meßprinzip	21
1.4.1.2	Hohlraum – Ionendosis – Meßprinzip	21
1.4.2	Zählrohre	22
1.4.3	Szintillationszähler	22
1.4.4	Halbleiterdetektoren	23
1.4.5	Filmdosimetrie	26
1.4.6	Festkörperdetektoren	26
1.5	Dosisgrößen und Dosiseinheiten	26
1.5.1	Ionendosis	27
1.5.2	Energiedosis	27
1.5.3	Kerma	27
1.5.4	Äquivalentdosis	27
1.5.5	Spezielle Dosisbegriffe	28
1.5.5.1	Integraldosis	28

1.5.5.2	Flächen-Dosis-Produkt	29
1.5.6	Dosisleistung	29
1.6	Geometrieeinflüsse	30

2	**Strahlenbiologie** (M. EISENHUT)	**31**
2.1	Chemie der Strahlenwirkung	31
2.2	Zeitlicher Verlauf der Strahlenwirkung	40
2.3	Wirkung ionisierender Strahlen auf Zellkern-DNA	40
2.4	Strahlenempfindlichkeit von Zellen und Geweben	45
2.5	Strahlentoxikologie von Radionukliden	45
2.6	Akute somatische Strahlenwirkung	46
2.7	Dosis-Wirkungs-Beziehungen	47
2.8	Reparatur und Erholung	51
2.9	Zellzyklus und Strahlensensibilität	54
2.10	Strahlensensibilisierende Maßnahmen	55

3	**Strahlenschutz** (D. FEHRENTZ)	**60**
3.1	Grundlagen	60
3.1.1	Dosimetrische Begriffe	60
3.1.2	Natürliche und zivilisatorische Strahlenexposition	62
3.1.3	Strahlenwirkungen und Risiken bei hohen Dosen	63
3.1.4	Strahlenrisiken bei niedrigen Dosen	66
3.1.5	Grundsätze und Grenzwerte	69
3.2	Gesetzliche Strahlenschutzregelungen	72
3.2.1	Genehmigung und Überwachung	72
3.2.2	Schutz von Beschäftigten und Bevölkerung	73
3.2.3	Schutz von Patienten	76
3.2.4	Anforderungen an Untersuchungs- und Behandlungseinrichtungen	77
3.3	Chemischer und medizinischer Strahlenschutz	78
3.4	Strahlenabschirmung	78
3.4.1	Direkt ionisierende Strahlung	78
3.4.2	Indirekt ionisierende Strahlung	79
3.5	Strahlenschutzmeßtechnik	81
3.5.1	Überwachung der äußeren Strahlenbelastung	82
3.5.2	Überwachung der inneren Strahlenbelastung	83

3.5.3	Ortsdosis- und Kontaminationsüberwachung	84
3.6	Radiologische Strahlenschutzpraxis	85
3.6.1	Röntgendiagnostik	86
3.6.2	Strahlentherapie	88
3.6.3	Nuklearmedizinische Diagnostik	91
3.7	Strahlenexposition des Patienten	92

4	**Technische Grundlagen der bildgebenden Diagnostik**	**98**
4.1	**Röntgendiagnostik** (M. GEORGI)	98
4.1.1	Diagnostische Röntgeneinrichtung	98
4.1.1.1	Röntgenröhre	98
4.1.1.2	Röntgengeneratoren (Röntgenapparate)	101
4.1.1.3	Röntgenuntersuchungsgeräte	102
4.1.2	Röntgenbilderzeugung und Abbildungsgesetze	103
4.1.2.1	Schwächung von Röntgenstrahlen	103
4.1.2.2	Beeinflussung der Schwächung von Röntgenstrahlen	104
4.1.2.3	Strahlenrelief – Sichtbarmachung des Röntgenbildes	104
4.1.2.4	Abstandsquadratgesetz	105
4.1.2.5	Vergrößerung – Verzeichnung – Superposition	106
4.1.3	Zeichenschärfe und Kontrast	107
4.1.3.1	Zeichenschärfe	107
4.1.3.2	Kontrast	108
4.1.3.3	Verfahren zur Steigerung des Kontrasts	110
4.1.4	Spezielle röntgenologische Aufnahmeverfahren	111
4.1.4.1	Röntgenbildverstärkerfernsehkette	111
4.1.4.2	Hartstrahltechnik	112
4.1.4.3	Tomographie	113
4.1.4.4	Schirmbildphotographie	114
4.1.4.5	Flächenkymographie und Polygraphie	114
4.1.4.6	Vergrößerungsaufnahmen	115
4.1.4.7	Stereoröntgenaufnahmen	115
4.1.4.8	Xeroradiographie (Elektroradiographie)	115
4.2	**Schnittbildverfahren** (W. J. LORENZ)	117
4.2.1	Ultraschalldiagnostik (Sonographie, Echographie)	117

4.2.2	Röntgencomputertomographie	122
4.2.3	Kernspintomographie	126
4.2.4	Nuklearmedizinische Meßverfahren	128
4.2.4.1	In-vivo-Meßtechnik	128
4.2.4.2	Tomographische Abbildungssysteme	129
4.2.4.3	In-vitro-Meßmethoden	130

5 Bildgebende Diagnostik 132

5.1	**Brustorgane** (H. M. KUHN)	132
5.1.1	Indikationen	132
5.1.2	Untersuchungsmethoden	132
5.1.3	Normaler Röntgenbefund	136
5.1.4	Bildgebende Pathologie	141
5.1.4.1	Zwerchfell	141
5.1.4.2	Pleura	142
5.1.4.3	Lungen	144
5.1.4.4	Herz	161
5.1.4.5	Mediastinum	167
5.2	**Verdauungsorgane** (H.-H. WENDENBURG)	173
5.2.1	Indikationen	173
5.2.2	Untersuchungsmethoden	174
5.2.3	Normaler Röntgenbefund	177
5.2.4	Bildgebende Pathologie	179
5.2.4.1	Ösophagus	181
5.2.4.2	Magen	184
5.2.4.3	Duodenum	188
5.2.4.4	Dünndarm	190
5.2.4.5	Dickdarm	192
5.2.4.6	Gallenblase – Gallenwege	193
5.2.4.7	Leber	194
5.2.4.8	Pankreas	195
5.2.4.9	Milz und Pfortaderkreislauf	196
5.3	**Harn- und Geschlechtsorgane** (W. WENZ)	198
5.3.1	Indikationen	198
5.3.2	Untersuchungsmethoden	198
5.3.3	Normaler Röntgenbefund	206
5.3.4	Bildgebende Pathologie	209
5.3.4.1	Nieren	209
5.3.4.2	Ureteren	217

5.3.4.3	Harnblase, Prostata und Urethra	219
5.3.4.4	Weibliche Genitalorgane	222
5.4	**Skelett und Gelenke** (E. WILLICH)	**224**
5.4.1	Indikationen	224
5.4.2	Untersuchungsmethoden	224
5.4.3	Normaler Röntgenbefund	226
5.4.4	Röntgenpathologie	229
5.4.4.1	Grundformen der Osteopathien	229
5.4.4.2	Knochenentzündung (Osteomyelitis)	235
5.4.4.3	Knochen- und Gelenktuberkulose	237
5.4.4.4	Knochenzysten und -tumoren	238
5.4.4.5	Frakturen	241
5.4.4.6	Dysostosen und Skelettdysplasien	244
5.4.4.7	Gelenke	246
5.4.5	Spezielle bildgebende Pathologie	251
5.4.5.1	Becken	251
5.5	**Weichteile** (J. KLEMENCIC)	**255**
5.5.1	Indikationen	255
5.5.2	Untersuchungstechnik und -methoden	255
5.5.3	Normaler Befund	256
5.5.4	Bildgebende Pathologie	257
5.5.4.1	Weichteile	257
5.5.4.2	Weibliche Brust	258
5.5.4.3	Männliche Brust	261
5.6	**Kontrastmitteluntersuchungen des Herzens und der Gefäßsysteme** (D. BEDUHN)	**263**
5.6.1	Indikationen	263
5.6.2	Untersuchungsmethoden	264
5.6.2.1	Herzgefäßsystem	266
5.6.2.2	Pfortadersystem	270
5.6.2.3	Leber, Niere	270
5.6.2.4	Lymphatisches System	271
5.6.3	Kontrastmittel	271
5.6.4	Normaler Röntgenbefund	272
5.6.5	Röntgenpathologie	273
5.6.5.1	Herz und große Gefäße	273
5.6.5.2	Peripheres Gefäßsystem	276
5.6.5.3	Lymphsystem	279
5.6.6	Therapeutische Maßnahmen mit der Angiographie (interventionelle Angiographie)	281

5.7	**Zentralnervensystem, Schädel und Wirbelsäule** (H. S. BETZ)	283
5.7.1	Indikationen	283
5.7.2	Untersuchungsmethoden	284
5.7.3	Normaler Röntgenbefund	293
5.7.4	Bildgebende Pathologie	298
5.7.4.1	Schädel	298
5.7.4.2	Wirbelsäule	305
5.8	**Schnittbildverfahren: Radiomorphologische Grundlagen** (G. VAN KAICK)	315
5.8.1	Echographie (Ultraschalldiagnostik)	315
5.8.1.1	Klinische Bedeutung	315
5.8.1.2	Anmerkungen zum Bildaufbau	315
5.8.1.3	Künstliche Bildbeeinflussung (Artefakte)	315
5.8.1.4	Diagnostische Hilfsmittel	316
5.8.1.5	Kriterien der Beurteilung	317
5.8.1.6	Indikationen und Befunde	318
5.8.2	Computertomographie (CT)	326
5.8.2.1	Klinische Bedeutung	326
5.8.2.2	Anmerkungen zum Bildaufbau	326
5.8.2.3	Künstliche Bildbeeinflussung (Artefakte)	327
5.8.2.4	Diagnostische Hilfsmittel	327
5.8.2.5	Kriterien der Beurteilung	328
5.8.2.6	Indikationen und Befunde	328
5.8.3	Kernspintomographie (KST)	336
5.8.3.1	Klinische Bedeutung	336
5.8.3.2	Anmerkungen zum Bildaufbau	337
5.8.3.3	Künstliche Bildbeeinflussung (Artefakte)	339
5.8.3.4	Diagnostische Hilfsmittel	339
5.8.3.5	Kriterien der Beurteilung	339
5.8.3.6	Indikationen und Befunde	340
6	**Nuklearmedizin** (P. GEORGI)	345
6.1	Einleitung	345
6.2	Radiopharmakologie	346
6.3	Nuklearmedizinische Untersuchungstechnik	347
6.4	Szintigraphische Untersuchungen	348
6.4.1	Hirn	348
6.4.2	Liquorräume	349
6.4.3	Nebenschilddrüse	349
6.4.4	Schilddrüse	350

6.4.5 Lungen 353
6.4.6 Herz und Kreislauf 354
6.4.7 Leber 357
6.4.8 Nieren 358
6.4.9 Lymphsystem 364
6.4.10 Knochen 365
6.4.11 Organunabhängiger Tumornachweis 368
6.4.12 Entzündungsnachweis 369
6.5 In-vitro-Messungen
 nach Radionuklidinkorporation 370
6.6 In-vitro-Untersuchungen
 ohne Radionuklidinkorporation 378

7 **Strahlentherapie** (H. KUTTIG und C. WIELAND) 382
7.1 Einteilung der Strahlentherapie 382
7.2 Strahlenarten und -qualitäten 383
7.2.1 Strahlenarten 383
7.2.2 Strahlenqualitäten 384
7.2.2.1 Eigenschaften ultraharter Photonenstrahlung 385
7.2.2.2 Eigenschaften hochenergetischer Elektronen . 387
7.2.2.3 Eigenschaften dicht ionisierender
 Strahlenarten 388
7.3 Bestrahlungseinrichtungen 390
7.3.1 Röntgenbestrahlungseinrichtungen 390
7.3.2 γ-Bestrahlungseinrichtungen 391
7.3.3 Elektronenbeschleuniger 391
7.3.3.1 Kreisbeschleuniger 392
7.3.3.2 Linearbeschleuniger 392
7.3.4 Ferngesteuerte Afterloading-Einrichtung ... 393
7.4 Räumliche Dosisverteilung
 und Bestrahlungsmethoden 394
7.4.1 Räumliche Dosisverteilung
 und Tiefenwirkung 394
7.4.2 Bestrahlungsmethoden 395
7.5 Biologische Grundlagen 398
7.6 Indikationen und Leistungen 403
7.6.1 Gutartige Erkrankungen
 (Entzündungsbestrahlung) 404
7.6.2 Bösartige Geschwülste (Radioonkologie) ... 406
7.6.2.1 Präoperative Radiotherapie 408
7.6.2.2 Postoperative Radiotherapie 408
7.6.2.3 Intraoperative Radiotherapie 409

7.6.2.4	Alleinige Radiotherapie	409
7.6.2.5	Kombinationsbehandlung	409
7.6.2.6	Palliative Strahlentherapie	410
7.6.2.7	Radiotherapie beim Tumorrezidiv	410
7.6.2.8	Unerwünschte Nebenwirkungen der Strahlentherapie	411
7.7	Bösartige Geschwülste	411
7.7.1	Tumoren der Haut	411
7.7.2	Tumoren im Kopf- und Halsbereich	412
7.7.3	Tumoren des Thoraxraumes	413
7.7.4	Tumoren des Gastrointestinaltrakts	414
7.7.5	Tumoren der männlichen Genitalorgane	415
7.7.6	Tumoren der weiblichen Genitalorgane	415
7.7.7	Tumoren der Brustdrüse	416
7.7.8	Tumoren der Harnorgane	417
7.7.9	Tumoren der Bewegungs- und Stützorgane	417
7.7.10	Tumoren des Nervensystems	418
7.7.11	Maligne Lymphome	419
8	Zeittafel zur Geschichte der Radiologie (H. M. KUHN)	421
Literatur		426
Wichtige Abkürzungen		432
Sachverzeichnis		435

Mitarbeiterverzeichnis

BEDUHN, D., Prof. Dr. med.
Chefarzt des Radiologischen Institutes,
Kreiskrankenhaus Wetzlar, Akademisches
Lehrkrankenhaus der Justus-Liebig-Universität Gießen,
Forsthausstraße 1, D-6330 Wetzlar

BETZ, H., Prof. Dr. med.
Leiter der Abteilung für Neuroradiologie,
Neurologische Klinik,
Klinikum der Universität Heidelberg,
Im Neuenheimer Feld 400, D-6900 Heidelberg 1

EISENHUT, M., Priv.-Doz. Dr. rer. nat.
Abteilung Nuklearmedizin
der Radiologischen Klinik,
Klinikum der Universität Heidelberg,
Im Neuenheimer Feld 400, D-6900 Heidelberg 1

FEHRENTZ, D., Prof. Dr. rer. nat., Dipl.-Phys.
Abteilung Medizinische Strahlenphysik
der Radiologischen Klinik,
Klinikum der Universität Heidelberg,
Im Neuenheimer Feld 400, D-6900 Heidelberg 1

GEORGI, M., Prof. Dr. med.
Direktor des Instituts für Klinische Radiologie,
Städtische Krankenanstalten Mannheim,
Fakultät für Klinische Medizin Mannheim
der Universität Heidelberg,
Theodor-Kutzer-Ufer, D-6800 Mannheim 1

GEORGI, P., Prof. Dr. med.
Direktor der Abteilung Nuklearmedizin
der Radiologischen Klinik,
Klinikum der Universität Heidelberg,
Im Neuenheimer Feld 400, D-6900 Heidelberg 1

KAICK, G. VAN, Prof. Dr. med.
Deutsches Krebsforschungszentrum,
Institut für Radiologie und Pathophysiologie,
Im Neuenheimer Feld 280, D-6900 Heidelberg 1

KLEMENCIC, J., Prof. Dr. med.
Chefarzt des Radiologischen Zentralinstitutes,
Städtisches Krankenhaus
der Johann-Wolfgang-Goethe-Universität,
Gotenstraße 6-8, D-6230 Frankfurt a. M. 80

KUHN, H. M., Med. Dir., Dr. med.
Leiter der Röntgenabteilung und Oberarzt
der Rehabilitations-Klinik Königstuhl der LVA
Baden, Kohlhof 8, D-6900 Heidelberg 1

KUTTIG, H., Prof. Dr. med.
ehem. Zentrum Radiologie, Strahlenklinik,
Klinikum der Universität Heidelberg,
Voßstraße 3, D-6900 Heidelberg 1

LANGE, D., Dr. rer. nat., Dipl.-Phys.
Akademischer Oberrat,
Abteilung Nuklearmedizin
der Radiologischen Klinik,
Klinikum der Universität Heidelberg,
Im Neuenheimer Feld 400, D-6900 Heidelberg 1

LORENZ, W. J., Prof. Dr. rer. nat.
Deutsches Krebsforschungszentrum,
Institut für Radiologie und Pathophysiologie,
Im Neuenheimer Feld 280, D-6900 Heidelberg 1

WENDENBURG, H. H., Prof. Dr. med.
Chefarzt des Radiologischen Instituts,
Städtische Krankenanstalten,
Jakob-Henle-Straße 1, D-8510 Fürth

WENZ, W., Prof. Dr. med.
Direktor der Radiologischen Universitätsklinik,
Hugstetter Straße 55, D-7800 Freiburg

WIELAND, C., Prof. Dr. med.
ehem. Zentrum Radiologie, Strahlenklinik,
Klinikum der Universität Heidelberg,
Voßstraße 3, D-6900 Heidelberg 1

WILLICH, E., Prof. Dr. med.
ehem. Direktor der Röntgenabteilung
der Kinderklinik,
Klinikum der Universität Heidelberg,
Im Neuenheimer Feld 153, D-6900 Heidelberg 1

1 Physikalische Grundlagen

D. Lange

1.1 Strahlenarten

1.1.1 Energieeinheiten

Sowohl die Energie eines Teilchens als auch die Strahlungsenergie der elektromagnetischen Strahlung werden in Elektronenvolt (eV) angegeben. Ein mit der Ladung eines Elektrons geladenes Teilchen hat eine kinetische Energie von 1 eV, wenn es im Vakuum eine Spannungsdifferenz von 1 V durchlaufen hat.

Hat ein Elektron in einer Röntgenröhre eine Spannungsdifferenz von 50 kV durchlaufen, dann ist seine kinetische Energie 50 keV. Wird diese Energie im Einzelprozeß total in die elektromagnetische Energie eines Bremsquantes umgesetzt, dann hat dieses Bremsquant (Photon) ebenfalls eine Energie von 50 keV.

Kiloelektronenvolt: $1\text{ keV} = 10^3$ eV,
Megaelektronenvolt: $1\text{ MeV} = 10^6$ eV.

1.1.2 Elektromagnetische Strahlung

Elektromagnetische Strahlung (Photonen-, Quantenstrahlung) breitet sich mit Lichtgeschwindigkeit (c ~300000 km/s) aus. Je nach Wellenlänge unterscheidet man Radiowellen, Infrarotstrahlung, sichtbares Licht, ultraviolette Strahlung, Röntgen- und γ-Strahlung. Mit abnehmender Wellenlänge nimmt die Energie („Härte") der Strahlung zu.

Im Gewebe haben Photonen oberhalb ca. 10 eV *eine ionisierende Wirkung,* in manchen Halbleitern schon bei 3 eV (Photozelle, Belichtungsmesser, Solarzelle). Durch Ionisation wird aus der Atomhülle 1 Elektron befreit (s. S.12 ff.), so daß das Atom positiv geladen (ionisiert) zurückbleibt. Von 1 Photon werden durch Absorption oder Streuung nur wenige Ionen direkt erzeugt. Der Hauptanteil der Ionisation beruht auf der Sekundärionisation durch die primär freigesetzten Elektronen.

1.1.3 Korpuskularstrahlung

Man unterscheidet:

- *direkt ionisierende (geladene) Teilchen (Korpuskeln)*, u. a.: Elektronen (e^-, β^-), Positronen (e^+, β^+), Mesonen (μ, π), Protonen (p, d.h. Kerne des Wasserstoffatoms), Deuteronen (d, d.h. Kerne des schweren Wasserstoffs), α-Teilchen (Kerne des Heliumatoms), schwere Ionen;
- *indirekt ionisierende (ungeladene) Teilchen*, u.a.: π^--Mesonen, Neutronen (n).

Erstere ionisieren längs ihrer Bahn. Die Dichte dieser Ionisation hängt u.a. von Ladung und Geschwindigkeit des ionisierenden Teilchens ab. Letztere setzen durch Stoß oder Kernprozeß direkt ionisierende Teilchen frei.

1.2 Strahlenquellen

1.2.1 Röntgenröhre

In diesem Abschnitt wird nur das physikalische Grundprinzip der Erzeugung der Röntgenstrahlen erklärt. Zu den technischen Ausführungen der Röntgenröhren s. S. 98 ff. und 390.

Funktionsprinzip

In einem hochevakuierten Gefäß befindet sich eine durch einen elektrischen Strom geheizte Drahtwendel, die *Kathode* (s. Abb. 1.1). Ihr gegenüber steht die metallische *Antikathode*, die Anode. Die an der Kathode emittierten Elektronen werden durch die angelegte Hochspannung (ca. 10-400 kV) auf die Anode zu *beschleunigt* und treten mit hoher Geschwindigkeit in das abbremsende Anodenmetall ein. Der *kleinere* Anteil der kinetischen Energie der Elektronen wird bei der Abbremsung in *elektromagnetische* Strahlung umgewandelt - die Ausbeute liegt bei Röhrenspannungen niedriger als 100 keV unterhalb 1%. Der *größte Teil* der kinetischen Energie wird in Wärme umgewandelt, so daß die Anode gekühlt werden muß. Die elektromagnetische Strahlung verläßt wegen ihrer *Durchdringungsfähigkeit* die Röntgenröhre und steht im Außenraum für diagnostische oder therapeutische Zwecke zur Verfügung.

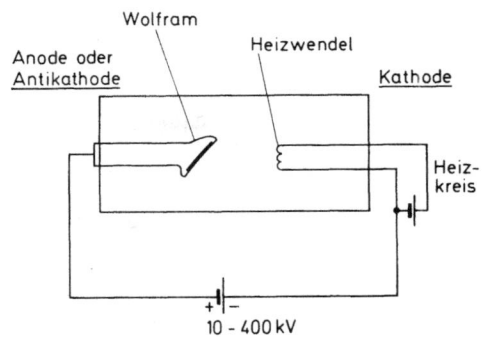

Abb. 1.1. Vereinfachte Darstellung einer Röntgenröhre. Die von der negativen Kathode zur positiven Anode beschleunigten Elektronen erzeugen dort durch Abbremsung Röntgenstrahlen (Bremsstrahlung)

Röntgenbremsspektrum

Bei der Abbremsung eines Elektrons kann seine *gesamte kinetische Energie* in *ein* Röntgenquant umgesetzt werden, wodurch die Grenzenergie (kürzeste Wellenlänge, höchste Energie) des kontinuierlichen Röntgenbremsspektrums gegeben ist (Anoden-cut-off). Diese Grenzwellenlänge λ_g berechnet sich nach dem Duane-Hunt-Gesetz:

$$\lambda_g(\text{nm}) = \frac{1{,}24}{U} \quad U = \text{Röhrenspannung (in kV)}. \tag{1}$$

Da ein Bremsquant nur im Einzelprozeß erzeugt wird, kann kein Bremsquant eine höhere Energie als die kinetische Energie eines Elektrons bekommen.

Photonen haben beliebig kleinere Energien, wenn die kinetische Energie der Elektronen nur zu einem beliebigen Anteil in Strahlung umgesetzt wird. Die Energieverteilung dieser Photonen bildet ein kontinuierliches Spektrum (s. Abb. 1.2).

Filterung

Die *Durchdringungsfähigkeit* von Photonenstrahlung hängt u. a. von ihrer *Energie* ab. Durch das Fenster der Röntgenröhre und evtl. vorgesetzte *Metallfilter* wird deshalb das primäre Röntgenbremsspektrum in verschiedener Weise abgeschwächt. In Abb. 1.2 ist dieser Effekt der „*Aufhärtung*" dargestellt.

Durch ein Metallfilter wird das Röntgenspektrum in jedem Energiebereich geschwächt, allerdings für kleine Energien (große Wellenlängen)

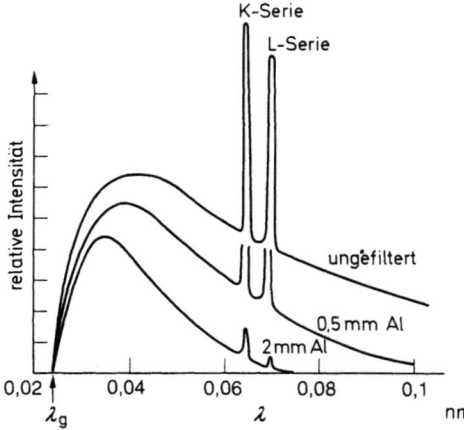

Abb. 1.2. Bremsspektrum einer Röntgenröhre bei Anregung mit 49 keV-Elektronen. Der gezeigte Fall gilt für eine Molybdänanode. Nach Anregung eines Loches in der K- bzw. L-Schale eines Molybdänatoms entsteht beim Auffüllen dieses Loches durch Sprung eines Elektrons der gleichen Hülle aus einer der äußeren Schalen die *charakteristische Röntgenstrahlung* (K-Serie, L-Serie). Die Grenzwellenlänge λ_g (Anoden-cut-off) nach dem Duane-Hunt-Gesetz ist eingezeichnet. (Nach GLOCKER, MACHERAUCH)

stärker als für große. Dadurch ist der relative Anteil der hochenergetischen Strahlung im Gesamtspektrum hinter dem Filter größer als vor dem Filter.

Auch im Gewebe wird das kontinuierliche Spektrum einer Röntgenröhre aufgehärtet, weil die weichen Anteile des Spektrums stärker geschwächt werden als die harten Anteile (s. S. 16).

1.2.2 Teilchenbeschleuniger

In Beschleunigern werden geladene Teilchen auf hohe Energien beschleunigt. Die aus dem Beschleuniger austretende Korpuskular- oder die erzeugte Bremsstrahlung kann für strahlentherapeutische Anwendungen ausgenutzt werden (s. S. 392f.). Mit schweren Teilchen werden in Beschleunigern kurzlebige Radionuklide für die Nuklearmedizin erzeugt.

1.2.3 Radionuklide

1.2.3.1 Aufbau des Atoms

Atome bestehen aus dem *Atomkern*, in dem praktisch die gesamte Masse des Atoms vereinigt ist (Durchmesser 10^{-5} nm), und der *Elektronenhülle*, in der sich auf „Schalen" genauso viele negative Elektronen um den Kern bewegen, wie dieser *Protonen* (positiv geladene Kernbausteine) enthält. Da die *chemische Eigenschaft* von der *Elektronenhülle* (Valenzelektronen) bestimmt ist, gilt

Ordnungszahl = Kernladungszahl = Anzahl der
Protonen im Kern = Anzahl der Elektronen in der Hülle.

Außerdem sind im Atomkern neutrale *Neutronen* vorhanden, deren Masse mit der der Protonen nahezu übereinstimmt. Das Gewicht der Elektronen ist mit 1/1836 gegenüber dem der Protonen zu vernachlässigen.

Die Summe aus *Kernladungszahl* Z und Neutronenzahl N ergibt die Massenzahl A:

$$A = Z + N.$$

Jede Atomkernsorte (Nuklid) ist durch diese Zahlen und ihr chemisches Symbol charakterisiert, z. B. für das häufigste Isotop des Kohlenstoffs ist $Z = 6$ und $A = 12$:

$^{12}_{6}C.$

Atomkerne, die sich nur durch die Anzahl der Neutronen im Kern unterscheiden, werden *Isotope* genannt.

1.2.3.2 Kernprozesse

Unter Kernprozessen versteht man Kernumwandlungen und innere (isomere) Übergänge von Atomkernen. Kernumwandlungen können spontan auftreten (radioaktive Umwandlungen) oder sie werden durch äußere Einwirkungen ausgelöst. Sie führen in jedem Falle zu einem anderen Kern eines anderen Nuklids.

Kernreaktionen

Die nicht spontan ablaufenden Kernumwandlungen nennt man Kernreaktionen. Als auslösender Effekt wirken: Auftreffen von Photonen [Kernphotoeffekt mit Teilchenemission, z. B. eines Neutrons, abgekürzt (γ, n)-Prozeß], Beschuß mit geladenen Teilchen wie e^-, p, d, α-Teilchen (die notwendige Einschußenergie hängt von den elektromagnetischen Kräften zwischen Atomkern und geladenem Teilchen ab) oder Einfang von Neutronen. Gerade letzterer Effekt wird vielfach ausgenutzt, weil besonders energiearme (langsame oder thermische) Neutronen in den Kern eindringen und ihn aktivieren können (Kernreaktor). Durch den Einfang wird das Verhältnis von Protonen zu Neutronen verändert, wodurch der neue Kern häufig so instabil ist, daß er sich durch radioaktiven Zerfall spontan in einen stabileren Kern umwandelt. Die n-Einfangsreaktionen verlaufen unter Energieabgabe (sie sind „exotherm"), da beim Einfang die Bindungsenergie des Neutrons im Kern frei wird (5–8 MeV). Bei sehr schweren Kernen wird der neue Kern durch die freiwerdende Bindungsenergie so instabil, daß er zerplatzt (Kernspaltung). Die freiwerdende Bindungsenergie wird in Form von γ-Quanten abgestrahlt (Neutroneneinfang-γ-Strahlung).

Radioaktive Umwandlungen

Radioaktive Umwandlungen verlaufen spontan unter Emission eines Teilchens und/oder eines γ-Quants oder Einfang eines Hüllenelektrons. Von den heute bekannten Nukliden sind etwa 275 stabil, mehr als 1400 instabil, d.h. sie sind radioaktiv und wandeln sich letztendlich in Nuklide mit stabilem Atomkern um. Die in der Natur vorkommenden Nuklide mit Ordnungszahl $Z > 83$ (Bi) sind radioaktiv (Zerfallsreihen des Urans, des Thoriums und des Actiniums). Folgende radioaktive Umwandlungsarten sind bekannt: α, β$^-$, β$^+$-Zerfall, γ-Emission.

Die im folgenden benutzte Symbolschreibweise deutet durch den Pfeil nur die *Richtung* an, in der die Umwandlung *spontan* abläuft. Bezüglich physikalischer Größen, die bei der Umwandlung erhalten bleiben, ersetzt der Pfeil ein Gleichheitszeichen: Auf beiden Seiten des Pfeiles sind u.a. die Summen von Masse und Energie, die Ladungssummen, die Impulssummen und die Teilchensummen aus den verschiedenen Teilchenklassen (Baryonen, Leptonen etc.) gleich.

α-Zerfall

Durch *spontane* Emission eines α-Teilchens der Massenzahl $A=4$ und der Ladung $Z=2$ (Kern eines Heliumatoms) ändert sich der „Mutterkern" in den „Tochterkern" um gemäß der Bilanz:

$(A, Z) \rightarrow (A-4, Z-2) + \alpha$.

Beispiel: $^{214}_{84}Po \longrightarrow ^{210}_{82}Pb + \alpha$.

Die α-Teilchen haben diskrete Energien. Der α-Zerfall ist häufig von der Emission von γ-Quanten begleitet.

β-Zerfall

Durch einen β-Zerfall ändert sich nur die Ladung, nicht hingegen die Masse des Atomkerns. Weil sich die Atomhülle nach erfolgter Kernladungsänderung sofort der neuen Kernladungszahl anpaßt, gehört der neue Tochterkern zu einem anderen Element. Man kennt die Emission eines Elektrons (β^--Teilchen, Negatron) und eines Positrons (β^+-Teilchen). Bei beiden Zerfällen tritt zusätzlich ein Neutrino auf, worauf das *kontinuierliche Energiespektrum* der β-Teilchen zurückzuführen ist.

β^--Zerfall: (A, Z)→(A, Z+1) + β^- (e$^-$),
β^+-Zerfall (Positronen): (A, Z)→(A, Z−1) + β^+ (e$^+$).

Beispiele: $^{131}_{53}J \longrightarrow ^{131}_{54}Xe + \beta^-$;
$^{11}_{6}C \longrightarrow ^{11}_{5}B + \beta^+$.

Die emittierten *Positronen* sind in Materie nicht stabil. Unter Einfang eines normalen Elektrons aus der Umgebung *zerstrahlen* sie mit diesem ihre *gesamte Energie* in 2 γ-Quanten von je 511 keV, die diametral unter 180° emittiert werden *(Positronenvernichtung)*.
Ein β-Zerfall kann ebenfalls von der Emission eines oder mehrerer γ-Quanten begleitet sein.

Elektroneneinfang („electron capture" = EC)

Konkurrierend zum β^+-Zerfall ist der Einfang eines Elektrons aus einer inneren Schale der Hülle möglich. Anschließend wird durch Elektronensprung eines äußeren Hüllenelektrons in das Loch dieser Schale die charakteristische Strahlung emittiert, die bei einem Einfang aus der K-Schale (K-Einfang, K-capture) K-Strahlung genannt wird, beim Einfang aus der L-Schale (L-Einfang) L-Strahlung.

EC:
(A, Z) + e$^-$ →(A, Z−1) + K-Quant bzw. L-Quant.

Beispiel: $^{125}_{53}J \xrightarrow{EC} ^{125}_{52}Te + 28$ keV K-Strahlung.

Bei leichten Atomkernen wird die durch Elektronensprung freiwerdende Energie häufig auf ein äußeres Hüllenelektron desselben Atoms übertragen, das statt des Röntgenquants das Atom verläßt (Auger-Elektron).

Mit wachsender Kernladungszahl steigt die Wahrscheinlichkeit dafür, daß die durch Elektronensprung freigewordene Energie als charakteristisches Röntgenquant auftritt.

γ-Strahlung und isomerer Übergang

Ist nach Teilchenemission (β- oder α-Zerfall) der Grundzustand des Folgekerns nicht erreicht, wird die Restenergie als γ-Quant abgestrahlt. Ein Beispiel dafür zeigt Abb. 1.3. Die Lebensdauer des angeregten Zustandes im Tochterkern kann dabei zwischen ca. 10^{-15} s und Tagen liegen. Bei langlebigen Zuständen spricht man von „Isomeren", durch m (metastabil) gekennzeichnet, der entsprechende γ-Übergang wird ein *isomerer Übergang* („isomeric transition" = IT) genannt. Statt der Emission eines γ-Quants ist Energieübertragung auf ein Hüllenelektron desselben Kerns möglich, ein sog. Konversionselektron. Sowohl γ-Quanten als auch Konversionselektronen haben *diskrete Energien* und sind für das betreffende Radionuklid *charakteristisch*. Tabelle 1.1 enthält häufig verwendete Nuklide.

1.2.3.3 Zerfallsgesetz

Der relative Anteil λ der pro Zeiteinheit zerfallenden radioaktiven Kerne ist *unabhängig* von der Anzahl N der Kerne selbst. Die *Zerfallskonstante* λ ist eine für das betreffende Radionuklid *unveränderbare* charakteristische Konstante.
Ist N_0 die Anzahl der nichtzerfallenen Atome eines Nuklids zum Zeitpunkt t = 0, dann berechnet sich nach der Meßzeit t die Anzahl N der nichtzerfallenen Atome nach dem radioaktiven Zerfallgesetz:

$$N = N_0 \cdot e^{-\lambda t}. \tag{2}$$

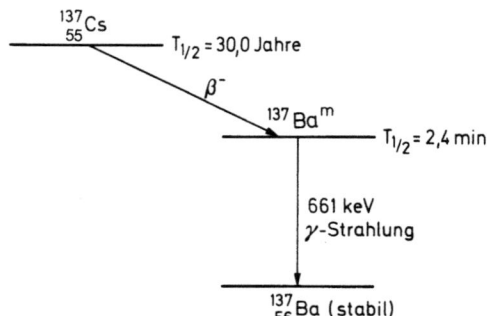

Abb. 1.3. Schema des radioaktiven Zerfalls des ^{137}Cs

Tabelle 1.1. In Radiologie, Labor, Nuklearmedizin und Pharmakologie häufig verwendete Radionuklide. *D* Diagnostik, *F* Forschung, *T* Therapie, *m* metastabil, *IT* isomerer Übergang, *EC* Elektroneneinfang, *d* Tage, *a* Jahre

Nuklid	$T_{½}$ (phys)	β-Strahlung E_{max} [keV]	γ-Energie [keV]		Verwendung
^{3}H	12,26 a	18	–	F	Markierung, Stoffwechsel
^{14}C	5730 a	156	–	F	Markierung, Stoffwechsel
^{24}Na	15 h	1400	1369+2754	F	Stoffwechsel
^{32}P	14,28 d	1710	–	T, (D)	Therapie (z. B. endokavitär)
^{51}Cr	27,8 d	EC	323	D	Markierung (z. B. Hämatologie)
^{57}Co	270 d	EC	122+136	D	Markierung (z. B. Vitamin B_{12})
^{59}Fe	44,6 d	1570	1095, 1292	D	Stoffwechsel (z. B. Ferrokinetik)
^{60}Co	5,26 a	1480	1170+1330	T	Therapie
^{67}Ga	78,3 h	EC	184+296	D	Zitrat
^{75}Se	120,4 d	EC	140, 280	D	Markierung (z. B. Selen-Methionin)
^{81}Rb	4,6 h	1100	511	D	Kardiologie
^{81m}Kr	13,3 s	IT	191	D	
^{87m}Sr	2,8 h	IT	388	D	Zitrat (Skelett)
^{90}Sr ↓β– ^{90}Y	27,7 a (2,66 d)	(546) 2270	– –	T	Therapie (Dermaplatten)
^{99m}Tc	6,0 h	IT	140	D	Markierung, Pertechnetat
^{111}In	2,8 d	EC	173+247	D	Markierung (HSA, DTPA, EDTA)
^{123}J	13,2 h	EC	159	D	Markierung, Schilddrüse
^{125}J	60,2 d	EC	35	D, T	Markierung, Stoffwechsel (Schilddrüse, RIA)
^{131}J	8,05 d	806	364	D, T	Therapie (Schilddrüsenkarzinommetastasen)
^{133}Xe	5,27 d	346	81	D	Gas, saline Lösung (z. B. Durchblutung)
^{137}Cs	30,0 a	1176	662	T	Teletherapie, Brachytherapie
^{192}Ir	74,2 d	670	317+...	T	Therapie
^{198}Au	2,7 d	962	412	D, T	Kolloid
^{201}Tl	3,06 d	EC	77+167	D	Kardiologie

Üblicherweise wird mit der *physikalischen* Halbwertszeit $T_{1/2}$ gerechnet. Dies ist die Zeit, nach der die Anzahl der radioaktiven Atome durch Zerfall auf die Hälfte der anfänglichen Anzahl abgenommen hat. Entsprechend ist nach einer weiteren Halbwertszeit nur noch ¼ der ursprünglichen Anzahl vorhanden. Die Halbwertszeit $T_{1/2}$ hängt mit der Zerfallskonstanten λ zusammen gemäß

$$T_{1/2} = \frac{0,693}{\lambda}. \tag{3}$$

1.2.3.4 Einheit der Aktivität, Quellstärke

Als Aktivität A eines radioaktiven Präparats definiert man die Anzahl dN der in ihm stattfindenden radioaktiven Umwandlungen oder isomeren Übergänge, dividiert durch das Zeitintervall dt

$$A = \frac{dN}{dt}. \tag{4}$$

Durch Einsetzen und Differenzieren des Zerfallsgesetzes Gl.(2) folgt die Proportionalität von Aktivität und Anzahl der radioaktiven Kerne:

$$A = -\lambda \cdot N. \tag{5}$$

Gesetzliche SI-Einheit ist das Becquerel (Bq), veraltete Einheit – die nicht mehr verwendet werden sollte – das Curie (Ci):

1 Bq = 1/s; 1 Ci = $3,7 \cdot 10^{10}$/s = 37 GBq.

Gebräuchliche dezimale Vielfache und Teile der Einheiten sind:

1 Gigabecquerel (GBq) = 10^9Bq = 27,03 mCi
1 Megabecquerel (MBq) = 10^6Bq = 27,03 µCi
1 Kilobecquerel (kBq) = 10^3Bq = 27,03 nCi
1 Becquerel (Bq) = 27,03 pCi

Aus der Aktivität eines Nuklids kann man nicht direkt auf die Quellstärke seiner γ-Strahlung schließen, das ist die pro Zeiteinheit von einer Quelle emittierte Anzahl der γ-Quanten einer bestimmten Energie.
Die Quellstärke muß man für jedes Nuklid anhand seiner bekannten Kerndaten individuell aus der Aktivität berechnen. Die von der γ-Strahlung eines Nuklids erzeugte Dosisleistung wird aus der Aktivi-

tät des Nuklids anhand der Dosisleistungskonstanten (das ist die von der Aktivitätseinheit in 1 m Abstand in der Zeiteinheit erzeugte Energiedosis) und aus der Geometrie berechnet.

1.2.3.5 Inkorporierte radioaktive Substanzen

Effektive Halbwertszeit

Für die *Strahlenbelastung* durch inkorporierte radioaktive Substanzen ist nur die *effektive* Halbwertszeit $T_{1/2}$ (eff) einer Substanz von Bedeutung. Außer der oben definierten physikalischen Halbwertszeit ist auch die *biologische* Halbwertszeit zu beachten. Diese gibt an, in welcher Zeit sich eine normale nicht aktive Substanz durch Stoffwechsel oder Transport aus einem Organ auf die Hälfte ihrer Anfangsmenge verringert. Ist die Substanz außerdem aktiv (z. B. durch radioaktive Markierung mit einem Nuklid), dann wird wegen des *radioaktiven Zerfalls* die Intensität der Strahlung *noch schneller* als mit der biologischen Halbwertszeit $T_{1/2}$ (biol) abnehmen, weil der physikalische Zerfall zu einer zusätzlichen Abnahme führt. Es gilt:

$$T_{1/2}(\text{eff}) = \frac{T_{1/2}(\text{biol}) \cdot T_{1/2}(\text{phys})}{T_{1/2}(\text{biol}) + T_{1/2}(\text{phys})}. \tag{6}$$

Die effektive Halbwertszeit ist immer kürzer als die kürzere der beiden anderen Halbwertszeiten. Bei stark unterschiedlicher physikalischer und biologischer Halbwertszeit ist die effektive Halbwertszeit angenähert gleich der kürzeren der beiden Halbwertszeiten.

Tabelle 1.2. Effektive Halbwertszeit $T_{1/2}$(eff)

Vergleich $T_{1/2}$(phys) gegen $T_{1/2}$(biol)	$T_{1/2}$(eff)	Veränderungen bei Erkrankung des Patienten. Einfluß auf die Strahlenbelastung.
$T_{1/2}$(phys) groß gegen $T_{1/2}$(biol)	$\cong T_{1/2}$(biol)	Bei Transportstörungen (z. B. Gallengangsverschluß, akutes Nierenversagen) steigt $T_{1/2}$(biol), daher $T_{1/2}$(eff)→$T_{1/2}$(phys). Es resultiert ein Vielfaches der normalen Strahlenbelastung.
$T_{1/2}$(phys) klein gegen $T_{1/2}$(biol)	$\cong T_{1/2}$(phys)	Bei Abweichung von der Normalität tritt keine Erhöhung der Strahlenbelastung auf.
$T_{1/2}$(phys) = $T_{1/2}$(biol)	$= \frac{1}{2} \cdot T_{1/2}$(phys)	Bei Transportstörung (s. oben) $T_{1/2}$(eff)→$T_{1/2}$(phys). Verdopplung der normalen Strahlenbelastung.

Somit sind stark vereinfachend für die nuklearmedizinische Diagnostik langlebige Nuklide nur bei kurzen biologischen Halbwertszeiten unbedenklich, kurzlebige Nuklide hingegen auch bei großen biologischen Halbwertszeiten. Aus obiger Formel lassen sich für 3 Sonderfälle effektive Halbwertszeiten abschätzen, die Ergebnisse sind in Tabelle 1.2 verzeichnet.

1.2.3.6 Nuklidgeneratoren

Bei diesen Generatoren wird nach Zerfall der Muttersubstanz ein „*metastabiler*" Zustand im Folgekern erreicht. Dieser isomere Zustand verhält sich deshalb chemisch anders als die Muttersubstanz. Man läßt den Generator von einem geeigneten Lösungsmittel durchströmen, das ausschließlich die Tochterkerne ablöst. Das nunmehr aktivitätshaltige Lösungsmittel („Eluat") wird aufgefangen. Diesen Trennvorgang nennt man eluieren oder im Laborjargon: den Generator (die „Kuh") „melken".
Das Isomer im Generatoreluat emittiert ausschließlich γ-Quanten und evtl. Konversionselektronen. Bei der In-vivo-Anwendung resultiert daher eine gegenüber anderen Nukliden vergleichsweise geringe Strahlenbelastung des Patienten.

1.3. Wechselwirkung zwischen Strahlung und Materie

1.3.1 Photonenstrahlung

Die Schwächung der Photonenstrahlung beruht auf 4 verschiedenen Wechselwirkungsprozessen: Photoeffekt, Compton-Effekt, Paarbildung, klassische Streuung. Je nach Kernladungszahl der durchstrahlten Materie ist in bestimmten Energiebereichen der Photonenstrahlung einer dieser Prozesse der überwiegende (s. Abb. 1.4, S. 13).
Durch die ersten 3 Prozesse werden geladene Teilchen erzeugt, nämlich Elektronen oder bei der Paarbildung jeweils 1 Elektron und 1 Positron. Diese Teilchen sind wegen ihrer Ladung direkt ionisierende Teilchen. Die auf Materie übertragene Energie wird überwiegend durch die Ionisation dieser Sekundärteilchen übertragen, nicht hingegen durch die Ionisation der Photonenstrahlung selbst. Die Photonenstrahlung wird daher auch als indirekt ionisierende Strahlung bezeichnet.

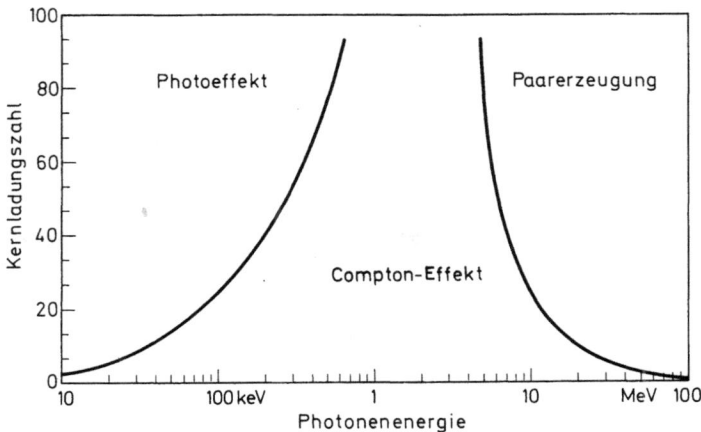

Abb. 1.4. Bereiche mit überwiegender Schwächung durch Photo- oder Compton- oder Paarbildungseffekt als Funktion der Kernladungszahl des Absorbermaterials und der Photonenenergie. Auf den *ausgezogenen Linien* sind die Schwächungen durch die Effekte der anliegenden Flächen gleich, *innerhalb der Flächen* überwiegen die bezeichneten Effekte. (Nach JAEGER u. HÜBNER 1974)

Photoeffekt

In Abb. 1.5 wird gezeigt, daß durch den Photoeffekt ein an den Atomkern *stark gebundenes* Elektron aus einer der *inneren* Schalen herausgeschlagen wird. Das Photon wird total absorbiert. Das Photoelektron verläßt das Atom und vermag weiterhin zu ionisieren, das Atom verbleibt ionisiert. Das Photoelektron wird anschließend durch ein Elektron aus einer der äußeren Schalen ersetzt. Beim Sprung dieses Elektrons wird für das Atom charakteristische Röntgenstrahlung (Röntgenfluoreszenzstrahlung) mit diskreter Energie emittiert.

Die Wahrscheinlichkeit für einen Photoeffekt nimmt mit *fallender Photonenenergie* und mit *steigender Kernladungszahl* stark zu. So beruht die Schwächung von Photonen in Blei unterhalb etwa 500 keV überwiegend auf dem Photoeffekt, in Wasser dagegen nur unterhalb 20 keV (s. Abb. 1.4).

Compton-Effekt

Beim Compton-Effekt wird ein locker an den Kern gebundenes Elektron aus einer der *äußeren* Schalen befreit. Dabei fliegt sowohl das Compton-Elektron als auch das *gestreute Photon* – mit verkleinerter Energie – unter einem Winkel gegen die ursprüngliche Richtung des auslösenden Photons weiter. Der Compton-Effekt führt also zu einer

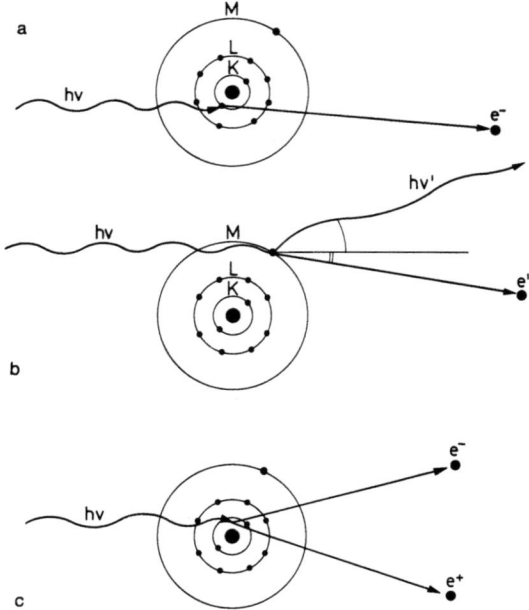

Abb. 1.5 a-c. Schematisierter Aufbau des Atoms. In der Elektronenhülle sind K- und L-Schale gefüllt (2 bzw. 8 Elektronen), die M-Schale enthält 1 Elektron.
a 1 Photon befreit durch Photoeffekt 1 Elektron aus der K-Schale und wird dabei total absorbiert. Das Loch in der K-Schale wird durch Elektronensprung unter Emission eines charakteristischen K-Röntgenquants wieder aufgefüllt. Das Atom verbleibt einfach ionisiert.
b Ein Photon wird am Elektron in der äußeren Schale unter Energieverlust gestreut, das Compton-Elektron verläßt das Atom. Das Atom verbleibt einfach ionisiert.
c Paarerzeugung durch ein Photon (E > 1,02 MeV) im elektrischen Feld des Atomkerns. e^+ und e^- verlassen das Atom, das unionisiert bleibt

Streuung der Photonen aus dem ursprünglichen Strahlenbündel. Das Compton-Elektron ist zu einer weiteren Ionisation des absorbierenden Materials fähig.

Die Wahrscheinlichkeit für einen Compton-Effekt ist von der Energie der Photonenstrahlung nur schwach abhängig, die Streuwahrscheinlichkeit pro Gramm bestrahlter Materie ist nahezu unabhängig von der Kernladungszahl.

Paarbildung

Ein γ-Quant mit einer Energie über 1,02 MeV kann im elektrischen Feld eines Atoms direkt in *Materie* verwandelt werden, wobei 1 Elektron und 1 Positron erzeugt werden. Diese Art der Wechselwirkung ist am wahrscheinlichsten für *hohe Photonenenergien* und *hohe Kernladungszahlen*. Die Paarbildung überwiegt in Blei oberhalb 5 MeV Photonenenergie alle anderen Wechselwirkungsprozesse, in Wasser erst oberhalb ca. 30 MeV (s. Abb. 1.5). Das erzeugte Positron ist nicht stabil und zerstrahlt mit einem Elektron der umgebenden Materie in 2 *Vernichtungsquanten* von je 511 keV.

Klassische Streuung

Bei der klassischen Streuung wird ein Photon an der gesamten Elektronenhülle des Atoms *elastisch gestreut*. Dabei ändert sich die Energie des Photons nicht, lediglich seine Flugrichtung wird um einen kleinen Winkel geändert. Bei dieser Streuung verbleibt das Atom unionisiert. Die klassische Streuung wird mit steigender Kernladungszahl wahrscheinlicher, sie sinkt mit zunehmender Photonenenergie. An der gesamten Schwächung von Photonen hat die klassische Streuung einen relativ geringen Anteil.

Schwächungsgesetz, Schwächungskoeffizient

Durchstrahlt monoenergetische Photonenstrahlung mit der Photonenzahl N_0 eine Materieschicht der Dicke x (s. Abb. 1.6), so berechnet sich die Photonenzahl N hinter der Schicht nach dem exponentiellen Schwächungsgesetz zu

$$N = N_0 \cdot e^{-\mu x} = N_0 \cdot e^{-\mu/\rho \cdot \rho \cdot x}. \quad (7)$$

µ ist der lineare Schwächungskoeffizient, der sich additiv aus den verschiedenen Anteilen für Photoabsorption, Compton-Effekt, Paarbildung und klassische Streuung zusammensetzt. Der lineare Schwä-

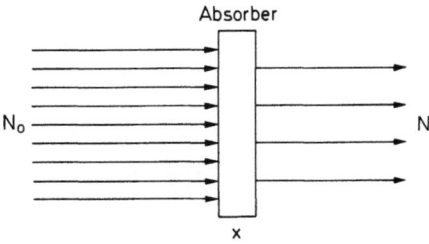

Abb. 1.6. Schwächung einer monochromatischen Photonenstrahlung mit N_0 Photonen auf N Photonen hinter der Schichtdicke x gemäß $N = N_0 \cdot e^{-\mu x}$ (µ = linearer Schwächungskoeffizient)

chungskoeffizient hängt ab von der *Kernladungszahl*, von der *Dichte* des durchstrahlten Materials und von der *Energie* der Photonen. Gebräuchlicher ist die Benutzung des tabellierten *Massenschwächungskoeffizienten* μ/ρ, ρ = Absorberdichte (μ/ρ-Tabellen z. B. in JAEGER u. HÜBNER 1974). Der Massenschwächungskoeffizient hängt lediglich von der *Kernladungszahl* und der *Energie* der Photonen ab. In diesem Falle muß in Gl.(6) des Schwächungsgesetzes die Schichtdicke x ersetzt werden durch die Massenbelegung (Flächendichte) $\rho \cdot x$ (g/cm^2).

Durch den linearen Schwächungskoeffizienten μ oder den Massenschwächungskoeffizienten μ/ρ wird der hinter einer Materieschicht noch vorhandene Anteil der *ursprünglichen* Strahlung charakterisiert. Man muß dabei beachten, daß nur die Photonen beschrieben werden, die in der Materieschicht keine Wechselwirkung erlitten haben und die daher noch die ursprüngliche Energie besitzen. Für praktische Anwendungen im Strahlenschutz müssen auch die in der durchstrahlten Schicht erzeugten Komponenten, wie gestreute Photonen und die erzeugten Photo- und Compton-Elektronen, beachtet werden. Vor allem bei Nukliden, die mehrere energetisch unterschiedliche γ-Linien emittieren, ergeben sich komplizierte Zusammenhänge.

Verlauf der Dosis mit der Gewebetiefe

Durch das Schwächungsgesetz wird die mit der Gewebetiefe abnehmende Anzahl der Photonen beschrieben. Die durch die Wechselwirkung erzeugten Sekundärteilchen und die gestreuten Photonen erzeugen die Gewebedosis, wobei sich ein vom Schwächungsgesetz etwas abweichender Verlauf der Dosis mit der Gewebetiefe ergibt.

Die Schwächung der Röntgen-Primärstrahlung ist anfangs stärker, weil besonders die weiche Komponente aus dem Strahl herausgefiltert wird. Für die Bilderzeugung ist lediglich die harte Komponente des Röntgenspektrums effektiv. Daher ist es sinnvoll, zum Strahlenschutz des Patienten nur mit dem harten Anteil des Röntgenspektrums zu arbeiten, d.h. also mit einer gefilterten Röntgenstrahlung. Der *niederenergetische* Anteil führt nur zu einer erhöhten, in jedem Falle *bildunwirksamen* Strahlendosis. Darüber hinaus wird bei härterer Strahlenqualität ggf. das Personal vermindert exponiert, weil die höherenergetische Röntgenstrahlung geringere Streuintensität erzeugt.

Dieser Sachverhalt wird durch die Tiefen-Dosis-Kurven der Abb. 1.7 verdeutlicht. Hier sind die Kurven auf eine gleiche Austrittsdosis normiert. Dies ist für die Röntgendiagnostik sinnvoll, weil die Dosis am Ort des Nachweisgerätes, ob Film oder Bildverstärker, einen von den

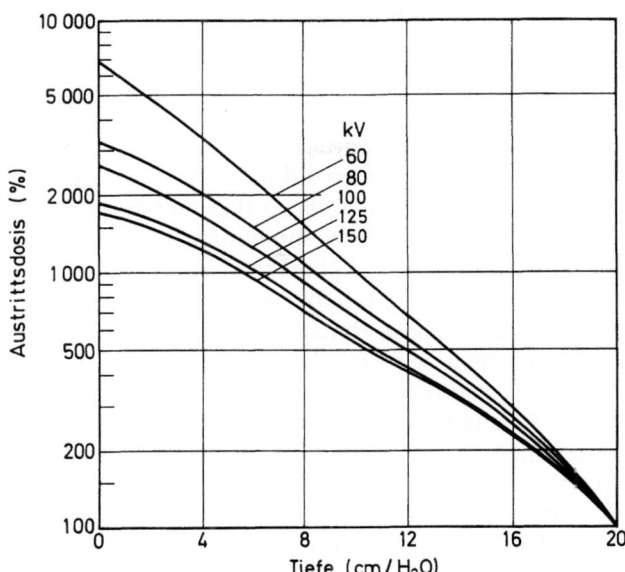

Abb. 1.7. Tiefen-Dosis-Kurven für Röntgenstrahlen in Wasser für verschiedene Röhrenspannungen. Die Kurven sind auf gleiche Austrittsdosis normiert und entsprechen damit der röntgendiagnostischen Praxis. (Nach DREXLER et al. 1985)

Untersuchungsbedingungen unabhängigen festen Wert annehmen muß. Abbildung 1.7 zeigt den Gewinn bei der Anwendung einer härteren Strahlung, wodurch die Eintrittsdosis und weiterhin der insgesamt den Patienten belastende absorbierte Anteil der Strahlung geringer ist als bei einer weicheren Strahlung. Dieser Sachverhalt hat ein großes Gewicht, weil i. allg. der für die *Bilderzeugung* zur Verfügung stehende Anteil an der gesamten Einstrahlungsleistung *unterhalb 5%* liegt.

Zu beachten ist ferner, daß bei zunehmender Dicke eines Patienten die Eintrittsdosis und damit die gesamte Strahlenexposition des Patienten erhöht werden muß, damit am Strahlenaustritt die notwendige Dosis zur Belichtung des Films oder des Bildverstärkers vorhanden ist. Diese Regel gilt auch für alle oberflächennahen Organdosen an der Strahleneintrittsseite.

Auf den Tiefen-Dosis-Verlauf in der Strahlentherapie wird auf S. 385f. eingegangen.

1.3.2 Korpuskularstrahlung

Die Wechselwirkung mit Materie ist für geladene und ungeladene Korpuskeln verschieden. *Geladene Korpuskeln ionisieren direkt,* indem sie beim Vorbeifliegen an der Hülle eines Atoms 1 oder mehrere Elektronen befreien können. Bei jeder Ionisation verlieren die Korpuskeln selber Energie, so daß ihre Energie und damit auch ihre Geschwindigkeit laufend abnehmen. Die Korpuskeln werden bis auf thermische Energien abgebremst.
Geladene Korpuskeln haben in Materie eine genau angebbare *Maximalreichweite*. Diese Reichweite nimmt von Elektronen zu Protonen zu Deuteronen zu α-Teilchen laufend ab.
Elektrisch *neutrale Teilchen,* wie die Neutronen, sind *indirekt ionisierende* Teilchen. Durch Stöße mit den Atomen der Materie können zum einen durch Aktivierung (Neutroneneinfang) oder durch die Erzeugung eines Rückstoßkerns ionisierende Teilchen erzeugt werden, zum anderen ist eine Abbremsung der Neutronen durch elastischen Stoß mit dem gesamten Atom möglich.

1.3.3 Energieübertragung und Strahlenwirkung

Die Dosis wird aus der auf die Materie übertragenen Energie und der Masse berechnet (s. S.27). Für die Wirkung dieser Energie ist ihre mikroskopische Verteilung im Gewebe entscheidend, was insbesondere für die Abschätzung der Äquivalentdosis wichtig ist.
Es wird hier lediglich die von geladenen Teilchen erzeugte Dosisverteilung diskutiert. Das ist auch für die *indirekt ionisierenden* Strahlenarten sinnvoll, denn bei diesen wird der überwiegende Anteil der Energie durch die *erzeugten geladenen Sekundärteilchen* übertragen (Elektronen im Falle der Photonenstrahlung und Rückstoßprotonen im Falle von Neutronenstrahlung). Bei der Ionisation werden durch die elektromagnetische Wechselwirkung zwischen dem geladenen stoßenden Teilchen und der Elektronenhülle der Atome 1 oder mehrere Elektronen aus der Hülle herausgelöst. Diese Ionisationswirkung hängt nicht nur von der Größe der Kraft ab, sondern auch von der Zeitdauer, in der diese Kraft wirkt. Aus diesem Grunde können *langsame geladene Teilchen stärker ionisieren als schnelle* Teilchen.
Ein Maß für die Strahlenwirkung ist die Energie, die pro Weglänge in Materie übertragen wird. Dieses Verhältnis nennt man das *„Lineare Energieübertragungsvermögen"* L („linear energy transfer" = LET), gemessen in keV/μm. Die biologische Wirkung verschiedener Strah-

Tabelle 1.3. Bewertungsfaktor q, Qualitätsfaktor Q und lineares Energieübertragungsvermögen L für verschiedene Strahlenarten (Näherungswerte)

Strahlenart	Energie	q	Q	L [keV/μm]
$e^-, \beta^-, e^+, \beta^+$, γ-Strahlen, Röntgenstrahlen	Beliebig	1	1	3,5 oder weniger
Thermische Neutronen	0,025 eV	2,3	2,3	10
Schnelle Neutronen, p, d	Beliebig	10	2,8–3,3	53
α-Teilchen, schwere Ionen (Kernspaltung, Kernreaktion)	Unbeschränkt	20	20	175 oder mehr

lenarten wird wesentlich von L bestimmt. Je höher dieser Wert ist, um so stärker ist die biologische Wirkung (s. S.31 ff.). Bei gleicher, auf das Gewebe übertragener Gesamtenergie kann also die Wirkung unterschiedlich sein, wenn die mikroskopische Verteilung dieser Energie „dicht" oder „locker" ist. Aus diesem Grund wurde der Begriff der Äquivalentdosis (s. S.28) eingeführt. Zu ihrer Ermittlung wird ein Qualitätsfaktor Q benötigt, der mit dem linearen Energieübertragungsvermögen (s. Tabelle 1.3) zusammenhängt. Die darin (S.28) aufgeführten Qualitätsfaktoren Q für verschiedene Strahlenarten gelten für den „normalen" Energiebereich. Sehr schnell fliegende schwere Teilchen ionisieren pro Weglänge schwächer, der Qualitätsfaktor ist kleiner als in Tabelle 1.3 angegeben, die Teilchen können als locker ionisierende Strahlung angesehen werden. Bei Elektronen, für die normalerweise der Qualitätsfaktor Q=1 gilt, sind für sehr kleine Energien im keV-Bereich *höhere* Q-Werte anzunehmen.

Die Abhängigkeit des linearen Energieübertragungsvermögens von der Energie des Teilchens wird beispielsweise für Deuteronen durch Abb.1.8 angedeutet. Für schwere Teilchen, wie auch für Protonen oder π-Mesonen, sind auf der ersten Strecke ihrer Bahn kleine Ionisationsdichten zu erwarten, weil die Teilchen sehr hohe Geschwindigkeiten haben. Zum Ende der Bahn nimmt die Ionisationswirkung rapide zu, es entsteht das charakteristische *Ionisationsmaximum*. Diese Kurven werden *„Bragg-Kurven"* genannt, das Maximum heißt *„Bragg-Peak"* oder Bragg-Maximum[1].

Für eine eingehendere Diskussion muß der gesamte differentielle Energieverlust S (lineares Bremsvermögen) eines geladenen Teilchens

---

[1] Der Bragg-Peak liegt für Elektronen bei 200 eV, für Protonen bei 60–100 keV.

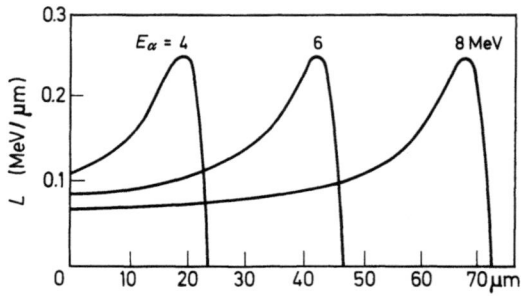

Abb. 1.8. Lineares Energieübertragungsvermögen L für α-Teilchen verschiedener Energie als Funktion ihrer Eindringtiefe (Reichweite) in feuchtem Gewebe (Nach JAEGER u. HÜBNER, 1974)

herangezogen werden. In S ist die Energie L enthalten, die auf das Gewebe übertragen wird. Daher ist immer L < S. S durchläuft für alle Teilchen ein Minimum im mittleren Energiebereich. Der auf die Dichte ρ eines Materials bezogene differentielle Energieverlust S/ρ wird Massenbremsvermögen genannt. Das Verhältnis der Massenbremsvermögen verschiedener Materialien im Vergleich zu Luft ist tabelliert (z. B. JAEGER u. HÜBNER 1974).

1.4 Strahlenmeßgeräte und -verfahren

Alle Strahlenmeßgeräte nutzen die durch direkte oder indirekte Ionisation in Materie *absorbierte Energie* aus. Die Energieabsorption ist meßbar in Form von Wärme (Kalorimeter), Licht (Szintillation, Fluoreszenz, Phosphoreszenz), Ionisationsstrom (Ionisationskammer, Halbleiterzähler, Geiger-Müller-Zählrohr, Proportionalzählrohr), chemische Wirkungen (Film, Eisensulfatdosimeter). Im folgenden sollen nur die gebräuchlichsten Meßgeräte vorgestellt werden.

1.4.1 Ionisationskammern

Form und Aufbau der Ionisationskammern sind dem Meßzweck angepaßt (u. a. Kompaktkammern, Fingerhutkammern, Kondensatorkammern, Flachkammern, zylinderförmige Ionisationskammern mit dicker zentraler Elektrode, Füllhalterdosimeter).
Ionisationskammern messen die in Luft erzeugte Ionendosis. Aus dem Meßwert wird die in irgendeinem Gewebe oder Material erzeugte Energiedosis oder Äquivalentdosis abgeleitet, die von der

gleichen Strahlung am gleichen Ort in dem fraglichen Material erzeugt wird. Diese Umrechnung ist nicht trivial, weil sich Meßmedium und fragliches Medium bezüglich der Wechselwirkung gegenüber der Strahlung, Reichweite der erzeugten Sekundärelektronen etc. unterscheiden.

1.4.1.1 Gleichgewicht-Ionendosis-Meßprinzip

Dieses Meßprinzip wird verwendet für Photonenstrahlung unterhalb 3 MeV. Für Photonenstrahlung besteht in einem Punkt innerhalb eines Volumenelements eines Materials das sog. *Sekundärelektronengleichgewicht,* wenn eine ausgeglichene Bilanz besteht zwischen der Summe der kinetischen Energien von den erzeugten Sekundärelektronen, die aus dem Volumenelement austreten, und denjenigen, die in das Volumenelement eintreten. Wegen der endlichen Reichweite der in Gewebe erzeugten Sekundärelektronen, die mit steigender Photonenenergie zunimmt, wird ein Sekundärelektronengleichgewicht nicht mehr angenähert erreicht, wenn die Reichweite der Elektronen größer ist als die Strecke, längs der die Schwächung der Photonenstrahlung nicht vernachlässigt werden kann. Diese Energiegrenze liegt für Photonen bei ca. 3 MeV.

Für die *praktische Anwendung* werden die Ionisationsdosimeter heute zunehmend so kalibriert, daß die *Energiedosis in Wasser* angezeigt wird. Für andere Umgebungen der Kammer als Wasser muß der Meßwert korrigiert werden (DIN 6800).

1.4.1.2 Hohlraum-Ionendosis-Meßprinzip

Dieses Meßprinzip wird verwendet für Photonenstrahlung oberhalb 3 MeV und für Elektronenstrahlung.
Ist ein Hohlraum innerhalb eines Materials A mit einem Material B gefüllt, dann sind die sog. *Bragg-Gray-Bedingungen* erfüllt, wenn

1. weder die Flußdichte der Elektronen der 1. Generation – das sind die primären Elektronen bei Elektronenstrahlung und die primär erzeugten Sekundärelektronen bei Photonenstrahlung – noch ihre Energie- und Richtungsverteilung durch diesen mit dem Material B gefüllten Hohlraum verändert wird,
2. die Energie, die auf das Material B durch die in ihm von Photonen erzeugten Sekundärelektronen übertragen wird, vernachlässigbar ist im Verhältnis zu der insgesamt auf das Material B übertragenen Energie,
3. die Flußdichte der Elektronen aller Generationen innerhalb des Materials B ortsunabhängig ist.

1.4.2 Zählrohre

Ein Zählrohr hat einen dünnen Draht (s. Abb. 1.9) oder eine Nadel als zentrale Elektrode. Die Spannung an einem Geiger-Müller-Zählrohr ist so hoch, daß durch ein einzelnes Elektron im Zählrohrvolumen - erzeugt durch ein Photon oder nach Eintritt eines Teilchens durch das Zählrohrfenster - eine lawinenartige Entladung ausgelöst wird (Auslösezählrohr). Damit das Zählrohr wieder für den nächsten Meßvorgang meßbereit ist, muß die Lawine durch eine spezielle elektronische Schaltung und/oder durch ein besonderes Füllgas gelöscht werden. Die Ansprechwahrscheinlichkeit der Auslösezählrohre ist energieabhängig.
Bei niedriger Spannung werden Proportionalzählrohre betrieben, bei denen die lawinenartige Gasverstärkung nur in nächster Nähe der drahtförmigen zentralen Elektroden auftritt. Die Ausgangssignale sind der jeweiligen Energie des primär eintretenden Teilchens oder des Photons (bei Totalabsorption) proportional. Es können Einzelelektronen gezählt werden.
Zählrohre werden zur Messung geringer Orts-Dosis-Leistungen oder für Kontaminationsüberwachungen benutzt.

1.4.3 Szintillationszähler

Für den empfindlichen Nachweis von Photonenstrahlung, speziell in der Nuklearmedizin, werden Szintillationsdetektoren verwendet, die wegen ihres guten energetischen *Auflösungsvermögens* zwischen Pho-

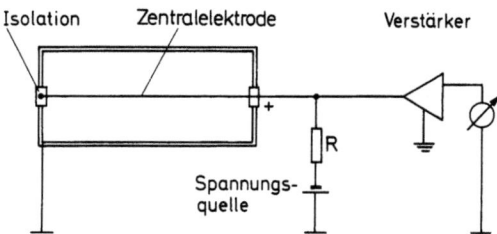

Abb. 1.9. Aufbau eines Auslösezählrohres (z. B. Geiger-Müller-Zählrohr) mit hoher Spannung an der zentralen Elektrode (Draht oder Nadel). Die am Widerstand R durch die Entladungsstromstöße erzeugten Spannungsimpulse sind groß genug, daß eine einfache Verstärkung den Nachweis von Einzelereignissen erlaubt (Monitore, Strahlungsüberwachung bei niedrigen Pegeln)

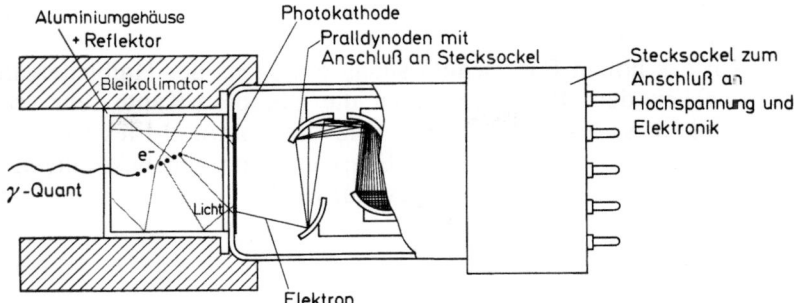

Abb. 1.10. Szintillationszähler, bestehend aus Bleikollimator, NaJ-Szintillationskristall und optisch angekittetem Photomultiplier. Nach Total- oder Teilabsorption des γ-Quants im Kristall erzeugt das Elektron längs seiner Bahn Licht (Szintillation), das an der Photokathode des Multipliers Elektronen freisetzt. Für eines dieser Elektronen wird die Verstärkung durch Beschleunigung zwischen jeweils ca. 100 V gegeneinander positiv vorgespannten Dynoden (Prallelektroden) angedeutet. Der 10^6fach verstärkte Stromstoß wird von einer folgenden Elektronik verstärkt und analysiert

tonenstrahlung *verschiedener Radionuklide* als auch zwischen gestreuter und ungestreuter Photonenstrahlung *unterscheiden* können. Der prinzipielle Aufbau ist in Abb. 1.10 gezeigt. Als Szintillationskristall wird überwiegend ein NaJ-Einkristall in licht- und luftdichter Abkapselung verwendet. Compton- oder Photoelektronen erzeugen im Kristall *Licht,* das direkt oder nach Reflexion durch ein Glasfenster auf die Photokathode eines Photomultipliers gelangt und dort wiederum *Elektronen* erzeugt (Sekundärelektronen, daher auch statt Photomultiplier gebräuchlich: Sekundärelektronenvervielfacher). Die Elektronen werden zwischen um ca. 100 V gegeneinander vorgespannten Dynoden beschleunigt und erzeugen an jeder Dynode mehr neue Elektronen als dort auftreffen. Die Gesamtverstärkung liegt bei ca. 10^6. Die am Ausgang entstehenden *Spannungssignale* sind der erzeugten Lichtmenge streng *proportional.*

1.4.4 Halbleiterdetektoren

Die meistverwendeten Halbleiterdetektoren bestehen aus dem Grundmaterial Germanium (Ge) oder Silicium (Si). Die nach Ionisation im Halbleiterzähler erzeugten negativen Elektronen und positiven Löcher wandern durch das Material auf die entsprechenden Elektroden. Da für ein Elektron-Loch-Ladungspaar nur zwischen 2,9 eV (Ge) und 3,6 eV (Si) benötigt werden, ist die durch ein Photon erzeugte Anzahl der Ladungsträger sehr groß. Dadurch ist die relative statistische Schwankung dieser Anzahl sehr klein, es resultieren besser aufgelöste Impulshöhenspektren als mit einem Szintillationszähler (s. Abb. 1.11, 1.12).

Wegen des hohen Energieauflösungsvermögens der Halbleiterzähler wird neben dem Photopeak auch die Compton-Kante sehr scharf ausgebildet (s. Abb. 1.11). Hierin sind die Compton-Elektronen enthalten, die die höchstmögliche Energie übertragen bekommen, für den Fall, daß das Photon rückgestreut wird.

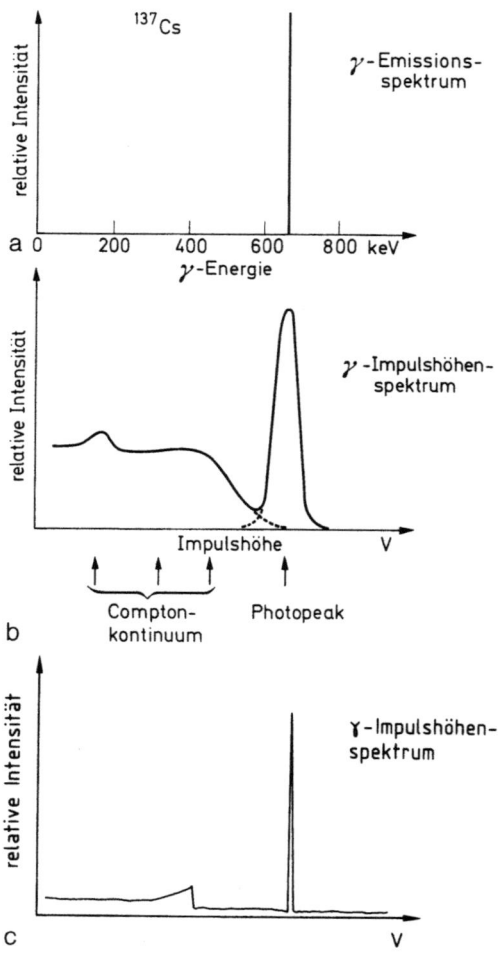

Abb. 1.11. a Primär vom Radionuklid ^{137}Cs emittiertes γ-Linienspektrum. b Durch den Nachweis mit einem Szintillationszähler erhaltenes γ-Impulshöhenintensitätsspektrum. Nur der Photopeak ist für die ursprüngliche γ-Strahlung spezifisch und wird für den weiteren Nachweis benutzt. c Impulshöhenspektrum, gemessen mit einem Germaniumhalbleiterdetektor

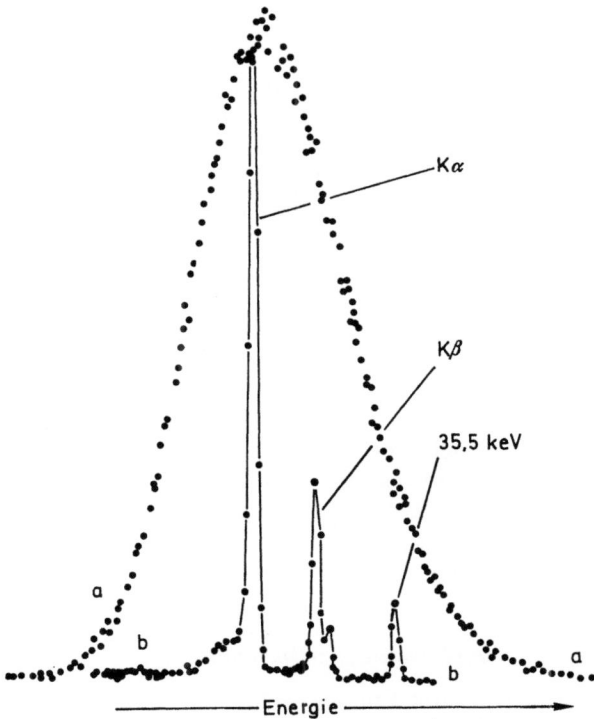

Abb. 1.12. Impulshöhenspektrum des ^{125}J **a** gemessen mit einem NaJ-Detektor, **b** gemessen mit einem Germaniumhalbleiterdetektor. Hier kann die γ-Linie 35,5 keV von den charakteristischen Linien K_α und K_β, die nach „electron capture" (EC) auftreten, klar unterschieden werden. (Nach JORDAN 1980)

Wegen des guten Energieauflösungsvermögens werden die Halbleiterzähler zur Spektroskopie von unbekannten Nuklidgemischen (Strahlenschutz, Inkorporation, Aktivierungsanalyse) benutzt. Die Ansprechwahrscheinlichkeiten gegenüber Photonen sind wegen der kleinen Kernladungszahl kleiner als die von Szintillationszählern. Die Empfindlichkeiten für den Nachweis von Nukliden sind hingegen vergleichbar, weil die schmalen Linien mit schmalen Fenstern gemessen werden, wodurch der Untergrund einer Messung kleiner als mit einem Szintillationszähler ist.
Für spezielle Anwendungszwecke, wie z. B. Detektoren für Röntgen, CT oder Positronenscanner (PET), werden Detektoren mit *großer Kernladungszahl* benutzt, z. B. BGeO (Wismut-Germanium-Oxid) oder CdTe (Kadmium-Tellurid).

1.4.5 Filmdosimetrie

In der Filmschicht wird durch ionisierende Strahlung eine *latente Schwärzung* erzeugt, die durch Entwicklung sichtbar gemacht wird. In gewissen Dosisgrenzen nimmt die Schwärzung des Films etwa proportional mit der Dosis zu. Diese Wirkung wird in der Röntgendiagnostik zur Anfertigung eines Röntgenbildes und in der Dosimetrie zur Strahlenmessung (Densitometrie) ausgenutzt.

1.4.6 Festkörperdetektoren

Thermolumineszenzdosimeter

Die durchsichtigen Kristalle des LiF oder CaF_2 *speichern* die absorbierte Energie bis zur Auswertung, wobei durch *Erhitzung* eine der absorbierten Energie proportionale Lichtmenge emittiert wird, die von Photomultipliern registriert werden kann. Dabei wird die gespeicherte Dosis gelöscht. Der Kristall kann erneut exponiert werden.

Radio-Photolumineszenz-Dosimeter

Die absorbierte Energie wird – z. B. im Silberphosphatglas – gespeichert und bei der Auswertung durch Anregung mit UV-Licht als Licht ausgestrahlt. Die gespeicherte Dosis wird hierbei nicht gelöscht.

Widerstandsdosimeter

Im Widerstandsmaterial (z. B. Kadmiumsulfid, CdS) wird durch ionisierende Strahlung eine Leitfähigkeit hervorgerufen, die zu einer Widerstandsänderung führt. Diese ist meßbar.

1.5 Dosisgrößen und Dosiseinheiten

Durch die folgenden Definitionen wird nicht die ionisierende Strahlung selbst, sondern nur die durch sie in Materie erzeugte Ladung, die auf Materie übertragene Energie oder die hervorgerufene biologische Wirkung im Vergleich zu einer Bezugsstrahlung beschrieben. Auf die Strahlung selbst sind Rückschlüsse nur bei genauer Kenntnis der Teilchenarten, ihrer Energien und räumlichen und Richtungsverteilung möglich.

1.5.1 Ionendosis

Die Ionendosis J ist definiert als der Quotient aus der durch Ionisation in Luft erzeugten Ladung eines Vorzeichens [gemessen in Coulomb (C)] und der Masse (kg) der Luft. Die veraltete Einheit ist das Röntgen (R):

$$1 \text{ R} = 2{,}58 \cdot 10^{-4} \text{ C/kg}.$$

In normaler Zimmerluft der Dichte $\rho = 1{,}293$ g/l entsprechen 1 R $2{,}1 \cdot 10^9$ Ionenpaare/cm^3.

1.5.2 Energiedosis

Die Energiedosis D wird definiert durch den Quotienten aus der auf das Material durch Ionisation übertragenen Energie (gemessen in Joule, 1 J = 1 Ws) und der Masse des Volumens, in dem diese Energie abgegeben wird. Die gebräuchliche SI-Einheit ist das Gray (Gy). Die veraltete Einheit ist das Rad (rd), als Abkürzung für „*r*adiation *a*bsorbed *d*ose":

$$1 \text{ Gy} = 1 \text{ J/kg}; \quad 1 \text{ rd} = 0{,}01 \text{ J/kg}; \quad 1 \text{ Gy} = 100 \text{ rd}.$$

1.5.3 Kerma

Die Kerma K ist eine Dosisgröße. Sie wird definiert durch den Quotienten aus der Summe der kinetischen Anfangsenergien aller geladenen Teilchen, die von indirekt ionisierender Strahlung in einem Volumenelement erzeugt werden, und der Masse dieses Volumenelements. Die Kerma („*k*inetic *e*nergy *r*eleased in *ma*terial") wird also nur für Photonen- oder Neutronenstrahlung benutzt. Bei ihrer Angabe muß das Bezugsmaterial genannt werden (z. B. Luftkerma K_a, Wasserkerma (K_w). Die Einheit der Kerma ist das Gray (Gy).

1.5.4 Äquivalentdosis

Das *biologische Strahlenrisiko* der einzelnen ionisierenden Strahlenarten ist verschieden. Dieses wird durch die Angabe der *Äquivalentdosis* H, Einheit Sievert (Sv) angegeben. Die veraltete Einheit ist das Rem (rem), als Abkürzung für „*r*oentgen *e*quivalent *m*an". Die Äquivalentdosis wird aus der Energiedosis D mit dimensionslosen Bewertungsfaktoren q berechnet. Der Begriff der Äquivalentdosis wird *ausschließlich für Strahlenschutzzwecke* verwendet:

$$H = q \cdot D. \tag{8}$$

Die Einheit der Äquivalentdosis ist das Sievert (Sv):

1 Sv = 1 J/kg; 1 rem = 0,01 J/kg; 1 Sv = 100 rem.

Im Bewertungsfaktor q sind der Qualitätsfaktor Q und alle anderen modifizierenden Faktoren enthalten, wie z. B. Einfluß von Energiedosisleistung und Fraktionierung. q wird von der Internationalen Kommission für Strahlenschutz ICRP verabredet und festgelegt. Die Werte für q sind in Tabelle 1.3 enthalten.
Die Äquivalentdosis H ist gleich der Energiedosis D, die von einer *Bezugsstrahlung* (z. Z. hartgefilterte 200-kV-Röntgenstrahlung) mit dem Bewertungsfaktor q = 1 absorbiert werden müßte, um ein gleich zu bewertendes Strahlenrisiko zu erhalten wie das durch die Energiedosis D der fraglichen Strahlung (q ≠ 1) wirklich hervorgerufene.

1.5.5 Spezielle Dosisbegriffe

1.5.5.1 Integraldosis

Unter diesem Begriff versteht man die gesamte in einem anzugebenden Volumen oder in einer Masse M absorbierte Energie (gemessen in J oder Ws).
In Umkehrung zu der Definitionsgleichung der Energiedosis D folgt

$$E = D \cdot M. \tag{9}$$

Bei gleicher Energiedosis D ist natürlich die insgesamt zugeführte absorbierte Energie E proportional zur Gewebemasse M und daher für Ganzkörperexpositionen im Vergleich zu Teilkörperexpositionen viel größer. Entsprechend wird auch das Strahlenrisiko höher zu bewerten sein.
Die Konsequenzen aus diesem Sachverhalt sollen an wenigen Beispielen belegt werden:
In der Röntgendiagnostik ist die während der Aufnahme zu exponierende Gewebemasse durch *Feldbegrenzung* auf den notwendigen Bereich zu beschränken. Mit der Feldgröße nimmt außerdem die

Erzeugung von *Streustrahlung* zu, weil diese mit der durchstrahlten Masse zusammenhängt. Dies spielt eine Rolle bei der unvermeidbaren Belastung von Gewebebereichen, die *außerhalb des Nutzstrahls* liegen. Bei Teilkörperexpositionen ist bei gleicher Feldgröße die Integraldosis häufig geringer, weil wegen geringerer Gewebedicke eine kleinere Masse exponiert wird. Im Strahlenschutz sind daher auch aus diesem Grunde die Grenzwerte für Teilkörperexpositionen höher definiert als für Ganzkörperexpositionen (s. S. 73).

In der Strahlentherapie spielt die Feldbegrenzung naturgemäß eine ungleich wichtigere Rolle, weil hier mit Dosen umgegangen wird, die als Ganzkörperdosen beim 10fachen der Letaldosen liegen. Bei zu großer Masse im Zielvolumen von großvolumigen Tumoren wird die dem Körper zugeführte Energie nach Gl.(9) so groß, daß eine Ausstrahlung des Tumors nicht mehr riskiert werden kann, so daß nur noch *kurative Dosen* appliziert werden.

1.5.5.2 Flächen-Dosis-Produkt

Für die Strahlenexposition von Gewebe ist diese Größe mit der oben durch Diskussion der Gl.(9) erklärten Integraldosis gleichwertig. Wenn die Dicke des durchstrahlten Gewebes, die dritte Dimension des Volumens, als fester Parameter zu bewerten ist, dann ist die gesamte zugeführte Energie proportional zu Dosis und Fläche, auf der diese Dosis vorliegt. Dazu wird eine dünne Flachkammer direkt hinter den Blenden der Röhre vom gesamten Nutzstrahl durchstrahlt. Die gemessene Ionendosis ist bei gleicher Strahlleistung der Röhre proportional zur durchstrahlten Fläche, d.h. Feldgröße, und proportional zur Expositionszeit. Durch elektronische Vorwahl kann diese Gesamtdosis zur Abschaltung der Röhre nach Erreichen des Flächen-Dosis-Produkts benutzt werden. Damit können Standardwerte für die Patientenexposition eingehalten werden. Die Strahlenexposition des Patienten ist nur noch von seinen Körpermaßen, ggf. von der Geometrie (Haut-Fokus-Abstand), und von der Strahlenqualität abhängig.

1.5.6 Dosisleistung

Aus den Dosisgrößen (Ionendosis, Energiedosis, Äquivalentdosis) erhält man die Dosisleistungen (Dosisraten), indem man bei zeitlich konstantem Strahlenfeld die Dosisgrößen durch die zugehörigen Zeitintervalle teilt, innerhalb derer die Dosis aufgelaufen ist:

Ionendosisleistung	Energiedosisleistung	Äquivalentdosisleistung
$J = \dfrac{J}{t}$	$\dot{D} = \dfrac{D}{t}$	$\dot{H} = \dfrac{H}{t}$

Gebräuchliche Einheiten sind dann entsprechend z.B.: Gy/min; mSv/a oder µSv/h.

1.6 Geometrieeinflüsse

Die Geometrie von Strahlenquelle und Bezugspunkt, in dem die Strahlung gemessen oder die erzeugte Dosis/Dosisleistung ermittelt wird, spielt eine wichtige Rolle, u.a. in der Strahlentherapie und Röntgendiagnostik. Abgesehen von den Einflüssen der Umgebung, die das gesamte Strahlungsfeld durch Streuung und Absorption verändern, ist dabei der Abstand r von der Strahlenquelle (Fokusabstand) entscheidend.
Hierfür gilt das sog. Abstandsquadratgesetz:

$$\text{Dosis bzw. Dosisleistung} \sim \frac{1}{r^2}. \tag{10}$$

Durch die umgekehrte Proportionalität zum Quadrat des Abstands werden die Dosiswerte überproportional mit dem Abstand kleiner. Sie sinken z.B. bei Abstandsverdopplung auf ¼. Zwischen 2 Dosiswerten D_1 und D_2 in den Abständen r_1 und r_2 gilt im Vakuum exakt, angenähert in Luft der quantitative Zusammenhang:

$$D_2 = D_1 \cdot \left(\frac{r_1}{r_2}\right)^2. \tag{11}$$

2 Strahlenbiologie

M. Eisenhut

Bei der Wechselwirkung von Röntgen- und γ-Strahlung mit biologischer Materie werden energiereiche Elektronen freigesetzt. Die physikalischen Mechanismen, aus denen diese mit kinetischer Energie behafteten Elektronen (e^-_{kin}) entstehen, sind der Photo-, der Compton- und der Paarbildungseffekt. Energiereiche geladene Teilchen können auch mit Teilchenbeschleunigern erzeugt werden oder als Rückstoßprotonen bei der Wechselwirkung von Neutronen mit Materie sowie durch den Zerfall von Radionukliden entstehen (s. Kap. 1). Die molekularen und biologischen Folgen, die aus der Wechselwirkung der genannten Strahlenarten mit menschlichem Gewebe entstehen, werden in diesem Kapitel beschrieben. Dabei wurde der Schwerpunkt auf die medizinische Anwendung von ionisierenden Strahlen gelegt, wie sie im Rahmen der Strahlentherapie angewandt werden und für den medizinischen Strahlenschutz, aber auch für die Röntgen- und die nuklearmedizinische Diagnostik von Bedeutung sind.

2.1 Chemie der Strahlenwirkung

Allgemeine physikalische Grundlagen

Wegen ihrer Ladung werden energiereiche Teilchen auf ihrem Weg durch die molekularen Bestandteile biologischer Materie im wesentlichen von Atomkernen abgelenkt. Über elektromagnetische Wechselwirkungen mit Hüllelektronen geben diese Teilchen Energiebeträge ab, die ausreichen, um sie aus dem betroffenen Molekül herauszulösen. Abbildung 2.1 zeigt modellhaft den Teilchenweg eines e^-_{kin} in Wasser. Die Folge der genannten Wechselwirkungen sind Ionenpaarbildung und Anregung von Molekülen.

Für die Ausbildung eines Ionenpaares werden ca. 35 eV der Teilchenenergie verbraucht. Bei einer Teilchenenergie von 5 MeV werden daher ca. $1,4 \cdot 10^5$ Ionenpaare gebildet. Die Verteilung der entstandenen Ionenpaare und angeregten Moleküle entlang des Teilchenweges, d.h. die Depositionsdichte der abgegebenen Energie, hängt von der

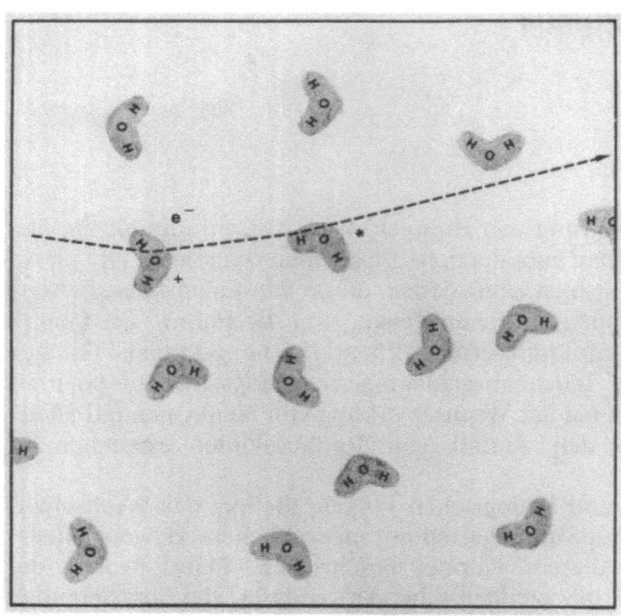

Abb. 2.1. Schematische Darstellung des Teilchenwegs eines energiereichen Elektrons durch Wasser. * Anregung, H_2O^+, e^- Ionenpaarbildung

Geschwindigkeit und Ladung des energiereichen Teilchens ab. So verliert ein 1-MeV-Elektron in Wasser seine Energie auf einer Wegstrecke von einigen Millimetern. Ein 1-MeV-α-Teilchen hat dagegen nur eine Reichweite von einigen Mikrometern, es gibt also wegen der geringeren Geschwindigkeit seine Energie auf einer wesentlich kürzeren Wegstrecke ab. Das bedeutet, daß die in Abb. 2.1 dargestellten Ionenpaarbildungen und Anregungen durch ein α-Teilchen zu einer wesentlich größeren Ereignisdichte oder, besser ausgedrückt, zu einer größeren Dichte reaktiver Moleküle führen. Außerdem werden Teilchen mit größerer Masse (α-Teilchen) gegenüber Teilchen mit geringerer Masse (e^-_{kin}) weniger gestreut, also weniger von ihrer ursprünglichen Bahn (Primärstrahl) abgelenkt.

Aufschlußreich ist die Betrachtung über Stoffmengen primär gebildeter chemischer Produkte, die durch die Wechselwirkung von z. B. energiereichen Elektronen entstehen und in Relation zu ihrer Energie in 1 g biologischer Materie freigesetzt werden. Nimmt man an, daß mit externer Bestrahlung oder durch Radiopharmaka, die bei der selektiven Strahlentherapie eingesetzt werden, eine Energiedosis von 10 Gy erzielt wird, dann entspricht das einer absorbierten Energie von 0,0024 cal/g. Das ist eine Wärmemenge, die das betroffene Gramm Tumorgewebe vollkommen unbeeinflußt lassen würde. Aus den 10 Gy Energiedosis entstehen aber 3 nmol Ionenpaare/g Gewebe, die als besonders reaktive Stoffqualität z. B. Tumorzellen so schädigen können, daß sie absterben. Die physikalisch-chemische Ursache für die letale Wirkung auf proliferierende Zellen liegt daher in der Konzentrierung der absorbierten Energie auf derartig kleine Volumina, wie sie von den energiereichen Teilchen auf ihrem Weg durch die Zellen berührt werden.

Wie eingangs schon erläutert, geben die verschiedenen Strahlenarten ihre Energie mit einer unterschiedlichen Dichte ab. Für die Abgabe von Energie auf durchstrahlte zelluläre Materie – sie besteht im wesentlichen aus Wasser – wird das *mittlere lineare Energieübertragungsvermögen* L („linear energy transfer" = LET) definiert. L ist eine Größe, welche die Energieabgabe pro Wegstrecke (keV/μm) angibt.

In Tabelle 2.1 ist eine Reihe von L-Werten wiedergegeben. Von den Photonenstrahlen haben die energiereicheren Röntgen- bzw. ^{60}Co-γ-Strahlen einen geringeren L-Wert als 250 keV Röntgenstrahlen. Der größere L-Wert energieärmerer Photonenstrahlung hängt mit der geringeren Geschwindigkeit ihrer Compton-Elektronen zusammen. Weniger energiereiche Elektronen zeigen pro Wegstreckeneinheit häufiger eine Wechselwirkung und hinterlassen dadurch eine höhere Ereignisdichte (Ionisation, Anregung). Diese Eigenschaft wird auch bei den anderen Strahlenarten beobachtet.

Die Unterschiede in den L-Werten der jeweiligen Strahlenarten führen zu Unterschieden in ihrer zellulären Wirkung. Aus diesem Grund definiert man die *relative biologische Wirksamkeit* (RBW), welche die biologische Wirkung zweier Strahlenarten, z. B. der von hartgefilterter

Tabelle 2.1. Mittleres lineares Energieübertragungsvermögen (L) einiger Strahlenarten in Wasser

Strahlenart	L [keV/μm]
250 keV Röntgenstrahlung	3,0
3 MeV Röntgenstrahlung	0,3
1,2–1,3 MeV ^{60}Co-γ-Strahlung	0,3
0,6 keV β^--Teilchen aus ^{3}H	5,5
10 keV β^--Teilchen	2,3
1 MeV β^--Teilchen	0,25
2,5 MeV Neutronen	10
19 MeV Neutronen	7
5,3 MeV α-Partikel aus Po	110

Röntgenstrahlung (Beschleunigungsspannung 250 kv) mit der von schnellen Neutronen vergleicht:

$$RBW_N = \frac{D_R}{D_N}$$

Dabei ist D_R die Energiedosis von Röntgenstrahlen und D_N die den gleichen biologischen Effekt bewirkende Vergleichsdosis der anderen Strahlenart, in diesem Fall schnelle Neutronen. Die Beziehung gilt grundsätzlich nur für einen definierten biologischen Effekt. Die RBW kann daher auch für verschiedene biologische Objekte und dieselben zum Vergleich herangezogenen Strahlenarten unterschiedlich sein. Die Höhe der Dosis und das chemische Milieu, wie es z. B. durch den intrazellulären Sauerstoffpartialdruck gegeben ist, beeinflussen die RBW.

Um die unterschiedliche biologische Wirkung zweier Strahlenarten zu veranschaulichen, ist in Abb. 2.2 die sog. Überlebensfraktion von proliferierenden Zellen (s. Kap. 2.7) als Funktion der Röntgen- bzw. Neutronendosis wiedergegeben. Da die Kurven nicht parallel verlaufen, sind die RBW-Werte für den Strahlungseffekt Überlebensfrak-

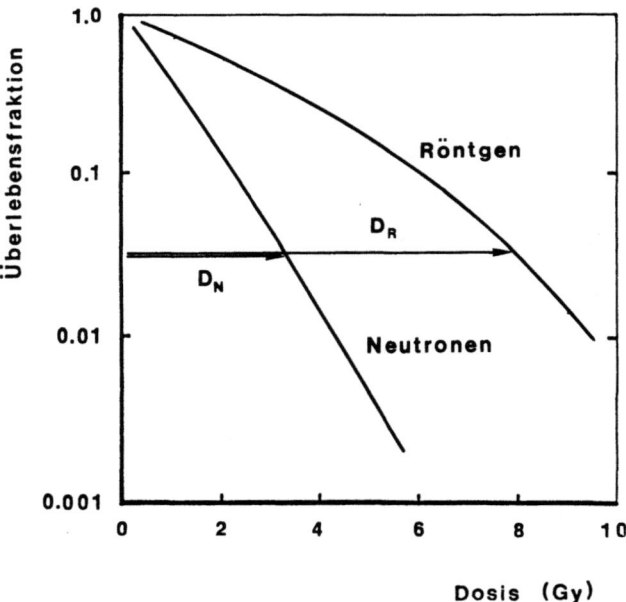

Abb. 2.2. Schematische Darstellung zweier Dosis-Überlebenskurven, welche für den Effekt 3% überlebende Zellen unterschiedliche Röntgen- und Neutronendosen ergeben. $RBW_N = 2,4$

tion dosisabhängig. Die Wirkung nimmt mit abnehmender Dosis zu.

Zwischen L und RBW existiert ein Zusammenhang, der folgendermaßen veranschaulicht werden kann: Durch die Energieabhängigkeit von L kommt es bei derselben Strahlenart zu unterschiedlichen Ereignisdichten. So zeigen z. B. Protonen, wie in Abb. 2.3 schematisch dargestellt, mit abnehmender Energie eine zunehmende Dichte an Primärereignissen. Die RBW nimmt daher mit abnehmender Energie und zunehmendem L bis zu einer maximalen Wirkung zu. Daraus folgt, daß auch die Tiefendosisverteilung, insbesondere die von schwereren energiereichen Ionen, einen Maximalwert aufweist. Abbildung 2.4 zeigt diese Abhängigkeit. Die RBW nimmt bei sehr hohen L-Werten wieder ab, da die Zunahme an Wirkung (z. B. DNA-Doppelstrangbrüche) keine zusätzliche biologische Konsequenz hat. In bezug auf den Effekt Letalität wird dieser Bereich mit dem Ausdruck „overkill" charakterisiert.

Die Abhängigkeit der Wirkung ionisierender Strahlung von der Verteilung der Energiedeposition erscheint kompliziert. Es werden daher

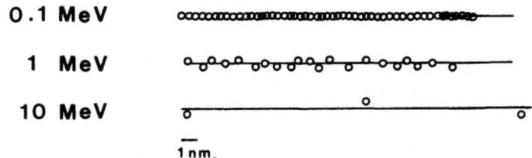

Abb. 2.3. Schematische Darstellung von Ereignissen entlang des Weges von energiereichen Protonen bei unterschiedlichen Energien. (Nach CHADWICK u. LEENHOUTS 1981)

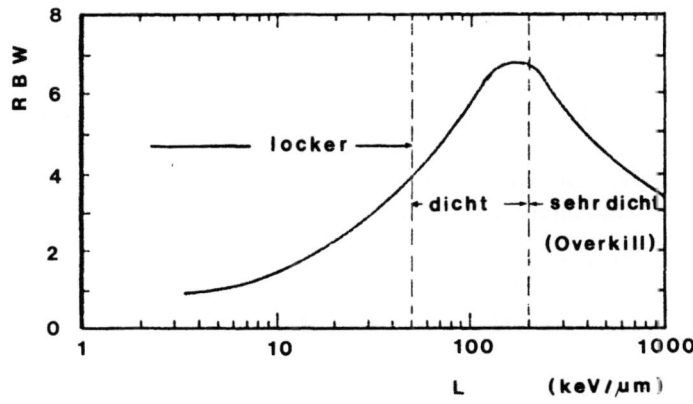

Abb. 2.4. Veränderung der RBW mit zunehmendem L

35

für die i. allg. in der Strahlentherapie verwendeten Strahlenarten folgende RBW-Werte angenommen: Für Röntgen- und γ-Strahlung oberhalb 1 MeV liegen die RBW-Werte im Mittel bei 0,85. Gleiche Werte gelten für Elektronen, die eine Energie von mehr als 1 MeV besitzen. Weiche Röntgenstrahlen bis zu 20 keV liegen etwas oberhalb von 1, ein Wert, der bei noch geringeren Energien bis zu 2 ansteigen kann. Dichter ionisierende 14-MeV-Neutronen weisen einen RBW-Wert von etwa 3 auf. Strahlenart und Energie müssen daher bei der therapeutischen Anwendung berücksichtigt werden.

Reaktionen mit Wasser

Bezogen auf seine Masse, besteht menschliches Gewebe zu mehr als 70% aus Wasser. Es ist daher bei der Einwirkung ionisierender Strahlung auf Gewebe hauptsächlich mit der Ionisation und Anregung von Wassermolekülen zu rechnen:

$$e^-_{kin} + H_2O \longrightarrow \begin{cases} H_2O^+ + e^- & \text{(Ionisation)} \\ H_2O^* & \text{(Anregung)} \end{cases}$$

Als Folge von Anregung und Ionisation können in reinem Wasser nachstehende Reaktionen ablaufen:

$$H_2O^+ + H_2O \longrightarrow HO\cdot + H_3O^+$$
$$e^- + n\, H_2O \longrightarrow e^-_{aq}$$
$$e^-_{aq} + H_2O \longrightarrow H\cdot + OH^-$$
$$H_2O^* \longrightarrow H\cdot + OH\cdot$$

e^-_{aq} ist als Radikal in hydratisierter Form stabilisiert. Die chemische Stabilität ist allerdings zu den ablaufenden Reaktionen und Zeiträumen, in denen die Folgeprodukte existent sind, zu relativieren. Die Zeiträume, in denen Radikale existent sind, betragen 10^{-9}–10^0 s. Die reaktiven Radikale können von ihren Entstehungsorten in die nähere Umgebung diffundieren und mit anderen Radikalen reagieren.

Rekombination:

$$H\cdot + H\cdot \longrightarrow H_2$$
$$H\cdot + OH\cdot \longrightarrow H_2O$$
$$OH\cdot + OH\cdot \longrightarrow H_2O_2$$
$$2\, e^-_{aq} + 2\, H_2O \longrightarrow H_2 + 2\, OH^-$$
$$e^-_{aq} + H\cdot + H_2O \longrightarrow H_2 + OH^-$$

Nach Deposition von 100 eV Teilchenenergie in Wasser sind folgende Molekülzahlen bestimmt worden:

e^-_{aq}	$H\cdot$	$HO\cdot$	H_3O^+	H_2	H_2O_2
2,7	0,55	2,7	2,7	0,45	0,7

Es werden also 2,7 hydratisierte Elektronen aus einem Energieverlust von 100 eV gebildet etc. Die Zahlen stimmen gut mit der Energie von 35 eV für die Bildung eines Ionenpaares überein.

Reaktionen mit Sauerstoff

Die bisher vorgestellten Ergebnisse beziehen sich auf reines Wasser. Bei Anwesenheit von Sauerstoff entstehen außerdem Hydroperoxidradikale:

$$e^-_{aq} + O_2 \longrightarrow O_2^-$$
$$\updownarrow \begin{array}{l} +H_2O \\ -OH^- \end{array}$$
$$H\cdot + O_2 \longrightarrow HO_2\cdot$$

Wegen ihrer besonderen Reaktivität wird die Bildung von den Sauerstoffradikalen O_2^- und $HO_2\cdot$ mit als eine der Ursachen für die Sensibilisierung von anoxischen Zellen gegenüber ionisierenden Strahlen angesehen (s. S. 55 u. 390).

Reaktionen mit Biomolekülen

Neben Wasser und Sauerstoff, die wegen der besseren Übersicht abgetrennt behandelt wurden, enthalten Zellen Biomoleküle, die für ihre Lebensfähigkeit und Reproduktion wichtig sind. Die Biomoleküle (RH) gehen Folgereaktionen mit den hauptsächlich aus Wasser- und Sauerstoffmolekülen entstandenen Radikalen ein. Es kommt zur Radikalübertragung durch Wasserstoffabstraktion und Addition von z. B. 1 Elektron

RH	$+ HO\cdot$	$\longrightarrow R\cdot$	$+ H_2O$
R-CO-R'	$+ e^-_{aq}$	$\longrightarrow R\text{-}C\cdot(OH)\text{-}R'$	$+ OH^-$
RH	$+ HO_2\cdot$	$\longrightarrow R\cdot$	$+ H_2O_2$

Die entstandenen Biomolekülradikale reagieren dann weiter unter

Dimerisierung:
$R\cdot + R\cdot \longrightarrow R\text{-}R$

Dismutierung:
$R\cdot + R\cdot \longrightarrow RH + \text{Produkt (z. B. Olefin)}$

Oxidation:
$$R\cdot + Ox \longrightarrow R^+ + Ox^- \quad (z.\,B.\ Ox = Fe^{3+})$$
$$R\cdot + O_2 \longrightarrow RO_2\cdot \quad \text{(Sensibilisierung)}$$

Oxidationsmittel (Ox) sind im Körper des Menschen in großer Menge vorhanden. Ox kommen u. a. in Form des Fe^{3+} in prosthetischen Gruppen der Atmungsenzyme sowie als molekularer Sauerstoff vor. Die durch Anwesenheit von Sauerstoff bedingte Umwandlung von Biomolekül- zu Peroxidradikalen wird deshalb als weiterer Grund für die Strahlensensibilisierung anoxischer Zellen angesehen. Derartig veränderte Moleküle sind irreversibel geschädigt. Die sensibilisierende Wirkung von Sauerstoff und anderen Verbindungen wird in Kap. 2.10 abgehandelt.

Reduktion:
$$R\cdot + R'\text{-SH} \longrightarrow RH + R'\text{-S}\cdot \quad \text{(Schutz)}$$

Verbindungen mit Mercaptogruppen wirken durch Wasserstoffabgabe an Biomolekülradikale strahlenschützend. Die Biomoleküle liegen danach in unveränderter Form vor. Als Beispiel für eine Wirkungsreduktion sei das Cysteamin ($HS\ CH_2\ CH_2\ NH_2$) genannt, das für den zivilen und militärischen Strahlenschutz diskutiert wurde. Die Wirksamkeit für diesen Anwendungsbereich muß angezweifelt werden.

Zu den wichtigsten Reaktionen von Radikalen mit Biomolekülen gehören die mit der Zellkern-DNA und ihren molekularen Bestandteilen. Analog zu den oben schematisch dargestellten Reaktionen kommt es an den Basen und der 2-Desoxyribose zur Wasserstoffabstraktion oder zur Addition des e^-_{aq}. Dabei reagieren die Basen mit Radikalen in stärkerem Umfang als die Zuckerreste.

Obgleich die Vorgänge, die zur Ausbildung der aus Wasser und Sauerstoff stammenden Radikale führen, nach dem Prinzip des Zufalls stattfinden, werden Radikalübertragungsreaktionen mit bevorzugten Produkten gebildet. Als Beispiel dient die in Abb. 2.5 dargestellte

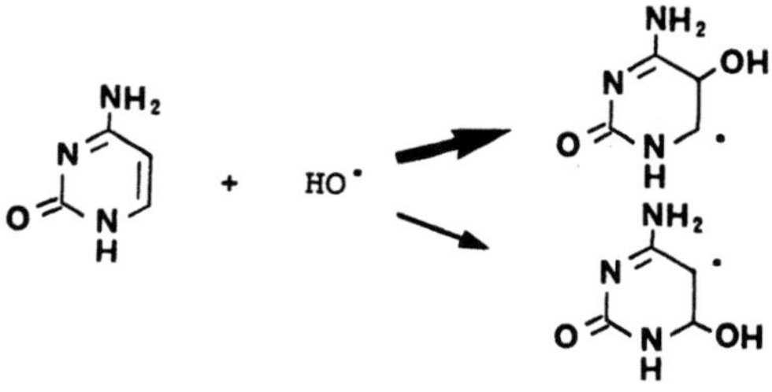

Abb. 2.5. Reaktion eines Hydroxylradikals mit Cytosin

Reaktion eines HO·-Radikals mit der Pyrimidinbase Cytosin. Die Präferenz liegt weitgehend auf der Bildung des 5-Hydroxy-6-yl-derivats. Dieses Ergebnis stammt aus Untersuchungen mit bestrahlter wäßriger Cytosinlösung. Durch Anwesenheit von Distickstoffoxid (N_2O) wurden während der Bestrahlung nahezu ausschließlich HO·-Radikale erzeugt. Die Vorgänge, die mit nativer DNA und der Anwesenheit aller Radikale stattfinden, laufen daher wesentlich komplizierter ab.

Die Radikalübertragung auf DNA-Basen zieht chemische Folgereaktionen nach sich. Es sind Veränderungen denkbar, wie z.B. Dimerisierung, Verlust der Wasserstoffbrückenbindung durch chemische Umwandlung einer Base und Strangbruch.

Einzel- und Doppelstrangbrüche entstehen jedoch eher aus Radikalbildung an den 2-Desoxyribosylresten, da sie als Kettenglieder fungieren. Im Gegensatz zu Einzelstrangbrüchen werden Doppelstrangbrüche als diejenigen Läsionen angesehen, die zum Zelltod führen. Chemische Veränderungen an den Basen und Einzelstrangbrüche können von Zellen innerhalb einer Generationszeit, also vor dem Erreichen der Mitose, repariert werden. Obgleich auch Doppelstrangbrüche reparabel sind, führt ihr Entstehen häufiger zu Fehlern bei der Wiederverknüpfung oder zu Aberrationen. Diese Veränderungen

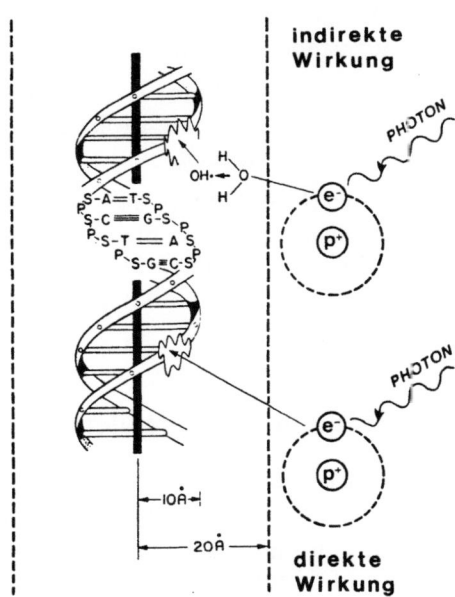

Abb. 2.6. Direkte und indirekte Wirkung energiereicher Elektronen (z.B. aus Photoeffekt), die zu DNA-Strangbrüchen führen. (Nach HALL 1978)

können die Zellteilung verhindern, so daß die Zellen während der Mitose absterben. Neben der Einwirkung von Radikalen aus Wasser und Sauerstoff können energiereiche Partikel auch durch direkten Angriff auf das DNA-Molekül Strangbrüche bewirken. Abbildung 2.6 gibt die schematische Darstellung von der direkten und indirekten Einwirkung energiereicher Elektronen auf einen DNA-Doppelstrang wieder. Die Häufigkeit der direkten und indirekten Ereignisse liegt wegen der Konzentrationsunterschiede zwischen zellulären Bio- und Wassermolekülen mehr auf der Seite der indirekten Einwirkung von energiereichen Elektronen.

2.2 Zeitlicher Verlauf der Strahlenwirkung

Der zeitliche Ablauf der durch ionisierende Strahlung ausgelösten Vorgänge läßt sich grob durch folgende Stadieneinteilung charakterisieren:

- Physikalisches Stadium: 10^{-18}–10^{-12} s

Wechselwirkung eines energiereichen Teilchens mit z. B. einem Wassermolekül, das zur Energieabgabe führt.

- Physikochemisches Stadium: 10^{-12}–10^{-9} s

Ionisiertes bzw. angeregtes Molekül gibt Energie an Umgebung ab, zerfällt oder erfährt molekulare Veränderungen und geht in seinen Grundzustand über. In diesem Stadium bilden sich Radikale.

- Chemisches Stadium: 10^{-9}–10^{0} s

Radikale reagieren mit Molekülen aus ihrer nächsten Umgebung, z. B. mit Biomolekülen.

- Biologisches Stadium: 10^{0}–10^{9} s

Der stabilisierte irreparable molekulare Schaden führt zu den biologischen Effekten, nämlich zum Absterben von Zellen, zu genetischen Erkrankungen, zu Mißbildungen während der Embryogenese und zu Krebs.

2.3 Wirkung ionisierender Strahlen auf Zellkern-DNA

Strukturelle Chromosomenmutation

Die durch Doppelstrangbrüche bedingten strukturellen Veränderungen an Chromosomen werden in 2 Gruppen eingeteilt: Chromosomen- und Chromatidaberrationen. Man stellt sich vor, daß Chromosomenaberrationen vor Beginn der Synthesephase, also in der G_1-Phase, entstehen, in der die Chromosomen als einzelne Chromatide vorliegen. Chromatidaberrationen sind danach die Chromosomenbrüche, die nach der DNA-Replikation stattfinden (G_2-Phase). Zu diesem Zeitpunkt liegen die Chromosomen als identische Chromatidpaare vor. Zellen, die während der Synthesephase Doppelstrangbrüche erfahren, ergeben in bezug auf die obengenannten Veränderungen gemischte Aberrationsformen. Abbildung 2.7 gibt schematisch 3 der durch ionisierende Strahlung induzierbaren chromosomalen Veränderungen wieder. Sie entstehen durch Doppelstrangbrüche und Vereinigung der reaktiven Bruchstückenden und führen nach der Synthese- bzw. Metaphase zu den mikroskopisch erkennbaren Aberrationen. Grundsätzlich werden keine anderen Aberrationsmuster durch die Einwirkung ionisierender Strahlung gefunden, da sie auch durch spontane Vorgänge scheinbar ohne äußere Einwirkung entstehen.

Genmutation

Andere Schädigungen der DNA sind die schon besprochenen Einzelstrangbrüche und chemischen Veränderungen von Purin- und Pyrimidinbasen. Nicht reparierte Veränderungen dieser Art führen zu fehlerhafter Replikation, die sich in Fehlern bei der Proteinsynthese (Enzymdefekt) ausdrücken kann. Diese als Punktmutationen bezeichneten Veränderungen sind überwiegend rezessiv und spielen für die

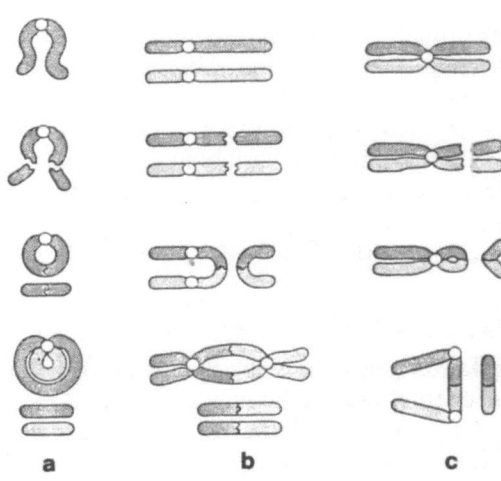

Abb. 2.7 a-c. Chromosomen- (a, b) und Chromatidaberrationen (c), die durch Doppelstrangbrüche entstehen. (Nach HALL)

Lebensfähigkeit von Zellen eine geringere Rolle. Dagegen haben Chromosomen- und Chromatidaberrationen für die proliferierenden Zellen häufig letale Folgen.

Numerische Chromosomenmutation

Fehlverteilungen während der Meiose, die als „meiotische Non-disjunction" beschrieben werden, können ebenfalls durch ionisierende Strahlung induziert werden. Während beim Menschen hyperploide Zellen lebensfähig sind, sterben hypoploide Zellen i. allg. ab. Die Folgen genetischer Anomalien für den Menschen werden in der entsprechenden Fachliteratur beschrieben.

Verdopplungsdosis der Mutationsrate und genetisches Strahlenrisiko

Generell wird durch Erhöhung der absorbierten Strahlendosis die spontane Mutationsrate für Zellen erhöht. Anhand von Abschätzungen, die man aus Tierexperimenten und humangenetischen Erkenntnissen über die Inzidenz und ihrem Anteil an spontanen Neumutationen gewann, kann eine Verdopplungsdosis formuliert werden. Ein solcher Wert, der die Mutationsrate verdoppelt, wird bei Einzeitbestrahlung und hoher Dosisleistung mit 1,0 Gy angenommen.

Wie auch für andere strahleninduzierte Effekte beschrieben, wird bei Protrahierung der Bestrahlung die strahlenbedingte Erhöhung der Mutationsrate verringert. Handelt es sich also um Strahlung mit kleiner Dosisleistung oder wird die Strahlung über einen längeren Zeitraum in kleinen Dosen appliziert, dann erhöht sich die Verdopplungsdosis auf 2 Gy.

Diese Angaben beziehen sich auf autosomal-dominante und X-chromosomal vererbte Krankheiten. Für die autosomal-rezessiven Neumutationen wird eine Abschätzung wesentlich schwieriger, da die Folgen für die nächsten Generationen nicht nur von dem strahlengeschädigten Allel, sondern auch von demographischen und bevölkerungsbiologischen Variablen abhängen. Strukturelle und numerische Chromosomenkrankheiten führen, wie schon erwähnt, für die meisten Formen zum Absterben der Zygote. Sie spielen daher für die Inzidenzzunahme genetischer Krankheiten keine Rolle.

Ionisierende Strahlen und Tumorentstehung

Erfahrungen aus unbedachtem Umgang mit Strahlenquellen und offenen Radionukliden v. a. in den Anfangszeiten ihrer Entdeckung haben gezeigt, daß die von ihnen ausgehende ionisierende Strahlung kanzerogene Wirkung hat. Die Entstehung von Tumoren aus der

Wechselwirkung mit ionisierenden Strahlen sollte Parallelen zu den Mechanismen haben, die zur Transformierung von Zellen mit anderen kanzerogenen Noxen haben (kanzerogene Chemikalien, onkogene Viren). Bedeutsam sind die in letzter Zeit gemachten Entdeckungen, daß sog. Onkogene bei der Karzinogenese eine Rolle spielen. Diese Gene, die als Protoonkogene in somatischen Zellen des Menschen vorkommen, können durch chromosomale Veränderungen, wie Translokation oder Punktmutation, verändert und aktiviert werden. Sie sind somit auch der in diese Richtung gehenden Wirkung ionisierender Strahlung ausgesetzt.

Diese Vorstellung wird durch das Auftreten von symmetrischen Translokationen im Zusammenhang mit chronischer myeloischer Leukämie verdeutlicht. Chromosomenbrüche, an denen die Chromosomen 22 und 9 beteiligt sind – das ist bei der Mehrzahl der Erkrankten der Fall – können durch Strahlung induziert werden und zu der genannten Translokation führen. Tatsächlich wird beobachtet, daß nach Bestrahlung diese Erkrankung mit erhöhter Wahrscheinlichkeit entstehen kann. Die Vorstellung, daß Translokationen generell bei der Entstehung von Tumoren beteiligt sind, stellt allerdings eine unzulässige Verallgemeinerung dar.

Was dem Mechanismus der strahleninduzierten Onkogenaktivierung zugrunde liegt, ist nicht bekannt. Über die Entstehung von Tumoren durch onkogene Viren weiß man, daß sie einen besonders wirksamen Promotor enthalten, welcher die betroffenen Zellen über die exprimierten Proteine transformiert. Diese Proteine wirken als Wachstumsfaktor oder auf ihren Rezeptor.

Die Häufigkeit des Auftretens von Tumoren durch ionisierende Strahlung ist abhängig von der absorbierten Dosis. Da es sich bei der Entstehung von Krebs, aber auch von vererbbaren Krankheiten als Folge von Strahlungseinwirkung, um zufällige nach dem Prinzip von Alles oder Nichts ablaufende Vorgänge handelt, spricht man von einem stochastischen Effekt. Die Wahrscheinlichkeit der Krebsentstehung ist also auch mit sehr geringen Strahlendosen gegeben. Sie erhöht sich mit zunehmender Dosis.

Insbesondere die Inkorporierung langlebiger Radionuklide, die aufgrund ihres biochemischen Verhaltens in bestimmten Geweben über einen langen Zeitraum fixiert werden, führte bei den Betroffenen zu einem erhöhten Tumorrisiko. So wurde bei Uhrenfabrikarbeiterinnen, die mit radioaktiv dotiertem Fluoreszenzfarbstoff umgingen, beobachtet, daß sie mit einer Latenz von 10 und mehr Jahren Primärtumoren des Knochens und der angrenzenden Gewebe entwickelten. Die Inkorporierung der Radionuklide (^{226}Ra und ^{228}Ra) wurde durch das Anspitzen kontaminierter Pinsel mit dem Mund begünstigt. Radium ist osteotrop und weist eine außerordentlich lange biologische Halbwertszeit im Knochen auf. Diese Faktoren und die Tatsache, daß beim Zerfall der Radiumisotope auch α-Teilchen emittiert werden, führten mit der Zeit zur Transformierung von Zellen und hauptsächlich zur Ausbildung von Osteosarkomen.

Ein weiteres Beispiel soll demonstrieren, daß ein außerordentlich schwacher Strahler in größerer Substanzmenge bei langer biologischer Verweildauer zu Tumoren der speichernden Organe führte. Gemeint ist Thorotrast, das als Röntgenkontrastmittel bis in die 50er Jahre verwendet wurde. Es enthält kolloidales $^{232}ThO_2$, das nach Emission von α-Partikeln auch noch andere kürzerlebige α- und β-Strahler entstehen läßt. Die physikalische Halbwertszeit von ^{232}Th beträgt $1{,}41 \cdot 10^{10}$ Jahre. Da intravasal verabfolgte Partikel hauptsächlich von den Zellen des RES phagozytiert und weder abgebaut noch ausgeschieden werden – tierexperimentell wurde die biologische Halbwertszeit mit ca. 400 Jahren bestimmt –, entwickelten die mit Thorotrast untersuchten Patienten mit einer deutlich höheren Inzidenz Tumoren der betroffenen Organe, hauptsächlich Lebertumoren und weniger häufig Leukämien.

Eine erhöhte Inzidenz von Tumoren wird nicht nur durch die Einwirkung inkorporierter Radionuklide beobachtet. Auch durch perkutane Bestrahlung, die mit einer im Vergleich zu den obengenannten Radionukliden wesentlich höheren Dosisleistung verabfolgt wird, kommt es v. a. zu einer Häufung von akuten Leukämien und der chronisch-myeloischen Leukämie. Zu dem betroffenen Personenkreis gehörten Patienten, die wegen eines M. Bechterew im Bereich der Wirbelsäule bestrahlt wurden. Die kanzerogene Wirkung externer Strahlung war aber auch bei den Einwohnern der Städte Hiroshima und Nagasaki nachweisbar, die sich z. Z. der Atombombenabwürfe in der Nähe des Epizentrums aufhielten. Man rechnet, daß sich mit einer Latenzzeit von ca. 12 Jahren das Leukämierisiko auf $1:500$ erhöht, wenn es zu einer Ganzkörperbelastung von 1 Gy kommt.

Teratogene Wirkung ionisierender Strahlung

Während der Präimplantationsphase ist die befruchtete Eizelle gegenüber ionisierender Strahlung besonders empfindlich. Es wird eine dosisabhängige Erhöhung der pränatalen Absterberate beobachtet. Später, während der Ausbildung von Organen (Embryogenese), kann es zu Fehlentwicklungen kommen. Mißbildungen des Zentralnervensystems, wie Mikrozephalie und geistige Defekte, sowie Augendefekte können auf die Einwirkung ionisierender Strahlung zurückgeführt werden.

Neben der Häufigkeit von Mißbildungen ist ihre Schwere ebenfalls dosisabhängig. Die teratogene Strahlenwirkung stellt damit einen nichtstochastischen Effekt dar. In der sich anschließenden Fetogenese nimmt das Mißbildungsrisiko ab. Es kommt vielmehr zu einer Wachstumsretardierung. Außerdem ist das Tumorrisiko für den Feten erhöht.

2.4 Strahlenempfindlichkeit von Zellen und Geweben

Für Zellen existieren 2 Arten von strahleninduzierten letalen Folgen: das intramitotische Absterben und der Interphasentod. Mit kleineren Dosen (1-10 Gy) werden proliferierende Zellen innerhalb der nächsten, einer Einstrahlung folgenden Mitosen und bei höheren Dosen (>100 Gy) schon vor Erreichen der Mitose absterben. Das heißt, daß nichtproliferierende Zellen weniger strahlensensibel sind. Ausnahmen von der allgemeinen Regel über die relative Strahlenresistenz nichtproliferierender Zellen sind kleine Lymphozyten, Oozyten und Typ-A-Spermatogonien. Sie sterben schon bei Strahlendosen von etwa 1 Gy in der Interphase ab.

Die Strahlensensibilität von Geweben verhält sich im wesentlichen wie die ihrer Zellen. Entsprechend ihrem Differenzierungsgrad reagieren sie unterschiedlich empfindlich (s. S. 398 f.).

2.5 Strahlentoxikologie von Radionukliden

Die biologische Wirkung inkorporierter Radionuklide unterscheidet sich nicht von den Wirkungen einer perkutanen Bestrahlung. Wird nur eine geringe Aktivitätsmenge eines Radionuklids durch Inhalation, Resorption durch die Haut und den Gastrointestinaltrakt sowie durch Verletzung oder Injektion inkorporiert, dann kann dies trotz geringer Dosisleistung z.B. zu einer malignen Transformation der betroffenen Zellen führen (s. S.42). Die Voraussetzungen zum Erreichen der schädigenden Dosis sind in einem solchen Fall eine lange physikalische Halbwertszeit des Radionuklids und eine lange Verweildauer im Speichergewebe.

Die chemische Form der Radionuklide bestimmt ihr metabolisches Schicksal. Systemisch inkorporierte kolloidale Partikel, die unter physiologischen Bedingungen inert sind (Thorotrast), werden vom RES (Leber, Milz, Knochenmark) aufgenommen. Inhalierte Partikel (radioaktiver Staub) werden von Alveolarphagozyten der Lunge resorbiert. Kationische Radioisotope werden z.T. mit der Nahrung im Gastrointestinaltrakt über physiologische Transportmechanismen resorbiert und wieder ausgeschieden oder in den Organen Leber, Knochen und Nieren gespeichert. In den speichernden Organen kann es daraufhin in Abhängigkeit von der kumulierten Dosis und der damit zusammenhängenden Latenzzeit zu den beschriebenen biologischen Folgen kommen.

2.6 Akute somatische Strahlenwirkung

Akut eingestrahlte Dosen, die bei der Therapie von Tumoren zielgerichtet in ein berechnetes Volumen appliziert werden, sind bei Ausdehnung auf größere Körperpartien mit Folgen verbunden, die man unter dem Begriff Strahlenkrankheit (Strahlensyndrom) zusammenfaßt. Das *akute Strahlensyndrom* äußert sich durch allgemeine Symptome, durch Organfunktionsstörungen sowie u. U. auch durch generalisierten Funktionsausfall und dem dadurch bedingten Tod. Als mittlere letale Ganzkörperdosis (LD_{50}) werden für den Menschen 4-5 Gy angenommen. Der zeitliche Ablauf und die Schwere des Verlaufs ist als nichtstochastischer Effekt dosis- und dosisleistungsabhängig.

Bei den potentiell letalen Ganzkörperdosen (2-8 Gy) treten zuerst Symptome durch Störungen des vegetativen Nervensystems in Erscheinung: Übelkeit, Kopfschmerz, Erschöpfung und Niedergeschlagenheit. Diese Erscheinungen dauern Stunden bis Tage. Das 2. Stadium ist innerhalb einer Latenzzeit von einigen Tagen bis zu 3-4 Wochen durch Symptomfreiheit charakterisiert. In der 3. Phase werden neben den Initialsymptomen der 1. Phase gastrointestinale und hämatologische Erscheinungen beobachtet, die dann aufgrund der Knochenmarksdepression oder einer Infektion in der 4. Phase mit dem Tod enden können.

Bei darüberliegenden Ganzkörperdosen ist der Tod durch schwere intestinale Symptome bedingt. Es kommt durch Degeneration des Dünndarmepithels zu Blutungen und Störungen des Flüssigkeits- und Elektrolythaushalts. Typisch für das intestinale Syndrom ist die auf 3-5 Tage verkürzte Lebensdauer.

Bei sehr hohen Dosen steht das ZNS-Syndrom im Vordergrund: Sofort nach Bestrahlung treten hochgradige Erregbarkeit, klonische Krämpfe, später Koma, Blutdruckabfall, Kreislaufkollaps und Herzstillstand auf. Der Tod erfolgt i. allg. innerhalb von Stunden.

2.7 Dosis-Wirkungs-Beziehungen

Die erwünschte strahlentherapeutische Wirkung auf Tumorgewebe ist der Zelltod. Das Absterben von Zellen findet entweder während der Interphase oder während der Mitose statt. Der Interphasentod wird für die Zelle erst bei Strahlendosen oberhalb 100 Gy bedeutend. Nach Einwirkung von weniger als 10 Gy werden hauptsächlich proliferierende Zellen geschädigt. Bevor sich allerdings der letale Effekt auswirkt, durchlaufen die betroffenen Zellen eine bis mehrere Mitosen. Die Zeitphase des Absterbens ist die Mitose.
Experimentell wird die letale Wirkung ionisierender Strahlung in vitro an bestrahlten Einzelzellen untersucht. Zu diesem Zweck werden Zellen in starker Verdünnung auf kulturmedienhaltige Petrischalen ausgesät, bestrahlt oder als Kontrolle unbehandelt belassen. Nach ca. 1 Woche entstehen aus den überlebenden Zellen Kolonien. Das Verhältnis der Anzahl von Kolonien aus bestrahlter Kultur und unbehandelter Kontrolle ergibt die sog. Überlebensfraktion für den Dosiswert einer bestimmten Strahlenart. Daß es Unterschiede für die verschiedenen Zelltypen gibt, wird in Abb. 2.8 gezeigt. Dort sind die

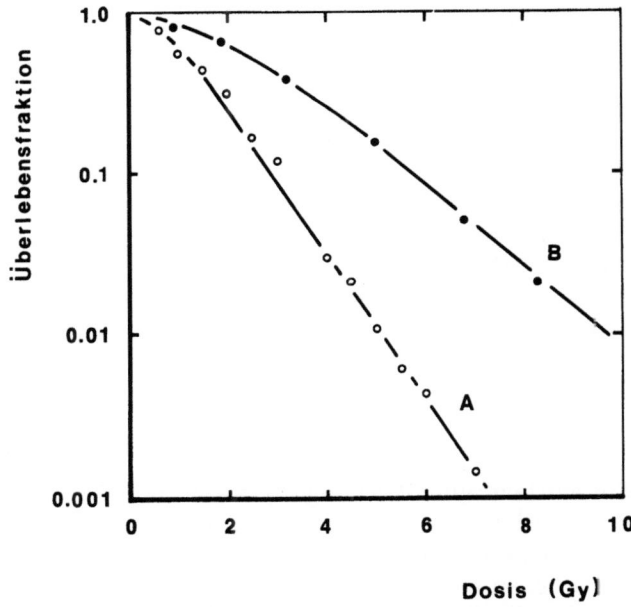

Abb. 2.8. Dosis-Überlebens-Kurven von HeLa-Zellen *(A)* und chinesische Hamsterzellen *(B)*, die mit Röntgenstrahlen erhalten wurden

Überlebensfraktionen von HeLa-Zellen und chinesischen Hamsterzellen in Abhängigkeit von der absorbierten Dosis dargestellt. Die Meßpunkte wurden mit locker ionisierenden Röntgenstrahlen erhalten. Für die mathematische Beschreibung des Dosis-Wirkungs-Verlaufs wurden mehrere Theorien formuliert (s. u.).

Treffertheorie

Historisch gesehen basiert die Entwicklung der Treffertheorie auf dem atomaren und molekularen Aufbau der Materie, auf der teilchen- oder quantenhaften Zusammensetzung ionisierender Strahlung und auf der Beobachtung, daß jede Wechselwirkung oder Treffer unabhängig voneinander stattfinden und daß die Wahrscheinlichkeit mehrerer Ereignisse eine sog. Poisson-Verteilung aufweist. Außerdem wurde die Annahme gemacht, daß der Zelltod dann eintritt, nachdem ein oder mehrere Treffer in einem oder mehreren empfindlichen Bereichen unterschiedlicher oder gleicher Größe in einer Zelle stattgefunden haben.

Die aus der Treffertheorie abgeleitete Gleichung für die Wirkung locker ionisierender Strahlung (niedriges L) folgt dem Eintreffer-Mehrbereichs-Mechanismus

$$\frac{S}{S_o} = 1 - (1 - e^{-kD})^n, \tag{1}$$

wobei S/S_o die Überlebensfraktion, k die Inaktivierungskonstante für jeden empfindlichen Bereich, D die absorbierte Dosis und n die Anzahl der sog. Targets darstellt, die für die letale Wirkung getroffen werden müssen. Die Konstante k entspricht $1/D_o$. D_o ist der 37-%-Doiswert, welcher die Dosis angibt, nach der die Zellen zu 63% absterben.

Strahlenarten mit hohem L wie α-Teilchen folgen der Eintreffer-Eintarget-Kinetik. Ihre Gleichung vereinfacht sich zu

$$\frac{S}{S_o} = e^{-kD}. \tag{2}$$

Sie entsteht aus Gleichung (1), wenn $n = 1$ ist. Strahlenarten, die in ihrer Wirkung zwischen Eintreffer-Multitarget- und Eintreffer-Eintarget-Kinetik liegen, können mit dem Produkt der beiden Gleichungen beschrieben werden.

Werden die Gleichungen in halblogarithmischem Maßstab graphisch dargestellt, so ergeben sie für die Eintreffer-Mehrtarget-Kinetik

[Gl.(1)] einen gekrümmten schulterförmigen Kurvenverlauf und für die Eintreffer-Eintarget-Kinetik [Gl.(2)] eine Gerade (Abb.2.9). Die Kurve der Eintreffer-Multitarget-Kinetik [Gl.(1)] wurde den in Abb.2.8 wiedergegebenen experimentellen Meßpunkten angepaßt. Die daraus erhaltenen Parameter sind der 37-%-Dosiswert D_o und die Extrapolationszahl n (Targetzahl), die für HeLa-Zellen 1,00 Gy und 2,1 sowie für chinesische Hamsterzellen 1,35 Gy und 3,9 betragen.

Linear-Quadrat-Gesetz

Ein verständlicherer Ansatz einer allgemeinen mathematischen Beschreibung von Dosis-Wirkungs-Beziehungen geht von der Vorstellung aus, daß nicht reparierte Doppelstrangbrüche in der DNA mit der letalen Wirkung verbunden sind. Dieser molekulare Mecha-

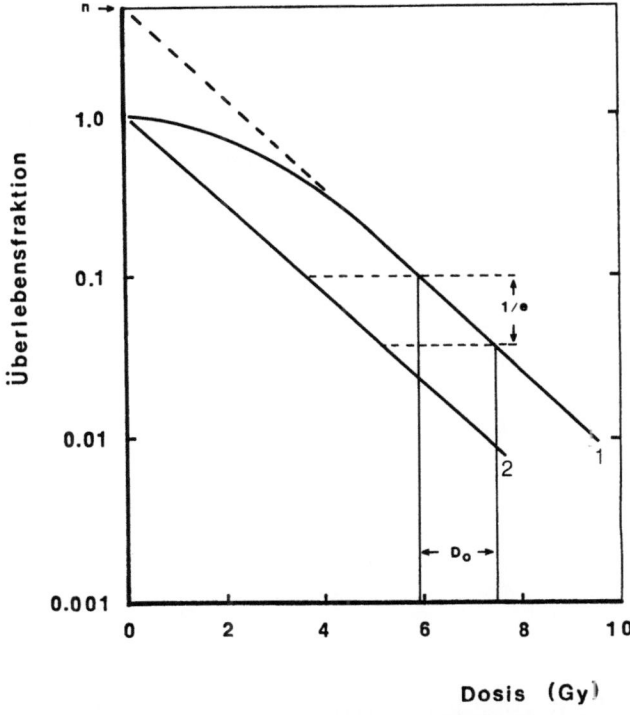

Abb.2.9. Halblogarithmische Darstellung der Dosis-Wirkungs-Beziehungen Gl.(1) und (2)

nismus kann sowohl durch 1 energiereiches Teilchen als auch durch 2 derartige Ereignisse in unmittelbarer Nachbarschaft entstanden sein. Abbildung 2.10a, b stellt diese beiden Vorgänge schematisch dar.

Die Anzahl der Doppelstrangbrüche N, die in einer Zelle nach Applikation der Dosis D stattfinden, wird durch Gl.(3) wiedergegeben

$$N = \alpha D + \beta D^2, \tag{3}$$

wobei der lineare Term αD den durch 1 und der quadratische Term βD^2 den durch 2 energiereiche Teilchen induzierten Doppelstrangbruch darstellt. Die Koeffizienten α und β werden durch die unterschiedlichen molekularen Vorgänge nach der Energiedeposition bestimmt. Für die Gleichung der Überlebensfraktion bedeutet das

$$\frac{S}{S_o} = e^{-pN}, \tag{4}$$

wobei p die Wahrscheinlichkeit darstellt, daß ein Doppelstrangbruch zum Absterben der Zelle führt. Die Interpretation des sigmoiden Charakters der in Abb.2.8 dargestellten Dosis-Effekt-Kurven, die mit locker ionisierenden Strahlen erhalten wurden, fällt daher mit den in Kap. 2.8 besprochenen Vorstellungen über Reparatur und Erholung zusammen: Der quadratische Term überwiegt. Für diese Strahlenqualität führen daher eher solche Doppelstrangbrüche zum Absterben der Zellen, die aus dicht nebeneinander entstandenen Einzelstrang-

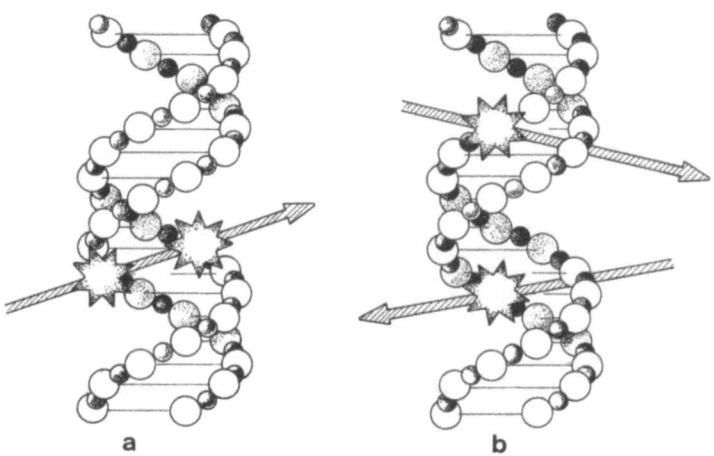

Abb. 2.10a, b. Doppelstrangbrüche, die ein energiereiches Teilchen (**a**) verursacht oder die durch 2 benachbarte Einzelstrangbrüche (**b**) entstehen. (Nach CHADWICK u. LEENHOUTS 1981)

brüchen entstanden sind. Die räumliche Entfernung von Einzelstrangbrüchen, die in einer DNA-Kette stattfinden und zu Doppelstrangbrüchen führen, können bis zu 250 Basenpaare betragen. Energiereiche Teilchen mit hohem L sind dagegen eher in der Lage, auf ihrem Weg nacheinander 2 Einzelstrangbrüche zu induzieren. Sie führen mit größerer Wahrscheinlichkeit zu letalen Doppelstrangbrüchen. Der lineare Term wird daher überwiegen. Auch das mit Gl. (4) beschriebene Linear-Quadrat-Gesetz kann den experimentellen Punkten in Abb. 2.8 angepaßt werden. Hinsichtlich der Anschaulichkeit des mathematischen Modells, nämlich Doppelstrangbrüche als Ursache für zelluläre Folgen anzusehen, scheint es gegenüber der Treffertheorie bevorteilt zu sein.

2.8 Reparatur und Erholung

Die in Abb. 2.8 dargestellten Dosis-Effekt-Kurven weisen bei kleinen Strahlendosen einen gekrümmten Verlauf auf. Der im niedrigen Dosisbereich vergleichsweise geringere Anteil an letal getroffenen Zellen wird mit DNA-Reparaturmechanismen erklärt. Die Möglichkeit der Reparatur bei Einwirkung von kleinen Dosen locker ionisierender Strahlenarten erschöpft sich mit zunehmender Dosis. Der Anteil an letal wirksamen Doppelstrangbrüchen erhöht sich. Dicht ionisierende Strahlenarten setzen schon im Bereich niedriger Dosen vermehrt Doppelstrangbrüche, die der Reparatur entzogen sind, so daß die gemessenen Dosis-Wirkungs-Kurven weniger gekrümmt (schnelle Neutronen) bis linear (α-Teilchen) verlaufen (s. auch Abb. 2.14).

Wenn zeitabhängige Reparaturmechanismen mit der pro Zeiteinheit applizierten Dosis (Dosisleistung) konkurrieren, dann sollte die Schädigung mit kleiner Dosisleistung oder mit fraktionierter Dosis geringer sein als mit hoher Dosisleistung.

Abbildung 2.11 zeigt Dosis-Überlebens-Kurven, die man mit unterschiedlichen Dosisleistungen locker ionisierender Strahlen erhält. Die Steilheit der Kurven nimmt mit höheren Dosisleistungen zu. Bei der perkutanen Bestrahlung werden Dosisleistungen von 0,1–1 Gy/min erreicht. Gleiches gilt auch für Anwendung von Radionukliden bei der intrakavitären und interstitiellen Therapie (Brachytherapie).

Methodisch bedingt, kommt es bei der Anwendung von Radiopharmaka für die selektive Strahlentherapie zur Protrahierung der Strahlenwirkung. So wird das von einem Tumor über einen selektiven Anreicherungsmechanismus aufgenommene Radiopharmakon nur mit der Dosisleistung wirken können, mit der das in diesem Bereich

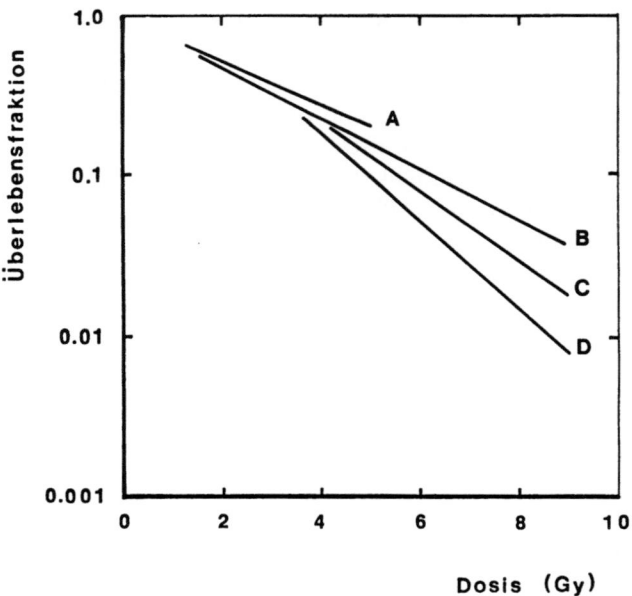

Abb. 2.11. Der Einfluß der Dosisleistung von Röntgenstrahlen auf die Dosis-Überlebens-Kurve von HeLa-Zellen. *A* 0,1, *B* 0,3, *C* 10 und *D* 438 Gy/h

gespeicherte Radionuklid strahlt. Außerdem unterliegt das Radiopharmakon dem Stoffwechsel oder wird ausgeschieden, so daß die Dosisleistung nicht nur über das physikalische Abklingen nachläßt. Dennoch werden bei Anwendung von Radiopharmaka für die selektive Strahlentherapie Dosen erzielt, die mit perkutaner Bestrahlung nicht erreicht werden können. Der Nachteil geringerer Dosisleistung, wie z. B. bei der Radiojodtherapie differenzierter Schilddrüsenkarzinome, wird damit bei weitem aufgewogen. Hinzu kommt die geringere Strahlenbelastung außerhalb des Zielvolumens.

Die Dosisleistungen, die mit $^{131}J^-$ im Rahmen der Radiojodtherapie erzeugt werden können, liegen zu Beginn der Behandlung bei 10 Gy/h in postoperativ noch vorhandenem Restschilddrüsengewebe und bis zu 1 Gy/h in Metastasen.

Die Effekte, die man bei kontinuierlicher Bestrahlung mit den verschiedenen Dosisleistungen erhält, werden im Prinzip auch bei der Fraktionierung von Strahlendosen mit hoher Dosisleistung erhalten. Abbildung 2.12 zeigt 2 Dosis-Effekt-Kurven. Davon wurde eine (B) dadurch erhalten, daß die Zellen bis zu dem Punkt bestrahlt wurden (5 Gy), an dem die Reparatur weitgehend erschöpft war. Die Zellen wurden dann für einen Zeitraum von 18 h unbehandelt belassen.

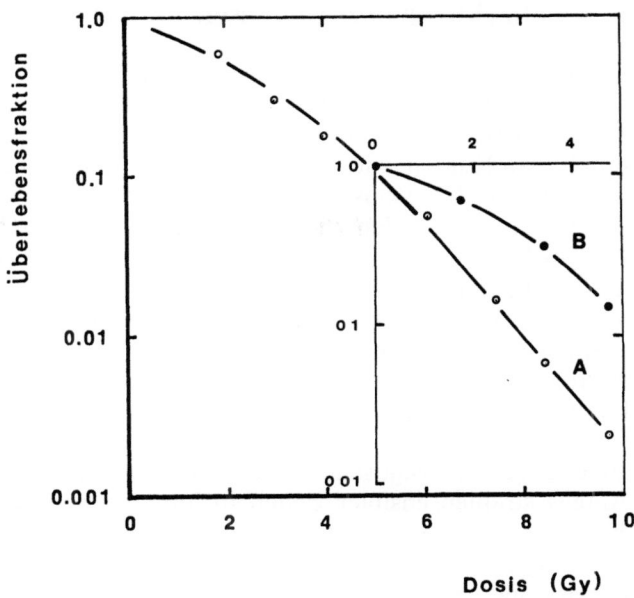

Abb. 2.12. Dosis-Überlebenskurven ohne *(A)* und mit *(B)* Unterbrechung der Bestrahlung von 18 h

Daran anschließend wurden die vorbehandelten Zellen erneut bestrahlt. Der Kurvenverlauf zeigt die wieder im Bereich kleiner Dosen auftretende Schulter. Subletal geschädigte Zellen wurden daher zeitabhängig soweit repariert, daß wieder eine Dosis-Überlebenskurve erhalten wurde, die der unbehandelter Zellen gleicht. Aus diesem Grund muß bei fraktionierter Bestrahlung die Gesamtdosis des Tumorgewebes erhöht werden. Fraktionierung wird zur Schonung des bei der Bestrahlung von Tumoren mitbetroffenen Gewebes durchgeführt. Mit der für die fraktionierte Therapie notwendigen Erhöhung der Tumordosis erhöht sich auch die Toleranzdosis von normalem Gewebe. Es gibt verschiedene Formeln, nach denen in Dauer und Fraktionierung unterschiedliche Bestrahlungsserien in ihrer biologischen Wirksamkeit verglichen werden können. Eine dieser Beziehungen ist die Ellis-Formel:

$$D_{ges} = NSD \; T^{0.11} \; N^{0.24},$$

bei der D_{ges} die applizierte Gesamtdosis, T die Zahl der Tage, über die sich die Behandlung erstreckt, N die Zahl der Fraktionen und NSD („nominal standard dose") die um den Zeitfaktor korrigierte Dosis darstellen (Dosisangabe in ret) (s. auch Kap. 7).

2.9 Zellzyklus und Strahlensensibilität

Tumorgewebe enthalten variable Konzentrationen von Zellen, die sich in ihrer Zellzyklusphase unterscheiden. Bestimmt man nun die Dosis-Überlebens-Fraktion von synchron wachsenden Zellen, so erhält man Kurven, wie sie in Abb. 2.13 dargestellt sind. In Abhängigkeit von den Zellzyklusphasen zeigen sie deutliche Sensibilitätsunterschiede. So sind Zellen, die sich in der G_2/M-Phase befinden, gegenüber locker ionisierenden Strahlenarten deutlich strahlensensibler als Zellen, die sich in der späten S-Phase befinden. Die relative Resistenz von S-Phasenzellen kann mit sterischen Veränderungen am DNA-Doppelstrang während der Replikation erklärt werden. An den zahlreichen Aufgabelungen der an der Replikation beteiligten DNA-Loci können Doppelstrangbrüche mit letalen Folgen weniger leicht stattfinden.

Eine durch zytostatische Vorbehandlung bedingte Erhöhung des Anteils strahlensensibler Zellen in Tumorgewebe könnte daher die Wirkung ionisierender Strahlen verbessern. Voraussetzung dafür ist allerdings, daß die zytostatische Therapie zum Zeitpunkt der Strahlenwirkung genügend Zellen in der strahlenempfindlicheren Tei-

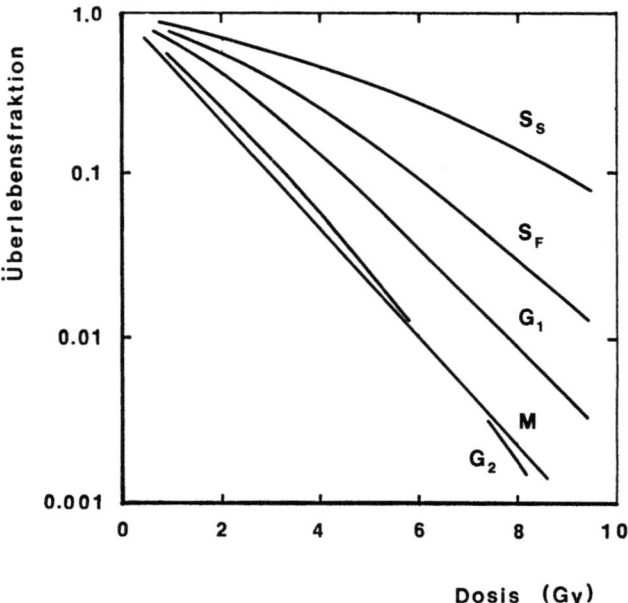

Abb. 2.13. Dosis-Überlebenskurven von chinesischen Hamsterzellen in Abhängigkeit von ihrer Zellzyklusphase. S_S späte, S_F frühe S-Phase sowie G_1-, G_2- und M-Phase

lungsphase arretiert hat (Teilsynchronisation), was in der Praxis nicht erreicht wird.

Das Wachstumsverhalten menschlicher Tumoren ist außerordentlich unterschiedlich. Ihre Volumenverdopplungszeit liegt je nach Tumortyp zwischen Wochen und Jahren, während die Generationszeit von Tumorzellen 1–5 Tage betragen kann. Die Vergrößerung eines Tumors hängt daher nur mit den sich aktiv an der Proliferation beteiligenden Zellen zusammen. Dieser Anteil liegt je nach Tumortyp zwischen 3 und 30%. Der Rest befindet sich in der Ruhephase (G_o-Phase). Die kombinierte Chemo- und Strahlentherapie wird daher auch nur bei schneller wachsenden Tumoren zu dem erwünschten Effekt führen, bei denen sich der Anteil strahlenempfindlicher Zellen durch Zytostatika erhöhen läßt.

Bei fraktionierter Bestrahlung wird durch Eliminierung strahlensensiblerer Zellen der proliferierende Anteil eines Tumors mehr oder weniger synchronisiert. Durch Fraktionierung wird außerdem die Sauerstoffversorgung des z.T. hypoxischen Tumorgewebes verbessert. Hypoxische Zellen werden durch *Reoxygenierung* sensibilisiert, und ein Teil der Zellen wird in der Ruhephase zur Proliferation angeregt *(Recruitment)*.

2.10 Strahlensensibilisierende Maßnahmen

Sauerstoff

Bei Bestrahlung von Zellen unter anoxischen und hypoxischen Bedingungen werden Dosis-Überlebens-Kurven erhalten, die sich deutlich von den Beziehungen unterscheiden, die man mit hinreichend mit Sauerstoff versorgten euoxischen Zellen erhält. Anoxische und hypoxische Zellen erweisen sich bei Bestrahlung mit locker ionisierenden Strahlenarten deutlich resistenter. Der den Sauerstoffeffekt beschreibende Sauerstoffverstärkungsfaktor („oxygen enhancement ratio" = OER) nimmt mit zunehmendem L ab. Der OER ist mit dem Verhältnis zweier Strahlendosen definiert: z.B. für Röntgenstrahlen $OER_X = D_{aX}/D_{oX}$, wobei o sauerstoffversorgt und a anoxisch bedeutet.

Abbildung 2.14 zeigt Dosis-Überlebenskurven für Röntgen-, Neutronen- und α-Strahlen. Die OER-Werte aus Abb. 2.14 sind: Röntgenstrahlen 2,5, 15-MeV-Neutronen 1,6 und α-Strahlen 1,0. Bei α-Strahlen wird also kein Unterschied mehr beobachtet. Für die klinische Anwendung werden daher u.a. auch wegen dieses Effekts zunehmend Strahlenarten mit höherem L eingesetzt.

Die Ursache für die sensibilisierende Wirkung von Sauerstoff auf die Strahlenwirkung anoxischer Zellen ist bisher nicht vollständig

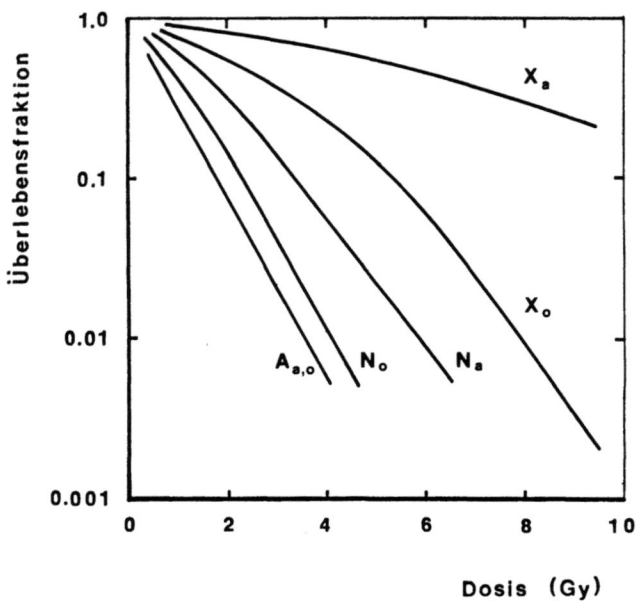

Abb. 2.14. Dosis-Überlebenskurven bei Bestrahlung von anoxischen *(a)* und sauerstoffversorgten *(o)* Zellen mit Röntgen- *(X)*, Neutronen- *(N)* und α-Strahlen *(A)*

geklärt. Sicherlich spielen die in Kap. 2.1 beschriebenen radikalischen Reaktionsfolgen eine Rolle.

Man nimmt an, daß die strahlentherapeutische Wirksamkeit auf Tumorgewebe von der Sauerstoffversorgung des Tumors abhängt. Tumoren, die schneller wachsen als die Endothelzellen der sie mit Sauerstoff versorgenden Gefäße, bilden Nekrosen aus. Nekrotische Tumoren enthalten daher neben den mit Sauerstoff hinreichend sensibilisierten Zellen auch solche, die anoxisch oder hypoxisch, also vergleichsweise strahlenresistent sind. Solche Zellen stellen einen potentiellen Zellpool für Tumorrezidive dar. Diese Modellvorstellung wird inzwischen angezweifelt.

Anoxische Zellen werden schon bei geringen Sauerstoffpartialdrükken stark sensibilisiert, so daß die durch die Fraktionierung bedingte Reoxygenierung einen strahlentherapeutischen Vorteil darstellt. Die Reoxygenierung könnte mit der strahlenbedingten Stoffwechselreduktion und dem dadurch verursachten Mehrangebot von Sauerstoff zusammenhängen.

Die Steigerung des Sauerstoffpartialdrucks anoxischer Tumorgewebe wurde sowohl tierexperimentell als auch in der Klinik durch Erhöhung des externen Sauerstoffangebots versucht. Daraus resultierten jedoch nur geringe Verbesserungen des therapeutischen Ergebnisses, so daß sich die hyperbare Sauerstofftherapie kombiniert mit der Strahlentherapie nicht durchsetzen konnte. Die Ursache für die Erfolglosigkeit dieser Methode im Vergleich zu den Ergebnissen, die man mit kultivierten Zellen erhält, mag einerseits in der durch biochemischen Umsatz bedingten metabolischen Instabilität des Sauerstoffs liegen, andererseits aber auch in der durch erhöhten Sauerstoffpartialdruck bedingten Vasokonstriktion.

Nitroimidazolderivate

Eine andere Möglichkeit, die relative Resistenz hypoxischer Zellen zu beeinflussen, liegt in dem Einsatz von chemischen Strahlensensibilisatoren (Radiosensitizers). Es ist bekannt, daß elektrophile Verbindungen hypoxische Zellen sensibilisieren können. Der Mechanismus der Strahlensensibilisierung erfolgt wahrscheinlich wie bei Sauerstoff über die Anlagerung an Biomolekülradikale. Die damit verbundene irreversible Schädigung (Schadensmanifestierung) kann dann eher zu letaler Wirkung führen.

Zu den Verbindungen, die strahlensensibilisierend wirken, gehören die Nitroimidazolderivate Metronidazol und Misonidazol. Die letztere Verbindung stellt eine Weiterentwicklung des klinisch schon als Antiprotozoenmittel eingeführten Metronidazol (Clont) dar. Die in

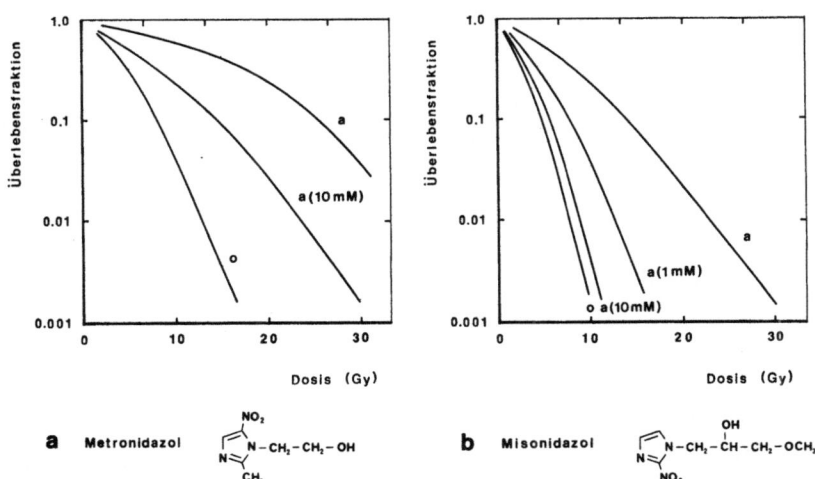

Abb. 2.15a, b. Dosis-Überlebenskurven von anoxischen *(a)* und sauerstoffversorgten *(o)* Zellen, die mit Röntgenstrahlen bei An- bzw. Abwesenheit von **a** Metronidazol (10 mM) und **b** Misonidazol (1 und 10 mM) erhalten wurden

Abb. 2.15 dargestellten Kurven zeigen eine deutliche sensibilisierende Wirkung der genannten Nitroimidazolderivate. Dabei erweist sich Misonidazol stärker sensibilisierend, so daß eine 10-mM-Konzentration nahezu ausreicht, um bei anoxischen Zellen den Sauerstoff zu ersetzen. Interessanterweise wirken einige Nitroimidazolderivate auf anoxische Zellen selbst zytotoxisch. Die Verbindungen weisen eine vergleichsweise große metabolische Stabilität auf. Sie sind in der Lage, auch in anoxische Bereiche zu diffundieren, um dort eine sensibilisierende Wirkung zu entfalten. Während tierexperimentelle Befunde die In-vitro-Experimente mit kultivierten Zellen bestätigen, erhält man auch hier aus klinischen Prüfungen keine Verbesserung der strahlentherapeutischen Wirkung. Möglicherweise werden im Patienten trotz hoher Dosierung nicht die in Abb. 2.15 angegebenen Konzentrationen erreicht, die zu einer Sensibilisierung führen. Die Höhe der Dosierung wird durch neurotoxische Nebenwirkungen begrenzt.

Hyperthermie

Oberhalb 42 °C nimmt die letale Wirkung von thermischer Energie auf menschliche Zellen stark zu. Diese Beobachtung wird mit Kon-

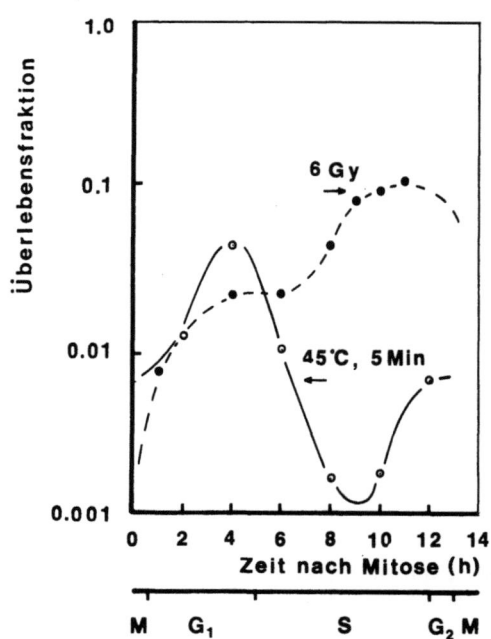

Abb. 2.16. Wirkung von Hyperthermie und ionisierenden Strahlen auf die Überlebensfraktion in Abhängigkeit von der Zellzyklusphase

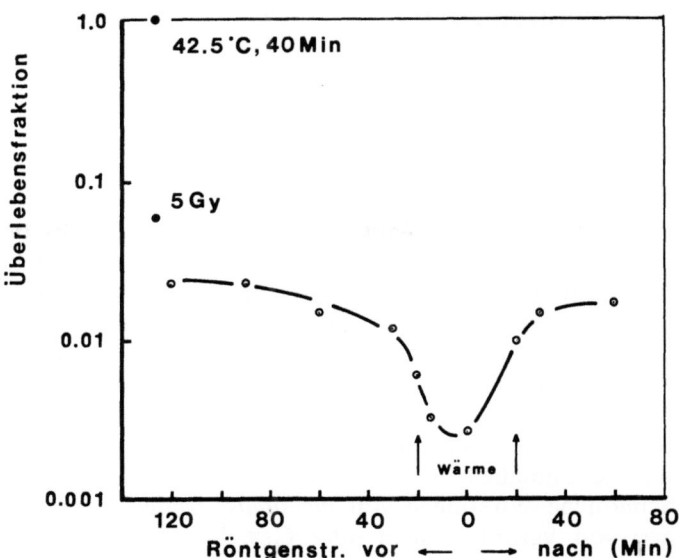

Abb. 2.17. Überlebensfraktion von chinesischen Hamsterzellen nach 5 Gy Röntgenstrahlung als Funktion des Hyperthermiezeitpunkts (42,5 °C)

formationsänderungen der für die Aufrechterhaltung des Stoffwechsels verantwortlichen Enzyme, Nukleoproteinen und Membransystemen erklärt. Abbildung 2.16 zeigt die Hyperthermieeinwirkung auf die Überlebensfraktion von Zellen in Abhängigkeit von der Zellzyklusphase. Es wird deutlich, daß gerade die strahlenresistenteren S-Phasenzellen gegenüber Hyperthermie besonders empfindlich sind. Ein der Strahlenwirkung ähnlich entgegengerichtet verlaufender Effekt wird bei der Wirkung von Hyperthermie auf anoxische Zellen beobachtet. Diese werden durch thermische Energieeinwirkung stärker geschädigt als oxygenierte.

Die synergistische Wirkung von ionisierender Strahlung und gleichzeitig verabfolgter Hyperthermie geht aus Abb. 2.17 hervor. Synergismus wird auch bei zeitlicher Versetzung der beiden Einwirkungsarten gemessen.

Hyperthermie sensibilisiert anoxische Zellen. Dieser Effekt wird durch die Reduktion des Sauerstoffverstärkungsfaktors von 2,9 bei 37 °C auf 1,6 bei 42 °C verdeutlicht. Die lokale Applikation von Hyperthermie wird klinisch mit Mikrowellen- oder Ultraschallgeräten durchgeführt.

3 Strahlenschutz

D. Fehrentz

Aufgabe des Strahlenschutzes ist es, die gesundheits- und keimschädigende Wirkung *ionisierender Strahlen* auf den Menschen so zu beschränken, daß die Nachteile für den Einzelnen und die Gesellschaft gering bleiben, ohne durch unsinnige und zu hohe Anforderungen die in Medizin, Wissenschaft und Technik vorteilhafte Anwendung ionisierender Strahlen und radioaktiver Stoffe oder die Nutzung von Kernenergie zu blockieren. Ein im Sinne des Strahlenschutzes vernünftiges Handeln ist ohne ein Mindestmaß an Kenntnissen nicht möglich.

Schädliche Wirkungen von *nichtionisierenden Strahlen* sind, abgesehen von Verbrennungen oder Gewebsrissen durch Ultraschall bei hohen Energiedichten, bisher nicht bekannt geworden. Das gilt insbesondere für sichtbare und Infrarotstrahlen, elektromagnetische Mikro- und Radiowellen sowie Ultraschall, wie sie zu medizinischen Untersuchungen und Behandlungen verwendet werden.

3.1 Grundlagen

Die Grundsätze des Strahlenschutzes stellt maßgebend die *Internationale Kommission für Strahlenschutz (ICRP)* auf, wobei insbesondere Dosis- und Radioaktivitätsgrenzwerte empfohlen und dem jeweiligen Stand der Kenntnisse angepaßt werden.

3.1.1 Dosimetrische Begriffe

Neben der *Energiedosis* in der Einheit Gray (Gy) verwendet man für den Strahlenschutz als besondere Dosisgröße die *Äquivalentdosis* mit der Einheit Sievert (Sv). Letztere dient als Maß des Strahlenrisikos durch kleinere Einzelexpositionen unterhalb 250 mSv/Jahr. Sie berücksichtigt die unterschiedliche biologische Wirkung verschiedener ionisierender Strahlenarten durch einen *Bewertungsfaktor q* (s. S. 28). 1 Sv Äquivalentdosis ist physikalisch wie 1 Gy Energiedosis durch Röntgen-, γ- oder Elektronenstrahlung. Bei diesen Strahlenarten mit $q=1$ entspricht 1 Gy Energiedosis also 1 Sv Äquivalentdosis, bei Neutronen und Protonen unbekannter Energie (q=10) 10 Sv und bei α-Strahlen (q=20) 20 Sv.

Unter *Körperdosis* versteht man die effektive Dosis (s. unten) bei Ganzkörperexposition oder eine Teilkörperdosis wie die Gonaden- oder die Hautdosis. Körperdosen sind als Äquivalentdosen definiert. Für die Körperdosen werden Grenzwerte festgelegt (s. Tabelle 3.6), wobei die medizinische Strahlenanwendung ausgenommen ist.

Für Ganzkörperexpositionen, insbesondere ungleichmäßiger Art wie bei Inkorporation radioaktiver Stoffe, wurde als Maß des Gesamtrisikos die sog. effektive Äquivalentdosis oder kurz **effektive Dosis** definiert:

$$H_E = \sum_T W_T \cdot H_T.$$

Bei der effektiven Dosis wird die unterschiedliche Strahlenempfindlichkeit der Gewebe durch Multiplikation der Teilkörperdosen H_T mit einem Wichtungsfaktor W_T (Tabelle 3.1) berücksichtigt, wobei $W_T \cdot H_T$ der Beitrag der einzelnen Teilkörperdosis zum Gesamtrisiko darstellt.

Die *Wichtungsfaktoren* W_T beruhen auf Erfahrungen und daraus geschätzten Wahrscheinlichkeiten der Induktion von bösartigen Neubildungen und von wesentlichen genetischen Schäden. Die Keimdrüsen, die weibliche Brust bei Frauen im gebärfähigen Alter, das rote Knochenmark und die Lunge stellen nach heutigem Kenntnisstand die strahlenempfindlichsten Gewebe und Organe bei kleinen Dosen dar.

Die *Personendosis* ist die Äquivalentdosis für Weichteilgewebe, die an einer für die Strahlenexposition von außen repräsentativen Stelle der Körperoberfläche gemessen wird. Bei Ganzkörperbestrahlung ist dies die Brust, bei Teilkörperbestrahlung der Extremitäten eine geeignete

Tabelle 3.1. Die von der ICRP 1976 empfohlenen Werte der Wichtungsfaktoren W_T für den Anteil des stochastischen Risikos der verschiedenen Gewebe am Gesamtrisiko

Gewebe oder Organ	W_T
Keimdrüsen	0,25
Brustdrüse	0,15
Rotes Knochenmark	0,12
Lunge	0,12
Schilddrüse	0,03
Knochenoberfläche	0,03
Übrige Gewebe zusammen	0,30

Stelle an einem Finger, Unterarm oder Fußgelenk. Die Personendosis dient bei Bestrahlungen von außen als Maß der Körperdosis.

Die *genetisch signifikante Dosis* ist die Summe der mit der jeweiligen Kindererwartung multiplizierten Einzelgonadendosen einer Bevölkerungsgruppe. Die genetisch signifikante Dosis ist von der mittleren Gonadendosis verschieden, da bei ersterer ältere Menschen mit gewöhnlich häufigeren Röntgenuntersuchungen und damit höheren Gonadendosen herausfallen.

3.1.2 Natürliche und zivilisatorische Strahlenexposition

Die natürliche Strahlenexposition des Menschen durch Höhenstrahlung (kosmische Strahlung), radioaktive Stoffe der Umwelt (terrestrische Strahlung) und körpereigene natürliche radioaktive Stoffe beträgt für Gonaden und Weichteile etwa 1,1 mSv im Jahr (Tabelle 3.2). In der Bundesrepublik Deutschland schwankt dieser Wert je nach Höhenlage und Bodenbeschaffenheit zwischen 1 und 2 mSv/Jahr. Knochengewebe bekommt durch gespeichertes Radium und Lungengewebe durch eingeatmetes Radon eine zusätzliche Strahlenexposition von etwa 0,7 bzw. 3 mSv/Jahr. Der natürlichen Strahlenexposition von 1,1 mSv gemittelter Ganzkörperäquivalentdosis entspricht eine effektive Dosis von etwa 2 mSv.

Tabelle 3.2. Genetisch signifikante Strahlenexposition [µSv/Jahr] der Bevölkerung der Bundesrepublik Deutschland. (Jahresbericht des Bundesinnenministers für 1984)

Natürliche Strahlenexposition	ca. 1100
Kosmische Strahlung in Meereshöhe	ca. 300
Terrestrische Strahlung von außen im Freien ca. 400 in Häusern ca. 500	ca. 500
Inkorporierte natürlich radioaktive Stoffe	ca. 300
Künstliche Strahlenexposition	ca. 600
Kerntechnische Anlagen	< 10
Forschung, Technik und Haushalt (z. B. Fernsehgeräte, Uhren)	< 20
Berufliche Strahlenexposition	< 10
Röntgendiagnostik	ca. 500
Strahlentherapie	< 10
Nuklearmedizin	< 10
Ausfall von Kernwaffenversuchen	< 10

In bestimmten Gebieten der Erde, z. B. in Kerala in Indien, ist durch uran- und thoriumhaltiges Gestein die natürliche Strahlenexposition auf das Mehrfache erhöht. Bei den dort lebenden Menschen wurden bisher keine hierauf zurückführbaren Abnormitäten festgestellt. Zu der natürlichen Strahlenexposition kommt die zivilisatorische, durch den Menschen bewirkte Strahlenexposition hinzu. Sie beträgt in der Bundesrepublik Deutschland im Mittel 0,6 mSv/Jahr für Gonaden und Ganzkörper (Tabelle 3.2). Hiervon wird mit etwa 0,5 mSv/Jahr das meiste durch Röntgenuntersuchungen verursacht.

3.1.3 Strahlenwirkungen und Risiken bei hohen Dosen

Ganz allgemein gilt: je höher die Dosis, um so stärker die biologische Wirkung. Daß auch viele niedrige Strahlenexpositionen zu schweren Schäden führen können, wurde in den 20er Jahren durch zahlreiche Fälle von Hauttumoren und Leukämien bei Radiologen und Mitarbeitern offenbar. Aufgrund von Erfahrungen in Röntgenabteilungen an Krankenhäusern in den USA gab Mutscheller 1924 einen ersten Grenzwert zur Vermeidung *somatischer Wirkungen* an, der etwa 2 mSv/Tag (0,2 Röntgen/Tag) entsprach. 1928 wurden von Muller an Drosophila-Fliegen auch *genetische Wirkungen* von ionisierenden Strahlen nachgewiesen und eine *Verdopplungsdosis* der natürlichen Mutationsrate je menschlicher Generation (30 Jahre) zwischen 0,2 und 2 Sv ermittelt, die heute bei Menschen mit 1 Sv angenommen wird.

Zellen sind um so empfindlicher, je höher ihre Zellteilungsrate und je geringer der Grad ihrer Differenzierung ist. Diesem schon 1904 von Bergonié u. Tribondeau formulierten „Grundgesetz der Strahlenbiologie" entspricht die Tatsache, daß Keimdrüsen, blutbildendes Gewebe und Schleimhäute einerseits besonders strahlenempfindlich und andererseits Nerven- und Muskelgewebe von Erwachsenen verhältnismäßig strahlenunempfindlich sind.

Aus Beobachtungen bei der Strahlenbehandlung von Tumoren mit Photonen- und Elektronenstrahlen unter den hier üblichen Dosisfraktionierungen von täglich etwa 2 Gy konnten für verschiedene Gewebe und Organe Risikodosen für 5% und 50% Schädigungswahrscheinlichkeit abgeleitet werden, die in Tabelle 3.3 wiedergegeben sind.

Tabelle 3.3. Risikodosen in Gy für 5% und 50% Wahrscheinlichkeit von Organschäden in 5 Jahren bei Einzeldosen von 2 Gy/Tag und 5 Bestrahlungen/Woche. (Nach RUBIN u. CASARETT 1972)

Organ	Dosis in Gy für Schadensrisiko von 5%	Dosis in Gy für Schadensrisiko von 50%	Schadensart
Knochenmark total	2	5,5	Mangelhafte Blutbildung
Eierstock	2-3	6,25-12	Unfruchtbarkeit
Augenlinse	5	12	Linsentrübung
Hoden	5-15	20	Unfruchtbarkeit
Mamma, jugendlich	10	15	Mangelhaftes Wachstum
Knorpel wachsend	10	30	Wachstumsschäden, Arthrosen
Knochen jugendlich	20	30	Mangelhaftes Wachstum
Niere	23	28	Funktionsverlust, Schrumpfung
Lunge	25	30	Lungenfibrose
Leber	35	45	Leberfunktionsverlust
Lymphknoten	35-45	< 70	Lymphknotenrückbildung
Herz	40	60	Herzbeutelentzündung
Magen	45	50	Verdauungserschwernisse
Darm	45	60	Gewebezerfall, Darmverengung
Rückenmark	50	< 60	Empfindungsverlust, Lähmungen
Speicheldrüsen	50	70	Funktionsverlust, Mundtrockenheit
Schilddrüse	45	150	Schilddrüsenfunktionsverlust
Lymphbahnen	50	80	Blockade, Lymphödem
Mamma erwachsen	<50	<100	Gewebeverhärtung, Schrumpfung
Haut	55	70	Gewebezerfall
Kehlkopf	60	70	Knorpelzerfall, Sprachstörungen
Speiseröhre	60	75	Gewebezerfall, Verengung
Blase	60	80	Blasenentzündung, Schrumpfung
Knochen erwachsen	60	150	Knochengewebezerfall, Bruch

Die biologische Wirkung ionisierender Strahlen hängt außer von der Dosis auch noch von vielen anderen Einflüssen ab. So steigt i. allg. die Wirkung bei gleicher Dosis mit zunehmender Dosisleistung, fallender Fraktionszahl und Abnahme der Gesamtbehandlungsdauer. Auch mit einer Vergrößerung des bestrahlten Organ- und Körpervolumens ist eine Zunahme der biologischen Wirkung verbunden. *Dicht ionisierende Strahlen,* sog. Hoch-LET-Strahlen, wie Neutronen oder α-Strahlen, rufen stärkere biologische Effekte hervor als die *locker ionisierenden Photonen oder Elektronen.* Bei Kindern, insbesondere in den Wachstumszonen, ist die Strahlenwirkung stärker als bei Erwachsenen. Zahlenmäßige Angaben über diese Einflüsse sind nur in Einzelfällen vorhanden. Selbst in der Strahlenbehandlung ist nur in wenigen Fällen der genaue Zusammenhang von Dosis und Wirkung bei Normal- und Tumorgewebe bekannt.

Aufgrund von Unfällen und der Atombombenauswirkungen in Hiroshima und Nagasaki sind jedoch die Dosis-Sterblichkeits-Kurve (Abb.3.1) und der Zusammenhang zwischen Dosis und Schweregrad der Strahlenkrankheit bei akuten Ganzkörperbestrahlungen bekannt. Eine kurzzeitige Photonenganzkörperbestrahlung mit 7,5 Gy ist absolut tödlich. Bei Schonung des Knochenmarks ist jedoch Überleben möglich. Das findet seine praktische Anwendung bei der Ganzkörperstrahlenbehandlung akuter Leukämien. Bei Transplantation gesunden homologen Knochenmarks von Geschwistern nach der Bestrahlung oder von autologem Knochenmark, das vor der Bestrahlung in einer krankheitsfreien Phase aus dem Patientenkörper selbst entnommen wurde, überleben die Patienten sogar Einzeitbestrahlungen mit Ganzkörperdosen um 10 Gy.
Die s-förmig verlaufende Dosis-Wirkungs-Kurve für die akute Ganzkörperbestrahlung in Abb.3.1 ist beispielhaft für alle sog. *nichtstochastischen Strahlenwirkungen*. Das sind Strahlenwirkungen auf Gewebe- oder Organbereiche, gesamte Organe oder den Gesamtkörper, wie sie z. B. in Tabelle 3.3 aufgeführt sind. Diese Effekte treten unterhalb gewisser Schwellendosen gar nicht auf und oberhalb absoluter Toleranzgrenzen mit Sicherheit. Unterhalb der Schwelle kann das Gewebe diese Schäden beheben und im Zwischenbereich bis zur absoluten Toleranzgrenze in manchen Fällen, wobei die Wahrscheinlichkeit der Heilung mit wachsender Dosis abnimmt und der Schweregrad der Schäden zunimmt.
Die Heilungsvorgänge im Gewebe kann man sich in erster Linie als

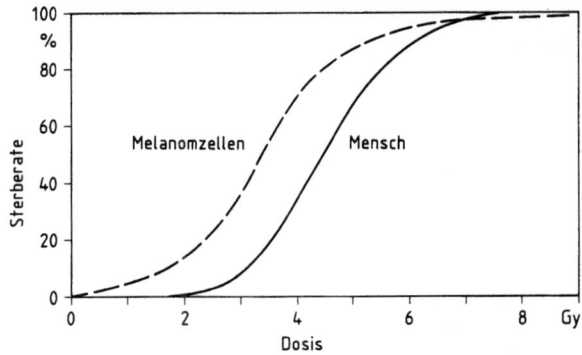

Abb.3.1. Dosis-Tötungs-Kurven für Melanomzellen in Gewebekultur und Menschen nach akuter Ganzkörperbestrahlung als Beispiele stochastischer Strahlenwirkungen ohne Dosisschwelle und nichtstochastischer Strahlenwirkungen mit Dosisschwelle

Erholungsvorgänge in den einzelnen Zellen vorstellen und als Ersatz geschädigter durch zusätzliche Teilungen gesunder Zellen. Da diese Vorgänge Zeit benötigen, hängen nichtstochastische Strahlenwirkungen von Fraktionierung, Gesamtbestrahlungsdauer und Dosisleistung ab.

Stochastische, d.h. dem Zufall unterworfene *Strahlenwirkungen* weisen andersgeartete Dosis-Wirkungs-Kurven auf als nichtstochastische. Es handelt sich hier um Wirkungen an Einzelzellen wie etwa der Verlust der Zellteilungsfähigkeit und Zelltod. Als Beispiel ist in Abb. 3.1 die Dosis-Abtötungs-Kurve für einzelne menschliche Melanomzellen in Gewebekultur angegeben. Schon bei kleinsten Dosen werden Zellen abgetötet und selbst bei größten Dosen überleben noch einzelne Zellen, was bis zu Überlebensraten von 10^{-4} nachgewiesen ist. Mit der Dosis nimmt die Wahrscheinlichkeit des Auftretens stochastischer Wirkungen zu, nicht aber der Schweregrad. Die genetischen Strahlenwirkungen sowie die Kanzerogenese sind stochastische Strahlenwirkungen.

3.1.4 Strahlenrisiken bei niedrigen Dosen

Bei niedrigen Strahlenexpositionen stellen die genetischen Mißbildungen bei Kindern und die Entstehung von Krebs die beiden Hauptgefahren dar. Beide Wirkungen führt man heute auf Doppelstrangbrüche an der DNS von Keim- oder Körperzellen zurück. Es sind stochastische Effekte, die bei kleinsten Dosen schwere Schäden verursachen können, wenn auch mit geringer Wahrscheinlichkeit. Die Wahrscheinlichkeit steigt mit der Dosis weitgehend unabhängig von Dosisleistung und Zeit.

Eine dritte Gefahr nichtstochastischer Art bildet die Schädigung von Embryonen, bei denen schon Dosen um 0,1 Sv in den ersten 3 Schwangerschaftsmonaten schwere *teratogene Fehlbildungen* hervorrufen können.

Andere nichtstochastische Strahlenwirkungen, wie Augenlinsentrübung, Unfruchtbarkeit oder funktionelle Organschäden, treten, wie schon im vorangegangenen Abschnitt dargelegt, erst oberhalb von in bestimmten Zeiträumen gegebenen Schwellendosen auf, die weit höher liegen als die im Strahlenschutz für zumutbar angesehenen Grenzdosen.

Bei den japanischen Atombombenopfern wurde ein langjähriges Strahlenkrebsrisiko mit Todesfolge von 2,5% bei 2,5 Sv mittlerer Ganzkörperdosis beobachtet. Bei linearer Dosis-Risiko-Beziehung ergibt sich somit ein *Krebssterblichkeitsrisikofaktor* (einschließlich

Leukämien) von 10^{-2} Sv^{-1}. Das heißt für 1 Sv mittlerer Ganzkörperdosis der Bevölkerung ist ein Todesfall auf 100 Personen als Spätfolge zu erwarten. Dies stellt möglicherweise eine Überschätzung dar, da bei locker ionisierenden Strahlen (Niedrig-LET-Strahlen) eher eine linear-quadratische als eine lineare Form der Dosis-Risiko-Beziehung gegeben ist (vgl. Abb. 3.2).

Unter Berücksichtigung einer mittlerer Lebenserwartung von etwa 70 Jahren folgt für die natürliche Strahlenbelastung von 1–2 mSv/ Jahr eine mittlere Ganzkörperlebensdosis um 100 mSv und eine Strahlenkrebsgefahr mit Todesfolge um 0,1%. Dem steht eine spontane Krebssterblichkeit in Europa von 20% gegenüber. Bei 50 mSv/Jahr Ganzkörperdosis errechnet sich für beruflich strahlenexponierte Personen nach 40 Jahren Berufstätigkeit ein zusätzliches Risiko von 2%.

Der Fehlbildungsrisikofaktor für schwerwiegende Veränderungen wird von der ICRP zu *0,4·10^{-2} Sv^1 je Elternteil* angenommen. Es werden zusätzlich 4 Kinder mit schweren Fehlbildungen auf 1000 lebendge-

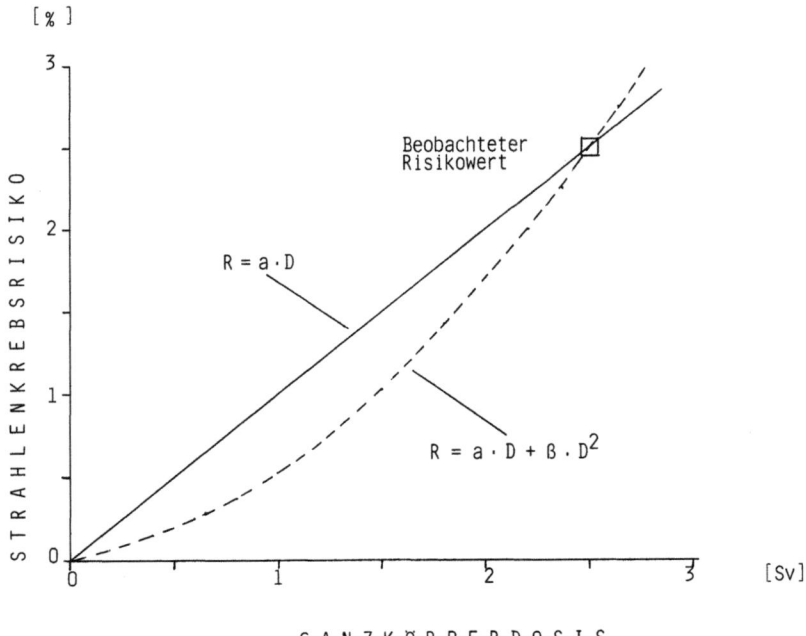

Abb. 3.2. Zusätzliches Krebssterblichkeitsrisiko bei Ganzkörperstrahlenexpositionen. Nach einem an Überlebenden in Hiroshima und Nagasaki beobachteten Risikowert von $2,5 \cdot 10^{-2}/2,5$ Sv und linearer oder linear-quadratischer Extrapolation nach kleinen Dosen

borene in den beiden ersten Generationen und dann abfallend bei einer Keimdrüsendosis von 1 Sv eines Elternteils erwartet. Die genetischen Schäden sind damit nicht als rein dominant einzuschätzen.

Die spontane genetische Mißbildungsrate für schwere Schäden bei lebendgeborenen Kindern beträgt etwa 1,5% (je nachdem, was unter schweren Schäden verstanden wird, auch mehr). Der Risikofaktor von 0,4/Sv entspricht der heutigen Schätzung der *Verdopplungsdosis* der natürlichen Mutationen je Generation (30 Jahre) auf *etwa 1 Sv.* Das bedeutet, daß eine genetisch signifikante Dosis von 1 Sv/Generation, über mehrere Generationen verabreicht, allmählich zu einer Verdopplung der genetisch bedingten schweren Mißbildungen (auf 3% aller lebendgeborener Kinder) führen würde.

Bei voller Ausschöpfung des Grenzwertes von 50 mSv/Jahr Gonadendosis zwischen 18 und 30 Jahren mit insgesamt 600 mSv und Annahme einer linearen Dosis-Risiko-Beziehung ergibt sich je beruflich strahlenexponiertem Elternteil ein zusätzliches Risiko für schwere Mißbildungen der Kinder von 0,25%.

Zu der normalen Rate schwerer genetischer Mißbildungen kommen noch 1,5% teratogen bedingte, also während der Schwangerschaft entstandene, hinzu. Man schätzt, daß eine Dosis von 100 mSv für den Embryo in den 3 ersten Schwangerschaftsmonaten ein zusätzliches *teratogenes Risiko schwerer Mißbildungen von 1,5%* und damit eine Verdopplung verursacht (s. Abb. 3.3). Somit ist die teratogene Wirkung (je Dosiseinheit) die folgenreichste Wirkung ionisierender Strahlen bei kleinen Dosen.

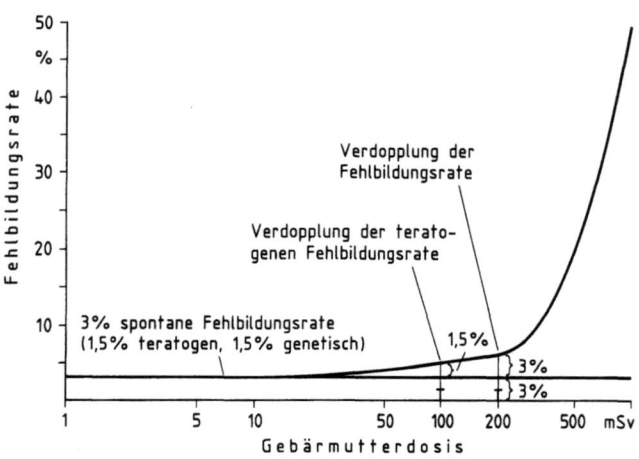

Abb. 3.3. Dosis-Wirkungs-Kurve für Fehlbildungen bei lebendgeborenen Kindern nach embryonaler Bestrahlung im Mutterleib

3.1.5 Grundsätze und Grenzwerte

In den ICRP-Empfehlungen von 1977 werden Risiko-Nutzen-Betrachtungen in den Vordergrund gestellt. Hiermit soll auch erreicht werden, daß das Strahlenrisiko zu anderen Risiken in Beziehung gesetzt wird, denen der Mensch beruflich und in seiner Umwelt ausgesetzt ist. Als Ziel des Strahlenschutzes wird angegeben:

- Die Strahlenexposition einzelner Organe und Gewebe muß so begrenzt werden, daß keine nichtstochastischen Strahlenschäden auftreten. Das bedeutet: Der Grenzwert für die Jahresdosis muß so festgelegt werden, daß auch bei langzeitiger Exposition während des gesamten Lebens die Schwellendosis für nichtstochastische Effekte nicht erreicht wird.

- Die Eintrittswahrscheinlichkeit stochastischer Strahlenschäden muß auf ein Maß begrenzt werden, das im Vergleich zu anderen vergleichbaren Risiken der betrachteten Personengruppe annehmbar und durch den Nutzen der Strahlenanwendung gerechtfertigt ist.

Die ICRP empfiehlt für *beruflich strahlenexponierte Personen* v. a. wegen der Gefahr der Krebsentstehung und von genetischen Schäden einen Grenzwert der Körperdosis von

50 mSv im Jahr.

Bei gleichförmiger Ganzkörperbestrahlung gilt dieser Wert für alle Organe, insbesondere rotes Knochenmark, Keimdrüsen und Uterus. Bei ungleichförmigen Strahlenexpositionen bezieht sich der Grenzwert auf die effektive Dosis (s. S. 61).
Für die Augenlinsen wird zur Vermeidung von Linsentrübungen ein Grenzwert von 300 mSv/Jahr empfohlen. Für alle anderen nichtstochastischen Strahlenwirkungen wird die Einhaltung von 500 mSv/Jahr für alle Gewebe, insbesondere der Haut, als ausreichender Schutz angesehen.
Für die Gesamtbevölkerung wird als kritischer Wert der mittleren zivilisatorischen Strahlenexposition einschließlich medizinischer Anwendungen eine jährliche effektive Dosis von 1,5 mSv oder von 50 mSv in 30 Jahren angesehen. Dies entspricht einer Verdopplung der natürlichen Strahlenexposition, die indessen bei weitem nicht erreicht wird (s. Tabelle 3.2). Bei Einhaltung von 50 bzw. 15 mSv effektiver Dosis im Jahr für beruflich strahlenexponierte Personen, je nach den Arbeitsbedingungen (Kategorie A oder B, Tabelle 3.6), und von 5 mSv/Jahr für besonders exponierte Einzelpersonen der Allgemeinbevölkerung wird gegenwärtig eine mittlere Ganzkörperdosis der Gesamtbevölkerung von unter 15 mSv in 30 Jahren geschätzt.

Damit betrachtet man die Gefahr der somatischen und genetischen Strahlenschäden als auf ein tragbares Maß reduziert.

Für medizinische Strahlenanwendungen verzichtet die ICRP auf die Festlegung von Dosisgrenzwerten. Hier besteht die Meinung, daß durch den Nutzen für den Patienten ein höheres Risiko als bei beruflichen und sonstigen Strahlenexpositionen gerechtfertigt sein kann. Allerdings sind bei den heutigen Techniken eine ganze Reihe von Röntgen- oder nuklearmedizinischen Untersuchungen erforderlich, um bei einem Patienten den jährlichen Grenzwert der effektiven Dosis für beruflich Strahlenexponierte von 50 mSv zu erreichen.

Die *Körperdosen durch inkorporierte Radionuklide* lassen sich i. allg. nur indirekt ermitteln. Aus dem physiologischen Verhalten und der Verteilung auf die Organe in seiner verwendeten chemischen Form, aus den emittierten Strahlenarten und der Halbwertszeit, den je Kernumwandlung im Gewebe absorbierten Energien sowie aus den Wichtungsfaktoren von Tabelle 3.1 lassen sich die Körperdosen je inkorporierter Aktivitätsmenge eines Radionuklids bestimmen. In Tabelle 3.4 sind *Grenzwerte der Daueraktivität im Körper* angegeben, welche gerade die Grenzwerte der Jahresdosen des Ganzkörpers und der einzelnen Organe verursachen. Dabei ist ein Gleichgewicht der Aktivität durch Inkorporation einerseits und radioaktivem Zerfall und Ausscheidung andererseits vorausgesetzt.

Der Grenzwert der Daueraktivität eines Radionuklids im Körper ist um so höher, je größer das Risikoorgan ist und je geringer dessen Strahlenempfindlichkeit (Wichtungsfaktor), der im risikorelevanten Organ

Tabelle 3.4. Grenzwerte der Daueraktivitäten im Körper beruflich strahlenexponierter Personen für einige nuklearmedizinisch verwendete Radionuklide in löslichen Verbindungen (ICRP 1960 und DIN 6843, 1981)

Radionuklid	Risikoorgan	Grenzwert der Daueraktivität im Gesamtkörper	
		[MBq]	[µCi]
^{3}H	Ganzkörper	74	2000
^{14}C	Fett	11	300
^{32}P	Knochen	0,22	6
^{51}Cr	Ganzkörper	29,6	800
^{59}Fe	Ganzkörper	0,74	20
^{75}Se	Ganzkörper	3,7	100
^{99}Tc^m	Nieren	29,6	800
^{113}In^m	Ganzkörper	2,6	70
^{131}J	Schilddrüse	0,026	0,7
^{197}Hg	Niere	0,74	20
^{198}Au	Ganzkörper	1,10	30

Tabelle 3.5. Radiotoxizität und Freigrenzen einiger Radionuklide (Strahlenschutzverordnung der Bundesrepublik Deutschland 1976)

Radionuklid	Radiotoxizität	Freigrenze	
		[kBq]	[µCi]
$^{90}Sr/^{90}Y$, ^{226}Ra	Sehr hoch	3,7	0,1
^{59}Fe, ^{60}Co, ^{89}Sr, ^{125}J ^{131}J, ^{137}Cs, ^{192}Ir	Hoch	37	1
^{14}C, ^{18}F, ^{32}P, ^{35}S ^{51}Cr, ^{75}Se, ^{198}Au, ^{197}Hg	Mittel	370	10
^{3}H, $^{99}Tc^m$, $^{113}In^m$	Niedrig	3700	100

befindliche *Aktivitätsanteil und die je Kernumwandlung absorbierte Energie sind.*
Der Grenzwert der *Jahreszufuhr* eines Radionuklids in den Körper wird durch die 50-Jahre-Folgeäquivalentdosis im Risikoorgan bestimmt. Diese darf bei beruflich Strahlenexponierten nicht höher sein als die Werte von Tabelle 3.6. Andere Strahlenbelastungen sind jedoch jeweils zu berücksichtigen: Die bei einer einmaligen Inkorporation eines radioaktiven Stoffes in einem bestimmten Organ verursachte Dosis ist von dem dorthin gelangten Aktivitätsanteil, von der je Kernumwandlung absorbierten Energie, vom radioaktiven Zerfall (Halbwertszeit) und von seiner Ausscheidung aus dem Organ (biologische Halbwertszeit) abhängig. Letztere hängt von der chemischen Verbindung und vom Inkorporationsweg des radioaktiven Stoffes ab.
Die je inkorporierte Aktivitätseinheit verursachte Folgeäquivalentdosis ist für die *Radiotoxizität* des betreffenden radioaktiven Stoffes maßgebend. Man teilt die Radionuklide in 4 Radiotoxizitätsgruppen ein, für welche in Tabelle 3.5 einige Beispiele zusammengestellt sind. Einige Organdosiswerte bei nuklearmedizinischen Untersuchungen sind in Tabelle 3.12 angegeben. Die Höhe der Radiotoxizität wird durch *Freigrenzen* der Aktivität gekennzeichnet, bis zu welchem der Umgang als weniger gefährlich angesehen wird und nicht genehmigungspflichtig ist. Eine Freigrenze verursacht bei Inkorporation $3/500$ der Jahresgrenzdosis nach Tabelle 3.6, Spalte 2 im Risikoorgan. Das entspricht $1/5$ des Grenzwertes der Jahresdosis für die Bevölkerung oder einer effektiven Dosis von 0,3 mSv.

3.2 Gesetzliche Strahlenschutzregelungen

Auf den Grundlagen der Empfehlungen der ICRP werden von den Staaten gesetzliche Strahlenschutzvorschriften (Atomgesetz der Bundesrepublik Deutschland, 1959 und weitere Verordnungen) erlassen. Diese regeln den Schutz der Bevölkerung und des Personals bei der friedlichen Anwendung von Kernenergie, Radioaktivität und ionisierender Strahlung. Im folgenden sind einige wichtige Bestimmungen der *Strahlenschutzverordnung* (für radioaktive Stoffe und Anlagen zur Erzeugung ionisierender Strahlen) vom 13.10.1976 und der *Röntgenverordnung* (für Röntgeneinrichtungen und Störstrahler mit Grenzenergie zwischen 5 und 3000 keV) vom 8.1.1987 sowie einige Durchführungsrichtlinien der Bundesrepublik Deutschland wiedergegeben. Weitere Einzelheiten (Begriffe, Regeln, Verfahren) sind durch zahlreiche DIN-Normen festgelegt.

3.2.1 Genehmigung und Überwachung

Alle Benutzer radioaktiver Stoffe oberhalb gewisser *Freigrenzen*, wie sie in der Strahlenschutzverordnung angegeben sind (vgl. Tabelle 3.5), und alle Betreiber von Anlagen zur Erzeugung ionisierender Strahlen (Beschleuniger, γ-Bestrahlungseinrichtungen u. ä.) benötigen eine *Umgangsgenehmigung* der zuständigen Landesregierung. Röntgenstrahler zwischen 5 keV und 3 MeV Grenzenergie mit einer Bauartzulassung bedürfen nur der Anmeldung beim Gewerbeaufsichtsamt. Bei medizinischen Röntgeneinrichtungen werden die Bauartzulassungen gewöhnlich bereits auf Antrag des Herstellers von der Physikalisch-Technischen Bundesanstalt erteilt.
Der *Strahlenschutzverantwortliche* ist i. allg. der Inhaber oder Betreiber der betreffenden Einrichtung, etwa einer radiologischen Praxis oder eines Krankenhauses. Der Strahlenschutzverantwortliche muß eine genügende Zahl von *Strahlenschutzbeauftragten* für die Leitung oder Beaufsichtigung der Tätigkeiten mit ionisierenden Strahlen und radioaktiven Stoffen schriftlich bestellen. Von den Strahlenschutzbeauftragten werden die für den Strahlenschutz erforderlichen Fachkenntnisse (Strahlenschutzkurse) verlangt. Die mit dem Strahlenschutz beauftragten Ärzte müssen die medizinische Sachkunde durch mehrmonatige bis mehrjährige Weiterbildungszeiten auf den betreffenden Gebieten nachweisen. Bei medizinisch eingesetzten Anlagen zur Erzeugung ionisierender Strahlen muß ein entsprechend qualifizierter Physiker zur Verfügung stehen.
Die zum Schutz von Bevölkerung und Personal erforderlichen bauli-

chen, einrichtungsmäßigen und organisatorischen Strahlenschutzvorkehrungen werden durch Sachverständige (TÜV, Landesinstitute für Arbeits- und Umweltschutz) begutachtet. Die Einhaltung der Strahlenschutzvorschriften wird durch die Gewerbeaufsichtsämter überwacht.

3.2.2 Schutz von Beschäftigten und Bevölkerung

Kernstück aller gesetzlichen Bestimmungen sind die Grenzwerte der Körperdosen für beruflich strahlenexponierte Personen, wie sie in Tabelle 3.6 aufgeführt sind. *Bei den am stärksten strahlenexponierten Personen (Kategorie A) dürfen die beruflich empfangene effektive Dosis durch Ganzkörperbelastungen und die Teilkörperdosen an rotem Knochenmark, Gonaden und Uterus nicht mehr als 50 mSv im Jahr betragen.* Beruflich strahlenexponierte gebärfähige Frauen dürfen darüber hinaus innerhalb 1 Monats höchstens 5 mSv Gebärmutterdosis erhalten. Die unteren Extremitäten von beruflich strahlenexponierten Per-

Tabelle 3.6. Grenzwerte der Körperdosen für beruflich strahlenexponierte Personen nach der Röntgenverordnung der Bundesrepublik Deutschland (1987). Zur *Kategorie A* gehören solche Personen, die mehr als die Grenzwerte der Spalte 3 erhalten können, zur *Kategorie B* solche, die mehr als ⅓ der Grenzwerte von Spalte 3 erhalten können

Körperdosis	Grenzwerte für beruflich strahlenexponierte Personen im Kalenderjahr	
	Kategorie A	Kategorie B
Effektive Dosis[a]	50 mSv	15 mSv
1. Teilkörperdosis: Keimdrüsen, Gebärmutter, rotes Knochenmark	50 mSv	15 mSv
2. Teilkörperdosis: alle Organe und Gewebe, soweit nicht unter 1., 3. und 4. genannt	150 mSv	45 mSv
3. Teilkörperdosis: Schilddrüse, Knochenoberfläche, Haut, soweit nicht unter 4. genannt	300 mSv	90 mSv
4. Teilkörperdosis: Hände, Unterarme, Füße, Unterschenkel, Knöchel, einschließlich der dazugehörigen Haut	500 mSv	150 mSv

[a] Zur Berechnung der effektiven Dosis bei einer Ganz- oder Teilkörperexposition werden die Äquivalentdosen der in Tabelle 3.1 genannten Organe und Gewebe mit den Wichtungsfaktoren der Tabelle 3.1 multipliziert und die so erhaltenen Produkte addiert.

sonen dürfen 500 mSv und die Haut, sofern diese allein (z. B. durch β-Strahlen) bestrahlt wird, 300 mSv/Jahr erhalten.

Zur Festlegung von Strahlenschutzmaßnahmen werden *Strahlenschutzbereiche* unterschiedlichen Gefährdungsgrades definiert (Tabelle 3.7). Der wichtigste ist der Kontrollbereich. *Ein Kontrollbereich ist gegeben, wenn Gefahr besteht, daß Personen Körperdosen aus Ganzkörperexpositionen von mehr als 15 mSv im Jahr erhalten.* Beim Umgang mit offenen radioaktiven Stoffen ist dies bereits bei Aktivitäten von 50 Freigrenzen (vgl. Tabelle 3.5) der Fall, da deren Inkorporation etwa eine Körperdosis wie in Tabelle 3.6, Spalte 3 verursachen würde.

Personen unter 18 Jahren und schwangere Frauen dürfen sich nicht in Kontrollbereichen aufhalten und nicht beruflich mit ionisierenden Strahlen oder radioaktiven Stoffen umgehen.

Die Umgebung eines Kontrollbereichs wird *betrieblicher* oder *außerbetrieblicher Überwachungsbereich* genannt, wenn die Gefahr besteht, daß jemand bei dauerndem Aufenthalt eine höhere Körperdosis als 5 mSv/Jahr innerbetrieblich oder 0,3 mSv/Jahr außerbetrieblich erhalten kann (genauer: mehr als $^1/_{10}$ bzw. $^3/_{500}$ der Grenzwerte von Tabelle 3.6, Spalte 2). Sich dauernd in betrieblichen bzw. außerbetrieblichen Überwachungsbereichen aufhaltende Personen, die nicht beruflich strahlenexponiert sind, dürfen hier höchstens eine jährliche Dosis von 5 mSv bzw. 1,5 mSv erhalten.

Die Körperdosis von in Kontrollbereichen beruflich strahlenexponierten Personen muß bestimmt werden. Soweit behördlich nichts anderes angeordnet wird, ist dazu die *Personendosis* mit mindestens einem amtlichen Dosimeter (s. S. 82) am Rumpf und ggf. zusätzlich an besonders exponierten Stellen des Körpers zu messen. Die Meßergebnisse, insbesondere die der amtlichen Meßstellen, sind 30 Jahre lang aufzubewahren.

Unter *Kontamination* versteht man eine radioaktive Verunreinigung. In der Nuklearmedizin werden als offene radioaktive Stoffe nur β-

Tabelle 3.7. Strahlenschutzbereiche und dazugehörige Ortsdosisleistungen, jährliche Ortsdosen oder mögliche Körperdosen

Strahlenschutzbereich	Jährliche Dosis oder Dosisleistung
Sperrbereich	> 3 mSv/h
Kontrollbereich	> 15 mSv/Jahr
Überwachungsbereich	
betrieblich	> 5 mSv/Jahr
außerbetrieblich	> 0,3 mSv/Jahr

und γ-Strahler verwendet. Für diese gilt in Kontrollbereichen eine Arbeitsplatzkontamination von 37 Bq/cm² (1 nCi/cm²) als Schwelle für die Erfordernis von Reinigungs- und Schutzmaßnahmen. Für Abluft und Abwasser aus Kontrollbereichen werden Grenzwerte der Konzentration für die verschiedenen Radionuklide angegeben. Bei ständiger Aufnahme von Atemluft oder Wasser mit der höchstzulässigen Konzentration eines Radionuklids würde im kritischen Organ gerade die für die allgemeine Bevölkerung als zumutbar gehaltene jährliche Grenzdosis von ³/₅₀₀ des betreffenden Wertes in Tabelle 3.6, Spalte 2, verursacht. Beispielsweise gelten in Wasser für ³H, ¹³¹J und ⁹⁰Sr Grenzwerte der Aktivitätskonzentration von 7,3, 2,3·10⁻³ bzw. 9·10⁻⁴ MBq/cm³ (0,2, 6·10⁻⁵ bzw. 2,4·10⁻⁵ mCi/m³). Diese Werte liegen um einen Faktor ³/₅₀₀ niedriger als nach der Strahlenschutzverordnung von 1965.

Strahlenquellen, Sperr- und Kontrollbereiche sind ausreichend zu kennzeichnen (s. Abb. 3.4), insbesondere mit den Wörtern „Radioaktiv", „Röntgen", „Ionisierende Strahlung" oder „Kontamination".

Zu den Kontrollbereichen gehören alle Röntgenräume (Untersuchungs- und Behandlungsräume) bei eingeschalteter Strahlung, alle Bestrahlungsräume von Beschleuniger- und γ-Bestrahlungsanlagen, die nuklearmedizinischen Laboratorien, Untersuchungs- und Behandlungsräume sowie die Zimmer mit Patienten, die Radionuklide zu therapeutischen Zwecken inkorporiert haben. Bei ortsveränderlichem Umgang mit radioaktiven Stoffen oder beweglichen sonstigen Strahlenquellen ist der Kontrollbereich so abzugrenzen, als ob Ortsfestigkeit gegeben wäre.

Der Zutritt zu Kontrollbereichen ist außer den dort zu untersuchenden oder zu behandelnden Patienten nur einem engen Kreis von medizinischen, wissenschaftlichen oder technischen Personen gestattet, sofern diese sich dort zur Durchführung der vorgesehenen medizinischen oder technischen Verrichtungen oder zur Ausbildung aufhalten müssen. Der Aufenthalt im Kontrollbereich unterliegt der Aufsicht des zuständigen Strahlenschutzbeauftragten (Arzt, Wissenschaftler).

Die Ortsdosen und Ortsdosisleistungen in Kontrollbereichen sowie die Kontamination von Arbeitsgegenständen, Arbeitsplätzen, Luft,

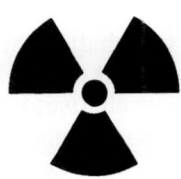

Abb. 3.4. Internationales Symbol für ionisierende Strahlung

Wasser und Abfällen müssen durch Messungen überwacht werden. Ebenso sind das Personal und die Patienten auf äußere und innere Kontamination zu überwachen.

Dauereinrichtungen zum Schutz von Strahlenarbeitern gegen ionisierende Strahlung müssen so beschaffen sein, daß eine Äquivalentdosis von 10 mSv/Jahr nicht überschritten werden kann. Dies wird z. B. durch Einhaltung einer maximalen Ortsdosisleistung von 5 µSv/h gewährleistet.

3.2.3 Schutz von Patienten

Dem Arzt werden hinsichtlich einer erforderlichen und fachgerechten Anwendung ionisierender Strahlen oder radioaktiver Stoffe an Patienten praktisch keine gesetzlichen Grenzen auferlegt. Für den Schutz von Patienten gegen Schädigung durch unnötige oder unsachgemäße Anwendung ionisierender Strahlen und radioaktiver Stoffe enthalten die Strahlenschutz- und die Röntgenverordnung allgemeine Grundsätze.

In Ausübung der Heilkunde oder Zahnheilkunde dürfen Röntgenstrahlen oder radioaktive Stoffe auf den lebenden Menschen nur bei medizinischer Erfordernis und in Übereinstimmung mit den Erkenntnissen von Wissenschaft und Technik angewandt werden, wobei die Strahlenexposition so gering wie möglich zu halten ist. *Auf die Untersuchungen und Behandlungen von Patienten sind die Vorschriften über die Dosisgrenzwerte der Strahlenschutz- und Röntgenverordnung diesen Personen gegenüber nicht anzuwenden.*

Bei Röntgenuntersuchungen und Strahlenbehandlungen sind Körperteile, die nicht von der Nutzstrahlung getroffen werden müssen, so weit wie möglich zu schützen. Insbesondere sollten die Keimdrüsen des Untersuchten nicht der direkten Strahlung ausgesetzt sein. Bei zahnärztlichen Röntgenaufnahmen sowie bei Untersuchungen des Kopfes und der Gliedmaßen sollte dem Untersuchten eine Schutzeinrichtung des Rumpfes mit mindestens 0,4 mm Bleigleichwert angelegt werden.

Röntgenuntersuchungen des Beckens weiblicher Personen im gebärfähigen Alter sollten nur vorgenommen werden, wenn eine Schwangerschaft nicht wahrscheinlich ist oder die Röntgenuntersuchung aus ärztlicher Indikation zwingend geboten ist. In den ersten 3 Schwangerschaftsmonaten darf jedoch die von der Leibesfrucht aufgenommene Äquivalentdosis 10 mSv nur bei vitaler Indikation überschritten werden. Es besteht eine Empfehlung der Deutschen Röntgengesellschaft, bei Überschreitung von 0,1 Sv Äquivalentdosis des Embryos in diesem Zeitraum eine Schwangerschaftsunterbrechung zu erwägen und oberhalb 0,2 Sv anzuraten.

Äußerste Vorsicht ist bei der Anwendung radioaktiver Stoffe an schwangeren und stillenden Frauen geboten. Sie ist allenfalls bei dringender Indikation zulässig.

Vor Beginn einer Untersuchung oder Behandlung mit ionisierenden Strahlen oder radioaktiven Stoffen ist nach früheren Anwendungen ionisierender Strahlung oder radioaktiver Stoffe und nach einer etwa bestehenden Schwangerschaft zu fragen. Über Befragung, erfolgte Untersuchungen und Behandlungen sind *Aufzeichnungen* anzufertigen, von welchen dem Patienten auf Wunsch eine Abschrift ausgehändigt werden muß. Die Aufzeichnungen müssen insbesondere Zeitpunkt und Zeitfolge, Art und Zweck der Untersuchung oder Behandlung, die dem Patienten verabfolgten Radionuklide mit chemischer Zusammensetzung, Aktivität und Anwendungsform, Angaben über Zahl, Schaltdaten und Geräteeinstellungen von Röntgenuntersuchungen und Strahlenbehandlungen enthalten, aus denen die Strahlenbelastung entnommen oder ggf. später ermittelt werden kann. Legt der Patient ein – von ihm freiwillig geführtes – *Röntgennachweisheft* vor, so sind die Aufzeichnungen auch dort einzutragen.

Vor Beginn einer Strahlenbehandlung ist schriftlich ein *Bestrahlungsplan* mit allen wesentlichen Angaben über die Behandlungsbedingungen festzulegen. Die Einstellung eines Bestrahlungsfeldes ist vor jeder einzelnen Bestrahlung durch einen Arzt zu überprüfen und jede Bestrahlung im Bestrahlungsnachweis zu protokollieren.

3.2.4 Anforderungen an Untersuchungs- und Behandlungseinrichtungen

Vor Inbetriebnahme einer Röntgenuntersuchungseinrichtung ist vom Hersteller oder Lieferanten eine *Abnahmeprüfung* einschließlich der Bildqualität mit einem Prüfkörper vorzunehmen. Mindestens monatlich sind *Konstanzprüfungen* der Bildqualität und mindestens wöchentlich der Filmentwicklung durchzuführen und Fehlerursachen unversehens zu beseitigen.

Für Röntgendurchleuchtungen ist ein Bildverstärker mit Fernsehkette und automatischer Dosis-Leistungs-Regelung (oder eine gleichwertige Einrichtung) zu verwenden.

In regelmäßigen Abständen müssen die Dosisleistungen in den Nutzstrahlenbündeln von Röntgenbehandlungseinrichtungen, Bestrahlungseinrichtungen mit radioaktiven Stoffen und Anlagen zur Erzeugung ionisierender Strahlung gemessen und die Geräte auf richtige Arbeitsweise, insbesondere der Sicherheitseinrichtungen, überprüft werden.

3.3 Chemischer und medizinischer Strahlenschutz

Ein vorsorglicher oder gegenwirksamer Strahlenschutz durch Medikamente ist nur sehr beschränkt möglich. Die zur Verfügung stehenden Strahlenschutzstoffe wie Pflanzenöle, Cystein und Cysteamin wirken nur wenige Stunden lang und sind teilweise toxisch. Die Mittel können auch nur die durch indirekte Strahleneinwirkungen über Zwischenprodukte im Gewebe entstehenden Schädigungen verhindern.

Bei Inkorporation radioaktiver Stoffe können diese durch Verabreichung von geeigneten Substanzen bis zu einem gewissen Grade wieder aus dem Körper entfernt werden, wenn seit der Inkorporation eine nicht zu lange Zeit vergangen ist (Chelatbildner). Die Verabreichung kann auch prophylaktisch erfolgen, um die Aufnahmefähigkeit des Körpers gegenüber bestimmten Radionukliden zu verringern. So kann durch Einnahme von inaktiven Jodtabletten bei Kernkraftwerksunfällen die Aufnahme von ^{131}J verhindert werden. Eine klinische Behandlung durch Diät, Antibiotika usw. kann das akute Strahlensyndrom in seinem Verlauf mildern und bei Ganzkörperexpositionen bis zu einigen Gray lebensrettend sein.

Für beruflich strahlenexponierte Personen ist eine *ärztliche Überwachung* vorgeschrieben, insbesondere Einstellungs- und jährliche Wiederholungsuntersuchungen bei Personen oder Kategorie A. Bei Überschreitung des Zweifachen der Körperdosen von Tabelle 3.6, Spalte 2, hat eine unverzügliche Untersuchung durch einen hierfür *ermächtigten Arzt* zu erfolgen.

3.4 Strahlenabschirmung

3.4.1 Direkt ionisierende Strahlung

Alle Korpuskularstrahlungen aus Teilchen mit elektrischer Ladung, wie Elektronen oder Positronen, Protonen, Deuteronen und α-Teilchen, lassen sich wegen ihrer beschränkten Reichweite verhältnismäßig einfach abschirmen.

Tabelle 3.8. Maximale Reichweiten von Elektronen oder β-Teilchen in verschiedenen Materialien

Energie [MeV]	Luft [cm]	Wasser [cm]	Aluminium [cm]	Blei [cm]
0,05	4,1	0,0047	0,0015	0,0009
0,5	160	0,19	0,06	0,037
5	2000	2,6	1,15	0,33
50	17000	22	7,8	1,25

Die energiereichsten α-Teilchen von Radionukliden mit 10,5 MeV können nur 1/10 mm tief in Gewebe eindringen und die energiereichsten β-Teilchen von Radionukliden mit 5,5 MeV nur 3 cm tief. Für eine Tiefenbestrahlung mit geladenen Teilchen sind also wesentlich höhere Energien erforderlich, bei Elektronen je nach Zielvolumen bis zu 50 MeV und bei Protonen, Deuteronen und α-Teilchen einige 100 MeV.

β-Strahlen bzw. Elektronen mit Energien oberhalb von etwa 70 keV können die Hornhaut durchdringen und die darunter liegende Keimschicht schädigen, und ab etwa 700 keV werden auch die Augenlinsen erreicht. Die in der radiologischen Praxis verwendeten β-Strahler haben Grenzenergien bis zu 2 MeV. Daher genügen hier β-Strahlenabschirmungen aus Klarsichtscheiben von 1 cm Dicke (vgl. Tabelle 3.8).

Als Faustregel gilt: Die Elektronen- bzw. β-Strahlenenergie in MeV geteilt durch 2 ergibt die Reichweite in Zentimeter in Wasser bzw. die erforderliche Dicke des Abschirmmaterials in g/cm^2 (Flächendichte).

3.4.2 Indirekt ionisierende Strahlung

Röntgen- und γ-Strahlen sowie Neutronen ionisieren die durchstrahlte Materie nicht selbst, sondern indirekt durch die Auslösung von energiereichen, direkt ionisierenden Teilchen wie Elektronen und Protonen. Diese Sekundärteilchen werden nach den Gesetzen des Zufalls freigesetzt, so daß die indirekt ionisierende Strahlung durch eine bestimmte Materieschicht jeweils nur um einen bestimmten Anteil geschwächt wird. Theoretisch ist keine vollkommene Abschirmung möglich. Bei der Strahlenabschirmung muß auch die im Abschirmmaterial entstehende Streu- und Sekundärstrahlung berücksichtigt werden.

Neutronen spielen gegenwärtig in der Praxis der medizinischen

Radiologie keine nennenswerte Rolle. Nur wenige radiologische Zentren verwenden Kernreaktoren, Zyklotrone und Neutronengeneratoren. Auf eine Behandlung der Neutronenabschirmung sei hier daher verzichtet.

Unter *Halbwertsdicken* und *Zehntelwertsdicken* eines Abschirmmaterials versteht man im Strahlenschutz solche Dicken, welche die Ortsdosisleistung bei einem breiten Strahlenbündel einer anzugebenden Strahlenqualität von Röntgen- oder γ-Strahlung auf ½ bzw. ¹⁄₁₀ vermindern (vgl. Tabelle 3.9).

Stoffe hoher Ordnungszahl wie Blei haben wegen des Photoeffekts eine besonders hohe Abschirmwirkung bei Photonenenergien, wie sie in der konventionellen Röntgendiagnostik und Röntgentherapie mit Röhrenspannungen bis zu 150 bzw. 300 kV üblich sind.

Die bei Durchleuchtungen verwendeten Röntgenstrahlenqualitäten mit Röhrenspannungen unterhalb 100 kV sowie die von Patienten, Lagerungstisch und sonstigen bestrahlten Geräten ausgehende Streustrahlung wird durch leichte Röntgenschutzkleidung mit 0,25 mm Bleigleichwert schon auf weniger als 10% ihrer Dosisleistung

Tabelle 3.9. Zehntelwertsdicken (Richtwerte) verschiedener Stoffe bei breiten Photonenstrahlenbündeln

Röhrenspannung [kV] bzw. Grenzenergie [MeV]	Röntgenstrahlung Wasser [cm]	Beton [cm]	Blei [cm]
50 kV	9	1,7	0,01
100 kV	17	4,8	0,07
300 kV	28	10	0,4
1 MeV	36	16	1,5
10 MeV	85	38	6,2
50 MeV	125	50	4,6

Radionuklid	γ-Strahlung γ-Energie [MeV]	Wasser [cm]	Beton [cm]	Blei [cm]
^{125}J	0,035	8	1,5	0,015
^{133}Xe; ^{197}Hg	0,08; 0,08	23	10	0,1
^{99}Tc^m	0,14	33	14	0,1
^{51}Cr; ^{75}Se; ^{203}Hg	0,32; 0,27; 0,28	35	15	0,7
^{113}In^m; ^{131}J; ^{198}Au	0,39; 0,36; 0,42	36	16	1,1
^{137}Cs	0,66	40	18	2,0
^{59}Fe; ^{60}Co	1,1; 1,33	50	22	4,4
^{226}Ra	1,76	60	25	4,7
Dichte in g/cm^3	–	1	1,8–2,4	11,3

geschwächt und durch schwere Röntgenschutzkleidung mit 0,5 mm Bleigleichwert auf weniger als 3%. Schwere Röntgenschutzkleidung ist auch zum Schutze des Patienten vor unnötiger Belastung durch Nutzstrahlung sowie des medizinischen Personals bei gelegentlichem Auftreten von Nutzstrahlung gedacht.

Für die nuklearmedizinische Diagnostik mittels außerhalb des Körpers messenden Detektoren (vorwiegend Szintillationszähler) sind Radionuklide mit γ-Quantenenergien zwischen 80 und 400 keV am günstigsten, da unterhalb dieses Energiebereichs das Körpergewebe zu stark absorbiert und oberhalb dieses Energiebereichs die kollimierenden Bleiabschirmungen der Detektoren zu durchlässig werden. Wirksame Bleiabschirmungen mit einem Schwächungsgrad von mehr als 10 müssen für diesen Photonenenergiebereich Dicken von mindestens 1 cm besitzen.

Die zur Fernbestrahlung in γ-Bestrahlungsanlagen und zur lokalen Behandlung verwendeten Radionuklide ^{60}Co und ^{226}Ra mit Folgeprodukten erfordern für einen Schwächungsgrad von 10 sogar 5 cm dicke Bleiabschirmungen. Die Verwendung von Bleigummischürzen beim Umgang mit harte γ-Strahlen emittierenden Radionukliden in Nuklearmedizin und Strahlentherapie ist also wegen der geringen Abschirmwirkung wenig sinnvoll (vgl. Tabelle 3.9).

Zur Gewährleistung der Einhaltung der höchstzulässigen Personendosen müssen die Wände der Räume von diagnostischen und therapeutischen Röntgenanlagen Abschirmwirkungen entsprechend einer Bleischicht von bis zu einigen Millimetern Dicke besitzen. Dies wird bei Fenstern durch Bleiglas, bei Türen durch Bleiauflagen entsprechender Dicke erreicht. Bei Wänden aus Vollziegel ist eine Dicke von 20 cm für die meisten Fälle schon ausreichend.

Die Wände in nuklearmedizinischen Abteilungen und Bettenstationen für therapeutische Radionuklidanwendung müssen dagegen selbst bei Normalbeton Stärken von bis zu 50 cm aufweisen. Die Wände der Bestrahlungsräume von medizinischen γ-Bestrahlungsanlagen und Beschleunigern müssen im Nutzstrahlungsbereich sogar aus meterdickem Barytbeton hergestellt werden.

3.5 Strahlenschutzmeßtechnik

Die im Strahlenschutz gebräuchlichsten Dosimeter und Kontaminationsmeßgeräte und ihre Anwendung werden im folgenden erläutert. Zur direkten und indirekten Bestimmung der Strahlenexposition von Menschen dienen darüber hinaus zahlreiche weitere Strahlendetektoren und Meßgeräte (s. S. 20 ff.).

3.5.1 Überwachung der äußeren Strahlenbelastung

Grundlage der behördlichen Personendosisüberwachung ist das Filmdosimeter. Die *Personendosismeßfilme* für die Messung am Rumpf werden in Filmplaketten mit unterschiedlich dicken und verschiedenartigen Metallfiltern (vgl. Abb. 3.5) getragen. Die Dosen werden aus den erhaltenen Filmschwärzungen ermittelt, Expositionsumstände, Strahlenarten und -qualitäten näherungsweise aus den Verhältnissen der Schwärzungen hinter den verschiedenen Filtern bestimmt. Radioaktive Verunreinigungen auf den Personendosismeßfilmen hinter den offenen Feldern der Plaketten ergeben beim Entwickeln schwarze Flecken an den „heißen" Stellen. Die Dosis durch energiereiche Neutronen wird durch Auszählen von Protonenspuren in einem feinkörnigen Kernspurfilm bestimmt.

Als zusätzliche Dosimeter für die Hände können Armbänder und Fingerringe mit Filmen oder Thermolumineszenzdosimetern der behördlichen Meßstelle getragen werden oder auch Glasdosimeter (Photolumineszenzdosimeter) für höhere Dosen und längere Zeiträume.

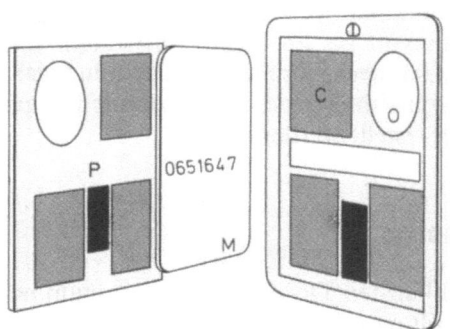

Abb. 3.5. Aufgeklappte Filmplakette zur Personendosismessung für Elektronen- und Photonenstrahlung

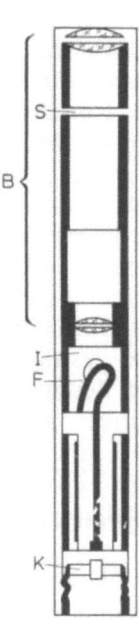

Abb. 3.6. Stabdosimeter (schematisch). Einzelheiten s. Text

Für das zweite Meßverfahren, das die jederzeitige Feststellung der Personendosis ermöglichen soll, eignen sich besonders die auf dem Ionisationskammerprinzip beruhenden *Stabdosimeter* (Abb. 3.5). Ein auf einem Trägerrahmen aufgesetzter Quarzfaden F bildet die eine, die Zylinderwandung die andere Elektrode der Ionisationskammer I. Zwischen beiden Elektroden wird bei der Aufladung über den beweglichen Kontakt K durch ein getrenntes Ladegerät eine Spannungsdifferenz von etwa 150 V gelegt. Die Entladung durch ionisierende Strahlung kann über den sich hierdurch bewegenden Quarzfaden F und eine Beobachtungsoptik B mit kalibrierter Skala S verfolgt werden. Für die radiologische Praxis ist ein Meßumfang des Stabdosimeters von 0 bis etwa 2 mSv günstig.

3.5.2 Überwachung der inneren Strahlenbelastung

Durch inkorporierte offene radioaktive Stoffe erfolgt eine Strahlenexposition des Körpers von innen. Eine unbeabsichtigte Inkorporation radioaktiver Stoffe kann durch Einatmung, Einnahme durch Getränke und Nahrung, durch Rauchen oder sonstigen Lippenkontakt sowie infolge Resorption durch die Haut oder über Wunden erfolgen.

Zur genauen Bestimmung der Körperdosen ist die Kenntnis vieler Einzelheiten erforderlich. Man kann sich indessen mit der Feststellung der Art und Aktivität der inkorporierten Radionuklide im Ganzkörper begnügen, wenn die Aktivität unterhalb des höchstzulässigen Wertes für Dauerbelastung liegt (vgl. Tabelle 3.4).

Inkorporierte γ-Quanten emittierende Radionuklide und energiereiche β-Strahler wie ^{90}Sr (über die erzeugte Bremsstrahlung) können mit Detektoren außerhalb des Körpers nachgewiesen werden. Um bei vernünftiger Meßzeit Aktivitäten in der Größenordnung von 100 Bq messen zu können, werden heute in der Regel hochempfindliche Ganzkörperradioaktivitätsmeßanlagen *(Ganzkörperzähler)* mit Szintillationszählern als Detektoren verwendet.

Inkorporierte reine β-Strahler geringerer Energie wie ^{3}H und ^{14}C können nur durch Ausscheidungsmessung nachgewiesen werden. Die Messung erfolgt besonders empfindlich mit Flüssigkeitsszintillationszählern, bei welchen die Proben mit der Szintillatorflüssigkeit vermischt werden.

3.5.3 Ortsdosis- und Kontaminationsüberwachung

In der Radiologie werden ungewollte Strahlungsfelder in Arbeitsräumen und damit die Ortsdosen vorwiegend durch Röntgen- und γ-Strahlung verursacht, da nur diese zu einem gewissen Grad die Abschirmungen durchdringen. Das medizinische Personal wird nur beim unvorsichtigen Hantieren mit offenen radioaktiven Stoffen und umschlossenen β-Strahlenquellen sowie bei Kontaminationen von β-Strahlung getroffen. Im medizinischen Bereich genügt es daher im allgemeinen, *Strahlenschutzmeßgeräte* zum Nachweis von β- und γ-Strahlung und zur Messung der Dosisleistung von Röntgen- und γ-Strahlung zur Hand haben.

Für Strahlenschutzmessungen beim Umgang mit radioaktiven Stoffen und mit Röntgenstrahlen sind im Handel batteriebetriebene, handliche Geräte erhältlich. Mit einer Ionisationskammer oder einem Proportionalzählrohr sind sie zur Dosis- und Dosisleistungsmessung verwendbar, und zwar fast energieunabhängig für Photonenenergien zwischen 10 keV und 2 MeV, also auch für sehr weiche Röntgen- und γ-Strahlen. Mit einem Geiger-Müller-Zählrohr als Detektor sind die Strahlenschutzmeßgeräte wegen der hohen Energieabhängigkeit der Meßempfindlichkeit nur bei γ-Strahlung zwischen etwa 0,1 und 2 MeV zur Dosisleistungsmessung verwendbar und bei konventioneller Röntgenstrahlung lediglich als Nachweisgerät.

Geiger-Müller-Zählrohre geben schon durch einzelne β-Teilchen oder durch γ-Quanten ausgelöste Elektronen kräftige Entladungsstromstöße ab, die akustisch angezeigt werden können. Daher werden Kontaminationsmeßgeräte mit großflächigen Geiger-Müller-Zählrohren (>100 cm^2) und dünnen Strahleneintrittsfenstern (<5 mg/cm^2) für energiearme β- und γ-Strahlen verwendet. Die hohe Nachweisempfindlichkeit auch gegenüber β-Strahlen von ^{14}C (165 keV) und – mit Xenon als Zählgas – gegenüber γ-Strahlen von ^{125}J (35 keV) machen solche Kontaminationsmeßgeräte auch geeignet für Laboratorien mit reinen In-vitro-Untersuchungen. Zum Nachweis von ^{3}H mit β-Strahlen von nur 18 keV Grenzenergie müssen jedoch offene Proportionalzählrohre verwendet werden.

Bei einer Arbeitsplatzkontamination von 37 Bq/cm^2 (1 nCi/cm^2), die bei Radionukliden hoher Radiotoxizität bereits als höchstzulässig angesehen wird, ergibt sich eine Zählrate von 100–1000 Impulsen/min/cm^2 Strahleneintrittsfläche eines geeigneten, über die betreffende Stelle gehaltenen Strahlenmeßgerätes.

Bei Röntgen- und γ-Strahlung ergibt eine mittlere Ortsdosisleistung von 25 mSv/h bei 40 h Aufenthalt/Woche eine Äquivalentdosis von 50 mSv/Jahr. Daher sollten Strahlenschutzmeßgeräte eine Dosislei-

stung von 1 mSv/h noch sicher anzeigen.
Neben quantitativ messenden Strahlenschutzmeßgeräten sind im Strahlenschutz stationäre und tragbare Warngeräte mit akustischer Anzeige (*Hand- und Fußmonitore, Labormonitore, Taschenmonitore* usw.) von großem Wert und in nuklearmedizinischen Abteilungen unentbehrlich.

In Räumen mit hohen Strahlenpegeln oder zum Nachweis sehr energiearmer α- oder β-Strahler müssen Kontaminationskontrollen durch Entnahme von Wischproben mit saugfähigem Papier durchgeführt werden, die dann gesondert mit geeigneten Strahlungsmeßgeräten überprüft werden.

Der überaus größte Teil der Radioaktivität von nuklearmedizinischen Abteilungen und Kliniken in den Abwässern und in der Luft wird durch das zur Therapie von Schilddrüsenerkrankungen in großen Mengen verwendete ^{131}J verursacht. Abwasser- und Luftkontaminationsüberwachung sowie Abwasserabklinganlagen und geeignete Luftfilter in Kliniken müssen so ausgelegt sein, daß die jeweils behördlich genehmigte Radioaktivitätsmenge pro Jahr nicht überschritten wird.

3.6 Radiologische Strahlenschutzpraxis

Selbst bei geringer Strahlenschwächung, wie dies bei Röntgen- und γ-Strahlung in Luft der Fall ist, nimmt die Strahlungsintensität mit dem Quadrat (s. S. 30) der Entfernung von einer Strahlenquelle ab. *Daher kann das Einhalten eines möglichst großen Abstandes von der Strahlenquelle als die Grundverhaltensregel im Strahlenschutz angesehen werden.*

Bei unmittelbarem Umgang mit Strahlenquellen sollten *Schnelligkeit* (Arbeitsplanung) und *Berücksichtigung aller Schutzmöglichkeiten* (Abschirmung, Schutzkleidung usw.) unbedingt als weitere Verhaltensgebote beachtet werden.

Schwere Strahlenunfälle sind heute im Bereich der medizinischen Radiologie durch bauliche, Einrichtungs- und gerätemäßige Strahlenschutzvorkehrungen fast unmöglich. Bei hinreichender Belehrung des Personals und einer adäquaten Überwachung lassen sich selbst in großen Strahlenkliniken Überschreitungen von 2 mSv/Monat als Dosis am Rumpf vermeiden.

3.6.1 Röntgendiagnostik

Da durch Röntgenuntersuchungen der größte Teil der zivilisatorischen Strahlenbelastung der Bevölkerung zustande kommt, hat der Strahlenschutz des Patienten hier eine besondere Bedeutung. Wegen der mit zunehmender Erzeugungsspannung wachsenden Durchdringungsfähigkeit der Röntgenstrahlen verringert sich bei gleicher Bildhelligkeit entsprechend die Gesamtstrahlenexposition (Integraldosis) des Patientenkörpers. Indessen bildet eine Röhrenspannung von etwa 150 kV die obere Grenze für Röntgenuntersuchungen. Mit steigenden Erzeugungsspannungen werden nämlich die Unterschiede der Strahlendurchlässigkeit von Geweben verschiedener Dichte und Zusammensetzung bei gleichzeitig wachsendem Streustrahlenzusatz immer geringer, so daß die Qualität der erhaltenen Abbildungen (Schärfe und Kontrast) schließlich unbefriedigend wird.

Die mittlere Photonenenergie bzw. die Härte der Röntgenstrahlen kann indessen durch Wegfiltern des energiearmen, langwelligen Teils des Röntgenstrahlenspektrums durch Metallfolien (Aluminium oder Kupfer) erhöht werden. Hierdurch werden Haut und oberflächennahe Bereiche des Patienten auf der Strahleneintrittsseite wesentlich entlastet. Aus dem gleichen Grund werden gewisse Mindesteigenfilterungen der diagnostischen Röntgenröhren vorgeschrieben (s. S. 3 f.). Bei einer 20minütigen Magenuntersuchung mit 90 kV Röhrenspannung, 2 mA Röhrenstrom und 50 cm Fokus-Haut-Abstand ergeben sich z. B. mit bzw. ohne zusätzlichen Kupferfilter (0,1 mm Dicke) bei gleicher Bildqualität Oberflächendosen von 250 bzw. 750 mGy.

Die Strahlenexposition des Patienten läßt sich durch Beschränkung auf die unbedingt notwendige Feldgröße, Zahl der Aufnahmen und Durchleuchtungszeit entscheidend verringern, ebenso durch Anwendung dosissparender Simultanschichtverfahren und Verwendung hochwertiger Geräte und Zubehör wie Filme, Verstärkerfolien und Leuchtschirme. Mit Belichtungs- und Entwicklungsautomaten lassen sich unnötige Wiederholungsaufnahmen vermeiden.

Vom Nutzstrahlenbündel getroffene, nicht für die Untersuchung interessierende Körperteile des Patienten sollen durch Strahlenschutzdecken abgeschirmt werden (Gonaden!).

Bei gleicher Bildgröße wird die Hautexposition auf der Strahleneintrittsseite des Patienten mit sich verringerndem Fokus-Haut-Abstand wegen der zunehmenden Strahlendivergenz immer größer. Bei Durchleuchtungen ist daher ein Mindestabstand von 30 cm vorgeschrieben.

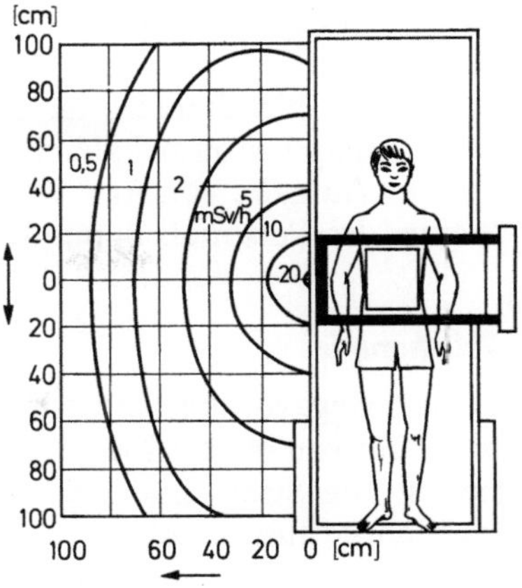

Abb. 3.7. Seitliche Verteilung der Streustrahlendosisleistung in mSv/h bei der Röntgendurchleuchtung. 85 kV, 4 mA, HWS = 3 mm Al, Feldgröße am Schirm 20·25 cm². (Nach MORGAN zit. nach Braestrup-Wyckhoff 1958)

Mit der Einführung der Bildverstärkerfernsehkette wurde die Strahlenexposition der Patienten verringert, jedoch nicht in dem theoretisch möglichen Ausmaß. Man nutzt lieber die um einen Faktor 1000 hellere Bildfläche zur Vermeidung der Dunkeladaption und zum damit möglichen kontrastempfindlicheren Zäpfchensehen aus.
Ähnlich verhält es sich mit der Röntgencomputertomographie. Projektionsübersichtsaufnahmen sind hier bei 0,2–0,5 mGy mit etwa $\frac{1}{100}$ der Strahlenexposition an herkömmlichen Röntgenuntersuchungseinrichtungen verbunden. Bei der Erzeugung von Schnittbildern (CT) jedoch beträgt durch die Überlagerung zahlreicher (bis zu 1000) Projektionen die Strahlenexposition etwa 20 mGy. Damit gewinnt man aber bedeutend an Information infolge hoher Orts- und Kontrastauflösung der CT-Bilder.
Das Personal ist bei Röntgenuntersuchungen sowohl vor dem Nutzstrahlenbündel zu schützen als auch vor der vom Patienten ausgehenden, nach allen Seiten gerichteten Streustrahlung (Abb. 3.7). Letztere ist die Hauptgefahrenquelle. Sofern der Arzt und Hilfspersonen nicht durch eine Schutzkanzel oder durch Bleigummiabschirmung seitlich am Patienten ausreichend geschützt sind, insbesondere bei Spezialuntersuchungen, sollte Schutzkleidung getragen werden.
Die in der Umgebung bis etwa 1 m Entfernung vom Patienten durch Streustrahlung verursachten Dosisleistungen beim Durchleuchten betragen ohne Abschirmung einige 10 µSv/h bis einige 10 mSv/h. Schutzvorrichtungen und Schutzkleidung schwächen die Streustrahlung derart, daß Überschreitungen der höchstzulässigen Körperdosen beim Personal bei vernünftigem Verhalten kaum vorkommen können.

3.6.2 Strahlentherapie

In der Strahlentherapie ist der Schutz des Patienten vor unnötiger Strahlenexposition bei gleichzeitig wirksamer Bestrahlung des Zielvolumens Aufgabe von Arzt und Physiker. Hier soll vorwiegend nur der Schutz des Personals behandelt werden.

Teletherapie

In der Megavolttherapie mit Elektronen und Photonen bei Energien oberhalb von etwa 1 MeV treten im Bestrahlungsraum so hohe Intensitäten von Streu- und Durchlaßstrahlung aus dem Strahlerkopf auf (größenordnungsmäßig 1% der Dosisleistung im Nutzstrahlenbündel), daß sich hier während der Bestrahlung außer dem Patienten niemand aufhalten darf.

Bei Elektronenbeschleunigern oberhalb 10 MeV Energie ist auch im ausgeschalteten Zustand eine geringe, vorwiegend kurzlebige und für die äußere Strahlenexposition vernachlässigbare Radioaktivität in bestrahlter Luft, Gegenständen und Patienten vorhanden. Die im Nutzstrahlenbündel befindliche Luft wird daher vom Strahlerkopf aus abgesaugt. Außerdem wird durch eine ausreichende Be- und Entlüftung des Bestrahlungsraumes für Geringhaltung der internen Strahlenbelastung gesorgt.

^{60}Co-γ-Strahlungsanlagen enthalten bis zu 400 TBq (ca. 10 kCi) ^{60}Co. Um bei der harten γ-Strahlung von ^{60}Co nicht zu dicke Abschirmungen und damit unhandliche und schwer bewegliche Strahlerköpfe zu benötigen, läßt man im Abschirmzustand eine Dosisleistung von 25 µSv/h in 1 m Abstand von der Strahlenquelle zu. Damit können beim Personal Dosen bis zu 2 mSv/Monat erreicht werden, wenn der Aufenthalt im Bestrahlungsraum 20 h/Woche beträgt.

In der konventionellen Röntgentherapie mit Erzeugungsspannungen zwischen 10 und 300 kV dürfen sich nur zur Durchführung der Röntgennahbestrahlung (10–50 kV) unbedingt notwendige Personen im Kontrollbereich aufhalten. Hier ist eine Strahlengefährdung von Arzt und Hilfspersonal gegeben, insbesondere wenn der Röntgenstrahler mit der Hand gehalten werden muß. Das Tragen von Schutzkleidung und Schutzhandschuhen ist dann wegen der erheblichen Streustrahlungsintensität erforderlich.

Lokale Therapie mit Radionukliden

Zur Kontakttherapie mit γ-Strahlern bei gynäkologischen Indikationen werden bis zu 100 mg Radium (37 GBq oder 100 mCi ^{226}Ra mit

Folgeprodukten) als umschlossene Präparate in Form von Stiften und Platten verwendet oder äquivalente Mengen an ^{60}Co, ^{137}Cs oder ^{192}Ir.
Unabgeschirmt herrscht in 1 m Entfernung von 100 mg Radium durch γ-Strahlung eine Dosisleistung von etwa 850 µSv/h. Bei einer Halbwertsdicke in Wasser von 16 cm verringert das umgebende Gewebe bei intrauteriner Radiumlage selbst bei dicken Patientinnen die Strahlenintensität höchstens um die Hälfte. Während des routinemäßigen Einlegens des Radiums, das je Patientin bis zu 10 min dauert, können der Arzt und das Hilfspersonal ohne Abschirmung Dosen an Rumpf und Gonaden von 150 µSv erhalten und an der Hand 3 mSv. Es müssen mindestens 5 cm dicke Bleiabschirmungen oder Bleiglas mit entsprechendem Bleigleichwert vorhanden sein (Schutzstuhl für den Arzt, Schutzwände für das Hilfspersonal), um wirksamen Schutz zu bieten.
Aber auch mit den besten Abschirmungen bleibt die manuelle Applikation von Radium oder anderer Präparate, wie etwa ^{125}J-Kapseln, der hinsichtlich der Strahlenbelastung des Personals kritischste Punkt in der Radiologie, da das Manipulieren am Patienten nicht vollständig von den Abschirmungen aus erfolgen kann.
In letzter Zeit werden zur interstitiellen oder intrakavitären Kontakttherapie (Brachytherapie) ferngesteuerte Nachladegeräte mit idealen Strahlenschutzbedingungen verwendet („afterloading", s. S. 393). Bei Verwendung von künstlichen radioaktiven Stoffen hoher Aktivität (z. B. 0,4 TBq oder 10 Ci ^{192}Ir) wird die Bestrahlungsdauer auf wenige Minuten beschränkt.
Die radioaktiven Präparate bleiben bei Bestrahlung mit niedriger Dosisleistung zum Erreichen der gewünschten Dosis bis zu 20 h liegen. Deshalb muß der Patient während dieser Zeit in einem Einzelzimmer mit abgeschirmtem Bett und entsprechendem räumlichen Strahlenschutz liegen (Abb. 3.8).
Bei den zur Kontaktbestrahlung von oberflächlichen Hautprozessen verwendeten ^{90}Sr-Dermaplatten (bis 2 cm Durchmesser) kann die β-Strahlung durch eine 0,1 mm dicke Nickelfolie einseitig austreten (an der Oberfläche 10 Gy/min). Da nur β-Strahlung emittiert wird, genügt eine 1 cm dicke Klarsichtscheibe am Präparatehalter als Schutz gegen die von der Haut des Patienten zurückgestreuten Elektronen. Zum Schutz vor Direktbestrahlung der Augen sollte eine Brille getragen werden.
Umschlossene radioaktive Präparate müssen regelmäßig von einer amtlichen Meßstelle auf Dichtigkeit geprüft werden.
^{32}P, ^{198}Au, ^{90}Y und v. a. ^{131}J sind die zur Selektivbestrahlung in Organen und Geweben in offener Form verwendeten Radionuklide.

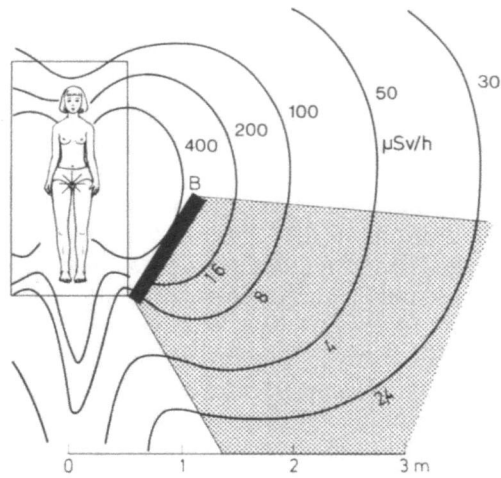

Abb. 3.8. Verteilung der Ortsdosisleistung in μSv/h bei einer Patientin mit 100 mg Radiumeinlage. Teilabschirmung durch eine 5 cm dicke Bleiwand *(B)*

Als reiner β-Strahler verursacht inkorporiertes ^{32}P praktisch keine Strahlenexposition außerhalb des Patientenkörpers und wird auch bei einer biologischen Halbwertszeit von 250 Tagen nur in geringer Konzentration ausgeschieden.

^{131}J wird zur Behandlung von Schilddrüsenerkrankungen in Aktivitäten bis zu 4 GBq (100 mCi) oral verabreicht, wovon jedoch bis zu 90% innerhalb 24 h wieder mit dem Urin ausgeschieden werden. Der Rest wird vom Schilddrüsengewebe gespeichert und zerfällt zum größten Teil hier (biologische Halbwertszeit 140 Tage).

In der Klinik muß der mit ^{131}J behandelte Patient zum Schutz des Personals und anderer Patienten nach der ^{131}J-Verabreichung in einem Einzelzimmer einer nuklearmedizinischen Bettenstation untergebracht werden (Abwasserabklinganlage). Um ihn herum besteht ein Kontrollbereich, insbesondere mit der Gefahr der Umgebungskontamination, z. B. durch Erbrechen. Die Dosisleistung in 1 m Abstand beträgt je GBq (25 mCi) inkorporiertes ^{131}J bis zu 50 μSv/h, je nach der Tiefenlage der Aktivität im Körper und der damit gegebenen Abschirmung. Der Patient kann entlassen werden, wenn in 1 m Abstand nur noch 5 μSv/h gemessen werden. Dies erfordert einen Klinikaufenthalt von bis zu 3 Wochen. Danach kann die Strahlenexposition der Angehörigen durch die emittierte γ-Strahlung auch im Extremfall 1,5 mSv nicht mehr überschreiten.

Bei der nur noch selten angewandten intraperitonealen und intrapleuralen Applikation von 4 GBq (100 mCi) kolloidalem ^{198}Au wird in der Patientenumgebung eine ähnlich hohe Dosisleistung durch γ-Strahlung erzeugt wie bei 4 GBq (100 mCi) ^{131}J. Jedoch wird das ^{198}Au nicht ausgeschieden und klingt mit 2,7 Tagen Halbwertszeit ab. Eine Entlassung aus der Klinik kann erfolgen, wenn in 1 m Abstand nur noch eine Dosisleistung von 16 µSv/h herrscht.

3.6.3 Nuklearmedizinische Diagnostik

Die den Patienten zu nuklearmedizinischen Untersuchungen verabreichten Aktivitäten liegen in einer Größenordnung von 100 kBq bis 1 GBq (einige µCi bis einige 10 mCi). Die Strahlenexposition des Patienten ist hierbei in vielen Fällen geringer als bei entsprechenden Röntgenuntersuchungen (vgl. die Tabellen 3.10-3.12). Für den Arzt und das Personal stellen die Patienten mit zu diagnostischen Zwecken inkorporierten Aktivitäten eine verhältnismäßig geringe Strahlengefährdung dar. Zur Hirnszintigraphie werden bis zu 1 GBq ^{99}Tc^m appliziert, wobei durch γ-Strahlung Dosisleistungen bis etwa 10 µSv/h in 1 m Entfernung vom Patienten verursacht werden. Dies stellt gegenwärtig in der Routinediagnostik die obere Grenze dar.

Bei Arbeiten mit offenen radioaktiven Stoffen ist der Vermeidung der Inkorporation von Radioaktivität durch das Personal und damit der Vermeidung von Arbeitsplatz- und Umgebungskontamination größte Beachtung zu schenken.

Das Tragen von Plastikhandschuhen ist hierbei obligatorisch. Nach Beendigung der Manipulation, wie Umfüllen und Verdünnen einer radioaktiven Lösung oder Aufziehen in Spritzen, soll mit einem Strahlenschutzmeßgerät eine Kontrolle von Händen und Kleidung sowie der benutzten Gegenstände und des Arbeitsplatzes auf Kontamination erfolgen. Kontaminationen müssen durch eine sofortige Reinigung oder durch Abstellen der betreffenden Gegenstände in einem Abklingraum oder durch Abgabe zum radioaktiven Abfall beseitigt werden.

An den wichtigsten Arbeitsplätzen in nuklearmedizinischen Abteilungen sollen ständig betriebsbereite Labormonitore aufgestellt sein, damit jederzeit eine Überprüfung von Geräten und Gefäßen, Händen, Kleidung und Schuhen auf Kontamination erfolgen kann.

In nuklearmedizinischen Laboratorien und in Räumen zur therapeutischen Applikation von radioaktiven Stoffen müssen für den Umgang mit Aktivitäten von mehr als 400 MBq (etwa 10 mCi) strahlengeschützte Arbeitsplätze vorhanden sein, also Tische mit

Abschirmbrüstungen und Bleiburgen mit Fernbedienungseinrichtungen. Ferner sollen zum flexiblen Aufbau von Strahlenschutzwänden Bleiziegel in größerer Zahl vorrätig sein. Für die Lagerung radioaktiver Stoffe sind Strahlenschutztresore und Abschirmbehältnisse (Blei) erforderlich. Der Umfang der Strahlenschutzeinrichtungen richtet sich nach den verwendeten Radionukliden und Aktivitäten. Radioaktive Präparate oder unabgeschirmte Behältnisse mit radioaktiven Stoffen sollen im Abstand möglichst mit Zangen oder ähnlichen Werkzeugen angefaßt werden. So beträgt die Dosisleistung unmittelbar am unteren Ende eines Reagenzglases mit 40 MBq (1 mCi) ^{131}J in etwa 1 ml Lösungsmenge ungefähr 25 µSv/h.

Im Kontrollbereich nuklearmedizinischer Abteilungen verwendete Geräte sollen dauerhaft gekennzeichnet sein und dürfen keine größere Oberflächenaktivität an β- und γ-Strahlern als 37 kBq/cm^2 (1 nCi/cm^2) aufweisen.

Für Präparationen mit offenen radioaktiven Stoffen, bei welchen radioaktive Gase oder Dämpfe entstehen können, muß ein Abzug benutzt werden. Dies gilt besonders für ^{131}J wegen dessen hoher Radiotoxizität und der hohen Flüchtigkeit von Jod.

Abfälle und Gegenstände mit geringen Mengen von Radioaktivität, wie geleerte Behältnisse, kontaminierte Handschuhe, Papier usw. müssen, solange die Oberflächenaktivität mehr als 37 kBq/cm^2 (1 nCi/cm^2) beträgt oder die Gesamtaktivität das 10fache der Freigrenze überschreitet und eine Dekontamination nicht möglich ist, als radioaktiver Abfall in geeigneten und gekennzeichneten Behältern gesammelt und in besonders gekennzeichneten Räumen gelagert werden. Sofern es sich um kurzlebige Radionuklide (bis T½ = 100 Tage) handelt, genügt bei den kontaminierten festen Abfällen gewöhnlich eine Lagerung von 10 Halbwertszeiten des Radionuklids mit der größten Halbwertszeit, bevor die Gegenstände wieder verwendet oder zum normalen Abfall gegeben werden. Hierdurch ist ein Abklingen auf wenigstens ¹⁄₁₀₀₀ der Anfangsaktivität gewährleistet.

Bei Kontaminationen mit langlebigen radioaktiven Stoffen wie ^{3}H oder ^{14}C müssen die Abfälle an eine von der Überwachungsbehörde anzugebende zentrale Sammelstelle abgeliefert werden.

3.7 Strahlenexposition des Patienten

In Tabelle 3.10 sind Richtwerte für Dosen bzw. Dosisleistungen an der Hautoberfläche des Patienten im Nutzstrahlenbündel auf der Strahleneintrittsseite bei verschiedenen Röntgenuntersuchungen angegeben. Die Dosen liegen zwischen etwa 1 und 100 mGy pro

Tabelle 3.10. Hautdosen des Patienten in mGy (0,1 rd) im Nutzstrahlenbündel bei verschiedenen Röntgenuntersuchungen (Richtwerte nach UNSCEAR-Bericht 1977, modifiziert). *A* Aufnahmen, *SA* Serienaufnahmen, *S* Schichtaufnahmen, *D* Durchleuchtungen, *CT* Computertomographie

Körperbereich, Untersuchungsart	Energiedosis je Aufnahme [mGy]	Energiedosisleistung bei Durchleuchtung [mGy/min]	Energiedosis je Untersuchung [mGy]	
Schädel, seitlich	2-10	-	5-50	A
Schädel, von vorn	3-15	-	8-75	A
Kopf, Angiographie	0,5-5	20	5-50	D; SA
Zähne	4-8	-	4-20	A
Halswirbelsäule	3-8	-	3-20	A
Schlüsselbein und Schulter	5-10	-	5-30	A
Rückenmarkskanal, Myelographie	3-25	60	20-100	D, A
Thorax, Bronchographie	1-2	6	30-1000	D, A
Thorax, Hartstrahltechnik	0,2-0,8	2	0,2-3	A
Thorax, Normalstrahltechnik	1-2	-	1-6	A
Thorax, Schichtuntersuchung	5-10	-	5-100	S
Brust, Mammographie	2-100	-	2-300	A
Ösophagus, Kontrastmitteluntersuchung	2-20	60	10-100	D, A
Herz, Herzkatheterisation	2-10	40	40-1000	D, A
Wirbelsäule von vorn	10-30	-	10-120	A
Wirbelsäule, seitlich	20-50	-	20-150	A
Wirbelsäule, Schichtuntersuchung	20-100	200	100-1000	D, S
Magen-Darm-Kanal, Magen-Darm-Passage	2-20	60	50-1000	D, A
Dickdarm, Kontrasteinlauf	2-20	50	50-500	D, A
Gallenblase und -wege	2-10	40	5-200	A; D, A; D, A, S
Abdomen, Übersicht	5-20	60	5-150	A
Abdomen, Angiographie	5-20	60	30-500	D, A; S, A
Niere, Harnwege, Ausscheidungsurographie	10-30	80	10-100	D, A
Niere, Harnwege, Pyelographie	10-30	80	10-100	D, A
Niere, Angiographie	10-30	80	30-500	D, SA
Eileiter, Hysterosalpingographie	10-30	-	10-250	A
Blase	2-10	-	2-50	A
Hüftgelenk	5-15	-	5-50	A
Becken	10-20	-	10-60	A
Becken, Schwangerschaftsaufnahme	5-20	-	5-100	A
Arm, Hand	0,5-2	-	0,5-5	A
Oberschenkel	2-6	-	2-20	A
Unterschenkel, Fuß	1-3	-	1-10	A
Computertomographie	5-100	-	10-200	CT

Röntgenaufnahme, die Dosisleistungen bei Röntgendurchleuchtungen zwischen etwa 5 und 500 mGy/min. Auf der Strahlenaustrittsseite beträgt die Dosis des Nutzstrahlenbündels in der Röntgendiagnostik nur noch wenige Prozent der Eintrittsseite. Aus Tabelle 3.10 ist insbesondere der Einfluß der Untersuchungsbedingungen auf die Strahlenexposition ersichtlich. Bei der Röntgencomputertomographie ist die Strahlenexposition im gesamten untersuchten Bereich des Körpers ungefähr gleich hoch – die Körpermitte erhält bis zur Hälfte weniger – zwischen 5 und 100 mGy je Aufnahme, meist jedoch zwischen 10 und 20 mGy.

Tabelle 3.11. Keimdrüsendosen und mittlere Knochenmarksdosen bei Röntgenuntersuchungen von Erwachsenen (Richtwerte nach ICRP 1973)

	Keimdrüsendosis [mGy]		Mittlere Knochenmarksdosis [mGy]
	Männer	Frauen	
A. Gruppe der niedrigen Keimdrüsendosen			
Kopf	<0,1	<0,1	0,5
Halswirbelsäule	<0,1	<0,1	0,5
Zähne (Gesamtstatus)	<0,1	<0,1	0,2
Arm, Unterarm, Hand	<0,1	<0,1	<0,1
Knöcherner Thorax (Rippen, Brustbein)	<0,1	<0,1	1
Schlüsselbein, Schulter	<0,1	<0,1	1
Brustwirbelsäule	<0,1	<0,1	2
Unterschenkel, Fuß	<0,1	<0,1	<0,1
Thorax (Herz, Lungen)	<0,1	<0,1	0,4
Röntgenreihenuntersuchung	<0,1	<0,1	0,4
B. Gruppe der mittleren Keimdrüsendosen			
Magen und oberer Magen-Darm-Trakt	0,3	1,5	3
Cholezystographie, Cholangiographie	0,05	1,5	1
Oberschenkel, untere ⅔	4	0,5	0,5
C. Gruppe der hohen Keimdrüsendosen			
Lendenwirbelsäule, Lumbosakralgegend	10	4	2
Becken	7	2,5	1
Hüfte und Oberschenkel, oberes ⅓	12	5	0,5
Urographie	12	7	5
Retrograde Pyelographie	13	8	3
Urethrozystographie	20	15	3
Unterer Magen-Darm-Trakt	2	8	6
Abdomen	5	5	1
Schwangerschaftsaufnahme		6	1
	Fetus	10	
Beckenmessung		12	8
	Fetus	40	20
Hysterosalpingographie		12	3

Tabelle 3.12. Mittlere applizierte Aktivität in MBq und Energiedosen in mGy in Ovarien, Testes, rotem Knochenmark und untersuchtem oder Risikoorgan für die wichtigsten nuklearmedizinischen Untersuchungsmethoden (Richtwerte nach KAUL u. ROEDLER 1978, modifiziert)

Untersuchungs-methode	Radio-nuklid	Chemische Form	Aktivität [MBq]	Energiedosis in mGy			Untersuchtes oder Risikoorgan		Funktionszustand
				Ovarien	Testes	Rotes Knochenmark			
Hirnszintigraphie	$^{99}Tc^m$	Pertechnetat	450	2,1	1,5	2,7	40	Schilddrüse	SD nicht blockiert
Schilddrüsenszintigraphie u. Funktion	^{131}J	Jodid	2	0,1	0,1	0,2	1100	Schilddrüse	Euthyreot
				0,15	0,14	0,4	2000	Schilddrüse	Hyperthyreot
				0,12	0,11	0,17	450	Schilddrüse	Hypothyreot
	^{123}J	Jodid	7	0,04	0,03	0,06	38	Schilddrüse	Euthyreot
				0,02	0,013	0,05	90	Schilddrüse	Hyperthyreot
				0,06	0,04	0,08	17	Schilddrüse	Hypothyreot
Schilddrüsenszintigraphie	$^{99}Tc^m$	Pertechnetat	40	0,2	0,13	0,24	5	Schilddrüse	Euthyreot
Lungenszintigraphie	$^{99}Tc^m$	MAA, Mikrospheren	75	0,12	0,08	0,3	4	Lunge	
Lungenfunktion	^{133}Xe	Gasförmig	a) 1 Atemzug bei 37 MBq/l	0,003	0,003	0,003 (Blut)	0,06	Lunge	
							0,05	Atemwegsmukosa	
		Gasförmig	b) 3 min Atmung mit 37 MBq/l	0,04	0,04	0,04 (Blut)	0,4	Lunge	
							6,4	Atemwegsmukosa	
		In 0,9%iger NaCl-Lösung	c) i.v.-Injektion von 37 MBq	0,01	0,01	(Blut)	0,4	Lunge	
							2,6	Atemwegsmukosa	
Leber- u. Milzszintigraphie	$^{99}Tc^m$	S-Kolloid, Phytat	75	0,11	0,02	0,55	6,9	Leber	Normalzustand
							4,3	Milz	
				0,16	0,04	0,9	4,3	Leber	Leichter Leberparenchymschaden
							5,6	Milz	
				0,24	0,06	0,16	3,2	Leber	Schwerer Leberparenchymschaden
							8,5	Milz	
	$^{113}In^m$	Kolloid	75	0,05	0,02	0,4	9,7	Leber	

Tabelle 3.12. (Fortsetzung)

Untersuchungs-methode	Radio-nuklid	Chemische Form	Aktivität [MBq]	Energiedosis in mGy				Untersuchtes oder Risikoorgan	Funktions-zustand
				Ovarien	Testes	Rotes Knochenmark			
Leberfunktion	$^{99}Tc^m$	HIDA, IDA	110	0,6	0,3		8,9	Leber	
Milzszinti-graphie	^{197}Hg	BMHP	15	0,8			160	Nieren	
							8	Milz	
	$^{99}Tc^m$	Alterierte Erythrozyten	150	0,8	0,8	0,6	100	Milz	
Pankreas-szintigraphie	^{75}Se	L-Selen-methionin	10	27	23	26	68	Leber	
							38	Pankreas	
Nieren-szintigraphie	$^{99}Tc^m$		450	0,8	0,4	1,5	36	Nieren	
Nierenfunktion	$^{99}Tc^m$	DTPA	150	0,3	0,2	0,1	3,6	Nieren	
	^{123}J	o-Jodhippurat	40	0,3	0,2	0,1	0,3	Nieren	
	^{131}J	o-Jodhippurat	1	0,002	0,002	0,003	9,2	Blase	
							0,07	Nieren	
Nieren-szintigraphie	$^{99}Tc^m$	DMSA	75	0,47	0,28	0,7	15	Nieren	
Knochen-szintigraphie	$^{99}Tc^m$	Poly-Pyro-phospaht	450	1,6	1,2	4,3	6,6	Knochen	
Tumor-szintigraphie	^{18}F	Fluorid	150	1,2	1,1	3,5	7,3	Knochen	
	^{67}Ga	-citrat	110	8,3	7,1	17	27	Unterer Dickdarm	
Erythrozyten-volumen und Überlebenszeit	^{51}Cr	Chromat	4	0,46	0,4	0,46	0,4	Gesamtkörper	
Plasmavolumen	^{131}J	HSA	2	1	0,9	1	0,9	Gesamtkörper	
Eisenkinetik	^{59}Fe	-citrat o. -chlorid	0,4	1,9	1,7	1,8	14	Milz	
Vitamin-B_{12}-Resorption	^{57}Co	Cyano-cobalamin	0,02	0,009	0,006	0,1			

In Tabelle 3.11 sind Richtwerte für die Gonadendosen der Patienten bei verschiedenen Röntgenuntersuchungen zusammengestellt. Die angegebenen Dosen stellen Mittelwerte aus Messungen verschiedener Autoren dar. Im Einzelfall können die Dosen je nach den Bedingungen sehr stark hiervon abweichen.

Bei der Megavolttherapie liegt die Strahlenexposition des Patienten außerhalb des Nutzstrahlenbündels in der Größenordnung von 1% der Dosis im Zielvolumen. Diese liegt bei den meisten Tumorbehandlungen um 60 Gy.

Die Strahlenexposition außerhalb des Nutzstrahlenbündels wird in der Röntgendiagnostik und in der perikutanen Therapie vorwiegend durch im Körper selbst entstehende Streustrahlung verursacht und kann daher durch Abschirmungen nur z.T. verringert werden.

In Tabelle 3.12 sind die Strahlenexpositionen von Risikoorgan, Ganzkörper und Gonaden von erwachsenen Patienten bei einigen Routineuntersuchungen der Nuklearmedizin zusammengestellt. Die Werte ergeben sich aus Messungen und vereinfachenden Annahmen über den zeitlichen Verlauf der Verteilung der Aktivität im Körper und in den Organen sowie anschließender Dosisberechnung.

4 Technische Grundlagen der bildgebenden Diagnostik

4.1 Röntgendiagnostik

M. Georgi

4.1.1 Diagnostische Röntgeneinrichtung

Eine diagnostische Röntgeneinrichtung besteht aus dem
- *Röntgenstrahler* (Röntgenröhre + Röhrengehäuse)
- *Röntgengenerator* (Röntgenapparat) und
- *Röntgenuntersuchungsgerät mit Zusatzgeräten und Zubehör*

4.1.1.1 Röntgenröhre

In der Röntgenröhre erfolgt die Erzeugung der Röntgenstrahlen. Die Grundprinzipien ihres Aufbaus und ihrer Funktion sind auf S. 2f. besprochen. Für die Röntgendiagnostik werden bestimmte Anforderungen an die Konstruktion von Röntgenröhren gestellt. Die wichtigsten sind:

a) Der *Brennfleck* oder *Fokus* der Röhre (Aufprallfläche des Elektronenstrahls auf der Anode) soll im Interesse der Bildgüte möglichst klein sein.
b) Die Röhre muß für relativ kurze Aufnahmezeiten hohe *Belastungen* aushalten. Die Belastung einer Röhre resultiert aus der Wärme, die bei der Erzeugung der Röntgenstrahlen in der Zeiteinheit an der Anode entsteht. Die Röhrenleistung wird auf die Größe des Fokus bezogen in Kilowatt (kW) angegeben.

Bei allen modernen Röntgenröhren handelt es sich um *Hochvakuumröhren.* Das Vakuum beträgt mindestens 10^{-5} mm Hg. Sie besitzen eine *Glühkathode,* deren Hauptbestandteil eine Wolframdrahtwendel ist. Durch Beschicken mit einem Heizstrom (3–5 A, 12–18 V) wird diese zum Glühen gebracht und damit zur Emission von Elektronen angeregt. Der Elektronenstrom (Röhrenstrom) läßt sich durch den Heizstrom regeln. Bei Röntgenaufnahmen wird das Produkt von

Röhrenstrom in mA und der Belichtungszeit in s als Milliampere-Sekunden-Produkt in mAs angegeben. Unabhängig vom Heizstrom läßt sich die zwischen Kathode und Anode angelegte *Hochspannung* zwischen 30 und 150 Kilovolt (kV) regeln (s. S. 109).

- *Hohe Spannung in kV:* harte Röntgenstrahlen mit kurzer Wellenlänge und großer Durchdringungsfähigkeit.
- *Niedrige Spannung in kV:* weiche Röntgenstrahlen mit größerer Wellenlänge und geringerer Durchdringungsfähigkeit.

Röntgenröhren für diagnostische Zwecke unterscheiden sich v. a. in der Gestaltung der Anode. Das Herstellungsmaterial für Anoden ist überwiegend *Wolfram-Rhenium*.

Röhren mit feststehender Anode (Stehanode)

Bei diesem Röhrentyp wird der Brennfleck sehr stark thermisch belastet. Die Anode besteht gewöhnlich aus einem Kupferkörper mit einer an der Fokusseite eingelassenen Wolframscheibe. Trotz der Möglichkeiten, die Anode zu kühlen, ist die Leistung solcher Stehanodenröhren begrenzt.

Röhren mit Drehanode

Bei dieser Röhrenkonstruktion besteht die Anode aus einem Wolframteller, der nach dem Elektromotorprinzip in rasche Umdrehungen versetzt wird (3000–9000 U/min).
Wird die Glühkathode exzentrisch zur Drehachse der Anode versetzt, so bestreicht der Elektronenstrahl auf dem Anodenteller eine Kreisbahn (= Brennfleckbahn) (Abb. 4.1 a).
Der Fokus behält zwar seine Lage im Raum bei; es ändert sich aber periodisch der Auftreffpunkt des Elektronenstrahls auf der sich drehenden Anode. Die bessere Wärmeverteilung führt zu einer ca. 10mal so hohen Belastbarkeit wie bei der Stehanodenröhre.
In der Röntgendiagnostik werden hauptsächlich Drehanodenröhren verwendet.

Strich- oder Götze-Fokus

Die Brennfleckgröße einer Röntgenröhre ist für die Zeichenschärfe verantwortlich. Der Brennfleck sollte daher möglichst klein gehalten werden. Durch eine spezielle zylindrische Form des Glühdrahts der Kathode wird auf der Anode ein *strichförmiger elektronischer Brennfleck* erzeugt. Durch Neigung der Aufprallfläche der Anode um ca. 20° läßt sich der *optisch wirksame Fokus* verkleinern (Abb. 4.1 b).

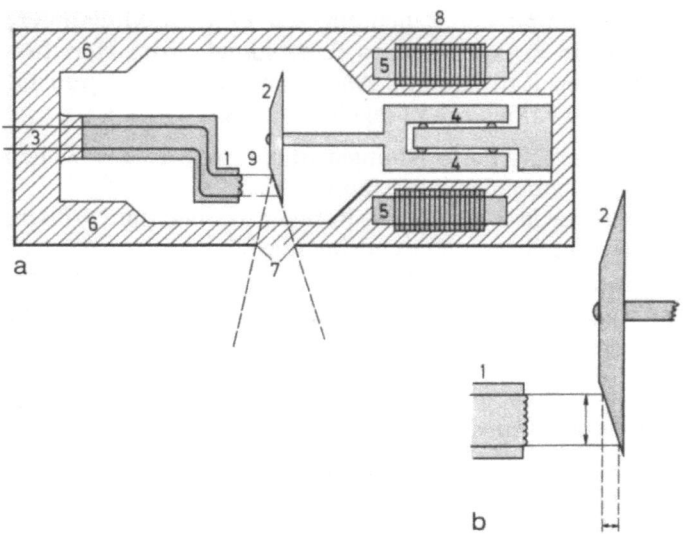

Abb. 4.1 a, b. Schematischer Aufbau einer Drehanodendiagnostikröhre
a *1* Glühkathode
2 Drehanode
3 Kathodenheizung
4 Rotor der Drehanode
5 Stator der Drehanode
6 Öl
7 Röhrenfenster
8 Röhrengehäuse
9 Elektronenstrahl
b *1* Glühkathode
2 Drehanode

Röhrengehäuse (Röhrenhaube)

Die eigentliche, aus Glas bestehende Röntgenröhre ist in ein Metallschutzgehäuse, der *Röhrenhaube,* eingelassen. Bei den meisten Diagnostikröhren ist der Raum zwischen Röntgenröhre und Röhrenhaube mit *Öl* ausgefüllt. Dieses nimmt die bei der Erzeugung von Röntgenstrahlen entstehende Wärme auf. Über die Metallhaube wird die Wärme abgestrahlt. Das Öl garantiert gleichzeitig einen Hochspannungsschutz *(Ölisolation)* und übernimmt mit der Röhrenhaube einen teilweisen *Strahlenschutz.*
Nur ein schmaler Kegel der erzeugten Röntgenstrahlen verläßt durch die Glaswand und durch eine Öffnung in der Röhrenhaube die Röhre. Dieses *Nutzstrahlenbündel* tritt durch den *Röhrenfenster* genannten Teil der Glaswand hindurch.
Bei der Passage werden längerwellige Bestandteile der erzeugten Röntgenstrahlen von der Glaswand und dem Öl abgefiltert. Dieser Vorgang bezeichnet die Begriffe *Eigenfilterung* der Röhre und *Aufhärtung* der erzeugten Strahlung.

Zubehör zu Röntgenstrahlern

Mit *Zusatzfiltern* kann die Röntgenstrahlung weiter aufgehärtet oder geschwächt werden. Eigenfilter und Zusatzfilter ergeben den *Gesamtfilter* einer Röhre. In der Röntgendiagnostik ist eine Gesamtfilterung bis zu einem Gleichwert von 2 mm Aluminium üblich. *Tubusse* und *Blenden* dienen der seitlichen Begrenzung des Nutzstrahlenbündels. *Vorderblenden* (Loch-, Schlitz- oder Tiefenblenden) begrenzen es vor dem Patienten. Gebräuchlich sind *Lichtvisiere*, die durch sichtbares Licht die Ausdehnung des Nutzstrahlenbündels erkennen lassen.

4.1.1.2 Röntgengeneratoren (Röntgenapparate)

Der Röntgengenerator ist die Gesamtheit aller dem Betrieb der Röntgenröhre dienenden elektrischen Teile der Röntgeneinrichtung.

Ein *Röntgendiagnostikgenerator* umfaßt
- *Transformatoren*
- *Gleichrichter*
- *Hochspannungskabel* einschließlich *Hochspannungsschalter* und den
- *Schalttisch*

Transformatoren

Der *Hochspannungstransformator* liefert die für den Betrieb der Röntgenröhre erforderliche Hochspannung von 30-150 kV. Der *Heiztransformator* ist bei niedriger Spannung (12-18 V) für relativ hohe Stromstärken (3-5 A) ausgelegt, die zur Beschickung der Glühkathode benötigt werden.

Gleichrichter

Röntgeneinrichtungen werden mit *Netzwechselstrom* oder *Drehstrom* betrieben. Die Erzeugung von Röntgenstrahlen erfordert aber Gleichstrom. Zur Gleichrichtung wurden früher *Glühventile* verwendet, die einen ähnlichen Aufbau wie Röntgenröhren aufwiesen. Sie werden in neuerer Zeit durch die zuverlässigeren und platzsparenden *Sperrschichtgleichrichter* ersetzt.

Hochspannungskabel einschließlich Hochspannungsschalter

Das *Hochspannungskabel* verbindet den Röntgengenerator mit der Röntgenröhre. Ein *Hochspannungsschalter* ermöglicht das Umschalten *einer* Hochspannungsquelle an *verschiedene* Röntgenröhren.

Schalttisch

Der Schalttisch ist die *Kontroll- und Steuerzentrale* einer Röntgenanlage. Neben der Wahl des *Arbeitsplatzes* (s. Hochspannungsschalter) werden hier die für Röntgenaufnahmen oder Durchleuchtung erforderlichen Hochspannungswerte (kV) und Heizstromwerte (mAs) eingestellt und ausgelöst. Auch für bestimmte Untersuchungsgeräte erforderliche Zusatzeinrichtungen werden von hier aus gesteuert.

4.1.1.3 Röntgenuntersuchungsgeräte

Röntgenuntersuchungsgeräte dienen der eigentlichen Untersuchung von Patienten. Nach dem hauptsächlichen Verwendungszweck werden 2 Grundtypen unterschieden:

Röntgenaufnahmegeräte und
Röntgendurchleuchtungsgeräte.

In einigen Geräten sind diese Grundtypen kombiniert. So erlauben moderne Durchleuchtungsgeräte auch die Anfertigung von Röntgenbildern. Röntgenuntersuchungsgeräte werden ergänzt durch *Zusatzgeräte* und *Zubehör*.

Stative

Stative werden sowohl zur Aufhängung von Röntgenröhren als auch zur Fixation von Röntgenfilmkassetten verwendet.

Rasteraufnahmetisch (Bucky-Tisch) und Rasterwandgerät (Vertigraph)

Der Untersuchungstisch des ersten Geräts dient der Patientenlagerung. Die Tischplatte besteht aus strahlendurchlässigem Material (dünnes Sperrholz oder Kunststoff). Der Tisch enthält die für Röntgenaufnahmen erforderlichen Zusatzeinrichtungen wie Streustrahlenraster und Kassettenwagen. Die Röntgenröhre ist an einem Stativ aufgehängt. Auf dem Bucky-Tisch werden hauptsächlich Aufnahmen des Skeletts sowie der Harn- und Gallenwege angefertigt.

Das *Rasterwandgerät (Vertigraph)* ist ein Stativ, das mit denselben Zusatzeinrichtungen wie der Rasteraufnahmetisch versehen ist. Vorwiegend werden hier Thoraxaufnahmen im Stehen angefertigt. Aber auch Skelettaufnahmen sowie Urogramme im Stehen und Sitzen sind möglich.

Durchleuchtungsgerät

Mit diesem Gerät werden Durchleuchtungen vorgenommen. Mit einem Zielaufnahmegerät können während der Durchleuchtung auch Röntgenaufnahmen angefertigt werden. Die Röntgenröhre kann sich dabei in Unter- oder Übertischposition befinden. Durch eine Kippvorrichtung ist es möglich, den Patienten im Stehen, Liegen und in Schräglage zu untersuchen. Das mit der Röntgenröhre gekoppelte Zielaufnahmegerät kann nach allen Richtungen bewegt werden. Die Röhre wird so mitgeführt, daß der Zentralstrahl immer auf die Mitte des Abbildungssystems gerichtet ist.

Zusatzgeräte und Zubehör

Zusatzgeräte für Röntgenuntersuchungen sind Zielaufnahmegerät, Kassetten- und Filmwechsler, Kymograph, Streustrahlenraster, Schirmbildkamera, Bildverstärker, Röntgenkinokamera, Röntgenfernsehkamera und Belichtungsautomatik. Einige Zusatzgeräte werden im Abschn. 4.1.4 näher besprochen.

Zum *Zubehör* werden gerechnet: Filmkassetten, Verstärkerfolien, Vorrichtungen für den Strahlenschutz sowie Schaumpolster und Gurte zur Lagerung des Patienten.

4.1.2 Röntgenbilderzeugung und Abbildungsgesetze

4.1.2.1 Schwächung von Röntgenstrahlen

Für den Energiebereich der zur Röntgendiagnostik erzeugten Röntgenstrahlen wird die Schwächung durch 2 Vorgänge hervorgerufen:

>*die Absorption* und
>*die Streuung*.

Über die ihnen zugrunde liegenden Elementarprozesse s. S. 12 ff. Die unterschiedliche Schwächung der Röntgenstrahlen verschiedener Energie in verschiedenen Stoffen oder Gewebearten wird zur Röntgenbilderzeugung ausgenutzt. Dabei wird die Qualität eines Röntgenbildes durch den Anteil des geschwächten Strahlenbündels bestimmt, der beim Schwächungsvorgang *keine* Richtungsänderung erfahren hat. Die aus der urpsrünglichen Richtung *abgelenkte Streustrahlung* bewirkt dagegen eine Verschlechterung der Bildqualität. Sie muß soweit wie möglich beseitigt werden (s. S. 109).

4.1.2.2 Beeinflussung der Schwächung von Röntgenstrahlen

Von der Qualität der Röntgenstrahlung und den physikalischen Eigenschaften der schwächenden Substanz hängt es ab, ob beim Schwächungsvorgang die Absorption oder die Streuung überwiegt.

Einfluß der Strahlenqualität

Weiche (längerwellige) Strahlen werden *stärker absorbiert* als gestreut. *Harte* (kurzwellige) Strahlen werden *stärker gestreut* als absorbiert (s. S. 103 u. 109). Bei weicher Röntgenstrahlung ist auch die Streustrahlung weich. Sie wird im Objekt stärker absorbiert. Daher ist ihr Anteil im austretenden Strahlenbündel gering.

Umgekehrt ist bei harter Röntgenstrahlung auch die Streustrahlung hart und ihr Anteil im geschwächten Strahlenbündel größer.

Einfluß der schwächenden Substanz

Bei gleichbleibender Strahlenqualität nimmt mit höherer *Atomnummer* die Schwächung von Röntgenstrahlen zu. Dabei verschiebt sich das Verhältnis Absorption/Streuung zugunsten der Absorption.

Auch mit zunehmender *Dichte* und *Dicke* eines Stoffes nimmt die Schwächung von Röntgenstrahlen zu. Die hier geltenden Gesetzmäßigkeiten sind auf S. 15 besprochen.

4.1.2.3 Strahlenrelief – Sichtbarmachung des Röntgenbildes

Der von der Röntgenröhre ausgehende Nutzstrahlenkegel wird beim Durchdringen eines Objekts – wie oben besprochen – in Abhängigkeit von dessen atomarer Zusammensetzung, Dichte und Dicke unterschiedlich geschwächt. Dadurch entstehen in der austretenden Strahlung örtlich wechselnde Unterschiede der Intensität, die in der Gesamtheit als *Strahlenrelief* bezeichnet werden. Durch Ausnutzung der *Fluoreszenzwirkung* und der *photographischen Wirkung* der Röntgenstrahlen kann das Strahlenrelief dem Auge sichtbar gemacht werden.

Röntgendurchleuchtung

In der Röntgendurchleuchtung hat das Röntgenfernsehen mit der Bildverstärkerfernsehkette (s. S. 111) den früher verwendeten Leuchtschirm (Zinkkadmiumsulfid als Fluoreszenzstoff auf Pappeträger mit Abschirmung durch eine Bleiglasscheibe) und die hierbei für den

Untersucher erforderliche Dunkeladaptation abgelöst. Befindet sich ein Untersuchungsobjekt zwischen Röntgenstrahler und Bildverstärkereingang, dann wird das entstehende Strahlenrelief in dem Abbildungssystem so umgewandelt, daß das durchleuchtete Objekt auf dem Fernsehmonitor in Form eines Helligkeitsrelief erscheint.
Im Durchleuchtungsbild kommen Objektteile mit verstärkter Röntgenstrahlenabsorption dunkel zur Abbildung (sog. Verdichtungen). Objektteile mit verminderter Absorption werden hell dargestellt (sog. Aufhellungen).

Röntgenaufnahme

Wie Lichtstrahlen besitzen Röntgenstrahlen eine photographische Wirkung. Das Strahlungsrelief erzeugt in einer photographischen Emulsion zunächst ein „latentes" Bild, das durch den Entwicklungs- und Fixiervorgang sichtbar gemacht wird *(Schwärzungsrelief)*.

Bei konstanter Röhrenspannung und bei konstanter Absorption ist die Schwärzung einer photographischen Schicht durch Röntgenstrahlung dem Produkt aus Röhrenstrom und Zeit (mAs) proportional.

Die photographische Wirkung von Röntgenstrahlen ist geringer als die des sichtbaren Lichtes, weil nur ein geringer Teil der Strahlung im Film absorbiert wird. *Röntgenfilme sind deshalb sehr empfindlich.* Sie besitzen eine doppelseitige photographische Emulsion.
Bei den meisten Röntgenaufnahmen wird der photographische Effekt mit Hilfe von *Verstärkerfolien* vergrößert. Der Röntgenfilm befindet sich in einer Aluminiumkassette zwischen 2 Verstärkerfolien, die mit einem Fluoreszenzstoff (meistens Kalziumwolframat, außerdem Verbindungen Seltener Erden) beschichtet sind. Je nach Folientyp (Feinzeichner-, Universal-, Kurzzeitfolie) verstärkt das Fluoreszenzlicht die photographische Wirkung der Röntgenstrahlung um den Faktor 7–20.

Röntgenbilder sind Negative. Objektteile mit verminderter Strahlenabsorption kommen dunkel zur Darstellung (sog. Aufhellungen). Objektteile mit verstärkter Absorption werden hell abgebildet (sog. Verdichtungen).

4.1.2.4 Abstandsquadratgesetz

Das von einer Röntgenröhre ausgesandte Strahlenbündel stellt einen *Kegel* dar, dessen Spitze der Brennfleck der Röhre ist. Unter diesen Bedingungen besagt das *Abstandsquadratgesetz,* daß die Intensität einer Strahlung mit dem Quadrat der Entfernung vom Fokus abnimmt. Mit Verdopplung des Abstandes vom Röhrenfokus nimmt die Intensität um das 4fache ab (s. S. 30).

4.1.2.5 Vergrößerung – Verzeichnung – Superposition

Vergrößerung

Da sich Röntgenstrahlen divergierend von einer annähernd punktförmigen Strahlenquelle ausbreiten, unterliegen sie den Gesetzen der *Zentralprojektion*. Die Mittelachse des Strahlenkegels wird als *Zentralstrahl* bezeichnet. Der Begriff *Zentrierung* bedeutet, daß der Zentralstrahl auf die Bildmitte gerichtet ist. Liegt das abzubildende Objekt nicht unmittelbar dem Film an, so wird es vergrößert dargestellt. Das Ausmaß der Vergrößerung wird durch den Fokus-Objekt-Abstand (FOA) und durch den Objekt-Film-Abstand (OFA) bestimmt. Nach Einführung des Fokus-Film-Abstandes (FFA = FOA + OFA) gilt die Beziehung:

$$\text{Vergrößerung} = \frac{\text{FFA}}{\text{FOA}} \quad \text{(Abb. 4.2)}.$$

Verzeichnung

Die abgebildeten Teile eines Untersuchungsobjekts liegen in verschiedenen Ebenen. Wegen des unterschiedlichen Abstandes zum Film und der damit unterschiedlichen Vergrößerung sind die abgebildeten Größenunterschiede nicht echt. Dieses Phänomen wird als *Verzeichnung* bezeichnet.

Superposition

Röntgenaufnahmen stellen zweidimensionale Abbildungen dreidimensionaler Körper dar. Räumlich ganz unterschiedlich angeordnete Bildelemente summieren sich zu einander überlagernden Schatten

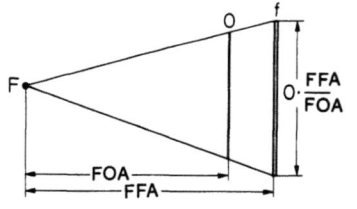

Abb. 4.2. Vergrößerung von Röntgenbildern
F Röhrenfokus
O Objekt
F Film
FOA Fokus-Objekt-Abstand
FFA Fokus-Film-Abstand

(Superposition). Die Beurteilung eines Röntgenbildes setzt deshalb beträchtliche Erfahrungen voraus.

Erleichtert, manchmal erst möglich, wird eine räumliche Orientierung durch Anfertigung von Aufnahmen in mehreren Projektionsrichtungen (s. auch S. 132f., 224f., 225f., 264f., 284f.).

4.1.3 Zeichenschärfe und Kontrast

Die Qualität einer Röntgenaufnahme und des Durchleuchtungsbildes wird durch die *Zeichenschärfe* und den *Kontrast* bestimmt. Die Zeichenschärfe drückt die Genauigkeit aus, mit der Objektstrukturen dargestellt werden. Der Kontrast ergibt sich aus dem Gegensatz dunklerer und hellerer Partien eines Bildes.

4.1.3.1 Zeichenschärfe

Die Zeichenschärfe eines Röntgenbildes wird von mehreren Faktoren negativ beeinflußt. Im einzelnen sind zu unterscheiden

- *geometrische Unschärfe*
- *Bewegungsunschärfe* und
- *Materialunschärfe*

Geometrische Unschärfe

Die geometrische Unschärfe ist dadurch bedingt, *daß der Fokus der Röntgenröhre kein Punkt, sondern eine Fläche ist.* So entstehen am Bildrand eines Aufnahmeobjekts *Halbschatten,* deren Ausdehnung dem Ausmaß der geometrischen Unschärfe entspricht.

Die geometrische Unschärfe ist der Fokusgröße sowie dem Objekt-Film-Abstand proportional und dem Fokus-Objekt-Abstand umgekehrt proportional (Abb. 4.3).

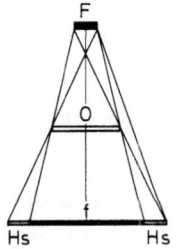

Abb. 4.3. Geometrische Unschärfe
F Röhrenfokus
O Objekt
f Film
Hs Halbschatten

Aus diesen Gesetzmäßigkeiten läßt sich ableiten, daß der Röhrenfokus möglichst klein und der Fokus-Objekt-Abstand möglichst groß sein sollten. Dem sind durch die Belastbarkeit des Brennflecks und dem Intensitätsverlust einer Strahlung nach dem Abstandsquadratgesetz Grenzen gesetzt (s. S. 30, 105 f.).

Bewegungsunschärfe

Während Film und Röntgenröhre immer dieselbe Position beibehalten, gilt das nicht für die beweglichen Organe des menschlichen Körpers (z.B. Herz, Digestionstrakt). Sie bedingen eine *Bewegungsunschärfe*.

Die Bewegungsunschärfe läßt sich in Grenzen halten, wenn die Aufnahmezeiten sehr kurz gewählt werden.

Materialunschärfe

Die Materialunschärfe ist durch die Körnigkeit der Verstärkerfolien (*Folienunschärfe:* Kalziumwolframatkristalle) und des Filmmaterials (*Filmunschärfe:* Silberbromidkristalle) bedingt.
Geometrische Unschärfe, Bewegungsunschärfe und Materialunschärfe werden als *Gesamtunschärfe* zusammengefaßt.
Gleichmäßigkeitssatz: Die Gesamtunschärfe ist dann am kleinsten, wenn die Teilunschärfen annähernd gleich groß sind.

4.1.3.2 Kontrast

Der Kontrast wird durch Unterschiede zwischen Strahlungsintensitäten *(Strahlungskontrast),* Helligkeiten *(Helligkeitskontrast)* oder Schwärzungen *(photographischer Kontrast)* verursacht.
Weil das Auge Helligkeitsdifferenzen logarithmisch wahrnimmt, wird der Kontrast als *logarithmische Beziehung* definiert (z. B. Helligkeitskontrast = Logarithmus des Verhältnisses zweier verschiedener Helligkeiten).

Strahlungskontrast

Der Strahlungskontrast wird von der *Atomnummer,* der *Dichte* und der *Dicke* der durchstrahlten Gewebe (s. S. 1 ff.), von der *Röhrenspannung* (kV) und von der *Streustrahlung* beeinflußt (s. S. 15).

Röhrenspannung
Weichstrahltechnik (30-100 kV) führt zu einem großen Strahlungskontrast. *Hartstrahltechnik* (über 100 kV) bedingt eine Abflachung des Strahlenreliefs mit geringem Strahlungskontrast.

Großer Strahlungskontrast bedeutet nicht immer großer Informationsgehalt.

Die Strahlenqualität muß dem Untersuchungsobjekt und der gewünschten Information angepaßt werden. Weichstrahltechnik wendet man zur Darstellung der Weichteile und des Skelettsystems und bei der Fremdkörperlokalisation an (s. S. 258). Hartstrahltechnik s. S. 112.

Streustrahlung
Der Strahlungskontrast wird durch die aus der Richtung des primären Strahlenbündels abgelenkte Streustrahlung vermindert. Sie läßt sich durch folgende Maßnahmen reduzieren:

durch Verwendung von Tiefenblenden und Aufnahmetubussen, die den Nutzstrahlenkegel begrenzen, durch Kompression des durchstrahlten Gewebes, durch Vergrößerung des Objekt-Film-Abstandes und durch Verwendung von Streustrahlenrastern.

Mit Streustrahlenrastern kann die Streustrahlung weitgehend beseitigt werden. Sie sind in vielen Untersuchungsgeräten eingebaut.

Prinzip des Streustrahlenrasters (Bucky-Blende): Zwischen Aufnahmeobjekt und Röntgenfilm wird ein Raster gebracht, das aus dünnen, parallel angeordneten Blei- oder Wolframlamellen besteht. Diese sind auf den Fokus der Röntgenröhre ausgerichtet („fokussiert"). Dadurch wird erreicht, daß nur das bildgebende geschwächte Strahlenbündel den Raster passiert. Die aus der ursprünglichen Richtung abgelenkten Streustrahlen werden in den Rasterlamellen absorbiert (Abb. 4.4).

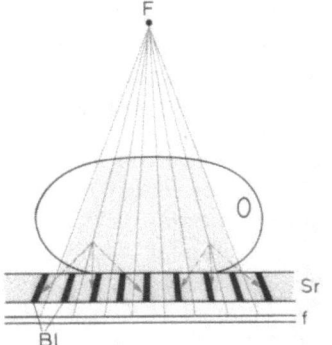

Abb. 4.4. Prinzip des Streustrahlenrasters
F Röhrenfokus
O Untersuchungsobjekt
Sr Streustrahlenraster
Bl Bleilamellen
f Film

Damit die Lamellen selbst nicht zur Abbildung kommen, wird der Raster während der Aufnahme quer zur Lamellenrichtung bewegt. Die Qualität eines Streustrahlenrasters hängt wesentlich ab vom Schachtverhältnis (Verhältnis der Lamellenhöhe zum Lamellenabstand) und der Lamellenzahl pro Zentimeter. Weichstrahlraster haben ein niedriges, Hartstrahlraster ein hohes Schachtverhältnis. Fokussierte Raster können nur innerhalb eines bestimmten Fokus-Film-Abstandes verwendet werden.

Helligkeitskontrast und photographischer Kontrast

Die sich auf den Strahlungskontrast auswirkenden Faktoren beeinflussen auch den *Helligkeitskontrast eines Durchleuchtungsbildes* oder den *photographischen Kontrast eines Röntgenbildes*. Beide hängen außerdem von der *Strahlungsintensität* (Röhrenstrom – mAs) ab.
In den *Helligkeitskontrast* gehen die Eigenschaften des verwendeten Leuchtschirms ein. Der *photographische Kontrast* wird vom *Filmmaterial* (Schwärzungskurve – Gradationskurve), von den *Verstärkerfolien*, vom *Filmentwicklungsprozeß* und der Lichtqualität des *Schaukastens* beeinflußt.

4.1.3.3 Verfahren zur Steigerung des Kontrasts

Verwendung von Röntgenkontrastmitteln

Einige Organe des menschlichen Körpers unterscheiden sich in ihren Schwächungseigenschaften für Röntgenstrahlen nicht von denen der umgebenden Gewebe. Für ihre röntgenologische Darstellung werden *Kontrastmittel* benötigt. Abhängig von deren Schwächungseigenschaften wird in *positive* und *negative* Kontrastmittel unterschieden.

- *Positive Kontrastmittel:* Bariumsulfatsuspension (z. B. Magen-Darm-Trakt) trijodierte Salzlösungen (z. B. Urogenitaltrakt, Gallenwege, Gefäßsystem).
- *Negative Kontrastmittel:* Luft, O_2, CO_2, Lachgas (z. B. Peritoneal- und Retroperitonealraum, heute weitgehend durch die CT ersetzt).

Unter *Doppelkontrasttechnik* versteht man die kombinierte Anwendung eines positiven und negativen Kontrastmittels zur Darstellung von Hohlorganen. Mit dem negativen Kontrastmittel wird das Hohlorgan entfaltet, während auf dessen Innenfläche das positive Kontrastmittel als dünner Film verteilt ist. Bevorzugt wird die Methode zur Untersuchung des Magens und bei der retrograden Darstellung des End- und Dickdarms.

Subtraktion

Durch Übereinanderprojektion eines Negativbildes mit Kontrastmittel und eines Positivbildes ohne Kontrastmittel (sog. Maske des Leerbildes) werden nur jene Bildelemente hervorgehoben, die im Leerbild nicht vorhanden sind. Vor allem bei Angiogrammen können dadurch Gefäße überlagerungsfrei dargestellt werden. Eine Subtraktion ist *photographisch* und *elektronisch* möglich.

Kontrastharmonisierung

Ähnlich wie bei der Subtraktion werden ein Positiv- und ein Negativbild überprojiziert und leicht gegeneinander verschoben. Unter Hervorhebung von Konturen werden grobflächige Details unterdrückt. Auch die Kontrastharmonisierung erfolgt *photographisch* oder *elektronisch*. Auf einem ähnlichen Prinzip beruht das *Logetron-Verfahren*.

4.1.4 Spezielle röntgenologische Aufnahmeverfahren

4.1.4.1 Röntgenbildverstärkerfernsehkette

Das auf einen Leuchtschirm entstehende Durchleuchtungsbild ist außerordentlich lichtschwach und nur bei Dunkeladaptation wahrzunehmen (s. S.104). Mit einer Bildverstärkerfernsehkette läßt sich seine Helligkeit so verstärken, daß es in einem beleuchteten Raum betrachtet werden kann.

Bildverstärker

Das hinter dem Patienten entstehende Strahlenrelief erzeugt in einer hoch evakuierten Bildverstärkerröhre auf dem Eingangsleuchtschirm ein Fluoreszenzbild, das proportional zu seiner Helligkeit an einer Photokathode ein Elektronenbild entstehen läßt. Dessen Photoelektronen werden mit einer Spannung von 25 kV beschleunigt und durch eine Elektronenoptik gebündelt. Sie erzeugen auf einem Ausgangsleuchtschirm ein umgekehrtes verkleinertes Bild. Dessen Helligkeit gegenüber dem Eingangsschirm ist um ein Mehrtausendfaches größer.

Fernsehkette

Mit einer Fernsehkamera wird das in seiner Helligkeit verstärkte Bild des Ausgangsschirms aufgenommen und über eine elektronische Verstärker- und Steuereinrichtung auf einen Fernsehmonitor übertragen (Abb. 4.5).

Vorteile der Bildverstärkerfernsehkette

Arbeit bei gedämpftem Licht. Bessere Detailerkennbarkeit bei besserer Auflösung und höherem Kontrast des Durchleuchtungsbildes. Reduktion der Strahlenbelastung für Patient und Arzt um mehr als die Hälfte. Der Bildverstärker ermöglicht die *Röntgenkinematographie* mit einer vertretbaren Strahlendosis. Das Fernsehdurchleuchtungsbild kann mit *Magnetbandspeichern* aufgezeichnet und beliebig oft reproduziert werden. Bei der *Bildverstärkerphotographie* werden für 100-mm-Aufnahmen nur ca. 20-50% der Strahlendosis benötigt, die für Röntgenaufnahmen mit Filmkassetten erforderlich ist.

4.1.4.2 Hartstrahltechnik

Dieses Aufnahmeverfahren bietet v.a. für die *Thoraxdiagnostik* wesentliche Vorteile. Es werden Erzeugungsspannungen über 100 kV

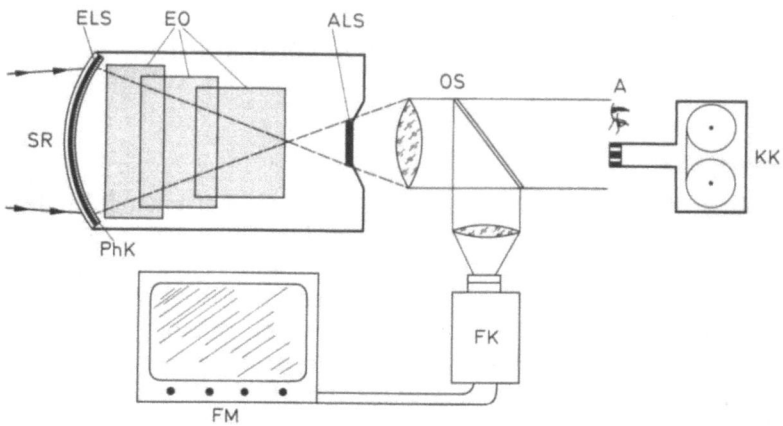

Abb. 4.5. Prinzip der Bildverstärkerfernsehkette
SR Strahlenrelief
ELS Eingangsleuchtschirm
PhK Photokathode
EO elektronische Optik
ALS Ausgangsleuchtschirm
A Auge
KK Kinokamera (wahlweise 70-mm-Rollfilm- oder 100-mm-Blattfilmkamera für die Bildverstärkerphotographie)
FK Fernsehkamera
FM Fernsehmonitor

(meistens 120 kV) verwendet. Der stärkere Anfall von *Streustrahlen* (s. S.15f., 109) erfordert die Verwendung von *Hartstrahlrastern.*

Vorteile gegenüber der Weichstrahltechnik in der Thoraxdiagnostik: bessere Detailerkennbarkeit von normalen und pathologischen Lungenstrukturen durch Zurücktreten der überlagernden Knochenschatten; wesentlich größerer Objektumfang, mit dem auch Kontraste hinter dem Herzen, in den Hili und innerhalb von Lungenverschattungen nachweisbar werden; bessere Abgrenzung von Aortenverkalkungen; Vermeidung von Bewegungsunschärfen durch kurze Belichtungszeiten.

Nachteile: Schlechtere Beurteilung der Knochenstrukturen; Schwierigkeiten in der Abgrenzung von kleinen Kalkherden in der Lunge gegenüber ähnlich geformten Narben; etwas höhere Gonadendosis.

Ein weiteres wichtiges Anwendungsgebiet der Hartstrahltechnik ist die *Magen-Darm-Diagnostik.*

4.1.4.3 Tomographie

Die Tomographie wird zur gezielten Darstellung interessierender Körperschichten angewendet. Ihr Prinzip besteht darin, daß bei einem unbeweglichen Untersuchungsobjekt Röhre und Film miteinander gekoppelt sind und gegenläufig bewegt werden (Abb.4.6), so

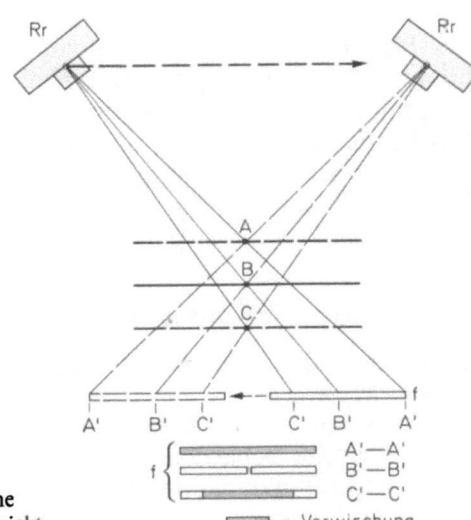

Abb.4.6. Prinzip der Tomographie
(lineare Verwischung)
Rr Röntgenröhre
f Film
ABC Punkte im Objekt
B Punkt in der Drehpunktebene
A'B'C' Abbildung der Punkte im Objekt

daß im Körper ein ortsfester Drehpunkt zustande kommt. Alle nicht in der Drehpunktebene liegenden Strukturen kommen dabei mehr oder weniger stark verwischt zur Darstellung. Nur die Strukturen im Bereich der Drehpunktebene werden scharf abgebildet. Maßgebend für die Dicke der dargestellten Körperschicht ist der Winkel, mit dem der Röntgenstrahler während des Belichtungsvorgangs verschoben wird. Bei der Tomographie ist der Schichtwinkel groß (40-50°) und die Schichtdicke klein (2 mm und weniger), bei der *Zonographie* ist der Schichtwinkel klein (4-8°) und die Schichtdicke groß (1 cm und mehr). Entsprechend unterschiedlich sind die Belichtungszeiten: bei der Tomographie lang (1,5 s oder mehr), bei der Zonographie kurz (ca. 0,2 s).
Bei *Einzelschichtaufnahmen* wird für jede Aufnahme die Drehpunktebene verändert. Bei der *Simultantomographie* (praktisch immer schlechtere Aufnahmequalität durch größeren Streustrahlenzusatz) wird eine Filmkassette mit mehreren Filmen verwendet, die in einem bestimmten Abstand zueinander angeordnet sind. Beim hier einmaligen Schichtvorgang entstehen entsprechend dem Filmabstand mehrere Drehpunktebenen, die scharf zur Abbildung kommen.
Die nahe der Drehpunktebene liegenden Strukturen verursachen Störschatten und -lichter, deren Form von der Röhrenbewegung abhängt. Sie lassen sich weitgehend vermeiden, wenn Röhre und Film kompliziertere Bewegungen ausführen *(mehrdimensionale Verwischung: kreisförmig, elliptisch, hypozykloidal, spiralförmig).*

4.1.4.4 Schirmbildphotographie

Das Prinzip der Schirmbildphotographie besteht in der lichtphotographischen Abbildung des Durchleuchtungsbildes. Da dieses sehr lichtschwach ist, müssen hochwertige optische Systeme verwendet werden. Es werden 70-mm- und 100-mm-Filme verwendet. Die Auflösung der Schirmbildphotographie erreicht nicht ganz die normaler Röntgenaufnahmen. Wegen der Kostenersparnis wird sie für *Röntgenreihenuntersuchungen* eingesetzt.

4.1.4.5 Flächenkymographie und Polygraphie

Diese Methoden erlauben die röntgenologische Darstellung von *Organbewegungen.*
Der *Flächenkymograph* besteht aus einem Schlitzraster, das um den Abstand zweier benachbarter Spalten und senkrecht zu ihnen vor dem Röntgenfilm durch das vom Objekt geschwächte Strahlenbündel bewegt wird. Dabei bilden sich die parallel zum Schlitzverlauf erfol-

genden Randbewegungen des Organs auf dem Film als *Zacken* ab. Aus der Größe und Form, der Reihenfolge und dem Ausfall der Zacken sind diagnostische Schlüsse zu ziehen. Der Rasterablauf kann der Geschwindigkeit der Organbewegung angepaßt werden.
Bei der *Polygraphie* werden mehrere Bewegungsphasen eines Organs in der gleichen Einstellung (evtl. bei Atemstillstand des Patienten) hintereinander auf den gleichen Röntgenfilm belichtet. Auch damit lassen sich örtliche Bewegungsunterschiede aufdecken (Anwendung v. a. in der Ösophagus- und Magendiagnostik).

4.1.4.6 Vergrößerungsaufnahmen

Ihre Anfertigung setzt das Vorhandensein eines möglichst kleinen Röhrenfokus voraus (0,3 mm∅ oder kleiner). Nach den Gesetzen der Zentralprojektion (s. S. 106) wird der Objekt-Film-Abstand auf Kosten des Fokus-Objekt-Abstands vergrößert.

4.1.4.7 Stereoröntgenaufnahmen

Außer Röntgenaufnahmen in mehreren Ebenen bietet auch die Stereotechnik die Möglichkeit, Bilddetails räumlich zu lokalisieren. Hierzu benötigt man 2 Röntgenbilder, die im Abstand der Augenachsen (etwa 7 cm) aufzunehmen sind. Ausgehend von der Grundeinstellung am Rasteraufnahmetisch wird die Zentrierung um 3,5 cm nach der einen und um 3,5 cm nach der anderen Seite verschoben und in diesen Stellungen jeweils ein Röntgenbild angefertigt. So erhält man ein Stereobildpaar, das man durch Rekonstruktion der optischen Achsen mit oder ohne *Stereobinokel* betrachten kann. Dabei entsteht ein Stereobild, das einen Tiefeneindruck vermittelt und z. B. zur Fremdkörperlokalisation wertvoll ist.

4.1.4.8 Xeroradiographie (Elektroradiographie)

Statt einer Filmschicht wird eine dünne Schicht eines Halbleiters, z. B. Selen, benutzt, das auf eine Aluminiumplatte aufgedampft ist. Die Schicht wird mit Elektronen homogen aufgeladen und dann von der Röntgenstrahlung belichtet. Durch die Ionisation der Strahlung ändert sich die Leitfähigkeit innerhalb der Selenschicht, die dabei teilweise entladen wird. In der Oberfläche bauen sich elektrische Feldstärken auf. Beim Bestäuben der belichteten Schicht mit trockenem Graphitpulver (Toner) bleiben die Partikel besonders an den Stellen hoher Feldstärken haften. Die Pulver werden durch mechanischen Kontakt auf Papier übertragen und auf diesem durch Hitze fixiert. Weil die Feldstärke auf der Selenschicht besonders an Stellen

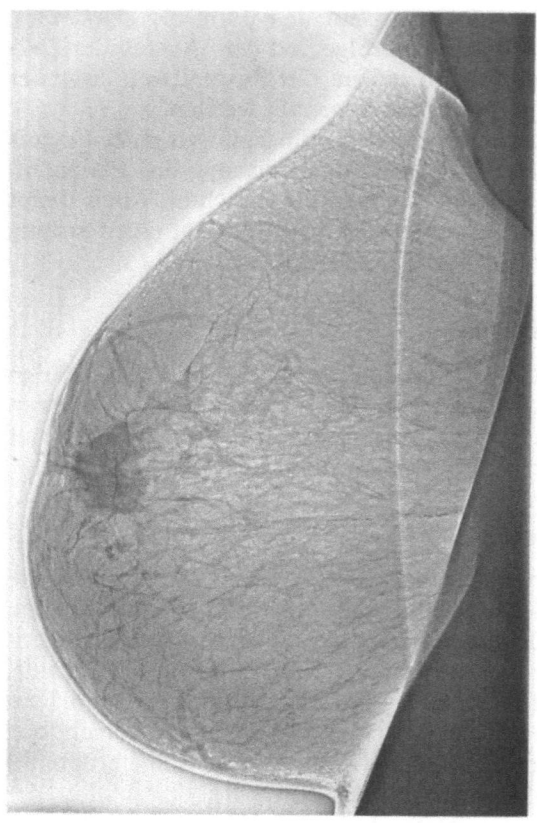

Abb. 4.7. Xeromammographie links, schräg-seitliche Projektion (74jährige Frau): kirschgroße knotige Verdichtung retromamillär mit fibrillären Randstrukturen, leichte Einziehung der Mamille, altersatrophischer Drüsenkörper, verkalkte Mammaarterie. Klinisch und histologisch: Mammakarzinom (Prof. Dr. J. KLEMENCIC)

eines hohen Gradienten der Strahlungsintensität hoch ist, werden mit diesem Verfahren besonders Grenzschichten und Inhomogenitäten sichtbar. Die Xeroradiographie wird bevorzugt bei Weichteilaufnahmen, z. B. für die Mammographie verwendet. Die Selenschicht kann als Detektor mehrmals verwendet werden, die mittlere Lebensdauer liegt bei ca. 1000 Aufnahmen. Die Dokumentation erfolgt auf Papierfolien. Der Nachteil der Methode liegt in der aufwendigen Apparatur und höheren Strahlenbelastung. Vorteile sind außer der ausgezeichneten Darstellung besonders von Weichteilen die silberfreien Bildträger und das sehr billige Dokumentationsmaterial (Abb. 4.7, s. auch Kap. 5.5, S. 257).

4.2 Schnittbildverfahren

W. J. Lorenz

Als Folge der schnellen Entwicklung der Mikroelektronik und der Computertechnik wurde seit Anfang der 70er Jahre eine Reihe von Schnittbildverfahren (tomographische Verfahren) in die medizinische Diagnostik eingeführt. Gemeinsames Merkmal dieser Verfahren ist die Berechnung der Schnittbilder (Tomogramme) aus einer großen Zahl von Meßwerten mittels eines Computers. Die einzelnen Verfahren beruhen dabei auf unterschiedlichen Wechselwirkungsprozessen von elektromagnetischer Strahlung (Photonen) bzw. Ultraschallwellen (mechanische Druckwellen) mit den Körpergeweben in der untersuchten Schicht.

Das elektromagnetische Spektrum besitzt 2 „Fenster", durch die man in den menschlichen Körper „hineinschauen" kann:

- den Bereich der diagnostischen Röntgen- und γ-Strahlung (Energie der Photonen 10^4-10^6 eV (CT, SPECT, PET)
- den Bereich der Radiowellen (Energie der Photonen 10^{-11}-10^{-6} eV) (KST).

Schallwellen sind *keine* elektromagnetischen Wellen, sondern mechanische Wellen. Schall mit einer Frequenz oberhalb von 20 kHz wird als Ultraschall bezeichnet. In der medizinischen Diagnostik wird er im Frequenzbereich von 2,5-15 MHz eingsetzt.
Mit Ultraschall können sowohl im Puls-Echo-Verfahren als auch bei der Durchstrahlung von Körperteilen Tomogramme des Untersuchungsgebiets erhalten werden.

4.2.1 Ultraschalldiagnostik (Sonographie, Echographie, s. a. S. 315 ff.)

Ultraschallwellen breiten sich in biologischen Geweben ebenso wie in Flüssigkeiten und Gasen als longitudinale mechanische Druckwellen aus, wobei die im ungestörten homogenen Medium äquidistant verteilten Masseteilchen (Moleküle) in Fortpflanzungsrichtung schwingen und periodisch komprimiert und expandiert werden.
Die medizinische Ultraschalldiagnostik (US, Sonographie) nutzt folgende physikalischen Eigenschaften des Schalls:

- Reflexion des Schalls an Grenzflächen im Körper (Echo),
- Bestimmung der Lage der Reflexionsorte bei bekannter Schallgeschwindigkeit und -frequenz durch Messung der Laufzeit eines Schallpulses (Prinzip des Echolots: Puls-Echo-Verfahren),
- Änderung der Frequenz des Echos bei Bewegung des Reflektors (z. B. bewegte rote Blutkörperchen) relativ zur Sender-Empfänger-Einheit (Doppler-Effekt: Messung des Blutflusses) und
- Schwächung der Schallintensität beim Durchgang des Schalls durch Gewebe.

Schallwandler

Nachweis und Erzeugung von Ultraschallwellen beruhen auf dem piezoelektrischen Effekt bzw. seiner Umkehrung. Er bezeichnet das Phänomen, daß bei mechanischer Einwirkung (Druck, Zug) auf bestimmte Kristalle elektrische Ladungen an den Grenzflächen dieser Kristalle entstehen. Umgekehrt kann ein solcher Kristall durch ein elektrisches Wechselfeld zu mechanischen Schwingungen angeregt werden (= reziproker Piezoeffekt). Aufgrund dieser Gesetzmäßigkeiten kann ein und derselbe Piezokristall bei geeigneter elektronischer Schaltung als Sender *und* als Empfänger von Ultraschallwellen eingesetzt werden.

Ein Wandler („transducer") ist eine Einrichtung, die eine Form der Energie in eine andere Form umwandelt. Im Falle des diagnostischen Ultraschalls verwandelt der Schallwandler beim Senden elektrische Energie in mechanische Schallenergie, und beim Empfang werden die ankommenden reflektierten Schallwellen in elektrische Signale umgesetzt (Abb. 4.8).

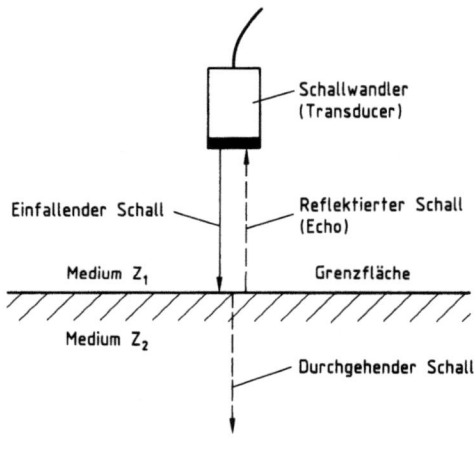

Abb. 4.8. Durchgang eines Schallstrahls durch eine Grenzschicht

Bei der Ultraschalluntersuchung sendet der Schallwandler pro Sekunde etwa 1000 Schallimpulse von jeweils ca. 10^{-6} s Dauer in den Körper des Patienten. Zwischen den einzelnen Sendepulsen ist der Wandler während einer Zeit von ca. 10^{-3} s auf Empfang geschaltet und registriert die an anatomischen Strukturen reflektierten Anteile (Echos) des jeweiligen Schallimpulses. Durch gleichzeitige Messung der Zeit vom Senden bis zur Ankunft der einzelnen Echos wird die Lage der Reflexionsorte im Körper des Patienten bestimmt (Puls-Echo-Verfahren).

Für die einzelnen Untersuchungsbereiche werden folgende Frequenzen verwendet: Oberbauchdiagnostik 3,5 MHz, Schilddrüse 5-7,5 MHz und Auge 10-15 MHz.

Doppler-Effekt

Unter Doppler-Effekt versteht man das Phänomen, daß bei gegenseitiger Bewegung von Schallquelle und Empfänger die Frequenz des empfangenen Schalls verändert wird (Beispiel: das plötzliche Sinken der Tonhöhe eines Lokomotivpfiffs während des Vorbeifahrens).

Die Doppler-Technik wird in der Gefäßdiagnostik, Kardiologie und der Geburtshilfe angewandt. Beim Ultraschallwandler sind hier Sende- und Empfangskristall getrennt. Der Sender richtet einen Dauerschallstrahl (f_o) in das Untersuchungsgebiet. Der von der bewegten Herzwand oder von bewegten Blutkörperchen reflektierte Schall ist in seiner Frequenz erhöht ($f_o + \Delta f$), wenn sich der Reflektor zum Empfänger hinbewegt, und in seiner Frequenz erniedrigt ($f_o - \Delta f$), wenn sich der Reflektor vom Empfänger wegbewegt. Die Frequenzänderung (Δf) liegt je nach Reflektorgeschwindigkeit (v) im Bereich des Hörschalls und beträgt 1-10 kHz.

Echographische Verfahren

Bei der Echographie wird von einem Transducer ein kurzer Ultraschallimpuls (Dauer ca. 1 µs = 10^{-6} s) in das Untersuchungsgebiet ausgesandt, und gleichzeitig wird eine Zeitmessung gestartet. Nach der kurzen Sendephase wird der Transducer sofort auf Empfang geschaltet. An Grenzflächen oder anderen reflektierenden Strukturen im Untersuchungsgebiet werden jeweils Bruchteile der ausgestrahlten Schallenergie reflektiert und gelangen als Echos zum Transducer. Die Laufwegstrecke (= Hin- und Rückweg) ist jeweils doppelt so groß wie der Abstand (x) vom Schallwandler zum Reflektor. Aus der Schallgeschwindigkeit (c) im Gewebe (1470-1580 ms^{-1}) und der gemessenen Laufzeit (t) vom Start des Pulses bis zur Ankunft des Echos kann der Abstand (x) bestimmt werden:

$$x = \frac{1}{2} \, ct.$$

Die Echos werden vom Schallwandler in elektrische Impulse umgewandelt, die zur Kompensation der Dämpfung proportional zur Laufzeit verstärkt und auf einem· Oszillographenschirm sichtbar gemacht werden. Starke Reflexionen kommen in der Regel von Organgrenzen, schwächere aus dem Organinneren (Binnenechos). In klaren Flüssigkeiten entstehen keine Echos.
Der Sende- und Empfangsvorgang wird vom Transducer 1000mal/s wiederholt.
Die in der Echographie verwendeten Geräte arbeiten nach dem beschriebenen Puls-Echo-Verfahren und unterscheiden sich im wesentlichen durch den Aufbau des jeweiligen Schallwandlers und durch die Art der Darstellung der Echosignale auf einem Bildschirm.
Abbildung 4.9 zeigt schematisch den Aufbau eines echographischen Schnittbildes. In Reihe 1 sind verschiedene Stellungen des Schallwandlers auf der Körperoberfläche dargestellt. Reihe 2 zeigt die dazugehörigen eindimensionalen Echoamplituden in Abhängigkeit

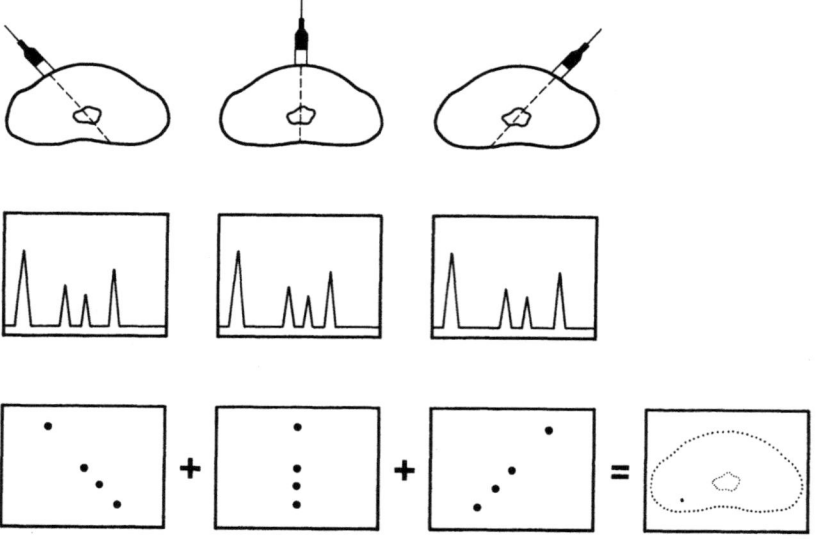

Abb. 4.9. Bildaufbau eines echographischen Schnittbildes schematisch

von der Laufzeit, d.h. von der Lage der reflektierenden Grenzschicht.
Diese Untersuchungsart wird als *A-Scan* („amplitude scan") bezeichnet.
Das zweidimensionale Schallbild (Echotomogramm) in Reihe 3 wird bei Bewegung des Schallwandlers über die Körperoberfläche aus einer zeitlichen Folge von vielen A-Scans aufgebaut. Auf dem Bildschirm des Echographen entsprechen den einzelnen Echos Lichtpunkte, deren Helligkeit proportional dem Reflexionsgrad, d.h. der Höhe der jeweiligen Echoamplitude ist. Diese Untersuchungsart wird als *B-Scan* („brightness can") bezeichnet. Das Echotomogramm erscheint auf dem Bildschirm in Grauwertdarstellung.
Mit Hilfe der Echographie können Quer-, Längs- und Schrägschnitte (Sonogramme, genauer: Echogramme) des menschlichen Körpers gewonnen werden.
Ein B-Scantomogramm entsteht entweder durch mechanische Bewegung des Schallwandlers mit eindimensionalem Schallstrahl über den zu untersuchenden Körperbereich *(Compoundscan)* oder durch Verwendung von speziellen Transducern, die ein paralleles oder fächerförmiges zweidimensionales Schallstrahlenbündel erzeugen *(Linearscan* oder *Sektorscan).*
Zweidimensionale Schallstrahlenbündel können sowohl mechanisch durch rotierende Schallwandler (mechanischer Sektorscanner, mechanischer Parallelscanner) als auch elektronisch mit Anordnungen („arrays") von vielen Piezokristallen (elektronischer Sektorscanner = „phased array", elektronischer Parallelscanner = „linear array") erzeugt werden.
Die Compoundscantechnik wird – trotz ihrer guten Auflösung – in der Klinik nur noch selten angewandt, da dieses Untersuchungsverfahren zeitaufwendig ist und sich wegen des langsamen Bildaufbaus nur zur Untersuchung ruhender Organe eignet.
Die Sektor- bzw. Linearscantechnik ist am weitesten verbreitet. Bei diesen Verfahren überstreicht das Schallstrahlbündel 25- bis 30mal/s das Untersuchungsgebiet, so daß auf dem Bildschirm ein flimmerfreies Ultraschalltomogramm in Echtzeit *(Real-time-Scan)* erscheint. Damit ist auch die Untersuchung von bewegten Strukturen und Bewegungsvorgängen möglich. Eine weitere Schallmethode, die vorwiegend in der Herzdiagnostik, aber auch in der Geburtshilfe angewandt wird, ist der *TM-Scan* („time motion scan"). Dabei werden die mit einem eindimensionalen Ultraschallstrahl an sich bewegenden Grenzflächen (z.B. Herzklappen) erfaßten Echos zeitlich fortlaufend registriert, so daß Aussagen über die Geschwindigkeit und das Ausmaß der Bewegungsvorgänge möglich sind.

Eine zunehmende Bedeutung gewinnt infolge der schnellen apparativen Entwicklung das bereits beschriebene *Ultraschall-Doppler-Verfahren*.

Neben der Verwendung eindimensionaler Schallstrahlen zur Überwachung der intrauterinen kindlichen Herztätigkeit (Ultraschalltokographie) und v. a. zur Messung der Strömungsverhältnisse in der Gefäßdiagnostik, sind seit kurzem zweidimensionale Ultraschall-Doppler-Geräte (Angiodynographen) verfügbar.
Diese Geräte stellen eine Kombination von Schnittbildsonographie und Doppler-Sonographie in Real-time dar. In dem jeweiligen Schnittbild wird die Weichteilanatomie – wie gewohnt – mit unterschiedlichen Grauwerten dargestellt, während die Blutströmung in den Gefäßen durch Farbtöne abgebildet wird. Die Richtung der Blutströmung kommt in den Farben Rot oder Blau zum Ausdruck: zum Schallkopf hin rot, vom Schallkopf weg blau. Die Strömungsgeschwindigkeit wird durch die Farbsättigung angegeben. Je höher die Geschwindigkeit, um so heller der Farbton.

4.2.2 Röntgencomputertomographie (s. a. S. 325)

Die Computertomographie (CT) ist ein Schnittbildverfahren, bei dem aus Meßwerten der Schwächung von Röntgenstrahlen beim Durchgang durch eine transversale Körperschicht mittels eines Computers ein Rasterbild (Computertomogramm) dieser Schicht berechnet wird. Dabei werden die berechneten Schwächungskoeffizienten der einzelnen Volumenelemente der Schicht in Grauwerten auf einem Bildschirm wiedergegeben.
Während die konventionelle Röntgendiagnostik stets *Superpositionsbilder* liefert, ist das Computertomogramm ein von Überlagerungen freies *Substitutionsbild* der gemessenen Körperschicht.

Prinzip der Computertomographie

Zwischen Röntgenröhre und Strahlendetektor befindet sich der Patient (Abb. 4.10). Mit Kollimatoren wird ein etwa bleistiftstarkes Röntgenstrahlenbündel ausgeblendet. Dann wird das Meßsystem Röntgenröhre-Detektor schrittweise von links nach rechts über den gesamten Objektquerschnitt hin bewegt. Bei jedem Schritt wird die Schwächung des Röntgenstrahls relativ zum ungeschwächten Strahl gemessen. Die Meßwerte werden im Computer gespeichert. Nach dem Durchlauf kehrt das Meßsystem zum Ausgangspunkt wieder zurück. Nun wird die Meßanordnung in der Schichtebene um einen Winkel von 1° im Uhrzeigersinn gedreht, und ein neuer Meßdurch-

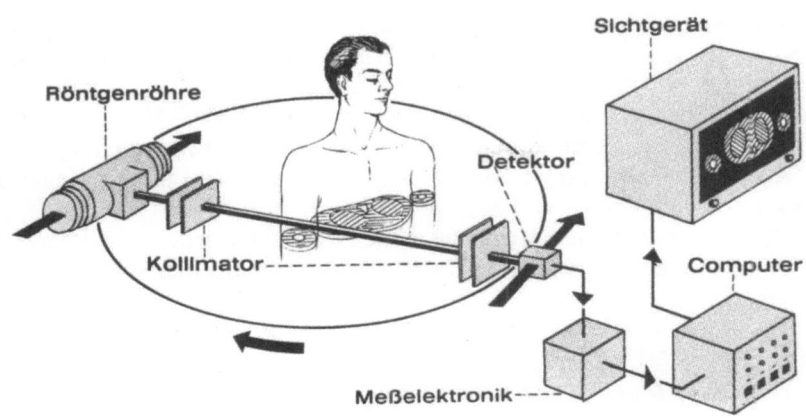

Abb. 4.10. Prinzip der Computertomographie

lauf beginnt. Dieses Verfahren wird so oft wiederholt, bis ein Gesamtdrehwinkel von mindestens 180° erreicht ist. Aus der großen Zahl der Meßwerte (>100000) werden die Schwächungswerte der einzelnen Volumenelemente der Schicht berechnet. Die Verteilung der Schwächungswerte wird als Schnittbild in Grauwertdarstellung (Computertomogramm) auf einem Sichtgerät abgebildet.

Relativer Schwächungskoeffizient

Für die Schwächung einer monochromatischen Röntgenstrahlung durch ein homogenes Material gilt:

$$I_x = I_o e^{-\mu x}.$$

Dabei ist I_x die Strahlungsintensität (Zahl der Photonen $cm^{-2}\ s^{-1}$) hinter dem Absorber der Dicke x (cm), I_o ist die Primärintensität und μ ist der lineare Schwächungskoeffizient (cm^{-1}) des Materials. Der lineare Schwächungskoeffizient (μ) hängt von der Kernladungszahl des Absorbers und von der Photonenenergie ab. Zur Kennzeichnung des Strahlenschwächungsvermögens in der Computertomographie ist er nur bedingt geeignet, da sich die einzelnen Computertomographen durch ihr Photonenspektrum und ihre effektive Photonenenergie unterscheiden. Man benutzt daher in der Computertomographie einen relativen Schwächungskoeffizienten, der auf ein allgemein verfügbares Referenzmaterial, nämlich Wasser (μ_w), bezogen ist:

$$\mu_{rel} = k\,\frac{\mu - \mu_w}{\mu_w}\ [HE]. \tag{1}$$

Der relative Schwächungskoeffizient (μ_{rel}), auch CT-Zahl genannt, wird in Hounsfield Einheiten (HE) („Hounsfield units" = HU) gemessen. Dabei wird der Skalierungsfaktor k=1000 gesetzt, so daß Wasser den Schwächungswert 0, Luft den Wert −1000 und Knochenkompakta den Wert +1000 erhält. Die Schwächungswerte der Körpergewebe - außer Knochen und luftgefüllter Lunge - liegen im Bereich von −100 HE bis +100 HE.
Die Volumenelemente der jeweiligen Schicht werden als *Voxel*, die Bildelemente des Bildschirms als *Pixel* („picture element") bezeichnet.

Fächerstrahl- und Ringdetektorgeräte

Zwei Abtastprinzipien haben sich bei modernen Geräten durchgesetzt: das System mit gleichzeitiger Rotation von Röntgenröhre und Detektorbogen („Fächerstrahlgerät") und das System mit rotierender Röhre im statischen Detektorring („Ringdetektorgerät") (Abb. 4.11). In beiden Fällen liefert die Röntgenröhre einen breiten Strahlenfächer (Winkel ca. 40°), so daß die Schwächungswerte über den gesamten Körperquerschnitt gleichzeitig erfaßt werden. Durch Rotation des Fächers werden dann sukzessive die erforderlichen Projektionen zur Berechnung der Schwächungswerte gewonnen.
Die Detektoren bestehen aus Wismutgermanat oder Cäsiumjodid mit Halbleiterzählern oder aus Xenonhochdruckionisationskammern

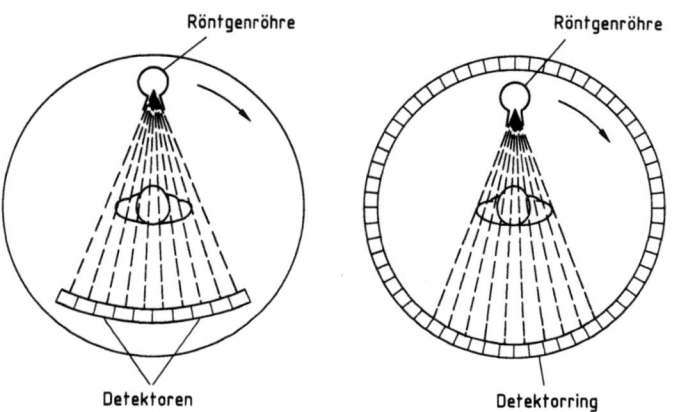

Abb. 4.11. Prinzip des CT-Scanverfahrens beim Fächerstrahlgerät *(links)* und beim Ringdetektorgerät *(rechts)*

(25 atm). Ein Detektorbogen enthält bei einem Öffnungswinkel von 40–45° zwischen 500 und 1000 Detektoren. Ein Detektorring besteht aus 1200–2400 Detektoren. Die Schichtdicke ist im Bereich von 1–12 mm wählbar. Die Meßzeiten pro Schicht liegen zwischen 1 und 10 s. Die Rechenzeiten zur Rekonstruktion des einzelnen Computertomogramms fallen je nach Fabrikat mit den Meßzeiten zusammen bzw. überschreiten diese um 10–25 s.
Die Ortsauflösung beträgt etwa 1–2 mm und die Kontrastauflösung etwa 5 HE. Die Bildmatrix hat meistens eine Größe von $256 \cdot 256$, bei Spezialuntersuchungen von $512 \cdot 512$ Bildelementen.
Bei Ganzkörpertomogrammen beträgt die Dosis pro Schicht im Mittel 15 mGy.
Da der Schwächungswert pro Voxel einen Mittelwert des jeweiligen Gewebes darstellt, können bei Übergängen von Geweben, die sich stark in den CT-Werten unterscheiden (z. B. von Knochen zu Muskel, von Lunge zu Muskel), Schwächungswerte auftreten, die zwischen den beiden Gewebearten liegen und zu diagnostischen Fehlbeurteilungen führen können. Man nennt diese Erscheinung Teilkörperphänomen (Partialvolumeneffekt).

Bildrekonstruktion, Artefakte

Die Berechnung des Schwächungswertes in jedem Voxel der Schicht ist mathematisch möglich, wenn ebenso viele voneinander unabhängige Projektionsmeßwerte wie Voxel vorliegen. Der Projektionsmeßwert ist dabei das Produkt aus Schwächungskoeffizient und Wegstrecke. Durch die beschriebenen Meßverfahren ist obige Voraussetzung erfüllt.
Zur Rekonstruktion eines Computertomogramms aus der großen Zahl von Projektionsmeßwerten von 300 000–700 000, je nach Scanmodus, wird meistens das Verfahren der gefilterten Rückprojektion angewandt.
Obwohl die Computertomographie normalerweise Tomogramme von transversalen Körperschichten liefert, können aus den gespeicherten digitalen Tomogrammen auch sagittale oder koronare Schichtbilder, wenn auch mit geringer Auflösung, berechnet werden.
Bei Schädelaufnahmen ist es möglich, durch entsprechende Lagerung des Patienten bzw. durch Kippung der mechanischen Halterung von Röhre und Detektorsystem – die als Gantry bezeichnet wird – auch direkt koronare Schichtbilder anzufertigen.
Zur Anhebung der Gewebekontraste können bei computertomographischen Untersuchungen jodhaltige Kontrastmittel gegeben werden.

Durch Fehlfunktionen von Detektoren können im Tomogramm Artefakte (z.B. Ringartefakte) entstehen, denen keine wahren Strukturen in der untersuchten Schicht entsprechen. Durch Nachjustierung des Geräts können diese Artefakte meistens beseitigt oder reduziert werden. Metallteile in der Untersuchungsschicht (z.B. Clips, Zahnkronen etc.) lösen ebenfalls Artefakte aus.
Infolge der schnellen Scanzeiten und der Möglichkeit der EKG-Triggerung sind Bewegungsartefakte weitgehend beseitigt worden (s.a. S.325).

4.2.3 Kernspintomographie (s.a. S.336)

Die Kernspintomographie (= KST, MRT = magnetische Resonanztomographie, NMRT = „nuclear magnetic resonance tomography") nutzt den NMR-Effekt und erzeugt – ohne Verwendung von ionisierender Strahlung – Schnittbilder des Körpers in beliebiger Orientierung und mit einem besonders hohen Kontrast für Weichteilgewebe. Darüber hinaus enthalten die KS-Tomogramme – je nach Anregungsmodus – morphologische und funktionelle Gewebeinformationen.

Mit der KST werden insbesondere die Dichte und das Relaxationsverhalten (T_1, T_2) der im Körper enthaltenen Protonen als Funktion des Ortes und der Zeit gemessen und in Tomogrammen mit unterschiedlichen Graustufen abgebildet (s. auch S.289, 336).

Kernmagnetische Resonanz (NMR)

Atomkerne mit einer ungeraden Anzahl von Protonen und/oder Neutronen besitzen einen Eigendrehimpuls, der als *Kernspin* bezeichnet wird. Solche Atomkerne kann man sich als mechanische Kreisel vorstellen, die ohne Einwirkung von äußeren Drehmomenten die Richtung ihrer Rotationsachse im Raum beibehalten. Wird auf einen Kreisel ein Drehmoment ausgeübt, so weicht seine Achse seitlich aus und führt eine sog. Präzessionsbewegung um die Vorzugsrichtung aus.

Da die Atomkerne elektrisch geladen sind, treten bei Kernen mit einem mechanischen Spin stets Kreisströme auf, die ein *magnetisches Moment* (μ) erzeugen, d.h. diese Atomkerne sind gleichzeitig winzige Kreisel und winzige Stabmagnete. Aufgrund dieser magnetischen Eigenschaft können Atomkerne mit Spin durch äußere magnetische Felder beeinflußt werden.

Eine Übersicht über Atomkernarten mit Kernspin und magnetischem Moment, die für die Medizin wichtig sind, gibt Tabelle 4.1.

Die weitaus wichtigste Kernart ist der Wasserstoffkern, d.h. das Pro-

Tabelle 4.1. NMR - aktive biologisch wichtige Nuklide in der Humanmedizin

Kernart	Natürliche Häufigkeit [%]	Relative Empfindlichkeit[a]	Gyromagnetisches Verhältnis (MHz/T)[b]	Magnetisches Moment (µ)[c]
^{1}H	99,98	1,00	42,58	2,793
^{13}C	1,11	0,016	10,71	0,702
^{19}F	100	0,83	40,05	2,627
^{23}Na	100	0,093	11,26	2,216
^{31}P	100	0,066	17,12	1,131
^{39}K	93,1	0,0005	1,99	0,391

[a] Bei konstantem Feld und gleicher Anzahl von Kernen
[b] $\gamma/2\pi$
[c] Kernmagneton: $\mu = 5{,}051 \cdot 10^{-27}$ J/T

ton, weil sein magnetisches Moment (µ) besonders groß ist und weil Protonen im Körper in großer Menge und in zahlreichen chemischen Verbindungen (z. B. Wasser, Fett) vorkommen. Unter dem physikalischen Effekt der kernmagnetischen Resonanz (NMR) bzw. Kernspinresonanz versteht man folgenden Sachverhalt:
Werden Atomkerne mit einem magnetischen Moment (z. B. Protonen in einer Wasserprobe) in ein statisches Magnetfeld B_0 gebracht, so richten sich die Kernspins – die vorher gleichverteilt in alle Raumrichtungen zeigten – parallel bzw. antiparallel zur Richtung des Magnetfeldes aus. Dabei gewinnen die Atomkerne eine zusätzliche magnetische Energie. Im parallelen Zustand ist diese Energie um einen bestimmten Betrag kleiner und im antiparallelen Zustand um diesen Betrag größer als im feldfreien Raum. Gleichzeitig ist die Zahl der Protonen im parallelen Zustand geringfügig größer als im antiparallelen Zustand (unter typischen Meßbedingungen nehmen von 2 Mio. Protonen 999995 die energiereichere antiparallele und 1000005 die energieärmere parallele Einstellung zum Magnetfeld ein). Trotz dieser zahlenmäßig geringen Differenz wird eine genügend große Magnetisierung M (= magnetisches Moment pro Volumeneinheit) in Feldrichtung beobachtet, da die Zahl der Protonen in der Probe sehr groß ist (z. B. 1 mm³ Wasser enthält $6{,}7 \cdot 10^{19}$ Protonen). Die Energiedifferenz ΔE zwischen dem antiparallelen und dem parallelen Zustand hängt von der Atomkernart und der magnetischen Feldstärke B_0 ab. Es gilt die Beziehung:

$$\Delta E = \frac{\gamma}{2\pi} h B_0, \qquad (2)$$

wobei γ das gyromagnetische Verhältnis (s. Tabelle 4.1), h das Planck-Wirkungsquantum und B_o die magnetische Feldstärke - genauer die dazu proportionale magnetische Feldinduktion - ist.

Mit Hilfe eines zusätzlichen magnetischen Wechselfeldes B_1 senkrecht zum statischen Magnetfeld B_o, das durch eine Spule in die Probe eingestrahlt wird, können parallel ausgerichtete Kernspins in die antiparallele Richtung geklappt werden. Voraussetzung dafür ist, daß die zugeführte Strahlungsenergie (= Energie der Photonen) $E = h\nu_o$ genau der Energiedifferenz $\Delta E = \gamma h B_o (2\pi)^{-1}$ der beiden Energieniveaus entspricht. Diese Bedingung für Kernresonanz findet ihren Ausdruck in der sog. Larmor-Beziehung:

$$\nu_o = \frac{\gamma}{2\pi} B_o. \tag{3}$$

Aus der Larmor-Frequenz ν_o erhält man durch Multiplikation mit 2π die Kreisfrequenz $\omega_o = 2\pi\nu_o$, die häufig zur Beschreibung der Präzession der Kernspins im Magnetfeld B_o verwendet wird.

4.2.4 Nuklearmedizinische Meßverfahren

4.2.4.1 In-vivo-Meßtechnik

Bei In-vivo-Messungen wird die räumliche und zeitliche Verteilung einer radioaktiven Substanz im Organismus durch Messung von außen ermittelt.

γ-Kamera

Die γ-Kamera ist ein stehender Detektor, der es gestattet, das radioaktive Verteilungsmuster in größeren Körperbereichen gleichzeitig zu erfassen.
Der Bilddetektor der Szintillationskamera nach Anger besteht aus einem großflächigen Szintillationskristall von 50 cm Durchmesser und 1 cm Dicke. Durch einen dicken Bleikollimator mit bis zu 40 000 parallelen Bohrungen gelangen die γ-Quanten in den Szintillationskristall. Die im Kristall ausgelösten Szintillationen werden mit einer hexagonalen Anordnung von 37 oder mehr Photomultipliern registriert und mittels eines elektronischen Netzwerkes in elektrische x- und y-Koordinatenimpulse umgewandelt. Diese Impulse werden auf die Ablenkplatten eines Oszillographen gegeben, der nur dann hellgesteuert wird, wenn im Kristall eine Photoabsorption stattgefunden

hat. Das Hellsteuersignal (z-Impuls) wird von einem Impulshöhenanalysator nach Analyse des Summenimpulses der Koordinatensignale erzeugt. Finden im Kamerakristall Photoabsorptionen statt, so erscheinen auf einem Oszillographenschirm Lichtpunkte, deren relative Lage den Absorptionsorten der Strahlung im Kristall entspricht. Auf diese Weise wird das Detektorbild auf dem Oszillographenschirm abgebildet und auf Polaroid- oder Röntgenfilm dokumentiert. Die Koordinatenimpulse werden gleichzeitig auch digital erfaßt, so daß sie mit einem Computer weiter verarbeitet werden können. Dabei werden die Meßwerte zunächst im Kernspeicher in Matrizen, die aus $64 \cdot 64$, $128 \cdot 128$ oder $256 \cdot 256$ Bildelementen bestehen, gespeichert. Nach Beendigung der Messung erfolgt die Auswertung. Die Szintillationskamera arbeitet zuverlässig im Energiebereich von 100–400 keV. Die Auflösung der Kamera beträgt 0,7 cm bei 140 keV. Die Totzeit liegt bei etwa 1 µs. Mit elektronischen Mitteln können Inhomogenitäten und Nichtlinearitäten des Bilddetektors korrigiert sowie die zugehörigen Photomultiplier stabilisiert werden. Die Ausbeute der Kamera, d.h. das Verhältnis von registrierten Quanten zu im Gesichtsfeld emittierten Quanten, beträgt 10^{-4}.

Das räumliche Auflösungsvermögen eines Szintigraphen wird von verschiedenen Faktoren beeinflußt. Ganz allgemein gilt, daß speichernde Herde besser aufgelöst werden als nichtspeichernde. Aktivitäsanreicherungen können in kleinen, oberflächlich gelegenen Organen (z.B. Schilddrüse) ab 1 cm Durchmesser nachgewiesen werden. Bei großvolumigen Organen (z.B. Leber) und tiefem Sitz lassen sich Speicherdefekte erst mit einem Durchmesser von 2–3 cm erkennen.

Bei Funktionsuntersuchungen mit γ-Kameras werden entweder die vollständigen Szintigramme in zeitlicher Sequenz digital gespeichert („frame mode"), oder die einzelnen Photoabsorptionen werden mit ihren Ortskoordinaten in zeitlicher Folge registriert („list mode").

4.2.4.2 Tomographische Abbildungssysteme

In Analogie zur Röntgencomputertomographie (CT) wird in der nuklearmedizinischen Diagnostik die Emissionscomputertomographie (ECT) eingesetzt. Bei der ECT werden transversale Schichten der Radionuklidverteilung im Körper des Patienten mit Hilfe eines geeigneten Detektorsystems und eines Computers ermittelt.

Die wichtigsten ECT-Verfahren sind die Tomographie mit den γ-Quanten von Radionukliden wie $^{99}Tc^m$ und ^{123}I ($SPECT=$„single photon emission computed tomography") und die Tomographie mit den Vernichtungsquanten von Positronenstrahlern wie ^{11}C, ^{13}N, ^{15}O und ^{18}F ($PET=$„positron emission tomography").

Singlephotonenemissionstomographie (SPECT)

Bei der SPECT rotieren 1 oder 2 γ-Kamerameßköpfe auf einem Kreisbogen von 180–360° um die Körperachse des Patienten und erfassen die emittierten γ-Quanten. Alle 3°–6° wird jeweils ein Szintigramm aufgenommen und im Rechner abgespeichert. Aus den Projektionsbildern werden dann mit der Methode der gefilterten Rückprojektion 20–30 transversale Schichten der Radionuklidverteilung von je 15–20 mm Dicke rekonstruiert. Die Auflösung beträgt ca. 2 cm. Eine Absolutbestimmung der Aktivitätskonzentration im Untersuchungsgebiet ist wegen der Schwierigkeit einer exakten Schwächungskorrektur der γ-Strahlung nicht möglich.

Positronenemissionstomographie (PET)

Das Grundelement eines PET ist ein Paardetektor zur Messung der unter 180° emittierten Vernichtungsquanten von je 511 keV, die bei der Vereinigung eines Positrons mit einem Elektron des Absorbermaterials entstehen. Der Paardetektor besteht aus 2 in Koinzidenz geschalteten, einander gegenüberliegenden γ-Detektoren. Eine Positronabsorption im Untersuchungsgebiet wird nur dann registriert, wenn beide Detektoren gleichzeitig ansprechen.
Ein Positronenpaardetektor hat folgende meßtechnische Vorteile
- die Ausbeute ist bei ausgedehnten Quellen unabhängig von der Position der Quelle zwischen den Detektoren,
- die Schwächung der Photonen im Untersuchungsobjekt kann durch eine Transmissionsmessung exakt bestimmt werden und
- die Tiefenschärfe ist konstant.

Aufgrund dieser meßtechnischen Eigenschaften kann die Aktivitätskonzentration von Positronenstrahlern im Untersuchungsgebiet *quantitativ* bestimmt werden.
Da ein einzelner Paardetektor eine zu geringe Ausbeute hat, wird eine Vielzahl (>500) von kleinen Detektoren ringförmig angeordnet (Abb. 4.12).
Die Bildrekonstruktion der Aktivitätsverteilung in der jeweiligen transversalen Schicht erfolgt aus den zahlreichen gemessenen Aktivitätsprofilen wie beim CT mit der Methode der gefilterten Rückprojektion.

4.2.4.3 In-vitro-Meßmethoden

Bei In-vitro-Messungen wird die Aktivitätskonzentration in Proben bestimmt, die dem Organismus entnommen oder von ihm ausgeschieden werden.

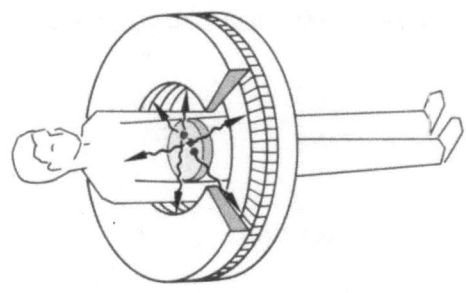

Abb. 4.12. Schema der PET-Untersuchung. Ein Detektorring erfaßt die Vernichtungsquanten einer transversalen Schicht. Ein Computer rekonstruiert aus den Meßwerten die Radionuklidverteilung in dieser Schicht

Bohrlochkristallzähler

Zur Messung der γ-Quanten werden meistens NaJ(T1)-Szintillationskristalle verwendet, die mit einem Bohrloch versehen sind. Beim Einbringen der Meßprobe in dieses Bohrloch wird annähernd eine 4 π-Meßgeometrie erreicht, so daß fast die gesamte, von der Probe ausgehende Strahlung erfaßt wird. Zur Messung großer Probenzahlen werden Bohrlochdetektoren mit automatischen Probenwechslern, sog. Bohrlochprobenwechsler, oder Vielkristallzähler (bis zu 12 Detektoren mit integriertem EDV-System zur automatischen Berechnung der Ergebnisse anhand von Eichkurven) verwendet. Bohrlochzähler sind jedoch nur für die Messung von Proben mit Volumina unter 5 ml geeignet.

5 Bildgebende Diagnostik

5.1 Brustorgane

H. M. Kuhn

5.1.1 Indikationen

- (Verdacht auf) Erkrankungen der Pleura, der Lungen und des Bronchialsystems, des Herz-Kreislauf-Systems und des Ösophagus
- Mißbildungen des Halses, des Brustkorbs und der oberen Extremitäten
- Fremdkörperaspiration
- Thoraxtrauma
- Alle Krankheiten, an denen Brustorgane mitbeteiligt sein können, insbesondere entzündliche Prozesse, jede Art von fieberhafter Erkrankung, (Verdacht auf) Tumorkrankheit, Parasitenbefall (Askariden, Echinokokken)
- Stoffwechselkrankheiten (Diabetes mellitus)
- Erkrankung von Bauchorganen, Verletzungen des Abdomens
- Vor ärztlichen Eingriffen (Intubationsnarkose, endoskopische und bioptische Untersuchungen)
- Kontakt mit an offener Tuberkulose Erkrankten
- Berufliche Exposition gegen gesundheitsschädliche Stäube (quarzhaltige Stoffe, Asbest, Chromat), Rauche (Korundschmelze) oder Gase (Nitrosegase, Chlorgas, Phosgen)
- Bei Neugeborenen bzw. Kleinkindern insbesondere Fruchtwasseraspiration, Mekoniumileus, Speineigung, fehlendes Gedeihen, Erbleiden (M. Down)

5.1.2 Untersuchungsmethoden

Thoraxübersichtsbilder. *Sagittalbild* (= Vorderbild) als p.-a.-Bild im posterior-anterioren Strahlengang (s. Abb. 5.3 a) und *Frontalbild* als Linksseitenbild im dextrosinistralen Strahlengang (s. Abb. 5.3 b) mit

Ösophagogramm als Routineprogramm und Grundlage für die Erhebung des Thoraxbefundes. Rechtsseitenbild im sinistrodextralen Strahlengang zur filmnahen Darstellung rechtsseitiger Lungenprozesse. Auf Übersichtsbilder im schrägen Strahlengang (Abb. 5.3 c, d) kann man in der Regel verzichten. Anfertigung sämtlicher Übersichtsbilder in aufrechter Körperstellung des Patienten, in Atemstillstand nach tiefer Inspiration, in 2 m Fokus-Film-Abstand und mit Hartstrahltechnik. Weichstrahltechnik nur zur Darstellung von pulmonalen Verkalkungen, Skelettveränderungen und bei Säuglingen und Kleinkindern.

Bei Schwerkranken „Bettaufnahmen": a.-p.-Bild im Sitzen oder Liegen in etwa 1 m Fokus-Film-Abstand, evtl. auch Seitenbild im Sitzen. Nachteile: Mehr Zeitaufwand, die basalen Lungenabschnitte sind durch den höheren Zwerchfellstand schlechter einzusehen, ungünstige Projektionsverhältnisse mit verbreiterter Darstellung der Lungengefäße und des Mediastinums durch den kürzeren Fokus-Film-Abstand und des Herzens durch die filmferne Abbildung.

Röntgendurchleuchtung mit der Bildverstärkerfernsehkette. Diese Methode dient zur Klärung eines Befundes, der nach den Thoraxübersichtsbildern allein nicht hinreichend gedeutet werden kann. Eine Befunddokumentation ist mit der gezielten Röntgenaufnahmetechnik möglich („Zielaufnahmen"). Die Drehung des Patienten während der Durchleuchtung („rotierende" Durchleuchtung) vermittelt eine bessere räumliche Orientierung, z. B. bei Lage- und Verlaufsanomalien der großen Gefäße (s. Abb. 5.3 c, d), Lokalisation von „Lungenverschattungen" (intra- oder extrathorakale Lage, DD Gefäßquerschnitt, kleiner Lungenrundherd, osteoplastischer Rippenherd), Nachweis von kleinen Verkalkungen am Herzen (Klappen-, Aneurysma-, Koronarwandverkalkungen), Untersuchung der Bewegung des Zwerchfells und des Mediastinums bei der Atmung (Zwerchfellähmung, Mediastinalwandern bei Bronchusventilstenose durch Fremdkörper oder Tumor), des Herzens und der großen Gefäße (verstärkte Randbewegungen bei einer vermehrten Volumenbelastung der Ventrikel, der Aorta oder der zentralen Lungenarterien, z. B. bei Aorten- und Pulmonalklappeninsuffizienz, bei Shuntvitien).

Ösophagographie. Kontrastdarstellung des Ösophagus in Kombination mit der Röntgendurchleuchtung bzw. -aufnahmetechnik. Zur Beurteilung von Wandveränderungen des Ösophagus (s. S. 182 f.), von Einengungen und Verlagerungen durch raumfordernde Prozesse im Mediastinum (s. S. 169 f.), durch Gefäßanomalien (A. lusoria) oder durch eine Herzvergrößerung.

Röntgentomographie. Technik s. S. 113 f. Zur überlagerungsfreien Darstellung der Trachea und des zentralen Bronchialsystems einschließlich des Mediastinums und der Hili bei Tumorverdacht, zur besseren Beurteilung der Begrenzung und Dichte von Lungenverschattungen insbesondere bei Verdacht auf Einschmelzung, von umschriebenen Skelettdestruktionen durch Entzündung oder Tumor.

Sonographie (Technik s. S. 117 f.). *B-Bildverfahren* zur Darstellung eines Pleuraergusses, von Thoraxwandprozessen und deren Beschaffenheit (solide, liquide), zur morphologischen Beurteilung der Schilddrüse und Nebenschilddrüse, auch zur gezielten Punktion. Die *Echokardiographie* (M- und B-Bildverfahren, Doppler-Technik) gibt Aufschluß über die Wanddicke und die Größe der Hohlräume des Herzens, über die Größe eines Perikardergusses, über die Klappenfunktion und über die Blutflußrichtung, -geschwindigkeit und -qualität. Mit ihr lassen sich die meisten Herzkrankheiten erkennen und die Indikationen für die invasive Diagnostik eingrenzen.

Szintigraphie (Technik s. S. 128 f.). *Perfusions-* und *Ventilationsszintigraphie* (s. S. 353): zur Erfassung der regionalen Lungendurchblutung und Ventilation, insbesondere bei Lungenembolie und Bronchialtumor, zur Prüfung der Zilienfunktion der Bronchialschleimhaut mit der mukoziliaren Clearance bei chronischer Bronchitis und Bronchiektasen. *Myokardszintigraphie* und *Herzbinnenraumszintigraphie* (s. S. 354 f.): zur Untersuchung der Hämodynamik und der Ventrikelwandbewegung bei der koronaren Herzkrankheit, beim akuten Myokardinfarkt einschließlich seiner Komplikationen (Ventrikelperforation, Ventrikeldilatation im kardiogenen Schock), zur Effizienzkontrolle bei medikamentöser Behandlung, nach Koronardilatation und Bypassoperation, bei bekannter Kontrastmittelunverträglichkeit zur Vitiendiagnostik einschließlich Shuntvitien. ^{67}*Ga-Szintigraphie* (s. S. 368): zur Darstellung hilärer und mediastinaler Lymphome, z. B. bei Sarkoidose, Lymphogranulomatose. *Schilddrüsen-* und *Nebenschilddrüsen-Szintigraphie* (s. S. 350 f.). *Skelettszintigraphie* (s. S. 365 f.) zum Nachweis von Umbauvorgängen (entzündlich, metastatischtumorös) am Thoraxskelett.

Computertomographie (CT) (Technik s. S. 122 f.). Zur besseren Abgrenzung von pathologischen Veränderungen der Pleura und der Thoraxwand sowie des Mediastinums gegen die Lunge, zum Nachweis von kleinen pulmonalen Läsionen v. a. in der Lungenperipherie, zur Darstellung von umschriebenen mediastinalen Raumforderungen, insbesondere solchen, die noch nicht zu einer Mediastinalverbreiterung im

Thoraxübersichtsbild führen; Dichtemessung zur Identifizierung von Zysten, soliden Prozessen (Lipom) und Verkalkungen. Mit parenteraler Kontrastmittelanwendung ist auch eine Beurteilung des Herzens (Aneurysma, Kardiomyopathien, Tumoren) und der Gefäße (Aortenaneurysma, Thromben, Aortenisthmusstenose, a. v. Lungenfistel) möglich.

Kernspintomographie (NMR) (Technik s. S. 126 f.). Als Indikationen gelten z. Z. primäre Mediastinaltumoren, die Beurteilung der Art, Lokalisation und Ausdehnung von Gefäßerkrankungen des Mediastinums (Aortendissektion, Aortenisthmusstenose, Tumorinfiltration), Erkrankungen des Perikards zum Ausschluß einer Myokardatrophie und -fibrose. Alternativ zur Computertomographie mit parenteraler Kontrastmittelapplikation gelten als Indikationen das Herzwandaneurysma, die Kardiomyopathien, Herztumoren, Aortenaneurysma und Thromben.

Bronchographie. Darstellung des Bronchialbaums mit der wäßrigen Suspension eines jodhaltigen Kontrastmittels (Dionosil Aquosum®, Hytrast®) nach Einführung eines Katheters über den Mund oder die Nase des Patienten. Präoperativ zur Klärung der Anatomie des Tracheobronchialsystems, bei Bronchusstenosierung durch einen Tumor, zum Nachweis von Bronchiektasen und Bronchusfisteln.

Mediastinale Phlebographie (Technik s. S. 267). Bei Verdacht auf angeborene Anomalien (persistierende linke obere Hohlvene), bei nicht kardial bedingter oberer Einflußstauung zum Nachweis einer Beeinträchtigung der großen Venen des Mediastinums (V. cava superior, V. brachiocephalica) durch Thrombose oder raumfordernde Prozesse.

Pulmonalarteriographie (Technik s. S. 269). Bei fulminanter Lungenembolie, a. v. Aneurysma der Lungengefäße, Varikose und Anomalien der Lungenvenen.

Angiokardiographie (Technik s. S. 269). In Verbindung mit der Herzkatheteruntersuchung zur Klärung von angeborenen Herzfehlern oder erworbenen pathologischen Veränderungen des Herzens und der großen Gefäße.

Koronarographie (Technik s. S. 269). Zur Darstellung der Gefäßversorgung des Herzens und von angeborenen oder erworbenen Veränderungen der Koronargefäße.

5.1.3 Normaler Röntgenbefund

Das *Zwerchfell* projiziert sich im p.-a.-Bild etwa auf die 10.-11. Hinterrippe und bewegt sich bei der Atmung um mehrere Querfingerbreiten. Die rechte Zwerchfellkuppe steht häufig etwas höher als die linke und fällt dafür nach dorsal steiler ab. Bei Leptosomen tritt das Zwerchfell tiefer, bei Pyknikern liegt es höher. Der *Sinus phrenicocostalis* ist der spitze Winkel zwischen Zwerchfell und Thoraxwand. Er reicht dorsal tiefer als ventral und wird von der Lunge ausgefüllt. In dem von Zwerchfell und Herz gebildeten *Sinus phrenicocardialis* findet sich häufig eine umschriebene Ansammlung von Fettbindegewebe, die man an der Herzspitze Fettbürzel nennt.

Die *Lungen* bieten auf dem Vorderbild durch die Aufzweigung der Lungengefäße und die harmonische Verjüngung der Gefäßkaliber zur Peripherie ein gleichmäßiges Muster, die Lungengefäßzeichnung. Die darin enthaltenen Rundschatten kommen durch Gefäße zustande, die in der Richtung der Röntgenstrahlen verlaufen (orthograde Projektion). Gelegentlich wird auf diese Weise perihilär eine Segmentarterie zusammen mit dem etwa gleich großen Ringschatten des begleitenden Bronchus orthograd abgebildet. Sonst sind die Bronchien wegen ihrer dünnen Wände und ihres Luftgehalts innerhalb der Lunge nicht zu erkennen. Die Kaliberbreite der Lungengefäße ist von ihrer Durchblutung abhängig. Diese wird außer vom intravasalen Druck und Volumen in starkem Maße auch von der Schwerkraft und dem dadurch bedingten hydrostatischen Druck und von der Elastizität des Lungengewebes beeinflußt. In aufrechter Körperstellung und tiefer Inspiration nimmt beim Gesunden die Lungendurchblutung unter der Wirkung der Gravitation von apikal nach basal zu. Dadurch sind auf dem Vorderbild die Lungengefäße über den Zwerchfellkuppen mindestens doppelt so breit wie in den Lungenspitzen. In Rückenlage gleicht sich der Unterschied aus, weil das Blut jetzt gleichmäßig nach dorsal verschoben wird. Für die Lokalisation eines Befundes unterteilt man auf dem Sagittalbild beide Lungen von apikal nach basal in einzelne Felder oder Geschosse (Abb. 5.1). Eine räumlich orientierte Einteilung unterscheidet von zentral nach peripher die Lungenwurzel (Hilus), den Lungenkern (Perihilus) und den Lungenmantel (Abb. 5.1). Bei den Standardprojektionen in 2 Ebenen kann man sich auf die anatomisch vorgegebenen Lappen und Segmente beziehen (Abb. 5.2 a-l). Nach ihrer Benennung richtet sich auch die der zugehörigen Arterien-, Venen- und Bronchialäste. Die Lappengrenzen sind gelegentlich an den Pleuraduplikaturen der Interlobärspalten zu erkennen, die bei orthograder Projektion als haarfeine Strichschatten dargestellt werden. Von den kleineren anatomischen Einheiten lassen

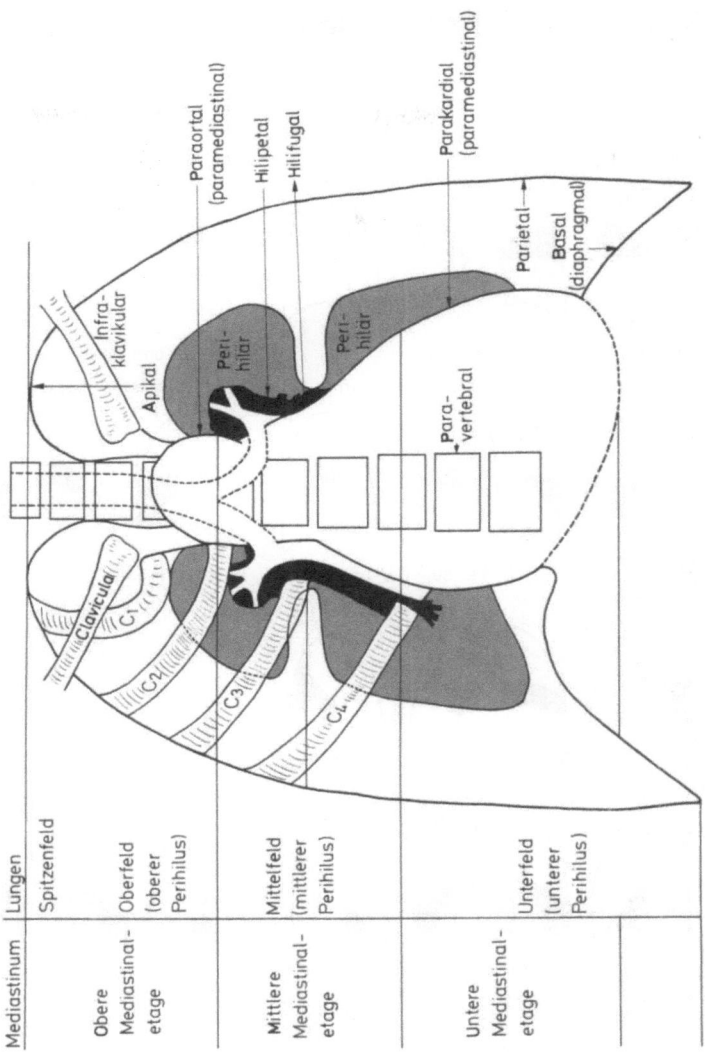

Abb. 5.1. Einteilung der Lungen in Spitzen-, Ober-, Mittel- und Unterfeld sowie in Lungenwurzel *(schwarz)*, Lungenkern *(grau)* und Lungenmantel *(weiß)* und des Mediastinums in obere, mittlere und untere Mediastinaletage. [Einteilung in Lungenwurzel, Lungenkern und Lungenmantel nach FELIX in Anlehnung an HERRNHEISER G (1951) Röntgenanatomie der Lunge. Fortschr Röntgenstr 74: 623]

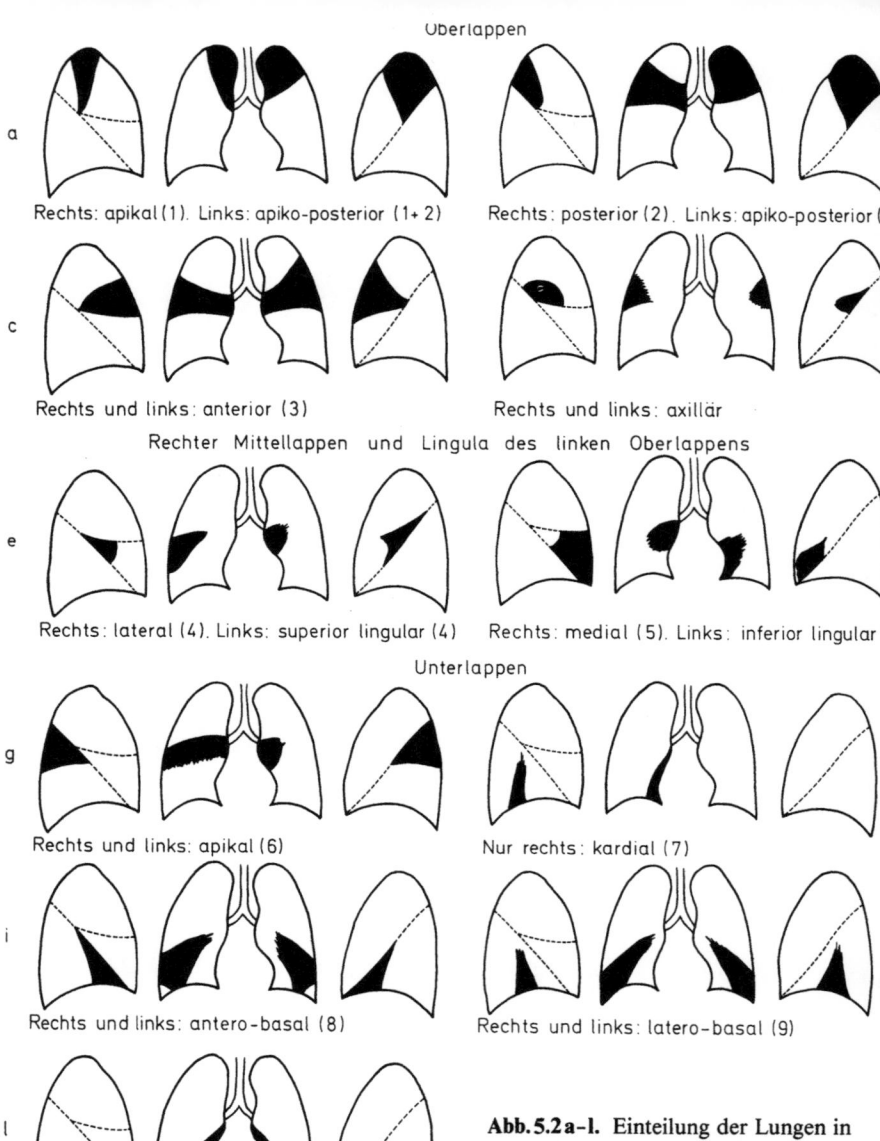

Abb. 5.2a-l. Einteilung der Lungen in Segmente, internationale Segmentnumerierung in Klammern (nach COCCHI). Zur Lokalisationsdiagnostik der Segmentpneumonien und -atelektasen. [Aus SCHINZ HR, BAENSCH WE, FRIEDL E, UEHLINGER E (1952) Lehrbuch der Röntendiagnostik, 5. Aufl, Bd III: Innere Organe. Thieme, Stuttgart]

sich außer den Segmenten und Subsegmenten nur die sekundären Lobuli (Durchmesser 1-2,5 cm) und die Azini (Durchmesser 7-8 mm) dann identifizieren, wenn sie unter pathologischen Bedingungen verschattet sind.

Die *Hili* oder Lungenwurzeln bestehen aus den seitlich aus dem Mediastinum hervortretenden großen Arterien-, Venen- und Bronchialästen und aus dem sie begleitenden perivaskulären und peribronchialen interstitiellen Gewebe mit dem Lymphsystem, das sich ebenso wie seine Fortsetzung in die Lungenperipherie beim Gesunden nicht darstellt. Gut abgrenzbar sind die beiden Pulmonalarterienhauptäste mit ihrer Aufteilung in die Lappen- und Segmentarterien. Links zieht der Pulmonalishauptast über den Haupt- und Oberlappenbronchus nach dorsal und abwärts, rechts verläuft er vor dem Hauptbronchus nach lateral. Dadurch steht der linke Hilus gewöhnlich höher als der rechte. Die Fortsetzung der rechten Pulmonalarterie bildet die dorsolateral vom Bronchus intermedius gelegene A. intermedia. Ihr Durchmesser beträgt bei Frauen 9-15 mm und bei Männern 10-16 mm.

Das *Herz* liegt auf dem Sagittalbild in der Regel mit ⅓ rechts und mit ⅔ links von der Medianebene. Auf dem Seitenbild nimmt es die ventrale Hälfte des unteren Mediastinums ein. Nach ventral begrenzt es den Retrosternalraum und nach dorsal den Retrokardialraum. Oberhalb des Zwerchfells kreuzt die Herzhinterwand die Dorsalkontur der V. cava inferior. Mißt man von dieser Kreuzungsstelle 2 cm kranialwärts, so soll in dieser Höhe die dorsale Ausdehnung des Herzens nicht mehr als 1,8 cm betragen (Hoffman-Rigler-Zeichen). Die Lage der Ventrikel und Vorhöfe und ihr Anteil an der Herzbegrenzung in verschiedenen Projektionen zeigt Abb. 5.3 a-d. Für die überschlägige Beurteilung der Herzgröße nach dem p.-a.-Bild setzt man den größten Herzquerdurchmesser zum größten Thoraxinnendurchmesser in Beziehung (Herz-Lungen-Quotient, HLQ, Normalwert maximal 1:2). Bei Verlaufskontrollen empfiehlt sich zusätzlich die Bestimmung des größten Tiefendurchmessers des Herzens auf dem Seitenbild.

Das *Mediastinum* hat seine Begrenzung auf dem Sagittalbild in der unteren Hälfte mit dem Herzen und in der oberen Hälfte mit den großen Gefäßen („Gefäßband") gemeinsam. Von diesen ist die Aorta im Verlauf am besten zu verfolgen. Rechts wird sie mit der V. cava superior randbildend. Der Arcus aortae springt mit seinem distalen Abschnitt nach links umschrieben gegen die Lunge vor und wird an dieser Stelle häufig im Querschnitt orthograd abgebildet („Aortenknopf", normaler Durchmesser 2,5-3 cm, im höheren Alter bis 4 cm). Die Aorta descendens ist gewöhnlich mit ihrer linken Kontur innerhalb des Herzschattens zu erkennen. Auf dem Seitenbild begrenzt die

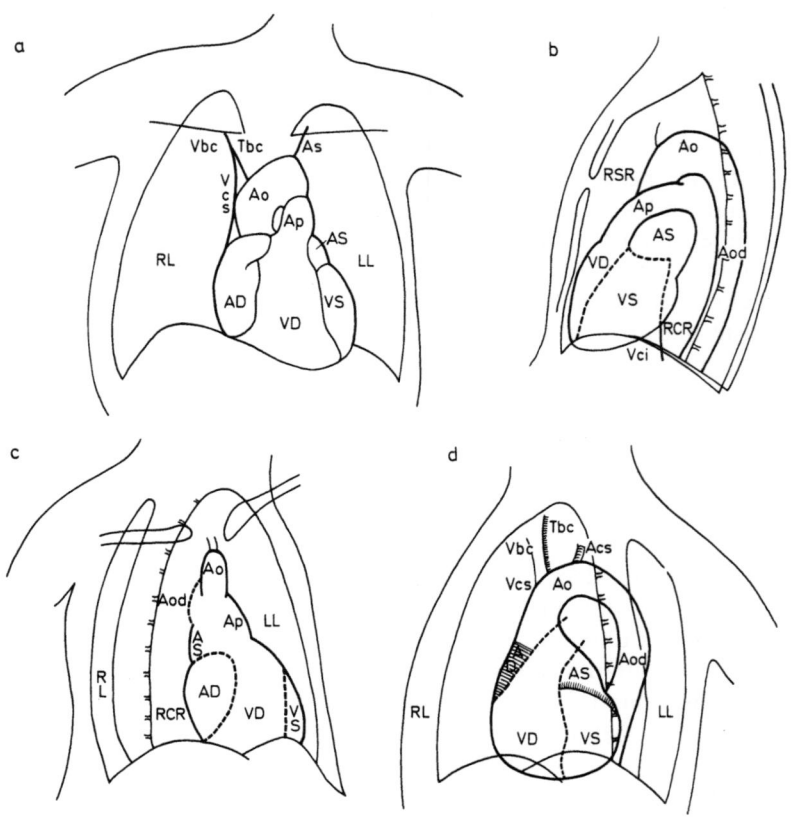

Abb. 5.3 a–d. Standardprojektionen des Herzens (nach DIETLEN). *Acs* A. carotis sinistra, *AD* rechter Vorhof, *AS* linker Vorhof, *Ao* Aorta, *Aod* Aorta descendens, *Ap* A. pulmonalis, *As* A. subclavia, *LL* linke Lunge, *RL* rechte Lunge, *RCR* Retrokardialraum (= Holzknecht-Raum), *RSR* Retrosternalraum, *Tbc* Truncus brachiocephalicus, *Vbc* V. brachiocephalica, *Vci* V. cava inferior, *Vcs* V. cava superior, *VD* rechte Kammer, *VS* linke Kammer. [Aus SPILLER U (1938) Praktikum der Röntgendiagnostik der Thoraxorgane. Walter de Gruyter, Berlin] **a** Sagittalbild im posterior-anterioren (p.-a.-) Strahlengang. Der Patient liegt mit der Brust dem Stativ an. **b** Linksseitenbild im dextro-sinistralen (d.-s.-) Strahlengang. Der Patient liegt mit der linken Thoraxseite dem Stativ an. **c** Rechtes vorderes Schrägbild (1. schräger Durchmesser) in rechter vorderer Schrägstellung („Fechterstellung"). Der Patient dreht sich um 60° mit der rechten vorderen Thoraxseite schräg gegen das Stativ. Darstellung der Ausflußbahn des linken Ventrikels und der Pulmonalarterie. **d** Linkes vorderes Schrägbild (2. schräger Durchmesser) in linker vorderer Schrägstellung („Boxerstellung"). Der Patient dreht sich um 40–60° mit der linken vorderen Thoraxseite schräg gegen das Stativ. Zur Beurteilung der Einflußbahn des linken Ventrikels und des Aortenverlaufs

Aorta ascendens nach ventral das sog. retrosternale Fenster. Die A. pulmonalis schließt sich kaudal an den Aortenbogen an. Sie bildet bei Kindern und Jugendlichen links unterhalb des Aortenknopfs eine umschriebene Vorwölbung („Pulmonalsegment"), die bei Erwachsenen selten und dann nur wenig ausgeprägt ist oder fehlt. Im Säuglingsalter werden die Gefäße von dem breit ausladenden Thymus vollständig überlagert. Innerhalb des Mediastinums heben sich die Trachea bis zur Bifurkation (normaler Bifurkationswinkel bei Erwachsenen 55-65°, bei Kindern 70-80° mit einer möglichen Schwankungsbreite von 50-100°) und der linke und rechte Hauptbronchus durch ihren Luftgehalt deutlich ab. In dem von der Trachea und dem rechten Hauptbronchus gebildeten äußeren Winkel wird zuweilen der ovale Querschnitt der V. azygos sichtbar. Zur Topographie des Mediastinums s. Abb. 5.1 und 5.8.

Das *Thoraxskelett* besteht aus dem Brustbein, den Schlüsselbeinen, dem Schulterblatt, den Rippen und der Brustwirbelsäule. Auf die Lungen sich projizierende Rippenknorpelverkalkungen lassen sich leicht an ihrem Verlauf erkennen. Eine stärkere Deformierung des Brustkorbs (z. B. durch Trichterbrust, Kielbrust, rachitische Veränderungen, Kyphoskoliose, Thorakoplastik, alte Rippenserienfrakturen, ausgedehnte parietale Schwartenschrumpfung), führt zu einer Verformung, Verlagerung oder atypischen Projektion der Brustorgane. Halsrippen und Asymmetrien der oberen Thoraxapertur mit Entwicklungsanomalien an der 1. Rippe können eine Kompression der unteren Plexuswurzeln und der A. subclavia zur Folge haben (Scalenus-anterior-Syndrom)

5.1.4 Bildgebende Pathologie

5.1.4.1 Zwerchfell

Lageanomalien

Zwerchfellhochstand
Einseitig bei Erkrankungen der Lunge (Pneumonie, Infarkt, Atelektase) oder der Pleura (Pleuritis), Zwerchfellrelaxation, -parese, -paralyse; *rechtsseitig* bei Lebervergrößerung (Zirrhose, Abszeß, Metastasen). – Chilaiditi-Zeichen: Interposition eines (gashaltigen) Kolonabschnitts ventral zwischen Leber und Zwerchfell; *linksseitig* bei Gasblähung des Magens und/oder der linken Kolonflexur, Milzvergrößerung (Leukämie, Zysten); *beidseitig* bei intraabdominaler Raumforderung (Aszites, große Tumoren, Schwangerschaft), Meteorismus, Zöliakie.

Zwerchfelltiefstand
Einseitig bei Pneumothorax, exspiratorischer Ventilstenose eines großen Bronchialastes (Fremdkörperaspiration, Bronchialneoplasma); *beidseitig* bei Enteroptose, Asthma bronchiale, Lungenemphysem.

Wandschwächen und -defekte

Umschriebener Schwund der Zwerchfellmuskulatur ohne Durchtrennung der Pleura oder des Peritoneums führt zu einer echten, von einem Bruchsack umgebenen Hernie. Defekte des Zwerchfells einschließlich der Pleura und des Peritoneums (angeboren, traumatisch) haben einen Prolaps von Bauchorganen zur Folge. Hernien und Prolapse lassen sich röntgenologisch nicht voneinander unterscheiden. Prädilektionsstellen: *Trigonum sternocostale:* parasternale Hernie (Morgagni-Hernie), rechts häufiger als links. *Trigonum lumbocostale:* lumbokostale Hernie oder Prolaps (Bochdalek-Hernie), links häufiger als rechts. *Hiatus oesophagei:* Hiatushernie (s. S. 182f.).

Tumoren und Zysten

Primäre Tumoren (Fibrom, Lipom, Sarkom) und Zysten sind extrem selten. *Sekundäre Tumoren:* invasiv wachsende Tumoren aus der Nachbarschaft (Pleura, Rippen, Magen, Ösophagus). *Sekundäre Zysten:* Echinokokkuszyste, von der Leber in den Thoraxraum einbrechend.

5.1.4.2 Pleura

Erguß

Transsudat, Exsudat, Empyem, Hämothorax, selten Chylothorax. Ergußnachweis mit der Sonographie ab 20 ml am sitzenden Patienten, als Winkelerguß im Sinus phrenicocostalis auf dem Thoraxseitenbild ab 100 ml, auf dem p.-a.-Bild ab 175-500 ml, auf dem a.-p.-Bild in Rückenlage des Patienten ab 500 ml.

Lage: phrenikokostal, diaphragmal (subpulmonal), kostal, interlobär, mediastinal (Abb. 5.4a-e).

Freier Erguß: meist unscharf begrenzte Verschattung mit Meniskuskonfiguration, dem Lagewechsel folgend. Stauungserguß vorwiegend rechtsseitig.

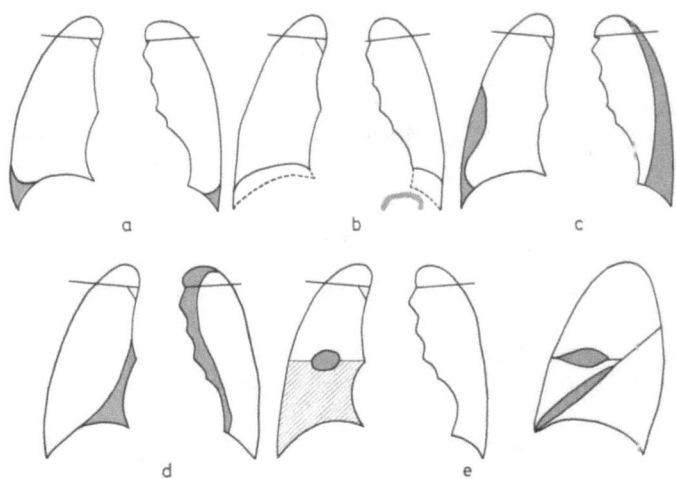

Abb. 5.4 a–e. Verschiedene Formen des Pleuraergusses. **a** Phrenikokostaler, **b** diaphragmaler (subpulmonaler), **c** kostaler (parietaler), **d** mediastinaler, **e** interlobärer Erguß. Bei linksseitigem diaphragmalen Erguß: Vergrößerung des Abstands der vermeintlichen Zwerchfellbegrenzung von der Magenblase

Diaphragmaler (subpulmonaler) Erguß: vorgetäuschter Zwerchfellhochstand, größere Entfernung zwischen Magenblase und vermeintlicher Zwerchfellkuppe, abgeflachter kostophrenischer Winkel.

Abgekapselter, gekammerter Erguß: meist scharfe, konvexbogige Begrenzung, kein Abfließen bei Lagewechsel, Pleuraverdickung an verschiedenen Stellen der gleichen Thoraxseite, fehlendes Pneumobronchogramm (DD Abgrenzung gegen Lungeninfiltration, s. S. 155). Der abgekapselte Interlobärerguß hat häufig die Form einer Spindel, die im Sagittalbild orthograd getroffen als Rundherd imponiert (Abb. 5.4 e).

Schwarte

Umschrieben als Pleurakuppenschwiele, als basale Schwarte mit zipfliger oder zeltförmiger Ausziehung des Zwerchfells, Verlötung der Sinus, Abflachung und/oder Deformierung der Zwerchfellkuppe mit eingeschränkter oder paradoxer Atemverschieblichkeit, strichförmige Verdichtung des Interlobärspalts, umschriebener oder die Lunge mantelförmig umschließender wandständiger Verdichtungssaum, flach konkave Begrenzung des Mediastinums mit Aufhebung der normalen Konturen, Unschärfe oder zipflige Ausziehung der Herzkontur. *Schwartenverkalkung* nach spezifischer Pleuritis, Pleuraempyem, Hämothorax. Bei Asbestose flächige Verkalkungen in der Pleura diaphragmatica und verkalkende Pleuraplaques vorzugsweise ventrolateral in der unteren Thoraxhälfte, wobei die Sinus phrenicocostales von der Verschwartung ausgespart bleiben.

Pneumothorax

Luftspalt zwischen Pleura parietalis und visceralis, am besten auf Aufnahmen in Exspiration zu erkennen, Retraktion der Lunge gegen den Hilus. *Spontanpneumothorax* durch Einriß einer Emphysembulla oder einer Lungenzyste oder durch Öffnung einer pleuranahen Abszeßhöhle oder spezifischen Kaverne in den Pleuraraum.

Spannungspneumothorax: Totalkollaps der Lunge, Verschiebung der Mediastinalorgane auf die gesunde Seite, durch Ventilmechanismus.

Fluidopneumothorax: Luft und Erguß im Pleuraraum, horizontaler Flüssigkeitsspiegel auf Übersichtsbildern im Stehen. Bei Thoraxverletzungen finden sich Pneumothorax, Hämothorax, Hauptemphysem, später pleurale Schwartenbildung.

Tumoren

Primär: Pleuramesotheliom (selten). Benigne Pleuratumoren (z.B. Fibrom) sehr selten.

Sekundär: Pleurametastasen bei Bronchial-, Mamma-, Magen-, Ovarial-, Pankreaskarzinom.
Maligne Pleuratumoren gehen häufig mit einem Pleuraerguß einher und können sich dadurch auf den Thoraxübersichtsbildern dem Nachweis entziehen. Computertomographie!

5.1.4.3 Lungen

Pathologische Veränderungen betreffen das Lungenparenchym (=Alveolen) und/oder das Lungengerüst (=Interstitium) und die darin verlaufenden Bronchien, Blut- und Lymphgefäße.

Verstärkte Strahlentransparenz= Aufhellung.
Ursachen: Vermehrter Luftgehalt ohne oder mit Obliteration der kleinen Gefäße (exspiratorische Bronchusventilstenose, Lungenemphysem), verminderte lokale Durchblutung bei Minderbelüftung eines

Lungenareals durch Euler-Liljestrand-Reflex (Frühzeichen eines Bronchialtumors), arterieller Gefäßverschluß (Lungenembolie), Engstellung der peripheren Arterienäste (pulmonale Hypertension).

Herabgesetzte Strahlentransparenz = Schleierung, Eintrübung, Verdichtung, Verschattung.
Ursachen: verminderter oder fehlender Luftgehalt der Alveolen (Dystelektase, Atelektase, Pneumonie, Tumor), Volumenzunahme des Interstitiums (Ödem, Entzündung, Fibrose), Vergrößerung der Gefäßkaliber (Lungenstauung, vermehrtes Durchflußvolumen bei Shuntvitien).
Bei den nicht durch Gefäßveränderungen verursachten Lungenverschattungen unterscheidet man nach der

Form
Strichschatten: Plattenatelektase, Narbe.

Streifenschatten, auch als sog. Schienengleisphänomen mit parallelen Linien im Abstand von etwa 3 mm, im orthograden Aspekt Ringschatten mit verbreiterter Kontur („Manschettenzeichen"): Verdickte Bronchialwände durch peribronchiales Ödem oder Peribronchitis.

Interlobuläre Septumlinien: Verdickte Interlobulärsepten durch Lymphstauung oder Fibrose: kleine, parallel zueinander angeordnete horizontale Strichschatten pleuranah im rechten und linken Unterfeld (Kerley-B-Linien), hilipetale Strichschatten in den Lungenoberfeldern (Kerley-A-Linien).

Feinretikuläre Zeichnungsvermehrung (Kerley-C-Linien): Superposition verdickter Alveolarwände und interazinöser und interlobulärer Septen durch Ödem, Infiltration oder Fibrose des Interstitiums.

Grobretikuläre Zeichnungsvermehrung vom „Honigwaben"-Aspekt („honeycombing"): Fibrotische Transformation des Interstitiums mit bis zu 1 cm großen zystischen Hohlräumen durch perifokales Emphysem.

Rundschatten, -herd, rund oder oval: Tumor bzw. Tumormetastase, abgekapselter Entzündungsherd (Granulom, Abszeß), mit Flüssigkeit gefüllte Zyste (bronchogene Zyste, Echinokokkuszyste) oder Pseudozyste, „Pseudotumor" (Hämatom, Rundatelektase, Kugelpneumonie).

Ringschatten: Hohlraum: tuberkulöse Kaverne, eingeschmolzener Abszeß oder Tumor, Emphysemblase, Solitärzyste (Pneumatozele, Pseudozyste), multiples Auftreten von Zysten mit Befall von einzelnen Lungensegmenten oder -lappen bei Zystenlunge (angeborene Hamartie evtl. mit Zysten auch in anderen Organen, erworben nach abszedierender Pneumonie, bei Bronchiolitis obliterans).

Halbmondschatten: Hohlraum mit Sekretspiegel: Lungenabszeß, sackförmige Bronchiektasen.

Keilschatten: Segmentpneumonie, Lungeninfarkt.

Größe

Kleine Schatten („Herdschatten"): Punktiforme (bis 1,5 mm), miliare oder mikronoduläre (1,5-3 mm) und noduläre (3-10 mm) Fleckschatten durch Granulome oder Narbengewebe im Interstitium; azinäre (bis 1 cm) und lobuläre (bis 3 cm) Fleckschatten durch alveoläres Ödem oder Exsudat.

Große Schatten („Flächenschatten"): Durchmesser größer als (1-) 3 cm, bei stärkerer alveolärer und/oder interstiteller Ausbreitung von Ödem, Exsudat oder Narbengewebe.

Anordnung

Einzeln, gehäuft, konfluierend, disseminiert. Gleichmäßige Verteilung umschriebener Schattenbezirke über beide Lungen bei Lungengerüsterkrankungen (Viruspneumonie, Silikose) oder als Folge einer hämatogenen Aussaat (Miliartuberkulose, Metastasen).

Beschaffenheit

Inhomogene Verschattung: Überlagerung von Alveolarbezirken mit fehlendem, vermindertem und/oder normalem Luftgehalt, Unterschiede in der Dicke bzw. Dichte des strahlenabsorbierenden Substrats (Dystelektase, Bronchopneumonie, Lobärpneumonie im Stadium der Anschoppung oder der Lyse).

Homogene Verschattung: Dichte Verschattung bei fehlendem Luftgehalt der Alveolen (Atelektase, Pneumonie, Ödem, Tumor), milchglasartige Trübung bei diffuser interstitieller Ausbreitung von Ödem oder Exsudat.

Weiche Schatten: Dichte entsprechend Weichteilgewebe, oft unscharf begrenzt, bei Lungeninfiltraten.

Harte Schatten: Vermehrte Dichte und scharfe Begrenzung durch Kalkeinlagerung bei Silikose, nach Tuberkulose, Histoplasmose, Windpocken im Erwachsenenalter; durch Verknöcherung bei Stauungsinduration der Lungen („pulmonale Osteopathie"); durch Kontrastmittelrückstände nach Bronchographie („metallische" Schatten).

Begrenzung

Unscharf begrenzte Verschattung: hoher Flüssigkeitsgehalt, akuter Prozeß, Ödem, Entzündung, infiltratives Tumorwachstum, oft reversibel.

Scharf begrenzte Verschattung: Flüssigkeitsarmut, chronischer Prozeß, Narbenbildung, expansives Tumorwachstum, meistens irreversibel.

Das *Silhouettenphänomen* zeigt an, wie eine homogen dichte Lungenverschattung einem angrenzenden Organ räumlich zuzuordnen ist. Wird die Organkontur ausgelöscht, so ist ihr die Lungenverschattung unmittelbar benachbart (positives Silhouettenzeichen). Bleibt die Organkontur jedoch sichtbar, dann befindet sich diese in einer anderen Ebene als die Lungenverschattung (negatives Silhouettenzeichen). Auf dem Sagittalbild kann so die Tiefenlokalisation eines schattengebenden Lungenprozesses angegeben werden: Bei aufgehobener Begrenzung der Herzsilhouette liegt eine Verschattung des Unterfeldes auf der betreffenden Seite ventral (z. B. Mittellappenpneumonie), bei erhaltener Herzbegrenzung dorsal (z. B. Unterlappenpneumonie).

Differentialdiagnose der totalen Lungenverschattung
Totalverschattung einer Lunge. Mit starker Verdrängung des Mediastinums zur Gegenseite: Pleuraerguß; mit Verziehung des Mediastinums zur kranken Seite: Lungenatelektase, Zustand nach Pneumektomie; ohne oder mit leichter Verdrängung des Mediastinums zur Gegenseite: Pneumonie, Atelektase und Pleuraerguß.

Totalverschattung beider Lungen (sehr selten). Mediastinalverlagerung nur, wenn ein expansiver Prozeß in der einen mit einem schrumpfenden Prozeß in der anderen Thoraxhälfte kombiniert ist. Pleuraerguß, Lungenödem, Pneumonie, neonatale Belüftungsinsuffizienz („weiße Lunge").

Perfusionsstörungen der Lunge

Vermindertes Durchflußvolumen im Lungenkreislauf
Allgemeine Verkleinerung der Lungengefäßkaliber mit entsprechender Zunahme der Strahlentransparenz der Lungenfelder, Durchmesser der A. intermedia bei Frauen unter 9 mm und bei Männern unter 10 mm. Netzartig vermehrte Lungengefäßzeichnung bei stärkerer Kollateralversorgung der Lungen über den Bronchialkreislauf. – Bei Fallot-Tetralogie und -Trilogie, hochgradiger subvalvulärer und/oder valvulärer Pulmonalklappenstenose, angeborener Pulmonalarterienhypoplasie oder -atresie, Swyer-James-Syndrom.

Vermehrtes Durchflußvolumen im Lungenkreislauf, Shuntvitium
Kaliberverbreiterung der zentralen Lungengefäße bis in die Subsegmente, bei kleinem Shuntvolumen nur in den Unterlappen, mit zunehmender Shuntgröße nach apikal fortschreitend auch die übrigen Lungenabschnitte einbeziehend, wobei sich die Gefäße peripherwärts harmonisch verjüngen. Kalibersprünge weisen bei sehr großen Shuntvolumina auf eine hyperkinetische pulmonale Hypertension hin. Bei der Bildwandlerdurchleuchtung verstärkte Eigenpulsationen der dilatierten Lungenarterien, wenn kein gekreuzter Shunt oder eine Shuntumkehr vorliegt. Betontes Pulmonalsegment überwiegend bei Vorhofseptumdefekt. Rechtsherzbelastung (s. S. 164).
A. v. Lungenfistel: rundliche Lungenverschattung mit Nachweis einer Dilatation der zugehörigen Arterie und Vene.

Pulmonal-arterielle Hypertension, Pulmonalsklerose

Bei Erhöhung des systolischen Ruheblutdrucks auf 30 mm Hg und mehr: Dilatation der Pulmonalarterie, u. U. erkennbar an einem betonten Pulmonalsegment, und der zentralen elastischen Arterien (Durchmesser der A. intermedia 18 mm und mehr) und sprunghafte Kaliberreduktion der distalen muskulären Arterien. Rechtsherzbelastung (s. S. 164).

Pulmonal-venöse Hypertension, Lungenstauung

Akute Lungenstauung. Sie geht mit einem interstitiellen Lungenödem einher, das unter dem Einfluß der Schwerkraft in den basalen Lungenpartien am stärksten ausgebildet ist und röntgenologisch dann sichtbar wird, wenn der Abtransport des Transsudats aus dem Interstitium nicht mehr gewährleistet ist. Bei normalem Widerstand im

Lungenkreislauf paßt sich der pulmonal-arterielle Druck der venösen Drucksteigerung passiv an. Linksherzbelastung (s. S. 162 f.).

In Abhängigkeit von den venösen Druckwerten kommt es zu typischen Lungenveränderungen:

Leichte Lungenstauung: Bei Druckanstieg auf 20 mm Hg Verstärkung der Lungengefäßzeichnung mit Umverteilung des Blutflusses von den basalen in die apikalen Lungenabschnitte (Redistribution); die Gefäßkaliber sind dann in den Oberfeldern gleich groß oder größer als in den Unterfeldern.

Mäßige Lungenstauung: Bei Druckerhöhung auf 25 mm Hg zusätzlich basale, dann apikalwärts fortschreitende milchglasartige Eintrübung der Lungenfelder durch das interstitielle Ödem (s. S. 154), Kerley-B-Linien, später auch Kerley-A-Linien, schmale interlobäre Ergußlamelle, kleiner, meistens rechtsseitiger basaler Pleuraerguß, Zwerchfellhochstand durch Verminderung der Lungenelastizität.

Schwere Lungenstauung: Bei Drucksteigerung auf 30 mm Hg und mehr alveoläres Lungenödem (s. S. 154), beginnend in den Unterfeldern, selten auch primär mit schmetterlingsförmiger Ausbreitung im Lungenkern, Zunahme des Pleuraergusses, der dann auch links anzutreffen ist.

Chronische Lungenstauung. Fehlende Rückbildung der Kerley-Linien durch Entwicklung einer Lungenfibrose *(Stauungsinduration)* mit Widerstandserhöhung im Lungenkreislauf und dadurch bedingter weiterer Zunahme des pulmonal-arteriellen Drucks. Verschmälerung und leichte Schlängelung der Segmentarterien zunächst in den Unterfeldern und später auf die gesamte Lunge ausgedehnt mit dem Vollbild der pulmonal-arteriellen Hypertension. Feinretikuläre Zeichnungsvermehrung der Lungen, evtl. mit eingestreuten miliaren Fleckschatten durch Hämosiderinablagerungen, vorzugsweise in den Unter- und Mittelfeldern, die auch verkalken oder verknöchern können („pulmonale Osteopathie").

Lungenembolie, Lungeninfarkt

Lungenembolie: Aufhellung durch Verminderung der Lungengefäßzeichnung in dem von der Blutversorgung abgeschnittenen Bezirk (Westermark-Zeichen). Vorübergehend auftretende Plattenatelektasen und azinöse Verschattungen bei kleineren Embolien. Bei embolischem Verschluß eines größeren, hilusnahen Pulmonalarterienastes kann sich der proximal von der Blockade gelegene Gefäßabschnitt im Kaliber verbreitern und vorwölben.

Lungeninfarkt: Übergang der azinösen Fleckschatten in eine zunächst unscharf, im weiteren Verlauf jedoch scharf begrenzte homogene Verdichtung meistens in den Unterfeldern, häufig mit Pleuraerguß. Typisch ist der mit der Basis zur Pleura und mit der abgerundeten Spitze gegen den Hilus gerichtete Keilschatten („Hampton's hump"), im orthograden Aspekt häufig rundlich. Bei Superinfektion Infarktpneumonie, die einschmelzen kann. Verzögerte Rückbildung unter Zurücklassen von Strichschatten durch Narben.

Krankheiten des Bronchialsystems

Bronchitis

Akute Bronchitis: Ohne Röntgenveränderungen.

Chronische Bronchitis: Bei Kleinkindern streifige perihiläre interstitielle Exsudation, entzündliche Hiluslymphknotenschwellung („Infekthili"), Sinubronchitis bei primärer Sinusitis, bei Erwachsenen Streifenschatten und bei orthograder Projektion dickwandige Ringschatten („Manschettenzeichen") durch peribronchitisch infiltrierte Bronchialwände, kleinfleckige fibrotische Zeichnungsvermehrung („dirty lung") als Ausdruck einer chronisch-obstruktiven Bronchitis. Mit der *Bronchographie,* die nur selten indiziert ist, unterscheidet man die

Bronchitis spastica: Engstellung der Bronchialäste, u. U. unregelmäßig verteilt auf verschiedene Segmente oder Lappen;

Bronchitis deformans: Verlagerung der Bronchialäste, Kaliberschwankungen der insgesamt etwas erweiterten Bronchiallumina, Narbenstenosen, Schleimhautatrophie mit Hervorhebung der längs- und querverlaufenden Muskelbündel, Konturunregelmäßigkeiten durch erweiterte Ausführungsgänge der Schleimdrüsen und durch Schleimhautdivertikel;

Bronchitis obliterans: Kontrastmittelstopp in den kleinen Bronchien.

Bronchiolitis

Miliare Fleckschatten durch Schleimhautschwellung, Sekretstau und Peribronchitis im Bereich der Bronchiolen, häufig kombiniert mit überblähten Lungenabschnitten (Keuchhusten, Masern). Nach bindegewebiger Organisation der peribronchialen Infiltrate und Narbenschrumpfung: *Bronchiolitis obliterans.*

Bronchiektasen

Bronchographie als Untersuchungsmethode der Wahl. Man unterscheidet der Form nach zylindrische, variköse und sackförmige Bronchiektasen.

Thoraxübersichtsbild: keine Röntgenveränderungen oder Streifenschatten bei zylindrischen und varikösen, Ring- oder Halbmondschatten bei sackförmigen Bronchiektasen. Mit der *Computertomographie* lassen sich die dickwandigen Bronchien sicherer darstellen als mit dem Übersichtsbild und der konventionellen Tomographie.

Funktionelle Lungenüberblähung

Umschriebene oder allgemeine Aufhellung der Lungen durch eine vorübergehende exspiratorische Bronchusventilstenose, bei der Luft im Exspirium nicht oder nur ungenügend aus dem distal von der Stenose gelegenen Lungenabschnitt entweicht. Die Ventilstenose wird an einem Bronchus (u. a. durch entzündliche Schwellung der Bronchialschleimhaut, eingedicktes Sekret, Fremdkörperaspiration) oder am ganzen Bronchialsystem (Asthma bronchiale, Bronchitis spastica) wirksam. Bei Irreversibilität entsteht ein parenchymatöses Emphysem.

Exspiratorische Ventilstenose eines größeren Bronchialastes: beim Einatmen nur langsame Belüftung und Ausdehnung der Lunge hinter der Stenose und Mediastinalwandern zur kranken Seite, beim Ausatmen verzögertes Entweichen der Luft über die Stenose mit Überblähung der Lunge und relativem Zwerchfelltiefstand auf der betroffenen Seite und Verlagerung des Mediastinums zur Gegenseite.

Inspiratorische Ventilstenose: Verschiebung des Mediastinums zur kranken Seite bei der Einatmung, relativ selten. Durch Schnupfen oder Husten wird das Mediastinalpendeln zum Mediastinalschnellen verstärkt.

Störungen des Luftgehalts der Lungen

Parenchymatöses (substantielles) Lungenemphysem

Primär-atrophisches („seniles") Lungenemphysem: vermehrte Strahlentransparenz der Lungenfelder durch Schwund der peripheren Gefäßzeichnung. Beim Hinzutreten einer chronischen Bronchitis weiteres Fortschreiten der Lungenveränderungen mit Entwicklung einer pulmonal-arteriellen Hypertension.

Nichtobstruktives Lungenemphysem (klinisch „parenchymatöser Typ"): Lungenüberblähung mit Tiefstand, Abflachung und eingeschränkter Beweglichkeit des Zwerchfells, weiter retrosternaler Lungenmantel, Auffächerung des insgesamt verengten Lungengefäß- und Bronchialbaums nach apikal und basal und gegen das Mediastinum mit Vergrößerung der Teilungswinkel, Rarefikation der peripheren Lungengefäßzeichnung, schlankes Herz, asthenischer Thorax.

Obstruktives (bronchostenotisches) Lungenemphysem (klinisch „bronchitischer Typ"): Lungenüberblähung nicht obligatorisch, Veränderungen der chronisch-obstruktiven Bronchitis (s.S.150), Zeichen der pulmonal-arteriellen Hypertension, Rechtsherzbelastung (Cor pulmonale), Faßform des Thorax.

Sonderformen des parenchymatösen Lungenemphysems:

- *Narbenemphysem* bei fibrosierenden Prozessen des Lungengerüsts: indurativ-zirrhotische Lungentuberkulose, Pneumokoniosen, Sarkoidose.
- *Überdehnungsemphysem* als Folge eines Mißverhältnisses zwischen Thoraxweite und Lungengröße, bei stärkerer Thoraxdeformität (Kyphoskoliose), nach Lungenresektion oder Schrumpfung größerer Lungenabschnitte.
- *Bullöses Emphysem:* häufig peripher gelegene, strukturlose Ringschatten unterschiedlicher Ausdehnung ohne respiratorische Größenschwankung bei der Bildwandlerdurchleuchtung (DD Lungenpseudozyste). Komplikation: Pneumothorax.
- *Progressive Lungendystrophie:* fortschreitende Zerstörung einzelner Lappen oder der gesamten Lunge („vanishing lung") durch ein bullöses Emphysem.
- *Kongenitales lobäres Emphysem des Säuglings* mit bevorzugtem Befall des linken Oberlappens, Mediastinalhernie zur gesunden Seite, Kompressionsatelektase des Unterlappens. Bronchographie!

Interstitielles Lungenemphysem

Übertritt von Luftblasen in das Lungengerüst bei Zerreißung der Bronchialschleimhaut durch exzessiven Husten oder Überdruckbeatmung. Perlschnurartige Aufhellungen im Verlauf der Lungengefäße, Aufhellungen im Mediastinum mit Abhebung der Pleura mediastinalis, evtl. Pneumothorax (s. auch Mediastinalemphysem, S. 169).

Lungendystelektase, -atelektase
Ursachen

Kompression: Extremer Zwerchfellhochstand, große intrahorakale Tumoren, großer Pleuraerguß.

Obstruktion: Bronchusverschluß durch entzündliche Verdickung der Bronchialschleimhaut, eingedicktes Bronchialsekret, Blutkoagel, aspirierte Fremdkörper, Bronchialtumoren, Einbruch eines tuberkulösen Lymphknotens in den Bronchus, Druck vergrößerter Lymphknoten oder Tumoren von außen.

Kontraktion: Bronchuseinengung durch Narbenschrumpfung.
Ätiologische Klärung durch Tomographie und Bronchographie.

Dystelektase = verminderte Belüftung: Schleierung oder Eintrübung mit unscharfer Begrenzung der Lunge oder eines Lungenabschnitts durch Abnahme des Luftgehalts.

Atelektase = fehlende Belüftung: Deutliche Verkleinerung des Lungenvolumens und homogene Verschattung mit scharfem, meist konkavem Verlauf der Segment- oder Lappengrenze, kompensatorische Überblähung der benachbarten Lungenpartien, Verlagerung der Interlobärspalten zur Atelektase hin. Bei Befall eines größeren Lungenabschnitts Zwerchfellhochstand und Verziehung des Mediastinums zur kranken Seite.

Das *Mittellappensyndrom* (HUZLY) ist ein poststenotisches Syndrom. Ursache: Unspezifisch-entzündliche oder tuberkulöse Stenose oder Einengung des Mittellappenbronchus durch Tumorwachstum oder -kompression. Folge: Atelektase und/oder poststenotische Pneumonie des Mittellappens. DD Interlobärerguß im kaudalen Anteil des großen Lappenspalts.

Plattenatelektase: horizontal, vertikal oder schräg verlaufender Strichschatten verschiedener Länge und Dicke bei Sekretstau in Bronchiolen und kleinsten Bronchialästen, verschwinden bei Wiederbelüftung oder vernarben und werden dann schmaler (Narbenplatte). Unspezifisches Symptom bei (abklingenden) entzündlichen Erkrankungen des Bronchialsystems, des Lungenparenchyms und -gerüsts, bei Lungenembolie, frischem Herzinfarkt (Stauungsbronchitis), bei akuten Oberbaucherkrankungen (Pankreatitis, Cholangitis), bei extremem Zwerchfellhochstand.

Atemnotsyndrom

Erwachsene (Schocklunge): Anfänglich bilaterale peribronchiale und perivaskuläre Zeichnungsvermehrung, manchmal vorzugsweise im Lungenkern, später azinäre bzw. lobuläre konfluierende Verschattungen und milchglasartige Eintrübungen mit positivem Pneumobronchogramm. Im Gegensatz zum kardial bedingten Lungenödem fehlen der Stauungserguß und die Kaliberverbreiterung der apikalen Lungengefäße. Bei günstigem Verlauf nach etwa 1 Woche Auflockerung der Verschattungen und beginnende Fibrosierung mit Entwicklung einer retikulären und mikronodulären Zeichnungsvermehrung der Lungen. Komplikation: Pneumonie.

Säuglinge (Syndrom der hyalinen Membranen): Lungenüberblähung, feingranuläre Zeichnungsvermehrung beider Lungen durch kleinste Atelektasen, bei weiterem Fortschreiten zunehmende homogene Verschattung u. U. bis zum Vollbild der „weißen Lunge" mit positivem Pneumobronchogramm und fehlender Abgrenzbarkeit des Herzens. Rückbildung der Lungenverschattung unter Hinterlassen einer wabig-streifigen Narbenzeichnung v. a. im Perihilus.

Lungenödem

Interstitielles Ödem: Peribronchiale und perivaskuläre Zeichnungsvermehrung der Lungen mit Unschärfe der Gefäßkonturen, verdickte Bronchialwände („Manschettenzeichen"), vom Hilus zur Peripherie abnehmende milchglasartige Eintrübung, manchmal auf den Lungenkern beschränkt (zentrales Lungenödem), interlobuläre Septumlinien.

Alveoläres Ödem: In beiden Lungen bis in die Peripherie reichende azinöse bzw. lobuläre Herdschatten, die im weiteren Verlauf zu großen Flächenschatten konfluieren. Die Spitzenfelder und die Lungenpartien im Bereich der Phrenikokostalwinkel bleiben i. allg. frei. Mit zunehmendem Schweregrad geht das interstitielle Ödem in ein alveoläres Ödem über. Bei dekompensierter Linksinsuffizienz des

Herzens (kardiales Lungenödem), bei Niereninsuffizienz mit Überwässerung („fluid lung"), bei Inhalation toxischer Gase (toxisches Lungenödem). Komplikation: Pneumonie.

Entzündliche Lungenerkrankungen

Bei den Entzündungen steht röntgenologisch der Befall des Lungenparenchyms (=alveoläre Exsudation) oder des Lungengerüsts (=interstitielle Exsudation) im Vordergrund. Interstitielle Entzündungen sind nicht selten mit einer alveolären Exsudation kombiniert. Mit der Röntgenuntersuchung sollen nach Möglichkeit diese beiden Erkrankungsformen unterschieden und etwaige entzündungsfördernde Vorschädigungen der Lunge aufgedeckt werden. Dazu ist die Kenntnis der Anamnese und der klinischen Daten unentbehrlich. Die weitere Differenzierung der entzündlichen Lungenprozesse bleibt Aufgabe der klinischen Diagnostik. Die röntgenologische Verlaufskontrolle gibt Aufschluß über den Erfolg der Therapie und über eventuelle Komplikationen.

Entzündungen mit den überwiegenden Zeichen einer alveolären Exsudation

Alveoläres Befallsmuster: Unscharf begrenzte, konfluierend sich ausbreitende azinöse und/oder lobuläre Fleckschatten bei Herdpneumonie. Flächenhaft ausgedehnte, an Dichte rasch zunehmende Verschattung innerhalb eines Lungensegments oder -lappens bei Segmentbzw. Lobärpneumonie. Innerhalb der Verschattung sind lufthaltige Lungenareale („Pneumoazinogramm") oder Bronchien („Pneumobronchogramm") zu erkennen. Umschriebene Dystelektasen oder Plattenatelektasen kommen durch Verlegung von kleineren Bronchiallumina mit Exsudat zustande.

Lobär-, Segmentpneumonie

Die infiltrative Verschattung hält sich mehr oder weniger deutlich an die Lappen- bzw. Segmentgrenzen, die durch die Volumenzunahme des befallenen Lungenabschnitts flach konvexbogig verlaufen können (DD Atelektase, s. S. 153).

Herdpneumonien durch kanalikulär deszendierende Infektion

Bronchopneumonie des Erwachsenen. Bei ihr steht die alveoläre Exsudation im Vordergrund, während die Bronchopneumonie des frühen

Kindesalters ausschließlich mit einer interstitiellen Exsudation abläuft.

Sonderformen
- *Hypostatische Pneumonie* als häufigste Form des Erwachsenenalters besonders infolge langen Liegens
- *Aspirationspneumonie,* starke Abszedierungstendenz

Herdpneumonien durch hämatogene Streuung bei Bakteriämie oder Sepsis

Metastatisch-eitrige Herdpneumonie. Komplikationen: Abszedierung, Pleuraempyem, unvollständige Lösung mit Übergang in eine chronische Pneumonie. Abheilung unter Vernarbung.

Im Kindesalter: Suppurative (unreife) Form als Pleuraempyem vorwiegend bei jungen Säuglingen, primär abszedierende Form bei älteren Säuglingen, bei Kleinkindern zystisch-emphysematöse Form, erst ab Schulalter solitäre Abszesse wie beim Erwachsenen.

Pilzpneumonien (Pneumomykosen)

Heimisch sind die *Aktinomykose, Kandidiasis (Soormykose), Aspergillose, Kryptokokkose* und *Mukormykose.* Neigung zur Abszedierung besonders bei der Aktinomykose. Actinomyces zählt zu den grampositiven filamentösen Bakterien, verhält sich jedoch klinisch pilzähnlich! Kandidiasis und Aspergillose sind geläufige sekundäre Mykosen bei Therapie mit Antibiotika, Zytostatika und Immunsuppressiva. *Myzetom*=Rundherd, z.B. Aspergillom in präformiertem Hohlraum (Kaverne).

Entzündungen mit den vorherrschenden Zeichen einer interstitiellen Exsudation

Interstitielles Befallsmuster: Diffuse feinstreifige peribronchiale und perivaskuläre Zeichnungsvermehrung oder perihiläre Eintrübung mit Unschärfe der Gefäßkonturen, interlobuläre Septumlinien, flächenhafte Schleierung vom „Milchglas"-Aspekt oder dichte Verschattungen auch von Rundherdcharakter, konfluierende azinöse oder lobuläre Fleckschatten durch alveoläre Exsudation oder Adhäsionsatelektasen, disseminierte mikronoduläre bis noduläre Herdschatten, bei Übergang in Fibrose feinretikuläre und retikulo-(mikro-)noduläre Zeichnungsvermehrung, als Endstadium evtl. Wabenlunge (s.S.145).

Indirekte Zeichen: sog. kleine Lunge bei inspiratorischem Zwerchfellhochstand durch Elastizitätsverlust der Lunge, Verziehung der Lungengefäße durch Narbenschrumpfung, evtl. Hiluslymphome, Pleuraerguß, Pleuraverdickung durch Fibrose.

Interstitielle Pneumonien

Pneumonien durch Viren und Mykoplasmen, bei Ornithose, Fleckfieber, Keuchhusten, ferner interstitielle plasmazelluläre Pneumonie, sehr selten bei Toxoplasmose und Bruzellose.

Beispiele:
Masern: In beiden Lungen miliare Fleckschatten durch Bronchiolitis, vorzugsweise in den Mittel- und Unterfeldern, evtl. zusätzlich bronchopneumonische Herde, starke Hiluslymphknotenreaktion.

Keuchhusten: Bevorzugter Befall der medialen Unterfelder mit bis zum Zwerchfell breiter werdenden parakardialen oder paravertebralen Dreieckschatten („basales Dreieck"), funktionelle Lungenüberblähung, Hilusreaktion.

Bronchopneumonie des frühen Kindesalters als häufigste frühkindliche Pneumonie. Sonderformen: Paravertebrale dystelektatische Pneumonie. Aspirationspneumonie.

Interstitielle Form der metastatisch-eitrigen Herdpneumonie.

Immunopathien

Sie gehen mit einer lokalen oder generalisierten interstitiellen oder auch mit einer alveolären Exsudation einher. Eine Bluteosinophilie findet sich bei den sog. *eosinophilen Infiltraten,* bei denen es sich um eine Überempfindlichkeitsreaktion auf verschiedene Allergene (Parasiten, Pharmaka sowie Chemikalien, Pilze, Pflanzen) handelt: z. B. flüchtiges eosinophiles Löffler-Infiltrat am häufigsten bei Askaridiasis, akute oder chronische eosinophile Pneumonie mit dichten, peripher gelegenen Infiltraten, u. a. bei Sulfonamiden, Chlorpropamid und Penicillin.

Kollagenosen: Rheumatoide Arthritis (Kombination mit Silikose = Caplan-Syndrom), Spondylitis ankylopoetica, Erythema exsudativum multiforme, Lupus erythematodes disseminatus, Sklerodermie (in der Mehrzahl der Fälle schneller Übergang in eine apikokaudal zunehmende Lungenfibrose), Polymyositis-Dermatomyositis, Sjögren-Syndrom.

Vaskulitiden: Panarteriitis nodosa, Goodpasture-Syndrom, Wegener-Granulomatose, allergische Granulomatose Churg-Strauss.

Myokardinfarktspätsyndrom (Dressler-Syndrom).

Transplantationspneumonie.

Exogen-allergische Alveolitis durch inhalative und selten auch enteral aufgenommene Allergene in Form von organischen Stäuben (z. B. Farmerlunge. Befeuchterfieber durch Air-conditioner) oder Chemikalien (Haarspraymittel).

Medikamenteninduzierte allergische Lungenkrankheiten (s. auch eosinophile Infiltrate, S. 157): Generalisierte, oft flüchtige Infiltrate bei Nitrofurantoin, generalisierte interstitielle Reaktion mit Neigung zur Fibrosierung bei Busulfan, Methotrexat, Bleomycin, chronischer Pleuraerguß und Lungen- und Pleurafibrose bei Methysergid.

Pneumokoniosen

Beispiel: *Silikose* in Form der nodösen Fibrose, der diffusen retikulären Fibrose, der Eierschalensilikose (entsprechend der Verkalkungsart der vergrößerten hilären und mediastinalen Lymphknoten) und der progressiven massiven Fibrose mit großflächigen knotigen Lungenschwielen. Kombination mit Tuberkulose: Silikotuberkulose.

Sarkoidose (M. Boeck)

Lymphogene Ausbreitung in die Lunge mit Entwicklung von mikronodulären Granulomen (Stadium II), später Übergang in Vernarbung und Verschwielung: Lungenfibrose, Konglomeratform mit Rundherden (Stadium III).

Intoxikationen durch inhalative Noxen

Durch Gase (Nitrosegase), Dämpfe (Chloramin), Rauche (Zink) oder Chemikalien (Paraquat).

Strahlenpneumonitis

Durch das Bestrahlungsfeld begrenzte fleckförmig-konfluierende bis homogene Verschattung durch Adhäsionsatelektasen mit Übergang in Vernarbung.

Krankheiten unbekannter Ursache

Histiozytose X, idiopathische Lungenhämosiderose (Celen-Gellerstedt-Syndrom), generalisierte idiopathische interstitielle Pneumonie mit Fibrose (Hamman-Rich-Syndrom als akute, schnell fortschreitende Form selten).

Lungentuberkulose
Primärkomplex
Häufig nicht nachweisbar (sog. inapparente Form). Etwa 1 cm großer, unscharfer Herdschatten (Ghon-Primärherd) meistens im Oberlappen mit korrespondierender Hiluslymphknotenschwellung. *Hantelform:* Verbindung des Primärherds und des Hiluslymphoms durch einen Streifenschatten, bedingt durch die Lymphangitis. Primärkomplex (PK) vernarbt oder verkalkt, selten geht er über in eine

Primärherdphthise: Einschmelzung des Primärherds (Primärkaverne) und bronchogene Streuung mit Entwicklung von bronchopneumonischen Herdchen in allen Lungenabschnitten, persistierende Hiluslymphknotenschwellung.

Lymphknotentuberkulose: Lymphogene Ausbreitung der Tuberkulose mit Schwellung der hilären, paratrachealen und zervikalen Lymphknoten. Epituberkulose: Atelektase bei Kompression eines Bronchus durch einen tuberkulösen Lymphknoten.

Bronchialtuberkulose: Einbruch eines verkäsenden Lymphknotens in das Bronchiallumen meistens mit bronchogener Streuung.

Postprimärperiode
Generalisationsstadium (hämatogene Streuung)
Simon-Spitzenherde: Kleine, ein- oder beidseitig in den Lungenspitzen nachweisbare, manchmal konfluierende Herdschatten, die später vernarben oder verkalken, aber noch nach Jahren wieder einschmelzen können.

Miliare oder grobknotige Lungenstreuung: Zahlreiche, über beide Lungen gleichmäßig verteilte miliare Fleckschatten (Miliartuberkulose) bzw. bis zu 15 mm große, in beiden Lungen unregelmäßig vorhandene Rundherde.

Pleuritis exsudativa tuberculosa.

Aschoff-Puhl-Herd: Pleuranah gelegener nodulärer Herd im Oberfeld.

Infraklavikuläres Frühinfiltrat (Assmann): Bis zu 3 cm großer, scharf oder unscharf begrenzter Rundschatten infraklavikulär im linken oder rechten Oberfeld. Große Einschmelzungstendenz („*Frühkaverne*") mit bronchogener Streuung oder lymphogener Ausbreitung mit Auftreten von nodulären Herdchen in der nächsten Umgebung. Übergang des Frühinfiltrats in ein Tuberkulom möglich.

Organstadium

Exsudative Tuberkulose: Typische Veränderungen einer Bronchopneumonie mit weichen, fleckförmig konfluierenden Herdchen. Bei ausgedehnter und homogen-dichter, oft an Segment- oder Lappengrenzen gebundener Infiltration: käsige Pneumonie. Folgen: Schnelle Einschmelzung mit Kavernenbildung und bronchogener Streuung.

Produktive Tuberkulose: Schärfer begrenzte, konfluierende Fleckschatten bei günstiger Abwehrlage, bisweilen nur schwer von der spezifischen Bronchopneumonie zu unterscheiden. Verlaufskontrollen!

Kaverne: Ringschatten mit Anschluß an das Bronchialsystem nach Einschmelzung und Entleerung eines exsudativen Herds mit bronchogener Streuung. Tomographie! Strangkaverne durch umgebende Narben länglich verformt (DD Emphysemblase im Narbenfeld).

Tuberkulom: Runder oder ovaler, scharf begrenzter tuberkulöser Herd, kann weiter vernarben und verkalken oder einschmelzen. Tomographie!

Indurativ-zirrhotische Tuberkulose: Mit starker Bindegewebeproliferation abheilende Lungentuberkulose. Zarte oder kräftige, oft hilusradiäre Streifen- bzw. Netzschatten, Schrumpfung der befallenen Lungensegmente oder -lappen, meistens der Oberlappen, Raffung und Distorsion der Hili, Verziehung der Lungengefäße und der Bronchien. Daneben können alle anderen Formen der Organtuberkulose vorkommen. Weitere Folgen der Narbenschrumpfung: Narbenemphysem, Bronchiektasen, pulmonal-arterielle Hypertension.

Lymphangitis reticularis: Von einem spezifischen Herd ausgehende feinretikuläre Zeichnungsvermehrung.

Tumoren

Tumor im Lungenparenchym: Rundherd, selten diffuse Infiltration (Adenokarzinom). *Tumor der Bronchialwand:* Bronchusstenose mit Dys- oder Atelektase, poststenotischer Pneumonie, selten mit poststenotischer Lungenüberblähung durch exspiratorische Ventilstenose, als Folge der Minderperfusion lokale Oligämie durch Euler-Liljestrand-Reflex. Im Bronchogramm Aussparungseffekt oder Abbruch der Kontrastmittelfüllung.

Benigne: Sehr selten, z. B. Papillom, Lipom, Fibrom, Hamartom

Semimaligne: Bronchialadenom, Karzinoid

Maligne:
Bronchialkarzinom: Überwiegend zentral an den Ostien der Segment- oder Subsegmentbronchien, gelegentlich auch in den Haupt- oder Lappenbronchien (⅔ entdifferenzierte, meist kleinzellige Karzinome, ⅓ Plattenepithelkarzinome), seltener peripher in der Schleimhaut der kleinen Bronchien (⁵⁄₁₀ entdifferenzierte Karzinome, ⁴⁄₁₀ Plattenepithelkarzinome, ¹⁄₁₀ Adenokarzinome (Abb. 5.67, S. 331)). *Ausbrecherkarzinom:* Pleuranah gelegen mit Infiltration der Thoraxwand, in der Lungenspitze Entwicklung eines Pancoast-Syndroms. Diffus infiltrierendes, pneumonieähnliches Wachstum beim bronchoalveolären Adenokarzinom, bei multilokulärem Auftreten evtl. mit ausgedehntem Befall beider Lungen: *Lungenadenomatose* (sehr selten!). Hiläre und mediastinale Lymphome. Pleuritis carcinomatosa.

Lungensarkom: Sehr selten, meistens scharf begrenzte, schnell an Größe zunehmende Rundherde im Lungenparenchym.

Lungenmetastasen: Meistens Rundherde unterschiedlicher Zahl und Größe, mit Wachstumstendenz, z. B. beim Mammakarzinom, Schilddrüsenkarzinom, hypernephroiden Karzinom. Lymphangiosis carcinomatosa mit interstitieller hilifugaler Ausbreitung und mit den Zeichen des gestörten Lymphabflusses (Kerley-Linien, s. S. 145). Hiläre und mediastinale Lymphknotenschwellungen. Pleuritis carcinomatosa.

5.1.4.4 Herz

Der röntgenologischen Beurteilung sind nur die Herzkrankheiten zugängig, die mit einer Formänderung bzw. Vergrößerung der Herzsilhouette einhergehen. Dabei gilt es zu klären, welche Herzhöhlen beteiligt sind, welche Störung der Hämodynamik daraus abzuleiten ist und welche Folgerungen sich für die klinische Diagnostik ergeben, wobei der Veränderungen der großen Gefäße (s. S. 167 f.) und der Lungen (s. S. 148 f.) mit zu berücksichtigen sind. Weiterführende Untersuchungsmethoden der bildgebenden Diagnostik s. S. 134 f.

Myokardhypertrophie, -dilatation
Röntgenologisch erkennbare Veränderungen des Myokards sind die Dilatation und mit Einschränkung die Hypertrophie des Herzmuskels. Da die dünne Vorhofmuskulatur nur wenig zu hypertrophieren imstande ist, entsteht die Vergrößerung eines Vorhofs ausschließlich durch eine Dilatation. An der Größenzunahme der Herzkammern sind meistens Myokardhypertrophie und -dilatation, wenn auch im unterschiedlichen Ausmaß, beteiligt. Lediglich die unvorbereitet das gesunde Herz treffende Druckbelastung (krisenhafter Blutdruckanstieg im Systemkreislauf bei akuter Glomerulonephritis, im Lungenkreislauf bei fulminanter Lungenembolie) oder Volumenbelastung (Mitralinsuffizienz bei Papillarmuskelabriß durch Herzinfarkt, bei ulzeröser Mitralklappenendokarditis) kann unmittelbar zu einer Vergrößerung der hämodynamisch betroffenen Herzhöhle führen (Abb. 5.5 u. 5.6). Im Gegensatz dazu hat die alleinige Hypertrophie der Kammermuskulatur i. allg. keinen Einfluß auf die Herzgröße. Seltene Ausnahmen sind die extreme Hypertrophie des rechten Ventrikels bei der angeborenen hochgradigen Pulmonalklappenstenose und des linken Ventrikels bei besonders schweren Formen der hypertrophisch-obstruktiven Kardiomyopathie. Die Ventrikelhypertrophie kann jedoch, wenn sie ausgeprägt genug ist, das Herz so verformen wie bei einer Dilatation.

Beim *Pumpversagen der Ventrikel* wird röntgenologisch nur die sog. Rückwärtsinsuffizienz („backward failure") erfaßt. Danach lassen sich unterscheiden die

Linksherzinsuffizienz: Lungenstauung und -ödem, Stauungserguß (s. S. 148 f.) und die

Rechtsherzinsuffizienz: Kaliberverbreiterung der V. cava superior und der V. azygos (obere Einflußstauung!) (s. S. 168), Stauungsergüsse, rechtsseitiger Zwerchfellhochstand durch Lebervergrößerung.

Linker Ventrikel (Abb. 5.5 a, b)
Betonung und Verlängerung der linken Herzkontur nach lateral und kaudal mit Absenkung der Herzspitze, Vorwölbung und Verlagerung

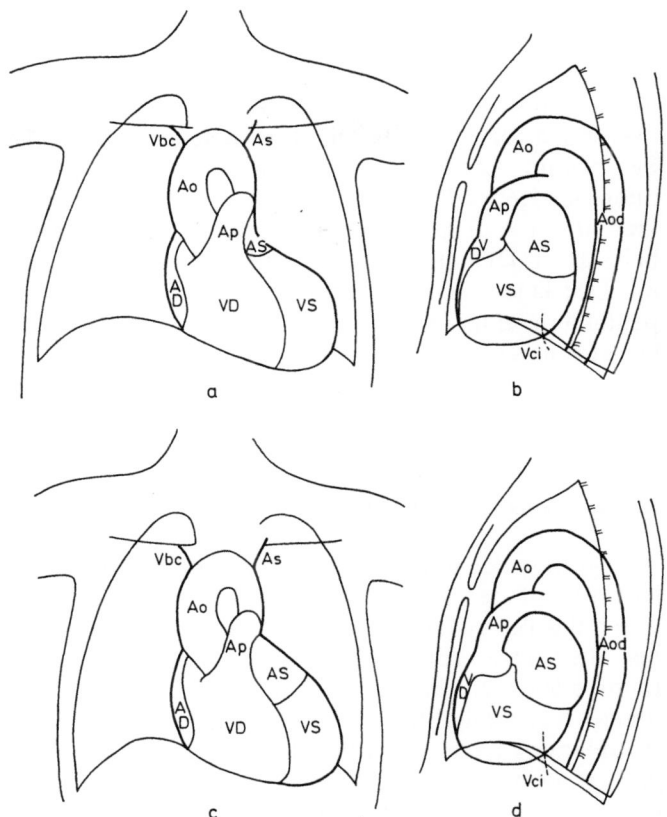

Abb. 5.5 a–d. Formänderung des Herzens und des Gefäßbandes bei Dilatation der linken Herzhöhlen (Beschreibung s. Text). **a** und **b** Vergrößerung des linken Ventrikels, **c** und **d** Vergrößerung des linken Ventrikels und des linken Vorhofs. Erklärungen s. Abb. 5.3

der Dorsalkontur des Herzens über die V. cava inferior in den Retrokardialraum (positives Hoffman-Rigler-Zeichen, s. S. 139), Vergrößerung des Herztransversaldurchmessers, Rotation des Herzens mit der Spitze nach rechts vorn mit Öffnung der Aortenschlinge (Verbreiterung des Gefäßbandes). – Bei arterieller Hypertension, Aortenklappenfehlern, Mitralklappeninsuffizienz, hypertrophisch-obstruktiver und dilatativer Kardiomyopathie, aortopulmonalen Shunts.

Herzwandaneurysma nach Myokardinfarkt, selten auch nach Trauma: Umschriebene Vorbuckelung der linken Herzkontur mit Dyskinesie (= systolisch paradoxe Lateralbewegung).

Linker Vorhof (Abb. 5.5 c, d)

Ausdehnung nach dorsal mit Dorsal-, Rechts-, seltener auch Linksverlagerung des Ösophagus, evtl. auch mit Abdrängung der Aorta descendens lateralwärts (Bedford-Zeichen), Vorhofkernschatten im Sagittalbild, Erweiterung nach links mit Abflachung oder Vorwölbung der Herztaille durch Vergrößerung des linken Herzohres, nach kranial mit Aufspreizung des Tracheobronchialwinkels auf über 90°, bei starker Dilatation auch Rechts- und Kaudalverbreiterung, u. U. mit Überlagerung der Kontur des rechten Vorhofs. – Bei Mitralklappenfehlern, eingeschränkter Pumpfunktion des linken Ventrikels u. a. bei koronarer Herzkrankheit und allen Formen von Kardiomyopathie, ventrikulären und aortopulmonalen Shunts, Pericarditis constrictiva, Tumor des linken Vorhofs.

Rechter Ventrikel (Abb. 5.6 a, b)

Verlagerung der linken Herzkontur nach lateral und kranial mit steilem Verlauf der Ventralkontur und mit Abflachung der Herzbucht durch das verbreiterte Infundibulum pulmonale sowie mit Anhebung der Herzspitze, Vorwölbung der Ventralkontur in den Retrosternalraum oder breitflächiger Kontakt des Herzens über mehr als die untere Sternumhälfte (nur bei normaler Thoraxform verwertbar!), Ausdehnung nach rechts mit Betonung der rechten Herzkontur, Vergrößerung des Herztransversaldurchmessers, Rotation des Herzens mit der Spitze nach links hinten und Schließung der Aortenschlinge, evtl. betontes Pulmonalsegment. – Bei pulmonal-arterieller Hypertension (Cor pulmonale), Pulmonalklappenfehlern, Trikuspidalklappeninsuffizienz, Vorhof- und Ventrikelseptumdefekt, rechtsventrikulärer Kardiomyopathie, Vitien der Fallot-Gruppe.

Rechter Vorhof (Abb. 5.6 c, d)

Größenbeurteilung schwierig. Als einzig sicheres Zeichen gilt die kräftige Vorwölbung der rechten Herzkontur mit Ausdehnung auf mindestens die Hälfte der rechten Mediastinalkontur beim Erwachsenen, während sie beim Kleinkind noch darüber hinaus geht. DD Perikarderguß, Perikardzyste, Herztumor, Mediastinaltumor, insbesondere ektopischer Thymus. – Bei Rechtsherzinsuffizienz, Trikuspidalklappenfehlern, allen Formen der Kardiomyopathie, Tumor des rechten Vorhofs, Shunts in den rechten Vorhof.

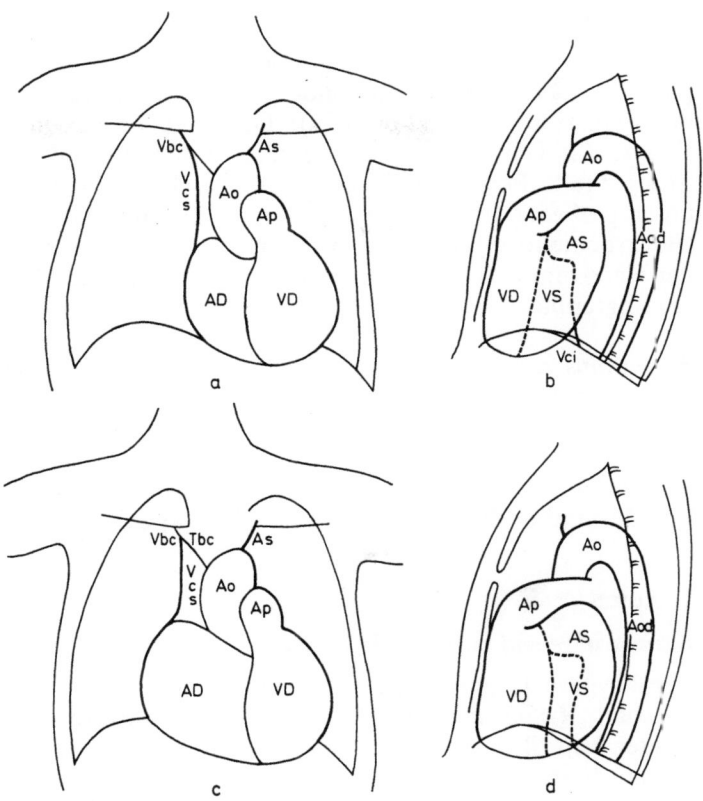

Abb. 5.6 a-d. Formänderung des Herzens und des Gefäßbandes bei Dilatation der rechten Herzhöhlen (Beschreibung s. Text). **a** und **b** Vergrößerung des rechten Ventrikels, **c** und **d** Vergrößerung des rechten Ventrikels und des rechten Vorhofs. Erklärungen s. Abb. 5.3

Kombinationen

Sind beide Ventrikel dilatiert, so bestimmt immer der größere Ventrikel die Umformung und Rotation, d. h. die Ausdehnung und Konfiguration des Herzens. Bei Druckbelastung des einen und Volumenbelastung des anderen Ventrikels gibt letzterer die Rotation an. Sind beide Ventrikel gleich groß, so kann die Rotation des Herzens aufgehoben sein. Bei stärkerer Dilatation des rechten Ventrikels ist es häufig schwierig, das Ausmaß einer gleichzeitig bestehenden Linksdilatation zu erkennen. Bei Hochdruckherz im Stadium der Rechtsherzbelastung, kombinierter Mitral- und Trikuspidalklappeninsuffizienz.

Perikarditis

Pericarditis exsudativa: Herzvergrößerung durch großen Erguß (serös, purulent, hämorrhagisch) besonders nach links dorsal. Schlaffe Form des Perikardergusses (Abb. 5.7a): Der Erguß steht unter geringem Druck, das Herz sitzt dem Zwerchfell breitbasig auf (Tabakbeutelform). Pralle Form des Ergusses (Abb. 5.7b): schnell zunehmender, unter großem Druck stehender Erguß, kugelige Herzkonfiguration (Bocksbeutelform). Gekammerter Erguß: umschriebene Vorwölbung der Herzkontur (DD Perikardzyste, Perikarddivertikel, Tumor). Echokardiographie!

Pericarditis constrictiva: Ungenügende diastolische Erweiterung des linken Ventrikels durch ausgedehnte Perikardverschwielung, evtl. Bild wie bei Mitralklappenvitium. Echokardiographie!

Pericarditis calcarea (Panzerherz): Schalig verkalkte Perikardschwielen (Zustand nach Pericarditis tuberculosa in ca. 90%).

Tumoren

Intrakavitäre und intramurale Tumoren

Intrakavitäre Tumoren fast ausschließlich in den Vorhöfen, meistens Myxom. *Myxom des linken Vorhofs:* Bild der Mitralstenose (großer rechter Ventrikel und linker Vorhof, Lungenstauung). Myxom des rechten Vorhofs seltener. Echokardiographie!

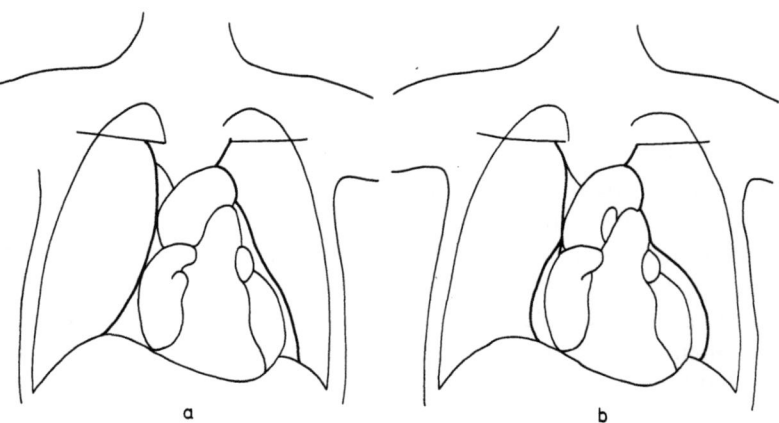

Abb. 5.7a, b. Formänderung des Herzens bei Perikarderguß. **a** Schlaffe Form des Perikardergusses, **b** pralle Form des Perikardergusses

Intramurale Tumoren, meistens Sarkome. Bild der chronischen Myokarderkrankung. Echokardiographie, Kardiocomputertomographie. *Komplikation:* Myokardruptur mit Hämoperikard.

Perikardtumoren

Primär: Sehr selten, meistens Sarkome und Mesotheliome. Umschriebene Verformungen des Herzens.

Sekundär: Metastasen, Infiltrate bei Leukämie, Sarkome, Lymphogranulomatose. Perikarderguß (Hämoperikard)! Echokardiographie und Kardiocomputertomographie, evtl. Kernspintomographie zur weiterführenden Diagnostik!

5.1.4.5 Mediastinum

Veränderungen der großen Gefäße

Aorta

Die *Kaliberverschmälerung* mit nur unscheinbarer Darstellung des Aortenknopfes weist auf eine verminderte Volumenbelastung oder Hypoplasie hin. - Bei schwerer Mitralklappenstenose, Vorhofseptumdefekt, Lutembacher-Syndrom, supravalvulärer Aortenstenose.

Die *Kaliberverbreiterung und/oder Größenzunahme der Aorta im Längsdurchmesser* kommt außer durch hämodynamische Einflüsse auch durch organische Wandveränderungen mit Elastizitätsverlust zustande.

- *Aortenelongation:* Verlängerung der Aorta mit Verlagerung des distalen Arcus bis in Höhe der linken Klavikel oder darüber, leichte Vorwölbung der Aorta ascendens nach rechts und der Aorta descendens nach links, umschriebene Schleifenbildung oder Knickung der distalen Aorta descendens nach links und dorsal (Aortenkinking). - Bei altersbedingter Elastizitätsminderung des Aortenrohrs, Atherosklerose.
- *Aortenektasie, -dilatation:* Starke Vorwölbung der elongierten Aorta im Aszendensabschnitt nach rechts und ventral und im Deszendensabschnitt nach links und dorsal, Vergrößerung des Aortendurchmessers im Aortenknopf auf über 5 cm. - Bei arterieller Hypertension, dilatierender Skleratheromatose, Aortenklappenstenose (poststenotische Dilatation), Aortenklappeninsuffizienz, Lues u. a. (mykotische) Entzündungen.

- *Aortenaneurysma:* Sackförmige oder diffuse Ausweitung des Aortenrohrs. Sinus-Valsalva-Aneurysma, Aneurysma der Aorta ascendens bei Marfan-Syndrom mit zystischer Medianekrose, Aneurysma der Aorta ascendens und des Arcus bei Lues, Aneurysma dissecans u. U. mit Befall der gesamten Aorta thoracica. Allgemeine Zeichen der Raumforderung, daher DD Abgrenzung gegen Mediastinaltumoren wichtig. Aortographie, Computertomographie, Kernspintomographie und Sonographie (Abb. 5.62, S. 323)!
- *Aortensklerose:* Verkalkung der Aortenwand, erkennbar an Kalksichel im Arcus aortae, auf dem Seitenbild Aufhebung des negativen Kontrasts der lufthaltigen Trachea. Isolierter Befall der Aorta ascendens mit strichförmigen Wandverkalkungen bei Lues.
- *Aortenisthmusstenose:* Einkerbung der linken Lateralkontur der Aorta am Arcus-Descendens-Übergang in Höhe des Isthmus, evtl. Elongation oder Ektasie der Aorta ascendens, Linksverbreiterung der oberen Mediastinaletage durch eine Dilatation der linken A. subclavia, wenn diese proximal vom Isthmus entspringt, Zeichen der Linksbelastung des Herzens und – bei ausgeprägtem pathologischem Kollateralkreislauf – Rippenusuren.

A. pulmonalis

Bei *Kaliberverschmälerung* starke Kontureinwölbung in Höhe des Pulmonalsegments: Hypoplasie, Atresie oder Aplasie.
Bei *Kaliberverbreiterung* Vorwölbung der Pulmonalarterie nach links (Prominenz des Pulmonalsegments) und ventral, in ausgeprägten Fällen bis gegen die vordere Thoraxwand mit Verschattung des retrosternalen Fensters. – Bei Pulmonalklappenfehlern, Vorhofseptumdefekt und aortopulmonalem Shunt mit Links-Rechts-Shunt, pulmonal-arterieller Hypertension, Aneurysma (Marfan-Syndrom), sog. idiopathischer Pulmonalisdilatation, variabel beim Ventrikelseptumdefekt und beim Eisenmenger-Syndrom.

V. cava superior, V. azygos

Erkennbar ist nur die *Kaliberverbreiterung* durch Druck- oder Volumenbelastung, wenn die V. cava superior die rechte mittlere Mediastinalkontur bildet und der Querschnitt der V. azygos rund und vergrößert wiedergegeben wird. Eine persistierende linke obere Hohlvene führt in etwa der Hälfte der Fälle zu einer Linksverbreiterung der mittleren Mediastinaletage. – Druckbelastung der V. cava superior und der V. azygos u. a. bei Rechtsherzinsuffizienz, Herzbeuteltamponade, Pericarditis constrictiva, Volumenbelastung u. a. bei fehleinmündenden Lungenvenen.

Mediastinitis

Akut: Auf dem Sagittalbild Verbreiterung und unscharfe Begrenzung des Mediastinums durch Hyperämie, Ödem, Exsudat und Eiter, Mediastinalemphysem bei Trachea- oder Ösophagusverletzung, umschriebene Vorwölbung der Mediastinalkontur bei Mediastinalabszeß. Senkungsabszeß im hinteren Mediastinum paravertebral bei Ursprung von der Hals- oder Brustwirbelsäule, im vorderen Mediastinum parasternal bei Befall des Sternums (Knochentuberkulose). Im Computertomogramm hypodense Raumforderung.

Chronisch: Schwartenbildung am häufigsten, Mediastinalverbreiterung, Ummauerung der V. cava superior. Mediastinale Phlebographie, Computertomographie! - Bei einschmelzender Lymphknotentuberkulose, Aktinomykose des Ösophagus, Lues.

Pneumomediastinum, Mediastinalemphysem

Vertikale streifige Luftansammlungen in Projektion auf den Herzschatten und die paratrachealen Weichteile, Aufhellungslinie entlang der abgehobenen Pleura mediastinalis, Pneumoperikard bei Ösophagus- oder Tracheobronchialverletzungen. Entstehung auch in Verbindung mit einem interstitiellen Lungenemphysem (s. S. 153) bei Überdruckbeatmung.

Tumoren und Zysten

(Lokalisation s. Abb. 5.8 a-c).
Umschriebene oder allgemeine Verbreiterung des Mediastinums, Verdrängung und Stenosierung der Trachea und/oder der Hauptbronchien evtl. mit Aufspreizung des Tracheabifurkationswinkels durch Raumforderungen in der mittleren Mediastinaletage, Impression, Verlagerung, Ummauerung oder Infiltration des Ösophagus durch Raumforderungen im hinteren Mediastinum, Beeinträchtigung der großen Gefäße, v. a. der Vv. brachiocephalicae und der V. cava superior sowie des Herzens durch Raumforderungen in der oberen und mittleren Etage des vorderen und mittleren Mediastinums. Röntgentomographie, Ösophagographie, mediastinale Phlebographie, Computertomographie oder Kernspintomographie, insbesondere auch bei Raumforderungen, die zu keiner Mediastinalverbreiterung führen!
DD Abgrenzung gegen Aneurysma der Aorta und der A. pulmonalis, Ösophagusdilatation bei Achalasie der Kardia (s. S. 182), paraösophageale Hiatushernie (s. S. 182 f.).

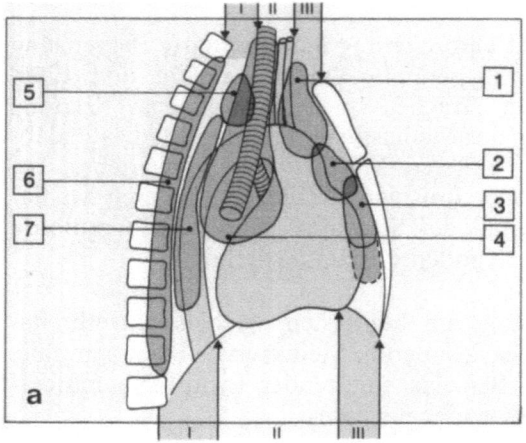
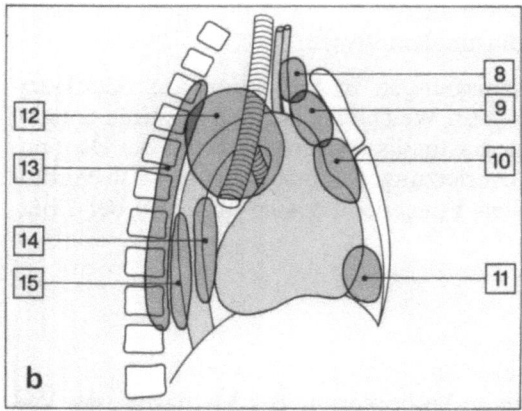
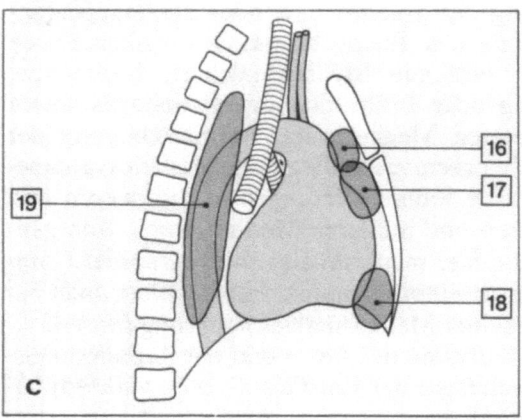

Abb. 5.8 a–c. Primäre Raumforderungen des Mediastinums nach den Ergebnissen der Computertomographie. [Aus Wegener OH (1981) Ganzkörper-Computertomographie. Schering, Berlin].
I Hinteres Mediastinum,
II mittleres Mediastinum,
III vorderes Mediastinum.
a Solide Raumforderungen.
1 Retrosternale Struma,
2 Thymom, Schilddrüsenadenom, Hämangiom, (Lymphogranulom),
3 Teratom, Dysgerminom (Fibrom),
4 primäre maligne Lymphome,
5 retrotracheale Struma,
6 neurogene Tumoren,
7 Ösophagustumoren, Fibrosarkome.
b Zystische Raumforderungen.
8 Schilddrüsenzysten,
9 Thymuszysten,
10 zystische Teratome,
11 Mesotheliom (Lymphangiom),
12 bronchogene Zyste,
13 Meningozelen,
14 neuroenterale Zysten,
15 Lymphangiome.
c Fetthaltige Raumforderungen.
16 Thymuslipom,
17 Dermoidzyste,
18 Lipom,
19 Liposarkom

Teratome und Dermoide

Sie enthalten in 50% kalkdichte Elemente (Knochen, Zähne), schnelle Größenzunahme bei Malignität.

Zysten

Gastroenterogene Zysten, bronchogene Zysten, Perikardzölomzysten und sonstige angeborene Zysten. Flüssigkeitsspiegel nach Perforation in das Bronchialsystem, den Ösophagus oder die Pleurahöhle. Selten Kalk in bronchogenen Zysten.

Neurogene Tumoren

Benigne: Ganglioneurome des Sympathikusgrenzstrangs und Neurinome (Neurofibrome). Neurinome können maligne entarten. Ganglioneurome und Neurinome wachsen vom Spinalkanal durch das Foramen intervertebrale nach außen, der größere Anteil liegt extraspinal (Sanduhr-, Zwerchsackgeschwulst), Vergrößerung des Foramen intervertebrale durch Druckatrophie. Tomographie bzw. Computertomographie!

Maligne: Neuroblastome und Sympathikogoniome, Tumoren des Kindesalters. Neuroblastome zeigen häufig stippchenförmige Verkalkungen.

Thymome

Karzinome und Sarkome, schnelles Wachstum nach beiden Seiten. Lymphoepitheliom selten, bedingt maligne, langsam wachsend. DD persistierender Thymus oder Thymushyperplasie im Kindesalter.

Lymphome

Verbreiterung und Verdichtung des Mediastinums und/oder der Hili mit Überlagerung der Gefäßschatten, allseitige polyzyklische Begrenzung typisch.

Entzündlich: Hiluslymphome bei Infektionen v.a. im Kindesalter (Masern, Keuchhusten), Befall der Hili und des Mediastinums bei Tuberkulose und M. Boeck (Stadium I). Bei der Boeck-Sarkoidose lymphogene Ausbreitung in die Lungen mit dem Bild der interstitiellen Infiltration (Stadium II), später Übergang in Verschwielung und Vernarbung (Stadium III, Konglomeratform, Fibrose)

Tabelle 5.1. Differentialdiagnose der Hiluslymphknotenschwellung

Einseitig umschrieben:	Lymphknotentuberkulose, lokale Metastasierung (meistens Bronchialneoplasma), Bronchusadenom (Karzinoid, Zylindrom)
Diffus:	Lymphknotentuberkulose, Tumormetastasen (Bronchialkarzinom), selten gutartige Tumoren (Teratom)
Beidseitig symmetrisch:	M. Boeck, Silikose, entzündliche Lymphome (Virusinfekte, Kokzidioidomykose, Histoplasmose, Bruzellose), bei Kindern auch bei chronischen Bronchialinfekten, selten Leukämien
Beidseitig asymmetrisch:	Hodgkin- und Non-Hodgkin-Lymphome, Tumormetastasen

Maligne: Lymphogranulomatose, Non-Hodgkin-Lymphome (= NHL, Lymphosarkom, großfollikuläres Lymphoblastom Brill-Symmers), Retothelsarkom, leukämische Lymphadenomatose, Lymphknotenmetastasen (Bronchialneoplasma am häufigsten), Befall auch der Hiluslymphknoten, lymphogene Ausbreitung in die Lungen mit dem Bild einer interstitiellen Infiltration (Lymphangiosis carcinomatosa).

Schilddrüsenvergrößerung, -tumoren

Struma: Umschriebene oder allgemeine Schilddrüsenvergrößerung, evtl. mit Einengung der Trachea (Zielaufnahme in 2 Ebenen) und des Ösophagus (Ösophagographie in 2 Ebenen). *Tracheomalazie:* Starke, atemabhängige Kaliberschwankung der Trachea bis zum Kollaps.

Struma endothoracica vera (keine Verbindung mit der Halsstruma) und *falsa* (Ausdehnung der Halsstruma nach kaudal in den Retrosternalraum).

Struma maligna: Karzinom, Sarkom, evtl. unscharfe Begrenzung durch infiltratives Wachstum, das auch die Trachea, den Ösophagus und die großen Mediastinalvenen beeinträchtigt. Tomographie der Trachea, Ösophagographie, mediastinale Phlebographie!
Zur Darstellung der Schilddrüsenpathologie Sonographie (Abb. 5.57, S. 319) und ggf. Szintigraphie (s. S. 350 f.) als Basisuntersuchung.

5.2 Verdauungsorgane

H.-H. Wendenburg

5.2.1 Indikationen

Speiseröhre

- Schluckbeschwerden, Retrosternalschmerz
- Bluterbrechen (z. B. Ösophagusvarizen bei Leberzirrhose)
- Tumorverdacht
- Schilddrüsenvergrößerung
- (Verdacht auf) Mediastinaltumor, insbesondere bei oberer Einflußstauung

Magen-Darm

- Appetitlosigkeit mit Gewichtsverlust
- Unklare, allgemeine oder lokalisierte, über mehrere Wochen anhaltende Leibbeschwerden
- Lokalisierte Oberbauchschmerzen nach Nahrungsaufnahme oder im Nüchternzustand, Erbrechen ohne und mit Blutbeimengung, insbesondere chronisch-rezidivierendes Erbrechen bei Kindern
- Teerstühle
- (Verdacht auf) Magen-Darm-Tumor
- Rezidivierende Durchfälle, (Verdacht auf) Eiweißverlustsyndrom
- Ileus
- Länger anhaltende Änderungen der Stuhlgewohnheiten, insbesondere Obstipation bei älteren Menschen
- Schmerzen bei der Stuhlentleerung, evtl. mit Abgang von Schleim und/oder Blut
- Screening bei Patienten mit hoher Neoplasiegefährdung: Perniziosa, Achlorhydrie, familiäre Tumorbelastung, bekannte Polyposis, Umbaugastritis

Leber, Gallenwege bzw. -blase, Bauchspeicheldrüse

- Unklare Oberbauchbeschwerden
- Unverträglichkeiten bestimmter Nahrungsmittel (z. B. Fett)
- Koliken im rechten Oberbauch mit Ausstrahlen in die rechte Schulter

- Ikterus
- (Verdacht auf) Pankreatitis
- (Verdacht auf) Tumor

Milz
- Tastbare Vergrößerung der Milz, z. B. bei hämolytischen Erkrankungen, Leberzirrhose, Zyste oder Tumor

5.2.2 Untersuchungsmethoden

Abdomenübersichtsbild ohne Kontrastmittel („Leeraufnahme")
Im Stehen mit Abbildungen der Zwerchfellschenkel oder besser in Linksseitenlage mit horizontalem Strahlengang, zur Beurteilung von Kontur und Größe der sich abzeichnenden Organe, insbesondere der Milz, der Leber und der Nieren. Nachweis von pathologischen Aufhellungen, Verdichtungen oder Verkalkungen.

Kontrastmitteluntersuchungen

Digestionstrakt
Ösophagus, Magen und Dünndarm einschließlich des ileozökalen Übergangs sowie die Appendix werden mit der oral verabreichten Kontrastbreimahlzeit untersucht (*Magen-Darm-Passage*= MDP).
Um für die Beurteilung des Dünndarms eine gleichmäßige Verteilung des Kontrastbreis zu erzielen, wendet man die *fraktionierte Kontrastmittelgabe* nach Pansdorf an, oder man setzt der Bariumsulfatsuspension einen sog. Beschleuniger (z. B. Paspertin) zu. Mit letzterem kann die Untersuchungszeit beträchtlich abgekürzt werden. Außer der erwähnten Dünndarmpassage hat sich die Doppelkontrastuntersuchung des Dünndarms durchgesetzt (Methode nach Sellink): Über eine oral bis zur Flexura duodenojejunalis eingeführte Sonde werden innerhalb von 5 min ca. 500 ml Bariumsulfatsuspension instilliert, nachdem die Peristaltik durch Paspertingabe i. v. beschleunigt wurde. Danach werden ca. 500 ml Luft oder Wasser über die Sonde gegeben. Nachdem die Kontrastmittelsäule das terminale Ileum erreicht hat, wird der Darm durch ein Spasmolytikum (Buscopan i. v.) ruhiggestellt. Die Röntgenaufnahmen erfolgen sowohl im Kontrast wie im Doppelkontrast.
Dick- und Enddarm sind nur durch den *retrograden Kontrasteinlauf* mit nachfolgender Luftinsufflation über ein in das Rektum eingeführ-

tes Darmrohr optimal darzustellen. Für die Untersuchung muß der Patient mit purgierenden Maßnahmen gründlich vorbereitet, der Dickdarm völlig frei von Stuhlresten sein. Es empfiehlt sich, vor der Luftinsufflation ein Spasmolytikum (Buscopan i. v.) zu verabreichen. Verwendet wird eine Bariumsulfatsuspension (nicht resorbierbar!) oder, bei besonderer Indikation z. B. bei Verdacht auf Perforation, ein wasserlösliches Kontrastmittel (Gastrografin). Gelangt Bariumsulfat in die freie Bauchhöhle, ist immer mit einer Peritonitis zu rechnen.

Reliefdarstellung des Magens mit kleiner Kontrastmittelmenge, wenn möglich unter dosierter Kompression. Zur Wiedergabe von benignen und malignen Ulzerationen und deren Umgebung, zur Beurteilung des Faltenreliefs (Faltenabbrüche bei Tumoren, Füllungsdefekte bei submukösen Varizen oder Tumoren).

Prallfüllung zur Beurteilung der Konturen und zur Überprüfung der Wandverhältnisse (Rigidität bzw. Dehnbarkeit) und des peristaltischen Ablaufs.

Doppelkontrast, d. h. Kombination von Bariumkontrastbrei zur Erzielung eines Wandbeschlags und Gas zur Entfaltung des Hohlorgans. Für die Magendiagnostik wird die physiologischerweise vorhandene Luft ausgenutzt oder eine Blähung künstlich erzeugt.

Untersuchung des Duodenums in Hypotonie (sog. hypotone Duodenographie). Blockierung der Peristaltik mit einem Spasmolytikum (Antrenyl, Buscopan) und Darstellung des Duodenums über eine zuvor oral eingeführte Schlauchsonde mit Kontrastbrei in Prallfüllung und nach Luftinsufflation im Doppelkontrast. Zur Beurteilung der Duodenalwand, insbesondere zur Differenzierung entzündlicher und neoplastischer Veränderungen der Papille und bei vom Pankreas übergreifenden Prozessen.

Pharmako-(radio-)graphie. Anwendung von Pharmaka bei Funktionsuntersuchungen, z. B. Regitin i. v. zur Entfaltung der Kardia, Paspertin i. V. zur Anregung der Magen-Darm-Peristaltik, Atropin i. m. zur Blockierung der Peristaltik und der Sekretion.

Allergieexpositionstest. Bei Verdacht auf eine Dünndarmallergie wird nach einer Routinedünndarmpassage die verdächtigte Substanz (häufig Nahrungsmitteleiweiß, Pilze usw.) verabreicht. Danach und insbesondere bei Auftreten der klinischen Symptome (oft „akutes Abdomen") werden Aufnahmen gefertigt.

Gallenblase und Gallenwege. Der radiologischen Untersuchung geht in der Regel die *Ultraschalldiagnostik* der Gallenblase voraus (Abb. 5.60, S.321). Dadurch ist die früher vielgeübte orale Cholezystographie überflüssig geworden. Die Röntgenuntersuchung nach intravenöser Gabe oder Infusion von gallegängigen trijodierten Substanzen (Cholangiographie) läßt die Gallenwege bildlich meist gut erkennen.

Die *Computertomographie* wird weniger zum Nachweis von Gallensteinen als vielmehr zur Diagnostik entzündlicher Veränderungen (Cholezystitis) (man sieht meist eine gleichmäßig verdickte Gallenblasenwand) und von Karzinomen (man sieht unregelmäßige Gallenblasenwandverdickungen und Tumorzapfen) oder benignen Raumforderungen genützt.

Perkutane transhepatische Cholangiographie (=PTC). Ist bei einem Verschlußikterus die Leberfunktion gestört und damit die Kontrastmittelausscheidung nicht gewährleistet, so kann man unter Bildverstärkerfernsehkontrolle von außen mit einer durch die Leber gegen den Hilus vorgeschobenen Kanüle (Chiba-Nadel) einen größeren Gallengang punktieren und das Kontrastmittel direkt in diesen injizieren. Die PTC ist außer als diagnostisches Verfahren nach Einführen eines stärkeren Katheters insbesondere auch zur Galleableitung nach außen (bei Gallenwegsverschluß) geeignet. Radiologischerseits werden auch Kunststoffprothesen bei drohendem Gallenwegsverschluß (z. B. durch Neubildungen) zur Aufrechterhaltung des Gallenflusses eingeführt.

Endoskopische retrograde Cholangiographie. Sondierung der Vater-Papille über ein Duodenoskop und retrograde Kontrastfüllung der Gallenwege und der Gallenblase. Im allgemeinen wird in einer Sitzung auch der Pankreasgang dargestellt: *endoskopische retrograde Cholangiographie und Pankreatographie (=ERCP).*

Leber, Pankreas und Milz
Oberflächen- und Größenbeurteilung durch Abdomenübersichtsbild evtl. Tomographie. Anläßlich einer Kontrastmitteldarstellung benachbarter Organe (Magen, Duodenum, Colon) lassen sich Impressionen oder Verlagerungen erkennen. In der Regel geht die Ultraschalluntersuchung einer Computertomographie voraus. Letztere ermöglicht nicht nur wie beim Ultraschall den Nachweis von Grenzzonen unterschiedlich dichter Gewebebezirke, sondern läßt außer einer genauen anatomischen Darstellung eine exakte Dichtemessung an beliebigen Punkten zu, die entscheidend zur Diagnostik anatomisch-pathologi-

scher Veränderungen beiträgt. Die intravenöse Kontrastmittelanwendung (evtl. Bolusinjektion) zur Darstellung von Metastasen, Tumoren oder Hämangiomen wird regelmäßig angewandt. Die nuklearmedizinische Untersuchung wurde mit Ausnahme der Prüfung der Gallenfunktion zwischenzeitlich wieder verlassen. Seltener kommt die Angiographie als Ergänzungsuntersuchung in Frage (Hämangiome der Leber, Insulinome der Bauchspeicheldrüse).

5.2.3 Normaler Röntgenbefund

Durch den *Ösophagus* hat das Kontrastmittel (KM) eine Passagezeit von etwa 1 s. 2–3 cm vor dem Vestibulum kommt es durch Tonusherabsetzung zu einer ampullären Erweiterung. Sie darf nicht mit einer Hernie verwechselt werden. Das *Relief* zeigt in den oberen und mittleren Abschnitten Längsfalten, die sich meist bis zur Kardia fortsetzen. Gelegentlich wird im unteren Speiseröhrendrittel, besonders dicht vor der Kardia, auch eine Querfältelung gesehen.
Der *Magen* kann zwischen den beiden Fixpunkten Kardia und oberes Duodenalknie (Lig. hepatoduodenale) durch Umlagerung des Patienten, Druck von außen, zunehmenden intraabdominellen Druck, Tonuszustand usw. verschiedene Formen annehmen (Röntgenanatomie s. Abb. 5.9).
Das *Relief* des Magens ist nicht konstant. Nach FORSELL resultieren Höhe und Verlauf der Schleimhautfalten aus den funktionellen

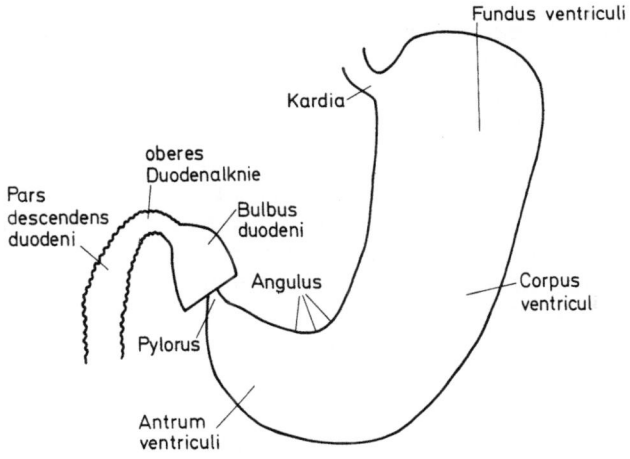

Abb. 5.9. Röntgenanatomie des Magens

Anforderungen. Bei der Röntgenuntersuchung mit Bariumbrei besteht unter gleichen Bedingungen (Füllungszustand, Breikonsistenz, Lagerung des Patienten) im normalen Magen für einzelne Magenabschnitte ein in etwa konstantes Relief. Es bestehen im Fornix (Fundus) eine Kräuselung der Falten, im Korpus schräg- und querverlaufende Faltenzüge, im Antrum Längsfältelung. An der kleinen Kurvatur verlaufen die Falten longitudinal (glatte Kontur!), an der großen Kurvatur schräg bis zirkulär (gezähnelte Kontur!). Das Feinrelief ist im Doppelkontrast nachweisbar: Areolazeichnung.
Die *Peristaltik* wird durch den Dehnungsreiz im Magen ausgelöst. Sie beginnt im oberen Korpus, läuft an Tiefe zunehmend zum Pylorus hin ab und ist charakterisiert durch Wellenlänge, Wellenhöhe und Periodendauer (Frequenz und Geschwindigkeit). Es besteht eine Abhängigkeit vom Füllungszustand.

Das *Duodenum* unterteilt man in den Bulbus, die Pars horizontalis, oberes Duodenalknie, in Pars descendens, unteres Duodenalknie und die Pars ascendens. Der Bulbus zeigt die typische Zwiebel- oder Bischofsmützenform. Die Basis ist dem Magen zugekehrt und mit diesem über eine kurze Enge, den Pylorus verbunden. Über die Bulbusspitze gelangt das KM in das übrige Duodenum, dessen orale Abschnitte den Pankreaskopf umschließen (Duodenum descendens). Die Füllung des Bulbus steht im engen Zusammenhang mit den Bewegungsvorgängen des Magens und dem Pylorusspiel, die bei der Durchleuchtung gut erkennbar sind. Das KM wird aus dem Bulbus erst nach Schluß des Pylorus weiterbefördert. Häufig verweilt das KM nur sehr kurze Zeit im Bulbus duodeni und im übrigen Duodenum, das sich meist nur sehr flüchtig füllt.

Im Gegensatz zum übrigen Duodenum ist der Bulbus duodeni frei von Kerckring-Falten. Bei prallgefülltem Bulbus sind die Konturen glatt, während bei beginnender Füllung und unvollständiger Entleerung meist eine Längsfältelung erkennbar ist. Quer- und schräggestellte Falten werden nicht selten beobachtet. Vom *Dünndarm* finden wir in der Regel den Hauptanteil des Jejunums in der linken oberen Bauchgegend, das Ileum rechts und im Becken. Eine definitive lokale Abgrenzung zwischen Jejunum und Ileum läßt sich im Röntgenbild nicht durchführen. Beide Dünndarmabschnitte unterscheiden sich durch die röntgenologisch sichtbare Schleimhautstruktur und ihr Kaliber. Das Relief ist charakteristisch durch die Kerckring-Falten, die dem Dünndarm seine charakteristische gefiederte Struktur geben. Ihre Zahl nimmt im unteren Duodenalabschnitt stark zu, um im Ileum wieder abzunehmen. Sie sind am distalen Duodenalende und im Jejunum sehr stark betont und hoch, während sie im Ileum deutlich an Höhe abnehmen und teilweise ganz verstreichen. Sie sind

keine konstanten Bildungen, sondern variieren nach den Anforderungen an den Dünndarm und können auch ganz verschwinden. Beim Dünndarmeinlauf nach Sellink sind Faltenrelief, Arbeitsrelief und Peristaltik nur bedingt oder gar nicht zu beurteilen.
Der *Dickdarm* umschließt im Röntgenbild den Dünndarm wie ein Rahmen. Das Zökum und Colon ascendens steigen rechts im Abdomen steil nach kranial an und gehen über eine meist kleinere Schleife (Leberflexur) in mehr oder weniger stark horizontalem Verlauf in das Querkolon über. Bei Kindern ist dieses meist straff horizontal gestellt. Bei Älteren kann es, auch entsprechend dem Konstitutionstyp, girlandenförmig tief durchhängen. Die linke Flexur (Milzflexur) besteht meist in einer größeren Schleife, über die das Colon descendens dann linksseitig im Abdomen fast geradlinig nach kaudal zum Sigma weiterverläuft. Letzteres kann mehr oder minder stark schleifenförmig sein. Kaudalwärts schließt sich das Rektum an, das durch die Kohlrausch-Houston-Falte eine gewisse Abtrennung vom Sigma erfährt. Das Kolon zeichnet sich durch die Haustrierung aus, die i. allg. besonders stark im Colon transversum zu sehen ist. Eine Unterteilung der Haustren erfolgt durch Formung des Schleimhautreliefs: Haustreolaformation. Schleimhautfalten ziehen diagonal von einer Haustre in die andere. Die Bewegungsabläufe im Kolon sind langsam.
Die *Gallenblase* füllt sich meist homogen mit Kontrastmittel. Ein horizontalgestelltes mehr oder minder breites Aufhellungsband bei Aufnahme im Stehen entspricht dem sog. Schichtungsphänomen (unterschiedliches spezifisches Gewicht von Galle mit und ohne Kontrastmittel, fehlende Vermischung).
Die CT, meist in Verbindung mit der Leberdiagnostik, ergibt ein genaues Bild der Lage und der Dichteverhältnisse von Gallenblase und -wegen sowie deren Umgebung.

5.2.4 Bildgebende Pathologie

Abdominalorgane ohne Kontrastmittelanwendung

Pathologische Aufhellungen: Sie entsprechen abnormen Gasansammlungen und gehen häufig mit einer akuten Oberbauchsymptomatik einher. Ein isoliert atonischer und luftgeblähter Magen ist oft Ausdruck einer Magenausgangsstenose; in Verbindung mit einem wurstförmig prallen Duodenum, besonders in Linksseitenlage des Patienten, muß an eine Pankreatitis gedacht werden. Ähnliche Bilder können nach stumpfen Bauchtraumen gesehen werden. Beim paralytischen Ileus kommen zu diesen Symptomen noch geblähte Dünndarmschlingen mit Spiegelbildungen und aufrechtstehenden Dünndarmschlingen über den gesamten Bauchraum verteilt hinzu. Der mechanische Ileus zeigt diese Veränderungen nur bis zur Höhe des Verschlusses. Beim Dünndarmileus imponiert der „leere Rahmen" d. h. das Kolon ist auffallend luftleer (kollabiert). Der Dickdarmileus weist breitere, geblähte Schlingen und breitere Spiegel, die in der Anzahl geringer sind, auf. Sieht man freie Luft unter den Zwerchfellkuppeln (Aufnahme im Stehen) oder an der rechten lateralen Bauchwand (Linksseitenlage), so handelt es sich in der Regel um die Perforation eines Hohlorgans. Differentialdiagnostisch muß man den Zustand nach Laparoskopie ausschließen. Luft zwischen Leber und Zwerchfell weist auf eine Dickdarminterposition (Chilaiditi-Syndrom) bei Nachweis von Haustren hin. Luft in den Gallenwegen und der Gallenblase kann Ausdruck einer Cholangitis sein. Meist handelt es sich aber um einen Zustand nach Choledocho-(Zysto-)Duodenostomie bzw. Hepatojejunostomie. Auch an in den Darm perforierte Gallensteine ist zu denken. Selten ist Luft in den Lebervenen zu erkennen (Gasembolie bei Darmgangrän durch Mesenterialinfarkt). Einzelne Aufhellungen in den Organen, besonders Leber und Pankreas, entsprechen Gasabszessen.

Konturunschärfen: Mit Distanzierung der Darmschlingen weisen sie auf einen Aszites hin. Ähnliche Befunde bestehen bei sehr adipösen Patienten.

Verkalkungen im Abdomen sind sehr häufig. Außer der jeweiligen Größe und Form geben sie wichtige diagnostische Hinweise aufgrund ihrer Lokalisation:

Über das gesamte Abdomen verteilt: Lymphknoten-Tbc, Echinokokken, Zystizerken, Ölgranulome, verkalkte Metastasen, Barium-KM nach Perforation, Kotsteine, Radiergummischlucker.

Linker Oberbauch: Kalk in der Milz durch Tbc, Phlebolithen, Histoplasmose, Brucellose, Sichelzellenanämie, Aneurysmen, Pseudozysten.

Rechter Oberbauch: Kalk in der Leber durch Abszesse, Karzinom, Hämangiom, Echinokokkus, Aneurysmen. Gallensystem: Gallensteine, Porzellangallenblase, Kalkmilchgalle.

Ein- oder doppelseitig paravertebral: Kalk in den Nieren: Nephrokalzinose (Parenchym), Markschwammniere (Papillen), Konkremente

(Nierenbecken, Kelche, Ureteren), Tumorverkalkung (hypernephroides Karzinom). Nierenarterienaneurysmen lassen sich von den Nierenschatten trennen. Kalk in den Nebennieren: Zustand nach Blutung, Tbc, Nebennierentumor (häufig bei Neuroblastom, Karzinom). Des weiteren kommen in Frage: Psoasabszeß, Aortenaneurysma, Gefäß- bzw. Aortensklerose.

Im Becken: Phlebolithen, Steine in Ureterozelen, Urethra, Prostata, Dermoid, Salpingitis, Blasenkarzinom, Gefäßverkalkungen, Teratom, Blasensteine.

Abdominalorgane bei Kontrastmittelanwendung

Durch die Ausfüllung des Hohlraumes des Digestionstraktes mit einem die Röntgenstrahlen stärker absorbierenden KM kommt es zu einem röntgenologisch differenzierbaren Ausgußbild der normalen Wandverhältnisse und der pathologischen Veränderungen. Die Wände sind normalerweise glatt begrenzt. Jede Kontrastmittelaussparung und jedes über die Wand hinaustretende KM sind pathologisch. Abbildung 5.10a-k zeigt typische Wandveränderungen, die für den gesamten Digestionstrakt gelten.

Veränderungen der Hohlorgane müssen immer randbildend (en profil) und in Aufsicht (en face) dargestellt werden. Die Darstellung aller Veränderungen auch der übrigen Körperabschnitte, hat grundsätzlich in 2 Ebenen zu erfolgen.

Defekte (KM-Aussparungen) (Abb. 5.10d-h):
- wandständig mit Faltenabbrüchen und Wandstarre (Abb. 5.10e-h): Neoplasmen, Metastasen;
- ohne Faltenabbrüche und ohne Wandstarre (Abb. 5.10d): häufig benigne Tumoren – Malignität kann nicht ausgeschlossen werden (Endoskopie!).

Kontrastmittelflecke (Nischen unterschiedlicher Größe und Form):
- nicht versenkt (d.h. über die Wand hervorragend bei tangentialer Einstellung): Divertikel, benigne Ulzera, Perforationen (Abb. 5.10a-c);
- versenkt: maligne Ulzera, einwachsende Neoplasmen mit geschwürigem Zerfall (Abb. 5.10f-g).

5.2.4.1 Ösophagus

Funktionsstörungen. Sind meist Folge anatomischer Veränderungen (s. auch folgenden Abschnitt). Sie können aber auch Ausdruck einer

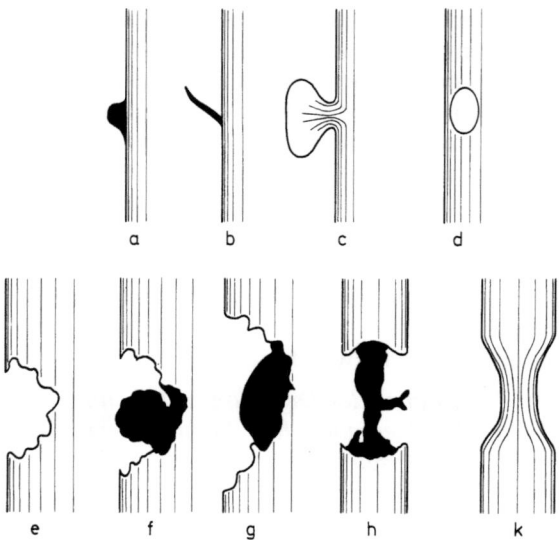

Abb. 5.10 a–k. Über das Lumen hinausragende KM-Darstellungen: **a** Ulkus, **b** Fistel, **c** Divertikel (man beachte die einstrahlenden Faltenzüge!). Im Lumen gelegene Veränderungen (KM-Aussparungen): **d** z. B. Polyp, **e** mehrbogig begrenzter Tumor, **f** mehrbogig begrenzter Tumor mit Nische (Einschmelzung – zerfallender Tumor), **g** breite Zerfallshöhle eines polypös begrenzten Tumors (z. B. schüsselförmiges Karzinom). Das Lumen einengende Veränderungen; **h** manschettenförmige Stenosierung; der scharfe Randwall und die unregelmäßige KM-Straße in Verbindung mit den Faltenabbrüchen sind Ausdruck der Malignität, **k** gleichmäßige Einengung ohne Faltenabbrüche: benigne Stenose

Hypotonie im Sinne eines Sympathikotonus sein, z. B. im Gefolge endokriner oder infektiöser Erkrankungen, oder einfach im höheren Lebensalter auftreten.

Achalasie der Kardia (sog. Kardiospasmus). Trichterförmige Engstellung im Kardiabereich mit parallelem Faltenverlauf ohne Faltenabbrüche (Abb. 5.10 k).

Divertikel. Meist bedeutungsloser Zufallsbefund (5% aller Sektionen). 80% aller Divertikel sind nach rechts vorn gerichtet. Die KM-gefüllte Aussackung (Abb. 5.10 c) ist DD abzutrennen gegen das Ulcus pepticum oesophagi.

Hiatushernien. Man unterscheidet 3 Formen:
a) Hiatusgleithernien,
b) paraösophageale Hernien,
c) Mischhernien.

Bei a) ist auf eine Einschnürung des Ösophagus oberhalb des Zwerchfells (Schatzki-Schnürring) oder auf den Nachweis von Magenschleimhaut im Thoraxraum zu achten.
b) können einem epiphrenalen Ösophagusdivertikel täuschend ähnlich sein. Die Herniierung erfolgt *neben* der normalen Ösophagusmündung (Kardia).
c) stellen die Kombination von a) und b) dar.

Ösophagusvarizen. Polypöse Erweiterung der Schleimhautfalten im aboralen Drittel.

Verätzungen. Immer im unteren Drittel; frisch: Ödem; später: Strikturen, Verkürzung des betroffenen Ösophagusabschnittes.

Sklerodermie. Weitstellung und Bewegungsarmut des Ösophagus. Später kommt es zur Schrumpfung.

Ulkus. Selten. Wie Magenulkus (Abb. 5.10a), Perforation häufig.

Ösophagitis. Durch Reflux, Candida (Soor): wellige Konturen, netzförmige Oberfläche, Engstellung, wenig Bewegung.

Stenosen. Kongenital selten, oft refluxbedingt infolge peptischer Andauung der Ösophagusschleimhaut. Häufig bei Hiatushernie (im Kindesalter bis ca. 20%). Bei Erwachsenen gegen tumorbedingte Stenosen abzugrenzen.

Tbc mit ulzeröser Zerstörung, *Lues* mit ulzerösen Gummen (selten!)

Tumoren

Benigne: Polypen, Papillome, Fibrome, Leiomyome sind nicht gegeneinander zu differenzieren. Nachweis eines rundlichen Füllungsdefektes (Abb. 5.10d).

Maligne: Expansiv in das Lumen vorwachsende Karzinome und Sarkome lassen sich nicht unterscheiden. Es bestehen unregelmäßige Füllungsdefekte (Abb. 5.10e). Bei geschwürigem Zerfall gelingt der Nachweis des Ulkus (Abb. 5.10f-g). Weiterhin kommen szirrhös wachsende und manschettenförmig das Lumen einengende Karzinome (Abb. 5.10h) vor. Von außen einwachsende Neoplasmen – meist vom Bronchialsystem oder der Schilddrüse ausgehend – lassen sich gegen primäre Ösophagusneubildungen schwer abgrenzen

(Abb. 5.10 e–f). Eine Differenzierung von Metastasen gegenüber Primärtumoren ist selten möglich.

5.2.4.2 Magen

Funktionsstörungen. (Hyperperistaltik, Hypotonie) sind schwer zu beurteilen, da eine individuelle, teils ausgeprägt konstitutionelle Variabilität besteht – es sind nur Extreme deutbar. Die psychische Situation spielt eine große Rolle: Hunger, längeres Warten, Ärger, Angst, Ekel vor KM, persönliche Probleme usw. Eine völlige Atonie des Magens ist immer pathologisch. Hypersekretion findet man häufig bei Ulzerationen, Gastritiden und bei Pankreatitis. Jedoch besteht sie auch ohne erkennbaren pathologischen Magenbefund bei absolut nüchternen Patienten: der mechanische Reiz bei der Palpation, der Geruch von Speisen oder auch nur das Denken an eine Mahlzeit genügen zur Sekretionsanregung.

Hypertrophische Pylorusstenose des Säuglings. Ektatischer Magen. Auffallend lange, engkalibrige Pylorusstraße, die nur geringe Kontrastmittelmengen passieren läßt (Canalis egestorius). Bei angeborenem totalen Verschluß (Pylorusatresie) kein Übertritt von Kontrastmittel in das Duodenum.

Gastritis. Abgesehen von bestimmten chronischen Gastritiden ist sie durch die Röntgenuntersuchung nicht nachzuweisen. Eine Röntgendiagnostik der „akuten Gastritis" ist nicht möglich: es gibt keine spezifische Röntgensymptomatik. Veränderungen von Zahl, Breite und Höhe der Falten sind ein Hinweis auf eine Magenschleimhautatrophie. Kaliberschwankungen und diffuse Faltenwulstungen sind nur bedingt verwertbar, da sie sowohl bei normaler Schleimhaut als auch bei histologisch nachgewiesener Gastritis vorkommen können. Runde bis ovale Füllungsdefekte mit zentralem Breifleck entsprechen Erosionen der Magenschleimhaut (Gastritis erosiva). Eine granuläre bis netzförmige Zeichnung (État mamelonné) ist Ausdruck einer hyperplastischen Gastritis. Die bis ca. 0,3 cm Durchmesser betragenden Knötchen stehen flächenhaft dicht aneinander. Durch atrophische Gastritiden kann es zur Trichterform des Antrums kommen (sog. stenosierende Antrumgastritis).

Gastropathia gigantea, Ménétrier-Syndrom. Polypöse Faltenwulstung! (DD Magensarkom).

Ulkus. (Abb. 5.9 a). Das benigne Ulkus zählt zu den häufigsten Erkrankungen (5–12% aller Menschen!). Haudek-Nische: Ausgußbild des Geschwürs (runder bis ovalärer Substanzdefekt der Mukosa und Submukosa, manchmal auch die Tunica muscularis erfassend) mit Umgebungsreaktion (ödematöser Randwall, lokalisierte Faltenwulstung). Das Ulkus heilt narbig ab, kann aber auch jahrelang bestehen bleiben. Verschlechterung der Heilungschancen mit zunehmender Tiefe des Wanddefektes, besonders bei Penetration in ein Nachbarorgan. Erscheinungsformen der verschiedenen Heilungsstadien s. Abb. 5.11 a-f. Eine kleine Einkerbung der Nische erweckt den Verdacht auf einen arrodierten Gefäßstumpf (Blutung!). Atypische Nischen jeder Form, Lage und Größe, oft ohne typischen Randwall und häufig ohne Beschwerden, sind verdächtig auf ein Steroidulkus. Diese Ulzera neigen vermehrt zu Penetration und Perforation. Längere Steroidmedikation ist eine Indikation zu regelmäßigen Röntgenkontrollen.

Folgen der narbigen Abheilung eines Ulkus sind kleine Unregelmäßigkeiten der Wandkontur, oft unter sternförmiger Heranziehung von Falten (Faltenstern, Faltenkonvergenz), kleinzipflige (perigastrische) Konturausziehungen (DD Restulkus). Bei chronisch rezidivierenden Ulzera resultieren ausgedehnte Narbenplatten mit aufgehobener Peristaltik (DD maligne Wandinfiltration) und Schrumpfungstendenz – zirkuläre Schrumpfung: „Sanduhrmagen" –, Schrumpfung an der Minorseite: schneckenförmige Einrollung des Magens: „Beutelmagen", Schrumpfung des Antrums: Z-Form. Komplikationen: Magenausgangsstenose bei pylorusnaher Lokalisation („Eimermagen"), Ulkusperforation (Luftsichel unter den Zwerchfellkuppen bei stehendem Patienten bzw. an der rechten lateralen Abdominalwand in Linksseitenlage), maligne Entartung (Abb. 5.12 a-c).

Das Magenulkus muß bis zur völligen Abheilung kontrolliert werden.

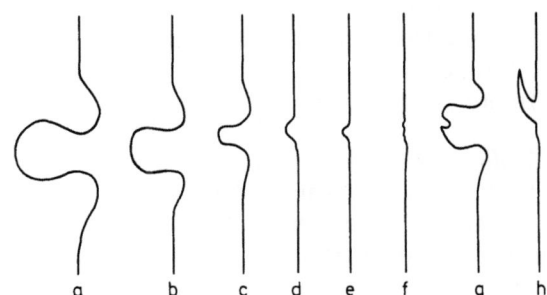

Abb. 5.11 a-f. Heilungsstadien eines tangential dargestellten Ulkus, **g** die Einkerbung der Ulkusnische wird hervorgerufen durch einen arrodierten Gefäßstumpf, **h** Beispiel einer atypischen Ulkusnische (Steroidulkus)

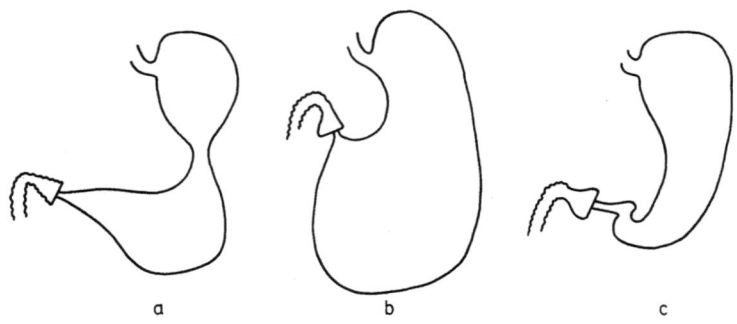

Abb. 5.12a-c. Formveränderungen des Magens nach Ulzerationen. **a** Sanduhrmagen, **b** schneckenförmige Einrollung und Verkürzung der kleinen Kurvatur: Beutelmagen, **c** Z-förmige Verziehung des Antrums

Wichtig ist die Formwandlung der Nische, da durch sie der Verdacht auf eine maligne Entartung gelenkt wird.

Tumoren

Benigne: *Polypen:* Etwa 5% aller Magentumoren, maligne Entartung möglich, jedoch selten nachweisbar (Gastroskopie!). Rundliche Füllungsdefekte evtl. mit Stiel. Bei breitbasigem Aufsitzen und Wachstumstendenz Malignomverdacht.

Neurogene Tumoren (Neurome, Neurinome, Neurofibrome) neigen zu regressiven Veränderungen mit Bildung eines Ulkus auf der Geschwulstkuppe (Blutung!). Maligne Entartung in etwa 10% der Fälle. Rundlicher Füllungsdefekt mit Ulkus: sog. wandernde Ulkusnische.

Myome (Leiomyome) können ebenfalls auf der Kuppe ulzerieren. Maligne Degeneration ist selten.
Fibrome, Lipome, eosinophile Granulome und angioblastische Tumoren sind selten.

Maligne: *Karzinome:* Die frühen Magenkarzinome werden eingeteilt nach der Klassifikation der Japanischen Gastroenterologisch-Endoskopischen Gesellschaft (Abb. 5.13). Die fortgeschrittenen Magenkarzinome sind in Abb. 5.14a-c dargestellt (eingeteilt nach KONJETZNY 1938).

Sarkome: Primäre Sarkome sind seltener als Karzinome.
50% sind Lymphosarkome, der Rest Retothelsarkome, Spindelzell-

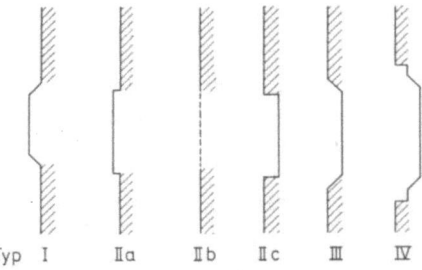

Abb. 5.13. Frühe Magenkarzinome (Klassifikation der Japanischen Gastroenterologisch-Endoskopischen Gesellschaft): Typ I vorgewölbte Form; Typ II oberflächliche Form a) erhaben, b) eben, c) eingesenkt; Typ III exkavierte Form; Typ IV gemischte Form

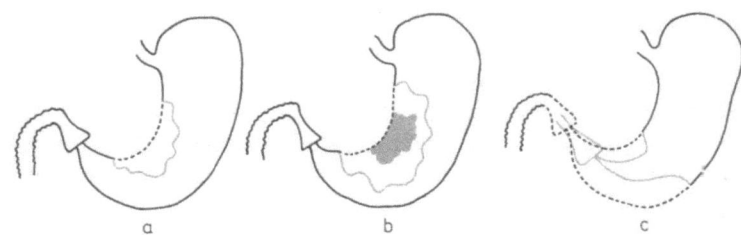

Abb. 5.14 a–c. Fortgeschrittene Magenkarzinome. **a** Zirkumskripte polypöse, meist nicht ulzerierende Form, **b** ulzerierende Karzinome mit wallartigem Rand und versenktem Zentrum (hierzu zählen auch die schüsselförmig ulzerierenden Karzinome; **c** diffus infiltrierende Karzinome, meist mit starker Schrumpfungsneigung (szirrhöses Karzinom)

und Myosarkome. Differentialdiagnostisch lassen sich die exo- oder endogastrisch wachsenden Sarkome, wie die diffus infiltrierenden Magensarkome, die auch ulzerieren können, gegen Magenkarzinome, benigne Ulzerationen und die Gastropathia gigantea Ménétrier schwer abgrenzen.

Tumormetastasen: Rundliche Füllungsdefekte; von benignen Tumoren nicht zu unterscheiden.

Einwachsende Neoplasmen von außen sind gegenüber primären Magenkarzinomen kaum differenzierbar.

Seltenere Erkrankungen. Karzinoid, M. Hodgkin, M. Boeck, leukämische Infiltrate. Es gibt kein für diese Erkrankungen typisches Röntgenbild.

Operierter Magen

Übernähung nach perforierten Ulzera oder nach einer diagnostischen Gastrostomie. Die eingestülpten Magenwandteile sind als Bürzel, bandartige Füllungsdefekte oder als Wandunregelmäßigkeiten erkennbar.

B-I-Resektion: Der Endzustand nach dieser Operationsform ähnelt dem Bild eines kleinen Magens. Inwieweit der Bulbus duodeni entfernt wurde, ist oft schwer zu entscheiden, da sich auch die postbulbären Duodenalabschnitte bei einer Anatomosierung mit dem Magenrest in Bulbusform aufweiten. Nicht selten gleicht die Anastomose einem Pylorus.

B-II-Resektion: Hier gibt es eine große Zahl von Modifikationen. Die normalerweise durchgeführte Resektion in der oberen Korpushälfte läßt am Restmagen keine Peristaltik mehr erkennen. Wichtig ist die Größe des Restmagens, die Anastomosenfunktion (Aufstau des KM, Sturzentleerung, Syndrom der zuführenden Schlinge). Röntgenologisch ist zu achten auf ein Stumpfulkus, ein Ulcus jejuni pepticum, ein Anastomosenkarzinom, die jejunogastrische Invagination und auf postoperative Zwerchfellhernien.

Subtotale Resektion als Modifikation der Resektion nach B II.

Totale Gastrektomie: Verbindung von Ösophagus zum Dünndarm.

5.2.4.3 Duodenum

Kongenitale Veränderungen. Duodenalstenose, Duodenalatresie, Rechtslage der Flexura duodenojejunalis (durch Hemmung der Drehung der Nabelschleife beim Mesenterium commune). Prävaskuläre Lage des Duodenums (die Pars ascendens duodeni verläuft nicht wie normal hinter, sondern vor den Mesenterialgefäßen). Duodenum inversum, Duodenum mobile (suprapapillare, infrapapillare und totale).

Transpylorischer Schleimhautprolaps des Magens. Typische Regenschirmform des Bulbus dudeni (klinisch bedeutungslos).

Divertikel. DD abzugrenzen gegen Ulkus durch einstrahlende Schleimhautfalten und fehlenden Schwellungswall (Abb. 5.9c).

Ulkus. Unterscheidet sich im Röntgenerscheinungsbild nicht vom Ulcus ventriculi (Abb. 5.9a). Bei Abheilung des Ulkus kommt es häufig zur narbigen Schrumpfung des Bulbus mit oft bogenförmiger Einziehung an der dem Ulkus gegenüberliegenden Seite, zu sog. Faltensternen, Pseudotaschenbildungen (sog. Schmetterlingsbulbus), Abb. 5.15 a-f.

Tumoren

Benigne: Polypen nicht selten. Rundliche Kontrastmittelaussparungen (Abb. 5.9 d). Abzugrenzen sind sie gegen die in das Duodenum prolabierten Magenpolypen.

Nichtepitheliale benigne Tumoren: Wie beim Magen.

Maligne: Karzinome, Sarkome: Sehr selten.

Karzinoide: Polypoide Kontrastmittelaussparung (1,7% aller Karzinoide finden sich im Bulbus).

Metastasen: Meist von malignen Melanomen. Rundliche Kontrastmittelaussparung.

Einwachsende Tumoren: Vorwiegend vom Pankreas und der Gallenblase (unregelmäßige KM-Aussparungen, evtl. Kraterbildungen).

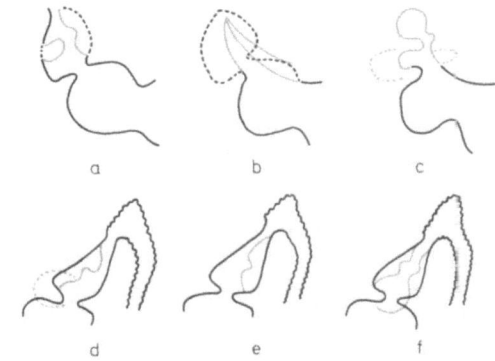

Abb. 5.15 a-f. Bulbusdeformierungen durch Ulzerationen (nach AKERLUND, BERG und PRÉVÔT). **a** Einziehung der kleinen Kurvatur durch Hinterwandulkus, **b** Deformierung des Pylorus und Schrumpfung, **c** und **d** Kleeblatt- oder schmetterlingsförmige Deformität mit zirkulärer Einengung in Bulbusmitte und divertikelartiger Ringrezessus und Einziehung der Vorderwand bei Vorderwandulkus, **e** Einziehung der Hinterwand bei Hinterwandulkus, **f** Einengung in Bulbusmitte mit divertikelartiger Ausweitung des basalen Ringrezessus bei Vorder-und Hinterwandulkus

5.2.4.4 Dünndarm

Resorptionsstörungen. Gliederung typischer Dünndarmbefunde nach der Klassifikation von VOLWILER und BOOTH für das Malabsorptionssyndrom:

- Idiopathische Steatorrhö (tropische Sprue, einheimische Sprue, Zöliakie)
- Pankreasstörungen
- Gallemangel (Verschlußikterus, Leberschaden)
- Veränderungen der Dünndarmwand und des Mesenteriums (spezifische und unspezifische Entzündungen, Tumoren, multiple Divertikel, Amyloidose, Sklerodermie, intestinale Lipodystrophie, Mesenterialgefäßverschlüsse)
- Toxische (Arsen, Thallium, Antibiotika) und nicht lokal ausgelöste Ödeme der Darmwand (Nephrose, andere Hypoproteinämien, insbesondere auch exsudative Enteropathie), Darmparasiten.

Die Röntgenveränderungen hängen von der Dauer der Erkrankung ab. Im Frühstadium Tonusdifferenzen, Distanzierung der Schlingen und Faltenwulstung als Ausdruck des Wandödems. Beim voll ausgebildeten Bild ist die Dilatation des Dünndarms das Hauptzeichen (durch Tonusverlust und Wandödem).

Divertikel. a) Sog. falsche Divertikel, Abb. 5.10c), b) echte Divertikel: Meckel-Divertikel; mit dem Dünndarm kommunizierende Duplikaturen.

Allergische Dünndarmreaktion. Ähnlich wie bei Resorptionsstörungen.

Unspezifische Enteritis. Im Röntgenbild finden sich nur uncharakteristische Zeichen, wie Tonus- und Motilitätsstörungen, Vermehrung von Flüssigkeit und Gas im Darm, Faltenwulstungen.

Enteritis regionalis (Ileitis terminalis, M. Crohn). Die Deutung des typischen Röntgenbefundes bereitet meist keine Schwierigkeiten. Die Erkrankung wird im gesamten Digestionstrakt vom obersten Ösophagusabschnitt bis zum Anus gesehen. Die häufigste Lokalisation ist die terminale Ileumschlinge. In der prästenotischen Phase erkennt man im betroffenen Bezirk Faltenwulstungen, Wandstarre und Spiculae. Sie gehen in eine ausgeprägte unregelmäßige Einengung mit fast völliger Wandstarre („string sign") und polypoiden Reliefveränderungen über. Es besteht meist eine Dreiteilung der Veränderungen, besonders in der letzten Ileumschlinge: Das distale Segment zeigt die beschriebenen Röntgenzeichen der unregelmäßigen Stenosierung, Wandstarre, evtl. Ulzerationen. Oralwärts schließt sich ein etwa 15-20 cm langes Segment (Intermediärsegment) an, das normale Weite aufweist und zum Mesenterialansatz hin durch Infiltration des Mesenteriums konkav gekrümmt ist. Hier sind fast immer Ulzerationen erkennbar. Die girlandenförmige Gestalt entsteht durch Schrumpfungsvorgänge infolge der Ulzerationen am Mesenterialansatz. Das oralwärts anschließende 3. Segment ist aufgrund einer Hypotonie und ödematöser Wandinfiltrationen mehr oder minder stark dilatiert. Am Übergang vom 2. zum 3. Segment besteht meist ein weiterer kurzer Abschnitt mit zirkulärem Ödem, Ulzerationen am Mesenterialansatz und Stenosierung („skip lesion". In späten Stadien überwiegt gegenüber der ödematös granulomatösen Stenose die fibrotische Schrumpfung. Sie ist am stärksten am Mesenterialansatz. An der gegenüberliegenden Seite sind taschenförmige Ausbuchtungen nicht selten. Als wichtigste und häufigste Komplikation werden ausgedehnte Fistelbildungen im Röntgenbild beobachtet. DD bei Befall der Ileozökalgegend: Tbc, Karzinom, Karzinoid, Aktinomykose und M. Boeck.

Dünndarm-Tbc. Die häufigste Lokalisation ist der Ileozökalbereich. Im frühen Stadium besteht eine Vergrößerung der Lymphfollikel und Peyer-Plaques (Rö: multiple kleine runde KM-Aussparungen). Faltenwulstungen sind Ausdruck der Wandinfiltration. Später kommt es zu geschwürigem Zerfall (Rö: unregelmäßige, zackige, angenagte Konturen). Die Tbc neigt zu schrumpfenden Veränderungen.

Tumoren

Benigne: Überwiegend epithelialen Ursprungs. Sie werden unabhängig von ihrer Struktur als *Polypen* bezeichnet. Die Röntgenzeichen sind die gleichen wie im Duodenum (Abb. 5.9 d). Sonst noch: *Lipome, Fibrome, Myome, Neurome, Hämangiome, eosinophile Granulome.*

Maligne: Sehr selten, es handelt sich dann überwiegend um *Karzinome* und *Lymphosarkome*. Sie sind gegen einwachsende neoplastische Prozesse im Röntgenbild nicht abgrenzbar. Es bestehen Faltenabbrüche und Faltenunregelmäßigkeiten, ggf. Stenosen.

Karzinoide: Etwa ¾ der Karzinoide des Verdauungstraktes bestehen im distalen Ileum bzw. in der Appendix. Artdiagnose aus dem Röntgenbild nicht möglich.

Sonstige Erkrankungen. Ulzera, intramurale Blutungen, Mesenterialgefäßverschlüsse, Parasiten, Fremdkörpernachweis.

5.2.4.5 Dickdarm

M. Hirschsprung. Monströse Ausweitung des Darmvolumens meist im Bereich des Sigmas, die aber auch die oberen Kolonabschnitte und das distale Ileum einbeziehen kann, infolge angeborenem Fehlen von Ganglienzellen im Rektum. Synonym: Megacolon congenitum, Aganglionose.

Divertikel. Vorwiegend im Sigma lokalisiert. Einstrahlende Schleimhautfalten sind beweisend. Häufig Faltenirritation der Umgebung (Divertikulitis). Komplikation: perikolitischer Abszeß.

Colitis ulcerosa. Sie beginnt meist im Rektum-Sigma und breitet sich von da an oralwärts aus. Der Verlauf kann erheblich variieren. Stadien: akut, chronisch, progressiv, regressiv. Die Röntgenuntersuchung gibt Aufschluß über Lokalisation, Ausdehnung, Schweregrad und Komplikationen.

Im akuten Stadium bestehen in der ganzen Darmwand Ulzerationen (Spiculae), die bei fortschreitendem Prozeß tiefer und breiter werden. Sie gehen durch die Muscularis mucosae hindurch und unterminieren die Schleimhaut: sog. Kragenknopfabszesse. Bei größerer Ausdehnung kommt es später zur Pseudopolyposis. Sie gilt als irreversibles Stadium. Im chronischen Stadium hat die Darmwand ihre Elastizität verloren. Sie ist rigide und atrophisch. Es bestehen unregelmäßig stenosierte Segmente. Der Darm schrumpft und ist verkürzt dargestellt (typisches Spätstadium).

Komplikationen: Abszeß- und Fistelbildungen, Perforation, maligne Entartung.

M. Crohn. Eine Abgrenzung gegen die Colitis ulcerosa ist im Röntgenbild selten möglich. Der M. Crohn neigt zu ausgedehnten Fistelbildungen. Im Gegensatz zur Colitis ulcerosa beginnt er häufig im Zökum mit Beteiligung des Endileums (Stenose).

Tumoren

Benigne: Sind im Dickdarm häufiger als in anderen Verdauungsabschnitten. Über 90% aller epithelialen Tumoren sind *Adenome*. Die Polypen (s. Abb. 5.10d) können solitär und multipel auftreten. Gleichzeitiges Vorkommen mit dem Karzinom ist häufig. Die Polypose hat starke Entartungstendenz.

Endometriosen: Meist im Rektum und Sigma lokalisiert, in seltenen Fällen auch im übrigen Kolon und in der Appendix.

Maligne: Meist *Adenokarzinome,* selten *Sarkome.* Vorkommen häufig (etwa 12% aller Malignome). Überall im Kolon anzutreffen. Prädilektionsstellen sind Rektum-Sigma, Zökum und C. ascendens.

2 Typen
a) blumenkohlartig wachsend, häufig ulzerierend (Abb. 5.10 e-g),
b) zirkulär manschettenförmig stenosierendes Karzinom mit scharfem Randwall (Abb. 5.10 h).

Seltene Erkrankungen. Tbc, Aktinomykose.

Während der bisher besprochene Digestionstrakt mit Hilfe der konventionellen Techniken bessere Aussagemöglichkeiten als die CT, der Ultraschall und oft auch die Angiographie zuläßt, ist es bei den Oberbauchorganen Leber, Milz, Gallenblase, Gallenwege und Bauchspeicheldrüse gerade umgekehrt. Hier wurden bisherige konventionelle Methoden und auch die nuklearmedizinischen Untersuchungen bis auf wenige Ausnahmen fast völlig verlassen.

5.2.4.6 Gallenblase – Gallenwege

Funktionsstörungen, Dyskinesien, Entleerungsstörungen. Hierbei wird die Nukleardiagnostik angewandt (s. S. 357)

Cholezystitis. Sowohl im Ultraschall wie in der CT ist die verdickte Gallenblasenwand zu sehen. Als Folgezustand der chronischen Cholezystitis kann es zu Kalkinkrustationen der Gallenblasenwand kommen. „Porzellangallenblase" (wird auch im konventionellen Röntgenübersichtsbild gesehen). Luft in den Gallenwegen und der Gallenblase ist seltener ein Ausdruck einer Entzündung durch Anaerobier als vielmehr Folge einer Papillotomie, Choledochoduodenostomie oder einer spontanen Gallensteinperforation in den Darm.

Cholelithiasis. Der Nachweis ist die Domäne der Ultraschalluntersuchung (Abb. 5.60, S. 321), weniger des CT. Falls kalziumkarbonathaltige Steine vorliegen, sind sie auch im konventionellen Röntgenbild zu sehen.

Tumoren der Gallenblase und -wege sind oft bereits im Ultraschall, in der Regel im CT durch partielle Wandverdickungen (meist auch Tumorzapfen) nachweisbar.

5.2.4.7 Leber

Anomalien: Wichtigste Lageanomalie ist die Hepatoptose (schwerster Grad: Wanderleber). Teilverlegung der Leberkuppe in den Thoraxraum durch Zwerchfellbruch (darstellbar durch CT), Relaxatio diaphragmatica. Interposition von Darmschlingen zwischen Leber und Zwerchfell: Chilaiditi-Syndrom (Abdomenübersichtsaufnahme oder Durchleuchtung).

Mißbildungen: Selten. Gestielte oder akzessorische Lappen, abnorme Leberfurchen, Hypoplasie vorwiegend des linken Leberlappens.

Zysten: Relativ selten. Unterscheidung zwischen Retentionszysten (echte) und Pseudozysten (falsche) nach Trauma und zystischer Umwandlung von Lebertumoren. Mittels Sonographie und insbesondere CT (s. Abb. 5.68, S. 332) lassen sie sich unschwer nachweisen. Falls Kalkeinlagerungen vorkommen (Echinokokkuszysten), sind sie auch im konventionellen Bild zu erkennen.

Leberabszeß: Durch Ultraschall und CT immer nachweisbar als hypodense Zonen. Bei Lufthaltigkeit auch im konventionellen Abdomenübersichtsröntgenbild als „Spiegel" zu sehen.

Leberruptur nach Trauma: Ultraschalldiagnostik und CT dominieren, Angiographie wird nur noch selten angewandt.

Tumoren

Benigne: Hämangiome, Lymphangiome, Fibrome, Myxome, Lipome, Leberzelladenome, Zystadenome, Hamartome, Teratome. Sie sind relativ selten. Dominierend ist die CT-Untersuchung mit und ohne Kontrastmittel (evtl. noch die Angiographie). Nicht abzugrenzen sind kleinere benigne Tumoren gegen Granulome durch Tuberkulose, Aktinomykose, Lues.

Maligne: Primäre Leberkarzinome, selten primäre *Lebersarkome:* CT mit und ohne Kontrastmittelanwendung.

Lebermetastasen: Sind meist im Ultraschallbild zu sehen, im CT mit und ohne Kontrastmittelanwendung als solche nachweisbar (s. Abb. 5.59, S. 320 und Abb. 5.69, S. 333).

5.2.4.8 Pankreas

Anomalien und Mißbildungen

Pancreas anulare, röntgenologisch wie Duodenalstenose durch Duodenaluntersuchung, bei Neugeborenen durch Abdomenübersichtsaufnahme aufrecht, Pancreas aberrans.

Pankreatitis

Akute Pankreatitis (Pankreasnekrose): Übersichtsaufnahme ohne KM. Atonischer Magen, wurstförmig pralles atonisches Duodenum, an dessen Medialkontur bisweilen unregelmäßige Impressionen und Verziehungen zu sehen sind. Oberhalb der Zwerchfellschenkel bestehen oft kleine streifige Dystelektasen und Winkelergüsse. Im Ultraschallbild Hinweis durch Dichteunterschiede in einem erheblich vergrößerten Organ. Die CT läßt durch Messung der Dichteunterschiede ödematöse Abschnitte von Einschmelzungen unterscheiden.

Chronisch rezidivierende Pankreatitis. Neben dem Ultraschall ist die CT die Methode der Wahl. Das Organ ist meist vergrößert (in späten Stadien auch geschrumpft und fibrosiert). Es imponieren Dichteunterschiede, die bis zu Kalkeinlagerungen reichen können (kalzifizierende Pankreatitis). Die ERCP ist als invasive komplikationsträchtige Methode kaum noch geübt, zudem ist sie der CT in der Differentialdiagnostik unterlegen.

Tumoren, Zysten

Benigne: Inselzelladenome sind durch die Angiographie und die Computertomographie nach Bolus-KM-Anwendung im Serien-CT (Angio-CT) erkennbar.

Zysten: Sowohl im Ultraschallbild wie bei der CT nachweisbar.

Maligne: Karzinome und Sarkome sind in der CT ab ca. 1 cm zu erkennen. Größere Tumoren bilden keine diagnostischen Schwierigkeiten (s. Abb. 5.70, S. 334). Erste Hinweise kann die Ultraschalldiagnostik liefern. Die ERCP trägt zur Differentialdiagnostik der Pankreatitis nicht genügend bei, es sei denn der Hauptgang ist völlig verschlossen. Die Angiographie nur zum Nachweis maligner Pankreastumoren wird nicht mehr geübt.

5.2.4.9 Milz und Pfortaderkreislauf

Anomalien und Mißbildungen. Kongenitale Asplenie (sehr selten). Wandermilz. Isolierte intrathorakale Verlagerungen bei Zwerchfellhernien. Abnorme Lappungen (evtl. Nebenmilz).

Zysten. Primäre (echte) Zysten (selten): Hämangiome, Lymphangiome, Dermoid- und Epidermoidzysten. Sekundäre (Pseudo-)Zysten: abgekapselte Hämatome, alte Abszesse, Milzinfarkte, granulomatöse Infiltrate. Die Differenzierung in primäre und sekundäre Zysten ist röntgenologisch nicht möglich. Zysten können Ausmaße von bis zu Kindskopfgröße haben. Verdrängung der Nachbarorgane, Gefäßverlagerungen im Angiogramm. Nachweis durch Sonographie und Computertomographie als Methode der Wahl.

Abszesse. In der Ultraschalldiagnostik und im CT (hypodense Bezirke) zu erkennen; nach Abheilung oft Kalkeinlagerungen: auch in der Röntgenübersichtsaufnahme zu sehen.

Sonstige Milzvergrößerungen. Im Gefolge von Infektionskrankheiten bei hämatologischen Erkrankungen und Erkrankungen des retikuloendothelialen Systems.

Trauma. Am häufigsten ist die Ruptur infolge stumpfer Bauchtraumen: Die Ultraschalldiagnostik liefert Hinweise, Methode der Wahl: CT; im Angiogramm: Nachweis der Blutungsquelle durch Austritt von Kontrastmittel aus den Gefäßen.

Tumoren. Primäre gut- und bösartige Milztumoren sind selten. Es gibt Hämangiome, Lymphangiome, Hämangiosarkome, Non-Hodgkin-Lymphome (Lymphosarkome), Endotheliome und Retikulosarkome, Fibrome und Fibrosarkome: durch Ultraschall und CT nachweisbar.
Tumorös vergrößerte Milz in der Abdomenübersicht. Durch *Sonographie, Computertomographie und Szintigraphie* erfolgt die Größenbestimmung des Tumors.

Portale Hypertension. Bei einem Mißverhältnis von zugeführter und abfließender Blutmenge im portalen Stromgebiet einschließlich der Leber kommt es zur Drucksteigerung im splenoportalen System. Ösophagusvarizen bei der Ösophagusuntersuchung beweisen die portale Hypertension. Der zuverlässige Nachweis funktionell bedeutsamer Ösophagusvarizen gelingt durch die *Splenoportographie.*

Nach der Lage des Strombahnhindernisses unterscheidet man den *prähepatischen* vom *intra-* bzw. *posthepatischen Block*. Ersterer entsteht durch Thrombosen, Tumoren und Narbenverziehungen, die die V. lienalis bzw. V. portae verschließen. Der intrahepatische Block ist Folge einer Verminderung des Gesamtquerschnittes der portalen Lebervenen durch entzündliche (Hepatitis, Abszesse, Bilharziose) oder regenerative (Leberzirrhose, Tumoren, Leberfibrose) Prozesse. Im Splenoportogramm sieht man beim extrahepatischen Block den Verschluß der V. lienalis bzw. V. portae, beim intrahepatischen Block (Leberzirrhose) den hochgradig rarefizierten intrahepatischen Gefäßbaum. Die diagnostisch bedeutsame Art der Rückstauung in die Zuflußgebiete der V. portae sowie der unterschiedlich ausgebildete hepatofugale Kollateralkreislauf lassen sich zuverlässig erfassen.

5.3 Harn- und Geschlechtsorgane

W. Wenz

5.3.1 Indikationen

Harnorgane

- Nierenkolik bzw. Leibschmerz unklarer Genese bei pathologischem Urinbefund
- Hämaturie
- Harnwegsinfektionen, therapieresistent oder rezidivierend
- Unklare Fieberschübe
- Bauchtumor
- Prostatavergrößerung
- Hypertension renaler Genese
- Minderwuchs renaler Genese
- Enuresis
- Myelomeningozele
- Mißbildungen des äußeren Genitale, der Blasen- und Analregion, Bauchmuskeldefekte

Geschlechtsorgane

- Bei Kindern alle Genitalmißbildungen, insbesondere bei Verdacht auf Intersexualität bzw. Gonadendysgenesie: Klinefelter-Syndrom, Turner-Syndrom, Triplo-X-Syndrom, adrenogenitales Syndrom, Klitorishypertrophie, Sinus urogenitalis, Hypospadia scrotalis, Hydrometrokolpos, der sich beim Neugeborenen klinisch als Unterbauchtumor mit praller Vorwölbung zwischen den Labien manifestiert.
- Beim Erwachsenen in erster Linie ursächliche Klärung von Potenzstörungen, Sterilität, entzündlichen – insbesondere tuberkulösen – Prozessen und Nachweis bzw. Ausschluß von Tumoren.

5.3.2 Untersuchungsmethoden

Ultraschalluntersuchung

Die Patienten werden überwiegend in Bauchlage untersucht; bei starker LWS-Lordose wird zum Ausgleich ein Schaumstoffkeil unter den Bauch gelegt. Gelingt es dennoch nicht, die Nieren gut darzustellen, wird in Rückenlage weiter untersucht. Bei geringem Gasgehalt des Abdomens sind dabei die Nieren in den Transversalschnitten gut sichtbar, während in Longitudinalschnitten nur die rechte Niere dargestellt werden kann, da hier eine gute Schalleitung durch die Leber besteht. Die linke Niere läßt sich in longitudinaler Ebene von ventral nur bei deutlicher Vergrößerung der Milz übersichtlich abbilden. Im Longitudinalschnitt stellt sich die Niere als Ellipse, im Transversalschnitt als Oval oder Kreis dar. Ein dichtes, im Nierenhilus anteromedial gelegenes Reflexmuster wird vom Nierenbecken-Kelch-System gebildet. Es ist vom echoärmeren Reflexmuster des Nierenparenchyms umgeben. Häufig wird der obere Nierenpol von den unteren Rippen überdeckt; es bestehen dann Schwierigkeiten, den oberen Pol trotz tiefer Inspiration darzustellen. Fehldeutungen gibt es am linken oberen Nierenpol, wenn die dicht anliegende Milz oder der dem linken oberen Nierendrittel anliegende Pankreasschwanz als perirenaler Tumor angesehen wird.

Es gibt inzwischen standardisierte biometrische Nierenmessungen, die aufgrund des optischen Eindruckes bestimmt werden: Der Querschnitt im Nierenhilus ist durch einen rechten Winkel zur Längsachse der Niere gekennzeichnet. Die Breite entspricht der Distanz zwischen lateraler und medialer Begrenzung der Nierenkontur und berücksichtigt nicht den die Kontur medial überragenden Anteil des Nierenbeckens. Die Nierenlängsachse weist in der Regel zur medianen Körperebene einen nach kaudal offenen Winkel von ca. 10° auf.

Das absolute Nierenvolumen kann unter Verwendung der äußeren Nierendurchmesser (Ellipsoidformel) berechnet werden:

$$\text{Nierenvolumen} = \text{Länge} \cdot \text{Breite} \cdot \frac{\text{Tiefe längs} + \text{Tiefe quer}}{2} \cdot 0{,}523 \ (cm^3).$$

Die Sonographie erlaubt die Darstellung der Morphologie der Nieren, ohne deren Funktion zu erfassen. Sie ist von besonderer Bedeutung bei der Differenzierung zwischen einer Zyste und einem soliden, raumfordernden Prozeß (Nachweis von Binnenechos). Weitere Indikationen sind Harnabflußbehinderung (s. Abb. 5.61, S. 322), Harnleiterstein und die Abklärung der sog. stummen Niere.

Die Sonographie eignet sich ferner zur Darstellung der Harnblase, einschließlich der physiologischen Kompressionseffekte (bei der Frau: Uterus, beim Mann: Prostata) zur Restharnbestimmung bei Harnblasenabflußstörungen und nicht zuletzt in Form der endorektalen oder endovesikalen Sonographie zur Bestimmung der Ausdehnung von Tumoren auch auf die Nachbarorgane.

Abdomenübersichtsbild in Rückenlage des Patienten. Zur Bestimmung der Lage, Form und Größe der Nieren, daneben auch der Leber und

Milz; außerdem ist der M. psoas in der Regel abgrenzbar („Psoasschatten"). Nachweis von kalk- oder metalldichten Einlagerungen im Verlauf der ableitenden Harnwege, Darstellung der gefüllten, evtl. vergrößerten Harnblase, der gasgeblähten Darmschlingen (paralytischer Ileus im Gefolge von Erkrankungen des harnableitenden Systems). Beschaffenheit des Skeletts: Demineralisation (renale Osteodystrophie), Sklerosierung (Prostatakarzinommetastasen), Destruktion (Metastasen eines hypernephroiden Karzinoms).

Die Abdomennativaufnahme gewinnt in letzter Zeit an Bedeutung für die Verlaufskontrolle bei der Elektrostoßwellentherapie (ESWL der Nieren bzw. Harnleitersteine: Vergleich der prä- und posttherapeutischen Situation, Nachweis von Steintrümmern, die u. U. abgeschwemmt sein können, evtl. unter Zuhilfenahme sog. Nativtomogramme).

Die *Abdomenübersichtsaufnahme im Stehen* dient daneben zum Nachweis von Spiegelbildungen in Abszessen oder Darmschlingen, aber auch zur Darstellung freier Luft im Abdomen infolge intraabdomineller Veränderungen als Komplikation urologischer Erkrankungen.

Ausscheidungsurographie

Grundlage dieser Untersuchung ist die Fähigkeit der Nieren, wasserlösliche, jodhaltige Kontrastmittel auszuscheiden. Röntgenaufnahmen, die während der Phase der renalen Filtration (z. B. 5, 15 und 30 min p. i.) angefertigt werden, erlauben die Darstellung des Nierenparenchyms, der Kelche, des Nierenbeckens und zuletzt der Ureteren mit der Harnblase. Es kann eine grobe Aussage über die Nierenfunktion gemacht werden (stumme Niere bei fehlender Ausscheidung) und insbesondere das linke mit dem rechten Hohlraumsystem verglichen werden (Abb. 5.16).

In der Praxis erfolgt die Injektion von 40 ml eines 60-76%igen Kontrastmittels intravenös. Bei Ausscheidungsinsuffizienz der Nieren wird das Kontrastmittel in Form einer *Infusionsurographie* appliziert. Schlackenarme Kost soll eine störende Darmgasüberlagerung vermeiden.

Routinemäßig wird eine Röntgennativaufnahme angefertigt, dann eine Zonographie (dicke Schicht durch kleinen Pendelwinkel) der Nieren nach 5 min angeschlossen und nach 15 min wiederum ein Großformatbild angefertigt. Aufnahmen nach Miktion sind zur Feststellung von Restharnmengen notwendig, Aufnahmen im Stehen werden zum Nachweis einer Wanderniere vorgenommen.

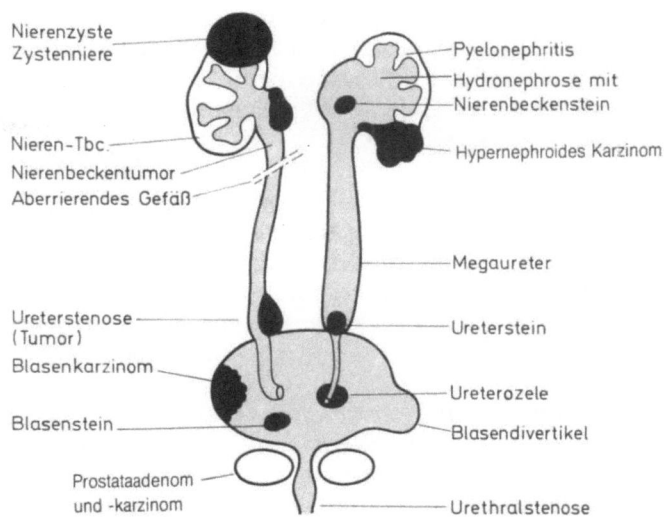

Abb. 5.16. Röntgenologische Befunde bei Erkrankungen der ableitenden Harnwege

Modifikationen der Ausscheidungsurographie

Die im folgenden beschriebenen Modifikationen der Ausscheidungsurographie haben durch die Einführung der Sonographie und Computertomographie/Kernspintomographie viel von ihrer Bedeutung verloren, bleiben aber wichtig, wenn diese Techniken nicht zur Verfügung stehen:

Frühurographie. Anfertigung von Röntgenbildern 1, 2 und 3 min nach Kontrastmittelinjektion. Bei einseitiger Nierenarterienstenose kommt es auf der kranken Seite zur verzögerten Parenchymdarstellung und Ausscheidung des Kontrastharns.

Späturographie. Spätkontrollen bei der Ausscheidungsurographie evtl. bis zu 24 h p. i. bei verzögerter Füllung eines Nierenhohlraumsystems und des zugehörigen Ureters zur exakten Lokalisation eines Stops oder bei Hydronephrosen.

Kompressionsurographie. Durch Anlegen eines Kompressoriums über die Ureteren zwischen Nabel und Symphyse wird der Kontrastmittelabfluß aus den Nierenhohlraumsystemen erschwert zur besseren Füllung der Kelchgruppen v. a. bei entzündlichen und neoplastischen Nierenerkrankungen.

Stehurographie. Übersichtsbild am stehenden Patienten während der Ausscheidungsurographie zum Nachweis einer abnormen Verschieblichkeit der Nieren („Wanderniere") und einer damit verbundenen Abknickung des Ureters mit mechanischer Behinderung des Kontrastharnabflusses.

Veratmungspyelographie. Bei guter Darstellung des Nierenhohlraumsystems Doppelbelichtung eines Röntgenfilms in extremer In- und Exspiration (halbes mAs-Produkt für jede Einzelbelichtung!). Die Nieren verschieben sich normalerweise zwischen In- und Exspiration um etwa 1 Wirbelkörperhöhe. Die gleiche Untersuchung ist auch mit der Kymographie (Technik s. S. 114f.) möglich.

Nephrotomographie, -zonographie. Technik s. S. 113f. Überlagerungsfreie Darstellung der Nieren und Hohlraumsysteme durch Verwischung von störenden Strukturen, besonders von gashaltigem Darm, zur eindeutigen Lokalisation von Verkalkungen in die Nieren und bei guter Kontrastierung während der Ausscheidungsurographie zum Nachweis von entzündlichen oder tumorösen Veränderungen.

Retrograde Pyelographie. Einführung eines Ureterenkatheters über ein Zystoskop und das durch vorangehende i. v. Farbstoffinjektion sichtbar gemachte Ureterenostium bis zum Nierenbecken, Injektion von etwa 4 ml eines 30%igen wasserlöslichen Kontrastmittels. Mit zusätzlicher Luftinsufflation Doppelkontrastdarstellung des Nierenhohlsystems: *Pneumopyelogramm.* Bei der funktionslosen, sog. stummen Niere zur Klärung von Abflußhindernissen, zum Nachweis von Konkrementen und Tumoren, insbesondere des Nierenbeckens. Gefahr: Einschleppung von pathogenen Keimen (Pyelonephritis!).

Pneumoretroperitoneum. Einstich einer Kanüle präsakral zwischen Anus und Steißbeinspitze und Gasinsufflation (800–1200 ml Luft, besser Sauerstoff oder Kohlensäure). Das Gas steigt im Retroperitonealraum auf und umgibt die dort liegenden Organe, insbesondere die Nieren und Nebennieren, die sich im negativen Kontrast gut abheben. Die Untersuchung wird routinemäßig mit der Ausscheidungsurographie zur Verbesserung des Kontrasts und mit der Nephrotomographie zur Ausschaltung störender Überlagerungen kombiniert. Bei retroperitonealen Tumoren, insbesondere der Nebennieren und bei tumorverdächtigen Befunden, die von den Nieren sonst nicht abzutrennen sind, gibt es durch die Einführung der Sonographie und insbesondere der Computertomographie kaum noch Indikationen für das Pneumoretroperitoneum, welches als invasives

Verfahren durch diese Methoden weitgehend abgelöst ist (Komplikationsmöglichkeit: Luftembolie!).

Nierenangiographie

Kontrastdarstellung der Nierengefäße und des Nierenparenchyms, das sich gegenüber der nichtkontrastierten Umgebung deutlich abgrenzt.
Folgende Techniken stehen heute zur Verfügung:

I. v. digitale Subtraktionsangiographie (DSA)
Injektion von 40 ml eines hochprozentigen wasserlöslichen Kontrastmittels in eine Armvene und Darstellung der Bauchaorta und ihrer Äste sowie der Nierenarterien und des Parenchyms.
Vorteil: Information über Morphologie und Lage der Nieren sowie der Bauchaorta und der Nierenarterien. Indikation: Suche nach Nierenarterienstenosen und nach Nierentumoren. Nicht selten werden durch die erheblichen Verdünnungseffekte kleine Läsionen überlagert oder z. B. Nierenarterienstenosen vorgetäuscht.

I. a. digitale Subtraktionsangiographie
Wie bei der konventionellen Untersuchung wird ein Katheter entweder in der Bauchaorta plaziert oder direkt in die Nierenarterie eingeführt. Schon mit wenigen Millilitern eines wasserlöslichen verdünnten Kontrastmittels lassen sich die entsprechenden Regionen sehr gut darstellen.

Übersichtsaortographie
Nach Einführung eines Pigtailkatheters über die Femoralarterien in die Bauchaorta und Injektion von etwa 40 ml eines hochprozentigen wasserlöslichen Kontrastmittels lassen sich beide Nieren einschließlich ihrer Gefäßabgänge übersichtlich darstellen; Indikation: hauptsächlich Nierenarterienstenosen.

Selektive Nierenarteriographie
Einführung eines gebogenen Kunststoffkatheters ebenfalls über die Femoralarterie und die Bauchaorta selektiv in den Nierenarterienabgang mit dem Resultat eines überlagerungsfreien, kontrastreichen Bildes der intrarenalen Gefäße, des Parenchyms und der Nierenvenen.
Indikationen zur Gefäßdarstellung der Niere sind die renovaskuläre Hypertension sowie der Nierentumor, insbesondere im Hinblick auf sein Verhalten zur Nierenvene. Wichtig ist die Arteriographie präope-

rativ zur Nierendarstellung bei der Spenderniere sowie die Untersuchung der Gefäßverhältnisse beim Nierentrauma: Gefäßabriß, Organruptur, Nachbarschaftsverhältnisse. Seltene Indikationen sind Nierenentzündungen, insbesondere die Nierentuberkulose.

Nierenphlebographie
Indikation bei Verdacht auf Nierenvenenthrombose (vergrößerter Nierenschatten bei fehlender Ausscheidung), Tumoreinbruch in die Nierenvene und Nierenbeckentumoren. Die selektive Nierenvenenblutentnahme ist wichtig zur Reninbestimmung und damit zur Abgrenzung einer renalen Hypertension.

Selektive Darstellung der V. spermatica
Bei der Varikozele testis besteht meist eine Klappeninsuffizienz der großen V. spermatica auf der linken Seite, sehr selten rechts. Die Vene läßt sich durch einen über die V. cava inferior vorgeführten, entsprechende gebogenen Katheter dicht vor der Einmündung der linken Nierenvene in die V. cava als nach kaudal abgehendes Gefäß sondieren und mit Kontrastmittel füllen. Die Aufnahme wird in halbaufgerichteter Position des Patienten vorgenommen. Bei Klappeninsuffizienz sinkt das Kontrastmittel bis zur Varikozele ab. Nicht selten läßt sich auch nach Operation einer Varikozele ein ausgedehnter Kollateralkreislauf nachweisen, der zum Rezidiv geführt hat. Die Phlebographie kann als interventionelle Angiographie fortgesetzt werden: Implantation einer Gianturco-Spirale oder Applikation eines Verödungsmittels, wodurch der paradoxe Fluß in der Vene in kaudaler Richtung unterbrochen wird. In vielen Fällen kann durch diesen Eingriff eine Infertilität beseitigt werden!

Zystographie
Retrograde Kontrastmittelinjektion über einen Katheter oder intravenöse Kontrastmitteldarstellung im Rahmen der Ausscheidungsurographie. Die Kontrastdarstellung kann auch retrograd durch Insufflation von ca. 100 ml Luft erfolgen.
Indikationen: Blasentumor, Blasendivertikel, Fisteln zu Nachbarorganen und nicht zuletzt Blasenverletzungen. Selten wird eine Zystographie beim Blasenstein notwendig.

Miktionszystourethrographie („MCU")
Nach Instillation von Kontrastmittel in die Blase wird der Patient – wenn der Katheter entfernt ist – aufgefordert, Wasser zu lassen. Aufnahmen werden in Schräglage während der Miktion angefertigt, dabei kommen die einzelnen Abschnitte des Ureters zur Darstellung.

Nachzuweisen sind Strikturen, Fremdkörper, Verletzungsfolge, Urethralklappen (s. Abschn. 5.3.4.3).
Wichtig ist die Untersuchung zum Nachweis eines vesikoureteralen Refluxes als sog. *Refluxpyelographie.* Viele, oft als kongenital angesehene Hypoplasien von Nieren entpuppen sich bei dieser Untersuchung als refluxbedingte chronische Pyelonephritis mit Schrumpfniere.
Die Befunddokumentation erfolgt am besten mit einer Mittelformatkamera oder mittels des Magnetbandspeicherverfahrens.

Retrograde Zystokolpographie. Einführung eines Katheters in die Harnblase und eines 2. Katheters in die Vagina und Injektion eines wasserlöslichen Kontrastmittels. Da im Neugeborenenalter wegen der kleinen Organe eine manuelle Untersuchung nicht in Betracht kommt, ist es postnatal nur mit der röntgenologischen Kontrastdarstellung möglich, die anatomische Situation, z. B. bei Intersexualität, zu klären. Bildverstärkerfernsehkontrolle!

Hysterosalpingographie (HSG). Darstellung des Zervikalkanals, des Uteruskavums und der Tuben nach Injektion von 10 bis maximal 20 ml eines trijodierten, wasserlöslichen Kontrastmittels durch ein spezielles, transvaginal eingeführtes Injektionsgerät, dessen Konusende nach vorheriger Sondierung in die Cervix uteri eingepaßt wird. Die Untersuchung ist unter absolut aseptischen Kautelen am günstigsten im Intermenstruum und unter Bildverstärkerfernsehkontrolle vorzunehmen.

Vasovesikulographie. Darstellung des Ductus deferens, der Samenblase und des Ductus ejaculatorius durch Injektion von 2-4 ml eines trijodierten, wasserlöslichen Kontrastmittels nach Lokalanästhesie und Inzision der Haut über dem Samenstrang, der sich am Skrotalansatz leicht fixieren und präparieren läßt. Bildverstärkerfernsehkontrolle!

Computertomographie (CT)

Die Computertomographie als nicht überall verfügbare und kostenaufwendige Untersuchung gibt eine hervorragende axiale Darstellung der Nieren, eine Abgrenzung gegenüber den Nachbarorganen sowie eine gute Übersicht über Veränderungen im Parenchym sowie am Hohlraumsystem. Insbesondere läßt sich das Fettgewebe durch die Dichtemessung eindeutig gegenüber anderen Strukturen differenzieren.
Wichtigste Indikation ist der Tumor, insbesondere die Tumorausbrei-

tung (Lymphknotenmetastasen, Infiltration der Fettkapsel und Bauchwand, Destruktion benachbarter Wirbel, Einwachsen des Tumors in die Nierenvene bzw. V. cava sowie der Nachweis von Lebermetastasen).

Zweithäufigste Indikation ist die Frage nach den Traumafolgen: extra- und intrakapsuläre Blutung, Nierenruptur, Nachweis eines retroperitonealen Hämatoms mit Organverlagerung und Beteiligung von Nachbarorganen. Die CT erlaubt auch die Beurteilung von Punktionsfolgen am Nierenparenchym (Biopsie, Litholapaxie). Zur Abklärung einer urographisch stummen Niere ist mit der CT nicht selten das Abflußhindernis in Form von Lymphknotenmetastasen oder Tumoren im kleinen Becken abzuklären. Die Untersuchung gibt auch einen hervorragenden Überblick über die Transplantatniere.

Kernspintomographie (KST)

Die axiale Projektion läßt sich bei dieser Technik durch günstigere Projektionsebenen erweitern: transversale und frontale Schichtung, wodurch angrenzende Strukturen wie Nebennieren, Lymphknoten und Gefäße mitbeurteilt werden können. Bisherige Erfahrungen zeigen, daß sowohl bei fokalen als auch diffusen Parenchymveränderungen die Untersuchungen mit T_1-betonter und T_2-betonter Sequenz durchgeführt werden sollten. Die Kernspintomographie ist z. Z. nicht in der Lage, die Computertomographie in der Routinediagnostik der Nieren abzulösen. Es gibt jedoch einige Indikationen: Die Nierenzyste läßt sich gegenüber eingebluteten Zysten differenzieren. Gleiches gilt für die Differenzierung gegenüber einem soliden Prozeß. Tumoreinbruch in Nierenvene und V. cava kann ohne Anwendung von Kontrastmittel nachgewiesen werden. Gleiches gilt für die Tumornekrose, die leicht zu dokumentieren ist. Da Verkalkungen kein Signal geben, entfällt die Kernspintomographie bei der Diagnostik von Nierensteinen und intraparenchymalen Verkalkungen. Aussichten bestehen, mit Hilfe der Magnetresonanzbildgebung die Abstoßungsreaktion der Transplantatniere früher zu erfassen.

5.3.3 Normaler Röntgenbefund

Die Nieren liegen in einer Fettkapsel, und da Nierengewebe und Fettgewebe für Röntgenstrahlen verschiedenes Absorptionsvermögen besitzen, lassen sich die Konturen in den meisten Fällen mehr oder weniger deutlich erkennen. Die Nieren liegen meist in der Höhe des 12. Brustwirbels und der 2-3 oberen Lendenwirbel, bei Frauen etwa ½ Wirbelhöhe tiefer als bei Männern.

Gewöhnlich steht die rechte Niere etwas tiefer als die linke. Da der Längsdurchmesser der Organe schräg von dorsal, kranial und medial nach ventral, kaudal und lateral verläuft, werden sie bei senkrechtem Strahlengang in leichter Verkürzung gesehen. Auf Seitaufnahmen sind sie normalerweise nicht abzugrenzen. Im Ausscheidungsurogramm projizieren sich die Nierenbecken auf die Körper des 12. Brust- und des 1.-2. Lendenwirbels. Die Nieren zeigen große Variationen in Bezug auf Größe und Form. Gewöhnlich sind sie bohnenförmig.

Moell-Nierenmaße für Erwachsene (einschließlich der Standardabweichung) bei 1 m Fokus-Film-Abstand

bei Männern re: 12,9 (0,8) × 6,3 (0,45) cm,
li: 13,2 (0,49) × 6,3 (0,49) cm;

bei Frauen re: 12,3 (0,79) × 5,7 (0,46) cm,
li: 12,6 (0,77) × 5,9 (0,42) cm.

Bei Kindern gilt als Annäherungsmaß für die Nierenlänge die Höhe von 4 Lendenwirbelkörpern.

Der mediale Nierenrand liegt dicht neben der geraden und scharfen Kontur des M. psoas, er verläuft zu dieser Linie i. allg. parallel. Bei asthenischen Individuen kann die mediale Nierenkontur etwas einwärts vom Psoasrand liegen und beinahe vertikal verlaufen, beim Pykniker oft lateral.

Die normale Verschieblichkeit der Nieren beträgt bei gewöhnlicher Atmung in Rückenlage durchschnittlich 2 cm, beim Übergang vom Liegen zum Stehen kann sie 4-5 cm erreichen.

Die *Nierenhohlsysteme* und Ureteren sind nur mit Hilfe der Urographie oder der retrograden Pyelographie darzustellen. Initiale Serienaufnahmen zeigen den Beginn der Kontrastausscheidung in die Calices minores schon 2-3 min nach Beginn der Injektion. Kurz darauf erkennt man auch die Calices majores und die grazile Trichterform der Ampullen. Im Verlauf der Urographie werden die Nierenbecken meist nur unvollständig mit Kontrastmittel gefüllt. Die Kelchränder (Fornices) sind in der Regel spitz ausgezogen. Der Kontrastharn fließt rasch durch die Ureteren ab. Die Entleerung der Nierenbecken beginnt schon 5 min nach der Injektion.

Es gibt zahlreiche Variationen des normalen Nierenbeckens. Wichtig ist, daß der Abstand zwischen den Kelchen und der Nierenoberfläche mindestens 1,5 cm beträgt. Die Parenchymbreite pflegt am unteren Nierenpol am größten zu sein. Das Nierenbecken kann intra- oder extrarenal liegen, eine Frage, die besonders für eine vorgesehene Pyelotomie von Bedeutung ist.

Die *Ureteren* folgen nach dem Abgang aus dem Nierenbecken dem Psoasrand auf eine kürzere oder längere Strecke und biegen dann medialwärts um, kreuzen die Querfortsätze der Lumbalwirbel oder verlaufen in deren Nähe. Im großen Becken projiziert sich der Ureter in den Bereich des Sakroiliakalgelenks. Im kleinen Becken beschreibt der Ureter einen mehr oder weniger nach lateral und dorsal konvexen Bogen bis zur Einmündungsstelle in der Blase, nahe an der Medianebene des Körpers. Es bestehen 3 physiologische Ureterengen: die obere am Übergang des Nierenbeckens in den Ureter, die mittlere beim Eintritt in das kleine Becken und die untere an der Einmündung in die Blase.

Funktionell lassen sich am ganzen Nierenhohlsystem von den Kelchen bis zum Nierenbecken eine systolische Kontraktionsphase und eine diastolische Füllungsphase unterscheiden.

Die Ureteren zeigen Spindelperistaltik, wobei die peristaltische Welle des Ureters eine Geschwindigkeit von 2-3 cm in der Sekunde aufweist. Die Wellen erscheinen in der Momentaufnahme als spindelförmige Ausweitungen und flache Einschnürungen bis zur Unterbrechung der Kontrastsäule.

Die *Harnblase* stellt sich auf der Übersichtsaufnahme nach Kontrastmittelfüllung i. allg. in querovaler Form dar. Bei der Frau besteht häufig eine Impression von kranial her durch den Uterus, die nicht symmetrisch zu sein braucht.

Die *Urethra* zeigt beim Mann zahlreiche Biegungen, die nur auf dem Seitenbild in den richtigen Proportionen zu differenzieren sind. Im Gegensatz dazu verläuft die weibliche Urethra in einer Länge von 3-5 cm nahezu gerade in ventrokaudaler Richtung.

Das *Uteruskavum* ist bei der Kontrastuntersuchung glatt begrenzt. Es kann in 3 verschiedenen physiologischen Grundformen vorkommen: als annähernd gleichschenkliges Dreieck mit geradliniger Begrenzung, als gleichschenkliges Dreieck mit flach konkav eingezogenen Konturen und als dreizipfliges Kavum mit 2 Tubenhörnern und dem Hauptteil. Die *Tuben* haben ein ganz schmales Lumen. Sind sie frei durchgängig, dann fließt das Kontrastmittel in den Peritonealraum ab.

Der *Samenstrang* stellt sich als fadenförmiges Gebilde dar, das im Bogen zunächst nach kranial und dann nach medial und kaudal verläuft, lateral die Samenblase als oväläre Auftreibung differenzieren läßt und schließlich in der Prostataloge über den Ductus ejaculatorius Anschluß an die Harnröhre findet.

5.3.4 Bildgebende Pathologie

5.3.4.1 Nieren

Anomalien und Mißbildungen

Nierenentwicklung in der Fetalzeit von kranial nach kaudal: Vorniere, Urniere, Nachniere. Wolff-Gang gemeinsame Ableitung von Ur- und Vorniere; die bleibende Niere entsteht sakral aus nephrogenem Gewebe und wandert kranialwärts. Vereinigung mit dem Ureter (aus dem Wolff-Gang). Ureteranlage: Entwicklungsursprung für Ureter, Nierenbecken, Kelche und Sammelrohre.
Einseitige *Agenesie* ist selten, Persistieren der fetalen Lappung kann einen Nierentumor vortäuschen. *Nierenhypoplasie oder -dystopie* möglich. *Gekreuzte Dystopie:* beide Nieren auf der gleichen Seite. *Doppelniere:* hierunter wird die Doppelung des Hohlraumsystems verstanden mit Doppelanlage des Ureters (Abb. 5.17a-d). *Konglomeratniere:* Verschmelzung beider Nieren auf einer Seite. *Hufeisenniere:* Malrotationsmißbildung. Längsachsen von kranial-lateral nach medial-kaudal gerichtet. Kaudale Nierenpole meist durch Gewebebrücke verbunden. Ureteren ventral der Verbindung, von der sie komprimiert werden können (Abb. 5.18a, b).

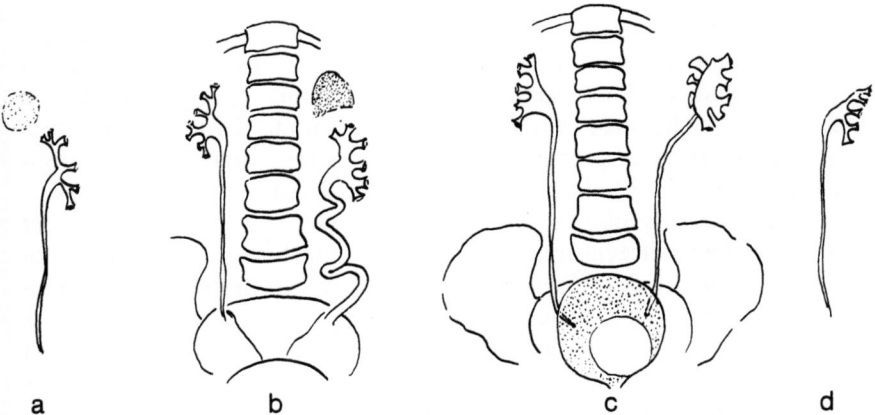

a   b   c   d

Abb. 5.17 a-d. Röntgenologische Hinweiszeichen bei Doppelnieren. **a** Oberer Anteil kontrastschwach. Spätaufnahme! **b** Der obere stumme oder wenig kontrastierende Anteil verdrängt den unteren kaudalwärts, dadurch Ureterschlängelung. **c** Der obere Anteil ist stumm (funktionslos) und verdrängt den unteren nach lateral, gleichzeitig mit Rotation. Ureterozele in der Harnblase. **d** Abknickung oder Abflachung der oberen Kelchgruppe des unteren Anteils durch den unsichtbaren oberen Doppelnierenanteil

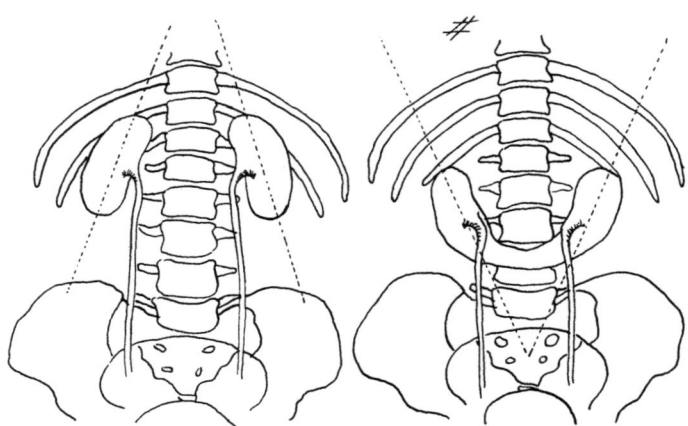

Abb. 5.18a, b. Hufeisenniere. **a** Normalbefund: Die Längsachsen der Nieren konvergieren kranialwärts. **b** Bei Hufeisenniere divergieren die Nierenlängsachsen kranialwärts

Diagnostik der Nierenanomalien und -dystopie durch Sonographie, eindrücklicher noch durch die Computertomographie. Sehr gute Übersicht auch durch die Ausscheidungsurographie. Die Angiographie erlaubt die Abgrenzung einer hypoplastischen Niere von einer vaskulären Schrumpfniere.

Zystische Nierenerkrankungen: Entwicklungsstörung, bei welcher die Sammelrohre teilweise keinen Anschluß an das sekretorische Nierengewebe haben. Urin sammelt sich in immer größer werdenden Zysten, welche das Nierenparenchym durch Druck reduzieren. Kleinzystische und grobzystische Form. Als lokalisierte Vereinigungsstörung entstehen Solitärzysten (s. Abb. 5.19a-d).
Diagnostik: vergrößerte Niere, multiple oder solitäre Zysten in der Sonographie mit echofreien Zonen und scharfem Randsaum, Echoverstärkung. In der Übersichtsaufnahme Vergrößerung der Nierenschatten mit bogiger Begrenzung. Selten weiterführende Untersuchungen wie Ausscheidungsurographie, CT (s. Abb. 5.71, S. 335) oder Angiographie erforderlich. In der Urographie allerdings Aussage über die Ausscheidungsfunktion möglich.

Markschwammniere: Auch hier unvollständige Vereinigung zwischen Sammelrohren und nephrogenem Gewebe. Da die zystischen Veränderungen vorwiegend das Mark betreffen, Nierenfunktion meist nicht eingeschränkt. Verkalkter Zelldetritus in den erweiterten Sammelroh-

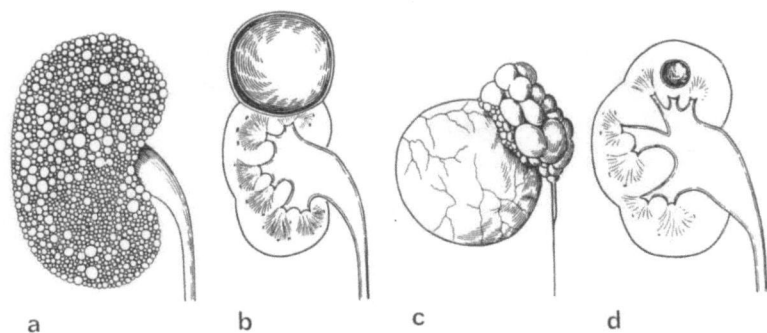

a   b   c   d

Abb. 5.19 a–d. Zystische Nierenerkrankungen. **a** Polyzystische Nierendegeneration (infantile und Erwachsenenform, immer beidseitig lokalisiert), **b** Solitärzyste, **c** multizystische Niere (aplastische Zystenniere), immer einseitig, **d** pyelogene Zyste (= sog. Kelchdivertikel). [Aus HÖSLI PO (1960) Anomalien der Harnwege im Kindesalter und ihre chirurgische Behandlung. Karger, Basel]

ren, Anlaß zur Kolik oder Hämaturie. Häufig aufsteigende Infektion.

Diagnostik: Durch typische strichförmige, radiäre Verkalkungen in den Markpyramiden im Urogramm erweiterte Sammelrohre, Kelche abgeflacht, oft mit chronischen Entzündungszeichen.

Entzündungen

Pyelonephritis

Unspezifische bakterielle herdförmige Entzündung der Niere. Im akuten Stadium leichte Vergrößerung des betroffenen Organs durch entzündliche Parenchymschwellung mit Kompression des Nierenhohlsystems, bei abszedierenden Formen unscharfe Begrenzung bis zur völligen Degeneration der Kelchenden. Die akute Pyelonephritis zeigt kaum radiologische Symptome: mäßige ödematöse Schwellung und dadurch Organvergrößerung auf der Übersichtsaufnahme, im Ausscheidungsurogramm und im Sonogramm Hohlraumsystem mit Dystonie, bei hochgradiger Entzündung Funktionseinschränkung mit verminderter Kontrastierung. Chronisch-rezidivierende Pyelonephritis s. Abb. 5.20 a–e. Bei Abszedierung (im Rahmen einer einschmelzenden Pyelonephritis oder hämatogen) Vorbuckelung der Niere, die gegenüber dem *Nierenkarbunkel* abgegrenzt werden muß (multilokuläre, konfluierende Einschmelzungen, oft mit trockener Nekrose und Granulationsgewebe).

Diagnostische Methoden der Wahl: Sonographie und Computertomographie.

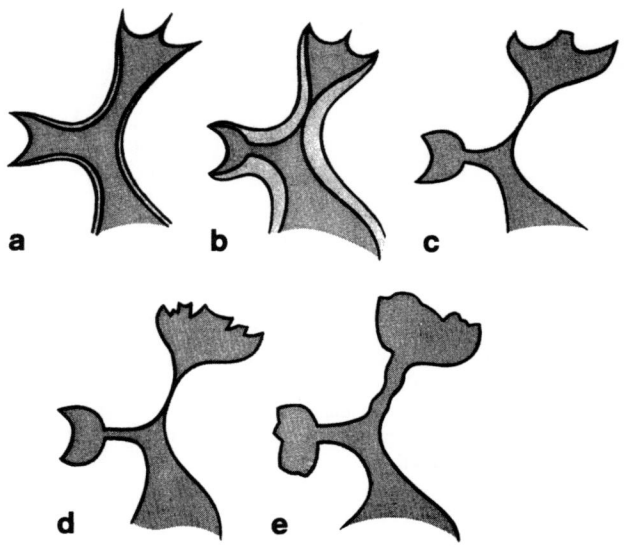

Abb. 5.20 a-e. Stadien der röntgenologischen Kelchveränderungen bei chronisch-rezidivierender Pyelonephritis im i. v.-Urogramm. **a** Normalbefund, **b** Engstellung der Kelchhälse, **c** Abflachung der Kelche, stumpfe Fornices, **d** Verlust der Kelchform, **e** plumpe Kelche, entzündlich veränderte Kelchhälse. (Nach PRÉVÔT 1964). [Aus FUCHS T (1969) Pyelonephritis – Diagnostik und Therapie. Boehringer, Mannheim]

Perinephritis

Entzündung zwischen Parenchym und Capsula fibrosa, meist fortgeleitet vom Nierenparenchym. Vergrößerung des Nierenschatten auf der Übersichtsaufnahme. Im Urogramm Diskrepanz zwischen der Organgröße und dem kontrastierten Parenchym. Echoarme bis echofreie Raumforderung in der Sonographie, im CT Raumforderung verminderter Dichte.

Paranephritis

Entzündung in der Fettkapsel und außerhalb der Nierenfaszie, meist hämatogen. Beim Veratmungsurogramm aufgehobene Nierenverschieblichkeit, wie auch am gleichseitigen Zwerchfell erkennbar ist. Gelegentlich Zwerchfellhochstand und Plattenatelektase der Lunge. Nieren und Psoasrandkontur auf der Übersichtsaufnahme nicht abgrenzbar. Nur selten direkte Darstellung der Abszedierung mit Kontrastmittel, wenn Anschluß an das Hohlraumsystem besteht. Wegen der begleitenden Darmparalyse ist die Sonographie nur bedingt einsetzbar. Methode der Wahl: Computertomographie.

Pyeloureteritis cystica

Epithelumwandlungen und Bildung subepithelialer Zysten im Nierenhohlraumsystem und Ureter durch chronische Entzündung. Im Ausscheidungsurogramm zahlreiche rundliche Aussparungen – wie Luftblasen, die jedoch wandständig und unabhängig von der Lage sind. Rosenkranzartiges Bild.

Urogenitaltuberkulose

Meist nach hämatogener Aussaat. Miliare Knötchen in der Nierenrinde. Sekundärer Befall der Pyramiden. Weiterer Verlauf durch produktive oder käsig-kavernöse Veränderungen bestimmt. Meist sind gleichzeitig die Ureteren, die Harnblase und die Genitalorgane mitbefallen (s. Abb. 5.21 f).
Stadium der miliaren Nierentuberkulose schlecht zu diagnostizieren. Bei produktiven oder kavernösen Veränderungen im Ausscheidungsurogramm Kelchhalsstenosen, Destruktionen der Papillen und Darstellung von Markkavernen. Aufschlußreich die Angiographie mit Rarefizierung und Schlängelung der Gefäße, Kaliberschwankungen und Abbrüche.

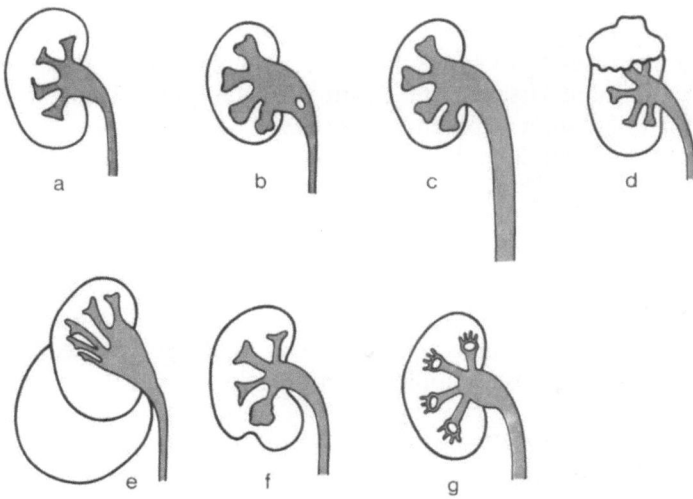

Abb. 5.21 a–g. Veränderungen des Nierenhohlraumsystems im Ausscheidungsurogramm. **a** Normale Niere, **b** Nierenbeckenstein mit Pyelektasie, **c** Megaureter und Hydronephrose, **d** hypernephroides Karzinom, **e** Wilms-Tumor, **f** Tbc der unteren Kelchgruppe, **g** Papillennekrose

Bei der destruierenden, fortgeschrittenen Nierentuberkulose im Urogramm Kelch- und Pyramidenveränderungen, Nachweis von Kavernen, Verkalkungen, Kaliberschwankungen der Ureteren mit segmentären Stenosen, Schrumpfblase mit ausgeprägten Blasenwandveränderungen. Endstadien der geschrumpften Niere als Mörtel- und Kittniere. Diagnostikum der Wahl: Ausscheidungsurographie. Weiterführend nicht selten die Angiographie.

Parenchymatöse Nierenerkrankungen

Glomerulonephritis: Keine Indikation für bildgebende Verfahren. Diagnose durch Anamnese, Klinik und Nierenbiopsie zu sichern.

Abakterielle, interstitielle Nephritis: Entzündliche, nichtgranulomatöse Veränderungen des Nierenparenchyms, insbesondere der Glomeruli und der Gefäße. Im akuten Stadium vergrößerte Niere mit eingeschränkter Funktion, im chronischen Stadium Verkleinerung der Nieren, Rinde und Mark nicht mehr voneinander abzugrenzen.

Papillennekrose: Im Urogramm Nieren verkleinert, Hohlraumsystem verplumpt, nekrotische Papillenspitzen. Bild wie bei chronischer Pyelonephritis (s. Abb. 5.21 g).

Diabetische Nephropathie (Kimmelstiel-Wilson): Durch Ernährungsstörungen des Markes resultieren Papillennekrosen. Diese können verkalken und Ursache von Steinbildungen sein (Übersichtsaufnahme!). Im Urogramm Papillennekrosen leicht abzugrenzen. Papillenoberfläche unregelmäßig bürstenförmig bis zum charakteristischen Ringschatten. Nach Nekroseabstoßung Kavernenbildung.

Gichtnephropathie: Uratablagerung in Form von Tophi an den Rindenmarkgrenzen. Granulationsgewebe mit Fremdkörperriesenzellen. Narbige Schrumpfung.
Im Urogramm meist verkleinertes Organ, pelottierte Ausscheidung, Kelchhalsstenose, Papillennekrose, gelegentlich Konkremente.

Goodpasture-Syndrom: Letal verlaufende Erkrankung unbekannter Genese bei Glomerulonephritis und alveolären Lungenblutungen. Röntgenologisch schnell wechselnde, konfluierende, alveoläre Infiltrate auf der Lungenübersichtsaufnahme. Im Intervall interstitiellretikuläre Zeichnung und körniges Muster als Ausdruck von Hämosiderinablagerungen.

Nierentumoren

Benigne Nierentumoren verlaufen oft ohne klinische Erscheinungen. Ausnahme: Hämangiom mit z.T. massiver Hämaturie und Hämatom (Angiomyolipom), gelegentlich Ursache von retroperitonealen Blutungen. Zusammen mit der tuberösen Sklerose bilden sie das Bourneville-Pringle-Syndrom.
Nur bei großen Tumoren ist die Übersichtsaufnahme durch Vergrößerung der Nierenkontur hilfreich (Ausscheidungsgraphie: Verdrängungserscheinungen und Deformierung des Hohlraumsystems).
Methode der Wahl für das Hämangiom ist die Arteriographie mit Hypervaskularisation und gelegentlich arteriovenösen Kurzschlüssen.
Das Angiomyolipom ähnelt dem Hypernephrom im Angiogramm. Methode der Wahl ist hier die CT mit Nachweis von Fettgewebe innerhalb des Tumors.
Unter den malignen Tumoren ist das Hypernephroide Karzinom am häufigsten (Abb. 5.21 d): Meist rasches, expansives und infiltrierendes Wachstum mit Metastasen in Lunge, Knochen, Leber, Hirn und Nebennieren. Nicht selten Vorwachsen in die Nierenvene und – als Tumorthrombus – in die untere Hohlvene. In 10% der Fälle Verkalkungen. Sonographisch Neubildung mit Binnenechostrukturen, die vom Tumoraufbau abhängig sind. Tumorgrenzen unscharf und unregelmäßig. Außenkontur unterbrochen, Hohlraumsystem verdrängt. Noch besser und im Hinblick auf die Nachbarschaft übersichtlicher gelingt die Darstellung mit der Computertomographie, wobei der Tumor hypodense Areale aufweist, die meist der Tumornekrose entsprechen. Gelegentlich finden sich Verkalkungen. Kontrastmittelgabe führt zu einem kräftigen Dichteanstieg durch die erhebliche Hypervaskularisation des Tumors.
Die Arteriographie ist zur Operationsplanung unverändert wichtig. Die meisten Nierenkarzinome besitzen ein charakteristisches Gefäßbild, welches die Diagnose eines Hypernephroms nahezu mit histologischer Sicherheit zu stellen erlaubt. Gelegentlich ist die Kavographie zum Nachweis eines Tumorthrombus notwendig.
Im Gegensatz zum Hypernephrom ist das Karzinom des Nierenbeckens schwer zu diagnostizieren. Im Ausscheidungsurogramm oder retrograden Pyelogramm kann sich ein Füllungsdefekt zeigen. Die Nierenarteriographie versagt, hingegen ist durch die Nierenphlebographie der Tumor meist als Aussparung aufzudecken.
Karzinome des Ureters sind selten und verraten sich meist durch eine Abflußbehinderung (gestaute Ureter im Urogramm). Die Computertomographie kann bei den beiden letztgenannten Tumoren sehr hilfreich sein.

Der häufigste maligne Bauchtumor bei Kindern ist der Wilms-Tumor (Nephroblastom), eine embryonale Mischgeschwulst der Niere, die meist im 2.-4. Lebensjahr auftritt und röntgenologisch dem hypernephroiden Karzinom ähnelt (Abb. 5.20e): Die Kelche sind gespreizt, komprimiert oder disloziert, die Nierenkonturen nicht abgrenzbar. Das Kontrastmittel wird verzögert ausgeschieden, selten bleibt die Niere „stumm".
Nierenmetastasen in der CT s. Abb. 5.72, S. 335.

Nieren-, Ureter-, Blasensteine

Meist metabolische Störung; Abflußbehinderung und Entzündung disponierende Faktoren. Urolithiasis häufig bei Hyperparathyreoidismus, M. Cushing, osteolytischen Metastasen, M. Paget u. a. Die häufigsten Konkremente sind Urat-, Oxalat- und Phosphatsteine, selten Xanthin- und Zysteinsteine. Kalziumphosphat- und Kalziumoxalatsteine sind leicht auf der Übersichtsaufnahme erkennbar. Die sog. röntgennegativen, d. h. nichtschattengebenden Steine sind auch im Computertomogramm nachweisbar.
Kalkdichte Einlagerungen verschiedener Form und Größe im Nierenparenchym werden als *Nephrokalzinose* bezeichnet.
Chronische Entzündung bei Steinleiden führt zur Schrumpfniere. Abflußbehinderung bedingt auf die Dauer eine Hydronephrose (Abb. 5.21c), durch zusätzliche Infektion Pyonephrose bzw. Pyoureter.
Diagnostikum der Wahl im Stadium der akuten Kolik ist die Übersichtsaufnahme, die bei röntgenpositiven Konkrementen rasch die Diagnose erlaubt. Tiefsitzende Harnleitersteine müssen gegenüber Phlebolithen abgegrenzt werden. Endgültige Diagnostik mit der Ausscheidungsurographie, die auch röntgennegative (Urat-) Steine indirekt durch Aussparung im Kontrast erkennen läßt (Abb. 5.21b). CT nur im Zweifelsfall indiziert.

Pyelektasie, Hydronephrose

Pyelektasie (reversibel). Erweiterung des Nierenbeckens bei Abflußbehinderung. Verzögerte Kontrastmittelausscheidung im Urogramm. Normale Parenchymdicke, Kelche nicht oder wenig erweitert.

Hydronephrose (irreversibel). Erweiterung des Hohlraumsystems mit gleichzeitiger Verplumpung der Kelche und Reduzierung des funktionsfähigen Parenchyms bei chronischer Abflußstörung (Abb. 5.21c). Verzögerte, evtl. auch fehlende Kontrastmittelausscheidung im Urogramm.

Ursachen: Konkremente, Tumorkompression oder -ummauerung des Ureters, bei Kindern angeborene Stenosen und Abflußstörungen der harnableitenden Wege.

Niereninsuffizienz

Extrarenal. Salzmangelsyndrom, starker Blutdruckabfall mit renaler Minderdurchblutung, reflektorische Anurie z. B. bei Steinkoliken. Fehlende Kontrastmittelausscheidung.

Renal. Akute, diffuse Glomerulonephritis und Pyelonephritis, Endstadium der chronischen Glomerulo- bzw. Pyelonephritis, akute tubuläre Niereninsuffizienz, Tubulusnekrose, Schockniere. Röntgenologisch ebenfalls „stumme Niere(n)".
Kompletter Ureterverschluß durch Konkrement oder Tumor mit Harnrückstau in das Nierenhohlraumsystem. Im Urogramm fehlende oder – bei noch erhaltener Restfunktion – stark verzögerte Kontrastmittelausscheidung (Spätaufnahmen!).

5.3.4.2 Ureteren

Anomalien der Harnleiter: Doppeltes Nierenhohlraumsystem. *Ureter duplex* (beide Harnleiter münden getrennt in die Blase). *Ureter fissus:* Gemeinsame Mündung in einem Ostium der Harnblase (Abb. 5.22 a-d). Selten Agenesie, Aplasie und blind endende Ureter.

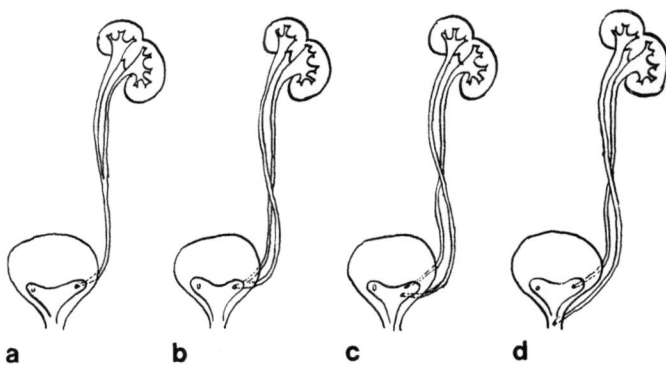

Abb. 5.22 a-d. Ureterverlauf bei Doppelnieren. **a** Ureter bifidus, **b** Doppelureter mit gemeinsamem Ostium, **c** Ureter duplex (das Ostium des kranialen Anteils mündet immer unterhalb des zum unteren Nierenteil gehörigen Ostiums), **d** ektopische Mündung des zum oberen Anteil gehörigen Ureters in den Blasenhals oder in die Urethra

Retrokavaler Ureter: Primäre Entwicklungsstörung der unteren Hohlvene. Ureter verläuft dorsal zwischen Vene und Wirbelsäule und kann komprimiert werden mit Abflußbehinderung. *Ureterabgangsstenose:* Schwer von einer entzündlichen Stenose abzugrenzen. *Ureterdivertikel:* Seltene Ausstülpungen der Harnleiter, die mit dem Lumen in Verbindung stehen. *Ureterozele:* Ballonartige Erweiterung des distalen Harnleiters in die Blase, häufig mit Ostiumstenose (Abb. 5.23 a, b). *Megaureter:* Fehlbildung der neuromuskuären Elemente.
Diagnostik: Ausscheidungsurographie. Im Falle des retrokavalen Ureters, simultan Kavographie.

Erworbene Lageveränderung von Niere und Ureter. Am häufigsten die sog. Wanderniere durch abnorme Beweglichkeit. Niere rotiert um die Querachse und kann im Stehen ventral abkippen, so daß sie bei der Palpation im Stehen als Tumor imponiert. Folgen: Minderdurchblutung mit renaler Hypertension und Harnabflußstörung.
Diagnostik durch Ausscheidungsurographie. Grenzwert: Lagedifferenz in Höhe von 2 Wirbelkörpern. Lageveränderung der Niere auch durch Raumforderungen in der Umgebung möglich.

Entzündungen. Ureteritis, Uretertuberkulose, meistens in Verbindung mit einer gleichartigen Entzündung der Nieren, und ein vesikoureteraler Reflux führen zu einer funktionellen Erweiterung des Ureterlumens: Megaureter.

Konkremente. Kalkdichte und nichtschattengebende Konkremente, auf dem Übersichtsbild bzw. auf dem Urogramm bzw. Pyelogramm

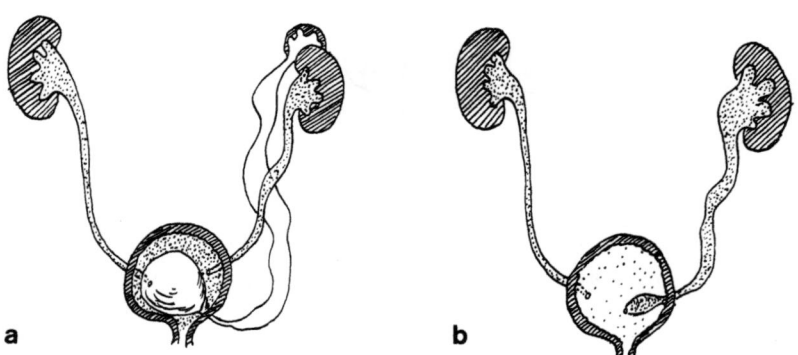

Abb. 5.23 a, b. Röntgenologische Diagnostik der Ureterozele. **a** Infantile Form mit Doppelniere: Negativbild der Ureterozele als Kontrastmittelaussparung im Blasenschatten, **b** Adulte Form: Ureterozele selbst kontrastgefüllt. Schlangenkopfphänomen.
Punktiert: Kontrastmittelfüllung

erkennbar, können eine lokale Engstellung des Ureters durch Spasmus und/oder entzündliche Schleimhautschwellung verursachen. Bei längerer Lokalisation an gleicher Stelle Druckgeschwür mit nachfolgender Vernarbung und Ureterstenosierung. Bei stärkerer Abflußstörung Uretererweiterung: Hydroureter (mechanisches Abflußhindernis! Vgl. dazu Megaureter unter Abschn. „Entzündungen") und Pyelektasie bzw. Hydronephrose (S. 216).

Erworbene Stenosen. Prästenotische Uretererweiterung. *Ursachen:* Entzündlich (Tuberkulose!), Impression durch aberrierendes Gefäß, retrokavaler Ureterverlauf, Ostiumstenose, tiefsitzender Harnleiterstein, Ureterkompression durch retroperitoneale Tumoren.

Angeborene Stenosen: Ureterostiumstenose mit prävesikaler schwerer Dilatation des Ureters (Hydroureter) und der Niere (Hydronephrose), schon bei Säuglingen manifest. Ureterabgangsstenose infolge von Briden, aberrierenden Gefäßen oder als innere Stenose, meist erst im Kleinkindes- oder Schulalter diagnostiziert. Schmaler dünner Ureter, oft erst im Späturogramm, bei unterschiedlich schwerer Erweiterung der Nierenhohlsysteme.

Tumoren. Kontrastaussparung im Urogramm (dd. nichtschattengebendes Konkrement), bei stärkerer Abflußstörung Hydroureter.

5.3.4.3 Harnblase, Prostata und Urethra

Mißbildungen

Aplasie, Hypoplasie, Divertikel, Duplikatur, Blasenhalsstenose, Urethralklappe, -stenose, -divertikel (Abb. 5.24a-c).
Bei der *Blasenekstrophie* handelt es sich um eine Entwicklungsstörung des Sinus urogenitalis mit ventralem Defekt, wobei die Harnblase mehr oder weniger offen in der Bauchwand liegt, oft kombiniert mit einer Bauchwandhernie (damit verbundene Mißbildungen: Kryptorchismus, Spaltbecken usw.).
Beim offenen *Urachus* unterbleibt eine Oliteration des Ganges zwischen Harnblase und Nabel mit Austritt von Urin aus dem Nabel.

Entzündung

Zystitis, Urethritis: Meist aszendierende, deszendierende, hämatogene oder lymphogene Infektion von Nachbarorganen. Nach Strahlentherapie *radiogene Zystitis* mit Schrumpfblase möglich. Methode der Wahl: Endoskopie. Aufgabe der bildgebenden Verfahren: Nachweis

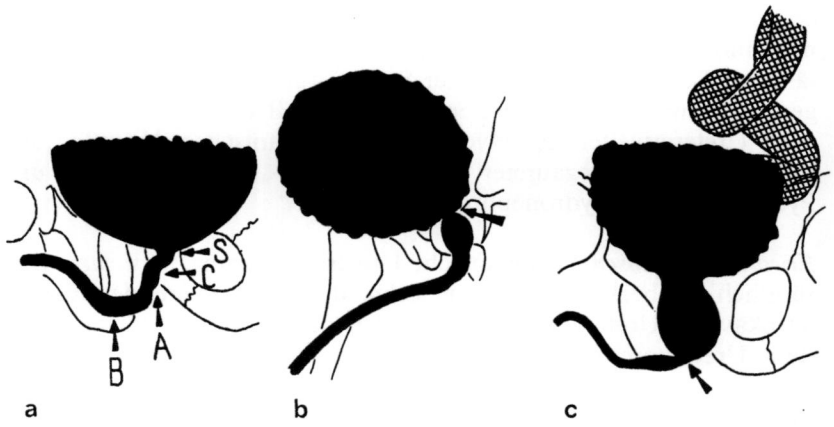

Abb. 5.24 a–c. Wichtige Röntgenbefunde im Miktionszystourethrogramm. **a** Normalbefund. *S* Sphincter internus, *C* Colliculus seminalis, *A* Eindellung des Sphincter externus, *B* Pars membranacea. **b** Blasenhalsstenose (Sphinktersklerose). Pseudodivertikulose der Harnblase. **c** Kongenitale Urethralklappe. Prästenotische Dilatation der Pars prostatica urethrae. Hydroureter infolge chronischer Abflußbehinderung. [Nach HÖSLI PO (1960) Anomalien der Harnwege im Kindesalter und ihre chirurgische Behandlung. Karger, Basel]

von Blasensteinen, Fremdkörpern, Tumoren sowie Anomalien. Sonderform: *Bilharziose:* Wurmerkrankung, die durch Auslandsreisen und Gastarbeiter in den letzten Jahren auch in Deutschland häufiger beobachtet wird. Zerkarien gelangen retrograd in die Venenplexus des Beckens, die Eier werden in die Blasenwand deponiert und gelangen ins Blasenlumen. Dadurch Fremdkörpergranulome mit Schrumpfungsneigung, Harnentleerungsstörung, Urethrastriktur und vesiko-ureteraler Reflux. Pathognomonisch sind Verkalkungen von Blase und distalem Harnleiter auf der Übersichtsaufnahme, insbesondere am Blasenboden. Im Urogramm noduläre Aussparung durch Fremdkörpergranulome, die gegenüber Tumoren abgegrenzt werden müssen.

Konkremente

Meist Uratsteine, weniger häufig Oxalat-, Phosphatsteine und gemischte Steine. Kern einiger Konkremente gelegentlich von Blutkoageln und eingeführten Fremdkörpern stammend. Kalkdichte Konkremente auf der Übersichtsaufnahme zu erkennen, nichtschattengebende Konkremente durch Aussparung im Urogramm oder im Zystogramm. Feintüpfelige Verkalkungen in einem umschriebenen

Bezirk im Bereich der medialen Ebenen des kleinen Beckens, meist Prostatasteine (Schnupftabaksprostata).

Verletzungen von Blase und Harnröhre
Extraperitoneale Blasenruptur: Meist Beckenfraktur in der Nähe des Blasenhalses bei mäßig gefüllter Blase.

Intraperitoneale Blasenruptur: Bei stark gefüllter Blase Ruptur auch ohne Beckenfraktur möglich, meist Hinterwand.

Urethraverletzungen: Meist im Zusammenhang mit stumpfem oder scharfem Beckentrauma (Pfählungsverletzung). Urethra kann am fixierten Diaphragma urogenitale abgeschert sein. Verletzungen häufiger beim Mann. Urethraverletzungen auch bei unsachgemäßer Katheterisierung möglich. Die Diagnostik erfolgt meist durch retrograde Urethrographie und Zystographie. Charakteristisch ist der Kontrastmittelaustritt in die Umgebung.

Blasentumoren
Meist Papillome oder solide Karzinome. Selten gutartige Tumoren wie Myom und Fibrom. Diagnostikum der Wahl ist die Zystoskopie; hervorragende Auskunft gibt jedoch die Sonographie - insbesondere die intravesikale, intravaginale oder intrarektale Sonographie - mit Aussage über die Wandinfiltration. Computertomographie und ganz besonders in letzter Zeit die Kernspintomographie erlauben ein exaktes Staging durch den direkten Tumornachweis, seine Ausbreitung in die Umgebung und evtl. vorhandene Lymphknotenmetastasen.

Tumoren der Prostata
Am häufigsten besteht die sog. Prostatahypertrophie, eine knotige Vermehrung der Gewebeelemente (Adenom). Primärer klinischer Nachweis durch die digital-rektale Untersuchung. Radiologisch im Ausscheidungsurogramm Anhebung des Blasenbodens, Restharnbildung, Nachweis einer sog. Balkenblase von Blasendivertikeln, Blasensteinen und einer Stauung der Harnwege. Im retrograden Urethrozystogramm ist das Adenom gut zu erkennen. Der suprakollikuläre Urethraabschnitt ist stenosiert. Sonographie und Computertomographie ebenso wie die Kernspintomographie erlauben zwar eine hervorragende Darstellung des Organs und seiner Vergrößerung, nicht jedoch die Differenzierung zwischen Prostataadenom, Prostatitis und Prostatakarzinom.

5.3.4.4 Weibliche Genitalorgane

Anomalien und Mißbildungen

Lageänderungen und spezielle Entwicklungsstörungen des Uterus. Sinus urogenitalis: Gemeinsame Mündung von Harnröhre und Vagina. *Hydrometrokolpos:* Erhebliche Vergrößerung von Vagina und Uterus infolge Sekretretention bei Hymen imperforatus oder Vaginalatresie.
Diagnostik entweder durch direkte Kontrastmittelapplikation oder neuerdings durch die Sonographie, Computertomographie bzw. Kernspintomographie. Letztere läßt auch das Uteruslumen einschließlich der Schleimhaut beurteilen.

Entzündungen

Endometritis: Unregelmäßig-wellige Begrenzung des Uteruskavum durch Kontrastmittelinjektion nachweisbar.

Salpingitis: Umschriebene Erweiterungen und segmentäre evtl. perlschnurartige Kontrastmittelfüllung und Verschluß des Tubenlumens bei der Hysterosalpingographie.

Genitaltuberkulose: Unregelmäßige Konturierung und Kaliberschwankungen – Fistelbildungen in die Nachbarschaft, linsenförmige Kontrastaussparungen an der Stelle von spezifischen Granulationen. Obliteration der Tuben als Entzündungsfolge: Sterilität!

Tumoren: Uterusmyom. Bei 20% der Frauen über 30 Jahre findet sich ein Uterusmyom, das meist subserös oder intramural liegt. Auf der Übersichtsaufnahme sind verkalkte Myome an entsprechenden kalkdichten Konglomeraten im kleinen Becken erkennbar.
Im CT Nachweis von Vorwölbungen im Uterus, welche die gleiche Dichte wie das Uterusgewebe aufweisen. Regressive Veränderungen führen zu hypodensen Zonen.

Kollumkarzinom: Ausbreitung an der Seitenwand der Zervix, Vorwachsen in das parametrane und paravaginale Gewebe. Häufig Lymphknotenabsiedlungen im kleinen Becken. Der Tumor kann erst im CT erkannt werden, wenn er die Zervix deutlich aufgetrieben hat. Unregelmäßige Begrenzung und Vorwölbung in das parametrane Fettgewebe spricht für Tumorinfiltration in die Umgebung. CT wichtig für die Stadieneinteilung, insbesondere für den Nachweis von Lymphknoten entlang der Iliaca interna am Foramen obturatorium, präsakral und paraaortal.

Korpuskarzinom: Ebenfalls erst spät im CT erkennbar. Oft zentrale hypodense Zone infolge nekrotischen Tumorgewebes oder gestauten Sekretes. Gute Differenzierung der Infiltration in die Nachbarschaft.

Chorionepitheliom, Uterussarkom und Adenomyomatosis uteri: Differentialdiagnostisch mit bildgebenden Verfahren gegenüber den vorgenannten Tumoren nicht abzugrenzen.

Ovarialtumoren: Leicht zu erkennen sind sonographisch und computertomographisch die Retentionszysten, aber auch das Cystoma serosum simplex sowie das Cystoma pseudomucinosum glandulare wegen des gallertigen Inhaltes. Zysten sind erst ab 2–3 cm Durchmesser nachzuweisen. Unter den malignen Tumoren des Ovars (Karzinom, Dysgerminom, Teratom, Granulosazell- und Thekazelltumor, Arrhenoblastom, Gonadoblastom) läßt sich mit bildgebenden Verfahren ebenfalls keine Artdiagnose stellen. Solide oder zystisch-solide Raumforderungen, 2–3 cm vom Tubenwinkel entfernt, sind computertomographische Zeichen eines Ovarialtumors. Paraaortale und regionale Lymphknoten weisen auf ein Malignom hin. Nicht selten findet sich Aszites bei Peritonealkarzinose. Koronare Schnitte mit der Kernspintomographie erlauben eine wesentlich bessere Darstellung der Topographie des weiblichen Genitale.

Nur selten sind bildgebende Verfahren bei Entzündungen des Uterus und der Adnexe sowie des Parametriums indiziert.

5.4 Skelett und Gelenke

E. Willich

5.4.1 Indikationen

- Lokalisierte oder generalisierte Anomalien und Mißbildungen, die auf eine Skelettveränderung oder Systemerkrankung schließen lassen: Fehlen oder Überzahl von Extremitätenstrahlen, Minderwuchs, Mißbildungssyndrome, Dysostosen, Dysplasien
- Chronische Störungen des Stoffwechsels einschließlich des Vitaminhaushaltes, Mangelkrankheiten, Eiweißresorptionsstörungen
- Endokrine Erkrankungen: Schilddrüse, Hypophyse, Epithelkörperchen, Nebennieren, chronische Nierenerkrankungen
- Speicherkrankheiten: Retikulosen, Lipoidosen, Xanthomatosen, Mukopolysaccharidosen
- Blutkrankheiten mit bekannter Knochenbeteiligung (z. B. Thalassämie, Leukämien, hämolytischer Ikterus, Hämophilie)
- Verdacht auf entzündliche Skelettaffektionen: Schwellung, Schmerz, Rötung, Hitze, Funktionseinschränkung, eitrige Prozesse, Fisteln (einschließlich Knochen-Tbc!)
- Traumata mit Verdacht auf Skelettbeteiligung: Functio laesa, Hämatome, Stellungsanomalien, Gelenkschwellung
- Tumorige Knochenprozesse, tastbar oder durch klinische Symptome, wie Bewegungseinschränkung mit langsamer Progredienz, zu vermuten
- Metastasensuche bei Tumoren mit bekannter Skelettabsiedlung (Bronchial-, Mamma-, Prostata-, Schilddrüsenkarzinom, hypernephroide Karzinome, Neuroblastome)
- Gelenkprozesse, akut oder chronisch entzündlich bzw. degenerativ, mit entsprechender Funktionseinschränkung, angeborene Hüftdysplasie

5.4.2 Untersuchungsmethoden

Standardprojektionen. In der Regel werden Skeletteile in 2 zueinander senkrechten Richtungen dargestellt (sagittal und seitlich). Übersichtsaufnahmen nur in einer Ebene lassen Knochenveränderungen, Konturunterbrechungen oder Fehlstellungen übersehen oder topographisch falsch deuten.

Zusatzmethoden. Besondere röntgenologische Fragestellungen erfordern zusätzliche Aufnahmen im schrägen, axialen oder tangentialen Strahlengang. Für viele Knochen und Gelenkabschnitte gibt es außerdem noch spezielle Einstelltechniken (nähere Beschreibung bei BIRKNER, JANKER u. a.).
Ferner seien erwähnt:
Aufnahmen mit folienlosem (z. B. Mammographie-) oder feinzeichnendem einfoligen Film: *Vorteil:* brillante Darstellung von Feinstrukturen der Knochenbälkchenzeichnung, breiter Objektumfang (durch günstige Gradation); *Nachteil:* höhere Belichtungszeit, größere Strahlenbelastung.

Feinstfokusvergrößerungsaufnahmen bringen mit sehr kleinem Röhrenfokus und durch vergrößerten Objekt-Film-Abstand Strukturveränderungen des Knochens besser zur Darstellung als mit einem Vergrößerungsgerät betrachtete Bilder auf folienlosem Film.

Tomographie. (Technik s. S. 113). Zur besseren Darstellung von Herden, Zysten, kleinen Tumoren, osteolytischen Defekten, Nekrosen und anderen Läsionen bei dicken Skelettabschnitten.

Computertomographie: Erfassung von Knochenprozessen einschließlich ihrer (Weichteil- oder Gelenk-)Umgebung, z. B. bei Tumoren s. S. 122 ff.

Stereoskopische Aufnahmen. Sie ermöglichen über die in 2 Ebenen angefertigten Übersichtsaufnahmen hinaus eine exaktere geometrische und anatomische Lokalisation schattengebender Fremdkörper. Methode s. S. 115.

Skelettszintigraphie. s. S. 365 ff.

Kontrastmittelmethoden. Arthrographie. Die Diagnostik der Gelenksveränderungen wird mittels negativer Kontrastmittel (Luftarthrographie), sicherer aber durch Injektion von nichtionischen trijodierten wäßrigen Kontrastmittellösungen durchgeführt. Dabei werden eine kleine Menge Kontrastmittel in den Gelenkspalt eingebracht und Aufnahmen in verschiedenen Projektionen und Beugestellungen angefertigt. Anwendung am Ellbogen-, Schulter- und Kiefergelenk, besonders jedoch am Kniegelenk (Meniskusverletzung!) und am Hüftgelenk (angeborene Hüftluxation vor operativer Korrektur).

Diskographie. Zur Darstellung des Nucleus pulposus und Feststellung von Deformierungen des hinteren Diskusabschnittes. Die Bandscheibe zeigt normalerweise im a.-p.-Strahlengang V- oder Hufeisenform, im Seitenbild rundlich-ovoide Form. Bei Bandscheibenläsionen dringt das Kontrastmittel in die Risse und Spalten des geschädigten Diskus und kann einen Prolaps direkt füllen.

Fistulographie. Einbringen von wäßrigem Kontrastmittel in einen Fistelgang zur Feststellung des Ausgangspunktes der Fisteleiterung, der Lokalisation und Ausdehnung einer Einschmelzungshöhle, besonders auch zur Frage operativer Intervention.

Angiographie: Mittels arterieller Angiographie und Ossophlebographie läßt sich der Charakter einer Knochenaffektion (entzündlich, benigne oder maligne) mit größerer Sicherheit bestimmen als mit dem Nativbild. Sie ist mit der Einführung der Computertomographie rückläufig geworden.

5.4.3 Normaler Röntgenbefund

Vom normalen Knochen sind nur die kalkhaltigen Anteile darstellbar, nicht jedoch Knorpel, Knochenmark, Periost oder das Perichondrium. Der Knorpel kann durch Injektion eines negativen oder positiven Kontrastmittels in den Gelenkspalt, ferner bei Einlagerung von Substanzen, die ein größeres Absorptionsvermögen aufweisen, z.B. Verkalkungen, beurteilt werden. Zur Analyse werden nur Dichteunterschiede des durchleuchteten oder röntgenphotographisch aufgenommenen Objektes verwendet.

Die filmnahen Anteile des Körpers werden im Röntgenbild schärfer, kleiner und dichter, die filmfernen Partien größer, unschärfer und verwaschener dargestellt. Entsprechend der anatomischen Einteilung unterscheidet man auch röntgenologisch die Kortikalis, Kompakta und Spongiosa. Die Röhrenknochen bestehen aus dem Schaft (Diaphyse) und aus den an dessen Enden befindlichen Wachstumszonen, den Meta- und Epiphysen. Letztere verschmelzen nach Abschluß der Wachstumszeit mit den Metaphysen (Abb. 5.25).

Das Filigran der normalen Spongiosa ist klar und scharf, das beste Kriterium zur Beurteilung der Bildgüte. Verschwommene Spongiosa kommt entweder durch technische Mängel (z.B. ungenügende Fixierung bei der Verarbeitung des Films) oder bei krankhaften Knochenprozessen, z.B. bei Rachitis oder zu Beginn einer Knochentuberkulose vor.

Der *Gelenkspalt* entspricht im Röntgenbild nicht den anatomischen Verhältnissen, da er auch nichtschattengebende Knorpelbeläge und

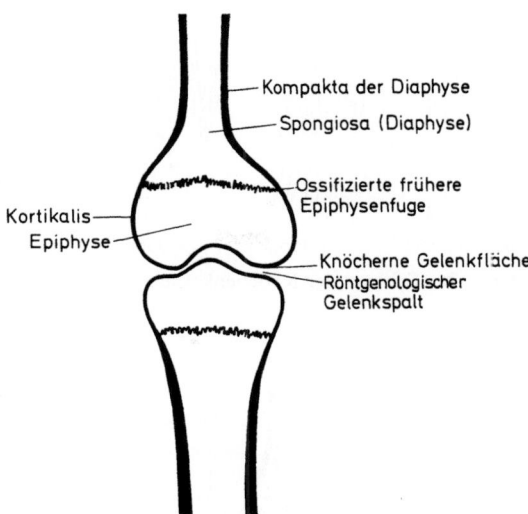

Abb. 5.25. Schema eines langen Röhrenknochens

Synovia enthält und nur die Abstände der Knorpel-Knochen-Grenzen wiedergibt.

Das wachsende Skelett erfordert eine besondere Beurteilung. Vom 2. Fetalmonat an erfolgt eine Umwandlung des ursprünglich bindegewebigen, anschließend knorpeligen menschlichen Skeletts der Frühembryonalzeit in das allmählich verknöchernde Skelettgerüst. Am Ende der Embryonalzeit sind das gesamte Grundskelett, Schädel und Schaftteile der Gliedmaßenknochen knöchern angelegt. Der Ossifikationsprozeß des Belegknochens geht mit Ausnahme des Schlüsselbeins ausschließlich vom sog. Knochenkern aus, der an einzelnen Stellen des Knorpelskeletts ossäre Wachstumszentren bildet.

Bei *Säuglingen und Kleinkindern* ist der Gelenkspalt durch die knorpelige Anlage der Epiphysen breiter als bei Erwachsenen. Im Laufe der Kindheit bilden sich in den Epiphysen und den Skelettelementen der Hand- und Fußwurzel in gesetzmäßiger Reihenfolge Knochenkerne aus (Abb. 5.26), die beim Mädchen besonders in der Präpubertät bis zu 2 Jahren früher sichtbar werden. Zur Skelettaltersbestimmung eignet sich die Röntgenaufnahme der Hand einschließlich Handwurzel am besten. Bei der Geburt sind die Epiphysen des distalen Femurs und der proximalen Tibia, nach 3 Monaten auch Ossa capitatum et hamatum am Handgelenk als Knochenkerne angelegt. Zwischen diesen Epiphysen und der Metaphyse verbleibt bis zum Abschluß des Knochenwachstums eine strahlendurchlässige Platte, die Epiphysenfuge (Abb. 5.27). Eine große Anzahl pathologischer Zustände wirkt sich an

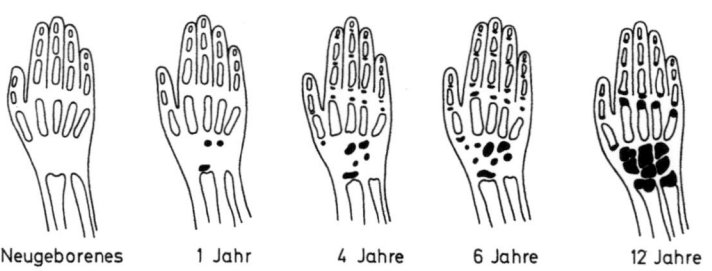

Neugeborenes   1 Jahr   4 Jahre   6 Jahre   12 Jahre

Abb. 5.26. Schema der Knochenkernentwicklung (Handskelett, verkleinert)

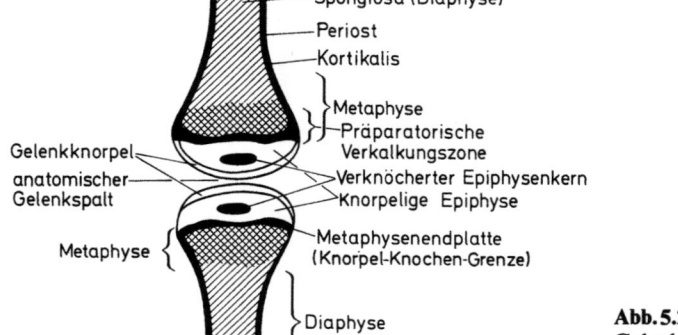

Abb. 5.27. Schema des Gelenks beim Kind

diesen Verknöcherungszentren aus, die daher ein wertvolles Diagnostikum darstellen. So findet man bei Hypothyreosen regelmäßig eine Retardierung, bei Pubertas praecox eine Akzeleration der Knochenkernentwicklung. Schwerere, mit vorübergehendem Wachstumsstillstand einhergehende Krankheiten führen durch später reaktiv vermehrte Kalksalzeinlagerung zu sog. „Wachstumslinien" in den Verkalkungszonen der Metaphysen und wandern dann diaphysenwärts. Dichtere Schattenbänder, subepiphysär oder in den Metaphysen, können durch orale oder intramuskuläre Gaben von Phosphor (Lebertran), Wismut, Fluor, Radium und Blei entstehen und Ausdruck einer toxischen Osteopathie sein.

Die enge Verbindung zwischen Skelettentwicklung und den verschiedenen Organsystemen, besonders dem Endokrinium, dem Zentralnervensystem und dem Stoffwechsel, bewirkt jeweils typische Störungen der enchondralen Ossifikation oder anderweitige Knochenveränderungen.

Multizentrische Ossifikation, d.h. aus *mehreren* Kernanlagen entstehende Epiphysen, ist physiologisch am Olekranon, der Trochlea des Ellbogens und der Patella, im übrigen pathologisch. Seitendifferenzen zum Zeitpunkt des Auftretens und in der Größe der Knochenkerne können ebenso wie Reihenfolgestörungen und Pseudoepiphysen pathologische Bedeutung haben und auf eine frühkindliche Hirnstörung hinweisen.

Apophysenkerne sind nach der Pubertät zusätzlich auftretende Ossifikationszentren ohne Einfluß auf das Längenwachstum des Knochens (z.B. am Tuber calcanei, an der Crista ilii und am Tuber ischii). Die Epiphysenfugen verschwinden mit dem Ende der Wachstumsperiode, d.h. zwischen dem 15.-20. Lebensjahr, bei weiblichen Individuen 1-3 Jahre früher als bei männlichen.

5.4.4 Röntgenpathologie

5.4.4.1 Grundformen der Osteopathien

Die Osteopathien haben unterschiedliche Ursachen. Sie können entstehen kongenital als Systemerkrankung (z.B. bei Dysplasien), erworben: metabolisch, endokrin, gastrointestinal oder renal.
Man unterscheidet folgende Formen:

Knochenatrophie (=Osteopenie)

Osteoporose. Diffuse *Strukturatrophie* des Knochens auf dem Boden einer *Eiweißstoffwechselstörung,* wobei der Knochenanbau vermindert ist, die Knochenmatrix fehlt oder verringert gebildet wird. Der Knochen ist glasartig durchsichtig, die Struktur grobsträhnig („rarefiziert") und durch Hervortreten der Knochenbälkchen scharf gezeichnet. Die Kompakta und Kortikalis sind verschmälert und scharf begrenzt, die Knochenform bleibt erhalten. Die Osteoporose wird erst sichtbar, wenn der Kalkschwund eine bestimmte Grenze überschritten hat (bei der Wirbelsäule 30%), ferner, wenn der Beginn der Ursache mindestens 3-4 Wochen zurückliegt. Komplikationen: Frakturen, Keil- oder Plattwirbel (Platyspondylie) (s. Tabelle 5.2).

Die Osteoporose ist keine Krankheit sui generis, sondern Leit- oder Begleitsymptom verschiedener Krankheitszustände:

Tabelle 5.2. Röntgenologische Differentialdiagnose: Osteoporose – Osteomalazie

	Osteoporose	Osteomalazie (Rachitis)
Knochentransparenz	Vermehrt, glasartig-durchsichtig	Vermehrt, milchartig getrübt
Spongiosastruktur	Klar, scharf gezeichnet, strähnig („rarefiziert")	Verwaschen, vergröbert, aufgelockert
Kortikalis	Scharf gezeichnet, verdünnt	Unscharf verdünnt
Metaphysenabschlußplatte	Glatt, scharf konturiert	Bei Rachitis: unscharf, becherförmig exkaviert, besenreiserartig aufgefasert
Umbauzonen	Keine	Häufig (symmetrisch: Milkman-Syndrom)
Mechanische Belastung führt zu	Fraktur	Verbiegung
Wirbelsäule	Keil- oder Plattwirbel	Fischwirbel

- Inaktivität und Immobilisation (z. B. nach Querschnittslähmung)
- Skorbut (= Möller-Barlow-Krankheit); unregelmäßige Struktur und vermehrte Dichte in den Metaphysen, histologisch der „Trümmerfeldzone" (= „scurvey-line") entsprechend, Spornbildung an den äußeren Ecken der Metaphysenendplatten (= Wimberger-Zeichen, „corner sign", subperiostale Hämatome (Abb. 5.28)
- Osteogenesis imperfecta (s. S. 246)
- Präsenile, postmenopausische Osteoporose, besonders an der Wirbelsäule (porotische Kyphose) und an den Rippen

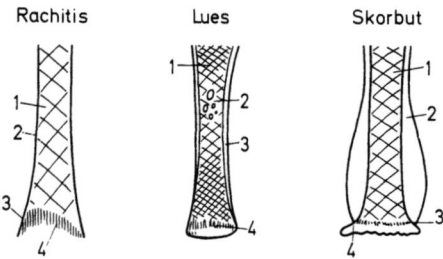

Abb. 5.28. Knochenveränderungen bei Rachitis, Lues und Skorbut.
Rachitis: 1 Verminderung des Kalksalzgehaltes, *2* Verdünnung der Kortikalis, Periostose, *3* Becherung der Metaphysen, *4* unscharfe Auffaserung der Metaphysenendplatte.
Lues: 1 Normaler oder vermehrter Kalksalzgehalt, *2* Osteomyelitis (Schaftlues), *3* Periostitis, *4* Osteochondritis.
Skorbut: 1 Geringe Kalksalzverminderung, *2* subperiostales verkalkendes Hämatom, *3* Trümmerfeldzone, *4* „corner sign" (Wimberger-Zeichen)

- Senile Osteoporose, besonders an der Wirbelsäule („Altersrundrükken"), an den Rippen und am Becken
- Chronischer Eiweißmangel durch Hunger, Stoffwechsel- und Ernährungsstörungen, Malabsorption, Magenresektion, Anazidität, Laxantiaabusus, Hyper- und Hypothyreose, Zöliakie, maligne Tumoren (marantische Knochenatrophie)
- M. Cushing und Kortisonlangzeitbehandlung. Vorwiegend Achsenskelett betroffen (Platyspondylie)
- Alarmsyndrom (SELYE) nach Streßsituationen, Trauma, Operationen und Infektionen
- Idiopathisch, z. B. durch fehlerhafte Zusammensetzung der Serumproteine bei Jugendlichen.

Osteolyse. Formatrophie, wobei Knochengewebe im Schaft oder in der Peripherie lokal zerstört wird. Der Prozeß ist meist von porotischem Gewebe umgeben, aber von der gesunden Umgebung scharf demarkiert. In der Kortikalis und der Kompakta sind osteolytische Defekte leicht erkennbar, in der Spongiosa jedoch erst von einer Größe von 1,5 cm Durchmesser an (Wirbelsäule). Bei Lokalisation an der Außenkontur spricht man von Usuren oder Arrosionen, bei der Tbc von Knochenkaries, bei zentral gelegenen Osteolysen von zystischen Herden oder Knochenzysten. Die Osteolyse kann auch zum völligen Schwund einzelner Skeletteile führen (Akroosteolyse, Sklerodermie).

Osteoporose und Osteolyse kombiniert. Bei Plasmozytom, bei osteolytischem Knochensarkom. Speicherkrankheiten, der Lymphogranulomatose und destruierender Gelenktuberkulose.

Knochendystrophie

Ersatz normalen Knochengewebes durch vermehrt osteoplastisch oder osteoklastisch tätiges Bindegewebe. Es findet sich eine verwaschene Spongiosazeichnung. Später kann es neben der Entkalkung bei bestimmten Krankheitsbildern auch zu kalkdichten Herden kommen.

Osteomalazie

Sie ist eine besondere Form der Knochendystrophie, die streng von der Osteoporose zu trennen ist. Es handelt sich um eine *Mineralstoffwechselstörung* des Knochens mit vermindertem Knochenanbau, jedoch erfolgt die Abnahme der Strukturdichte im Gegensatz zur Osteoporose nicht durch ungenügende Bildung von Grundsubstanz, sondern durch fehlende Mineralisation des Osteoids. Die Knochenmatrix wird vermehrt oder normal aufgebaut, erlangt aber mangels Kalksalzzufuhr keine ausreichende Festigkeit.

Röntgenologisch ist die Osteomalazie charakterisiert durch erhöhte Strahlendurchlässigkeit, aber milchglasartige Trübung des Knochens, verwaschene, unscharfe Struktur infolge übermäßiger Osteoidproduktion, unscharf begrenzte oder fehlende Kortikalis (s. Tabelle 5.2)

Die Osteomalazie des Säuglingsalters wird als Rachitis, die des Kleinkindesalters als Spätrachitis bezeichnet.

Bei Rachitis finden sich zusätzlich Periostose und besenreiserartige Auffaserung der Röhrenknochenenden anstelle der normalerweise scharf konturierten Metaphysenendplatte. Die präparatorischen Verkalkungszonen sind verbreitert, die Metaphysen becherförmig aufgetrieben (Abb. 5.28).
Folgen der chronischen Osteomalazie bzw. Rachitis: Knochenverbiegungen, z. B. O-Beine, Kartenherzbecken oder Fischwirbelbildung, Dauerfrakturen (Looser-Umbauzonen) statt echter Frakturen, bei Kindern auch Minderwuchs.

Die Osteomalazie wird beobachtet bei:
- A- und Hypovitaminosen, insbesondere D-Avitaminosen von Säuglingen, mangelnder Sonneneinwirkung, enteralen Resorptionsstörungen (chronische Pankreasinsuffizienz), Hepatitis, Addison u. a.
- Renaler Osteopathie infolge tubulärer Nierenschäden (nicht bei glomerulären Nierenerkrankungen), z. B. bei Vitamin-D-resistenter Rachitis, hyperchlorämischer Azidose. Bei Kindern oft mit Wachstumsstörung, bei Erwachsenen mit Konkrementbildung in den harnableitenden Wegen einhergehend (welche somit Folge und nicht Ursache der Skeletterkrankung sind)
- Fanconi-Syndrom: Minderwuchs, tubuläre Rückresorptionsstörung für Aminosäuren, Glukose und Phosphate
- Hypophosphatasie. Phosphataseverminderung im Serum und in den Geweben, Kalzium und Phosphor im Serum sind normal
- Idiopathisch

Ostitis bzw. Osteodystrophia fibrosa generalisata (Hyperparathyreoidismus, M. Recklinghausen)

Verstärkter Knochenabbau durch Überwiegen von osteoklastischen Vorgängen und fibröser Markumwandlung bei verstärkter Osteoblastentätigkeit infolge übermäßiger Produktion des Epithelkörperchenhormons (= Hyperparathyreoidismus).
Der Hyperparathyreoidismus kommt vor:

Primär durch Adenom der Nebenschilddrüse (= M. Recklinghausen) mit generalisierter Strukturverminderung des Knochens, gelegentlich Zysten durch Osteoklastome („braune Tumoren").

Sekundär bei Kalziummangel infolge kalkfreier Diät, in der Schwangerschaft und der Laktationsperiode, bei Osteomalazie und chronischer Nephritis („renale Osteodystrophie" infolge glomerulotubulärer Nierenschäden, angeborener Nierenhypoplasie, komplexer glomerulotubulärer Niereninsuffizienz). Skelettveränderungen wie beim primären Hyperparathyreoidismus, bei Kindern auch Störungen an den Epiphysenfugen ähnlich der Rachitis (früher: „renale Rachitis").

Möglichkeiten zur Diagnose von Stoffwechselkrankheiten des Knochens:
- Schädel seitlich und Aufnahme der Unterkiefer schräg seitlich zur Darstellung der Laminae durae
- Vergleichsaufnahme beider Hände einschließlich Handgelenke auf einem Film
- Übersichtsaufnahme des knöchernen Thorax (Rippen, Akromioklavikulargelenk, Skapularand)
- Aufnahme der Brust- und Lendenwirbelsäule seitlich
- Abdomenübersichtsaufnahme im Liegen zur Feststellung der Nierengröße und eventueller Verkalkungen
- Beckenübersicht mit Hüftgelenken

Sudeck-Knochendystrophie

Nach Entzündungen und Trauma in einem lokalisierten Skelettbezirk auftretende Dystrophie mit Schwund der subchondralen Spongiosa, deren rundliche Lücken das Bild der „fleckigen Entschattung" geben. Einteilung in 3 Stadien, dessen 3. durch gleichmäßige Entschattung bei sonst erhaltener scharf gezeichneter Knochenstruktur („Endatrophie") charakterisiert ist.

Ostitis bzw. Osteodystrophia deformans (M. Paget).

Chronische Osteopathie mit entzündlichen und dystrophischen Veränderungen („Mosaikstruktur"). Streifige, von Verdichtungen und verwaschener Struktur unterbrochene Knochenveränderungen mit Periostose, Kortikalisverdickung und -aufblätterung, säbelartiger Verkrümmung der Röhrenknochen, Waben- und Zystenbildung an Skapula und Rippen, grobfleckiger oder diffuser Hyperostose des Schädels und vertikal grobsträhniger Spongiosa einzelner Wirbelkörper. Prädilektionsort: Becken. Im Frühstadium herrscht Knochenabbau, später Knochenaufbau vor. Besonders bei Männern zwischen 40 und 70 Jahren.

Knochennekrose

Die Ursache ist meist eine Blutzirkulationsstörung bis zur Unterbrechung der Blutzufuhr infolge Verschlusses kleinerer oder größerer Arterienäste, Verletzung des Periosts (Trauma, Blutung, Eiterung, Operation) oder Zerstörung des Knochenmarks (z.B. Sequester bei Osteomyelitis, s.S.236).

Aseptische Nekrosen. Sie entstehen durch Änderung der Gefäßversorgung (z.B. beim Luxationsperthes) oder durch Mikrotraumen. Durch Zusammensintern des Knochens kommt es zu dessen Verdichtung, zur Strukturauflockerung. Fragmentation bis zum völligen Schwund. Dabei entsteht ein buntes Bild von Sklerose und Atrophie, zystischen Aufhellungen, Frakturen und Pseudoarthrosen, z.B. bei Perthes-Krankheit (aseptische Nekrose der proximalen Femurepiphyse), bei Calvé-Plattwirbel, M.Schlatter (aseptische Nekrose der Apophyse an der Tuberositas tibiae), ferner bei Osteochondrosis dissecans (Absprengung eines intraartikulär gelegenen Knorpel- und Knochenstückes, das sich als Gelenkmaus abbilden kann, s. Abb. 5.34d).

Knocheninfarkt. Ring- oder keilförmige Demarkierung vermehrter Dichte besonders im Humerus, im Femur und in der Tibia mit grobsträhniger Zeichnung.

Knochenhypertrophie (Osteosklerose)

Periostose. Sie stellt eine an der Außenfläche der Kompakta entstehende Hypertrophie dar und ist charakterisiert durch eine Verdickung bzw. Abhebung des Periosts. Periostose als Begleitsymptom: bei Osteomyelitis (Reparationsphase), bei Tumoren (zwiebelschalenartige Periostlamellen), bei chronischen Lungenleiden (Osteopathia hypertrophicans toxica, Osteoarthropathie hypertrophiante pneumique Marie) und bei Lues connata. Subperiostale Blutungen, z.B. beim Skorbut, werden erst nach Bildung neuen Periostgewebes und Verkalkung des Hämatoms als ossifizierende Periostitis sichtbar (s. Abb. 5.28). Für die Differentialdiagnose der Periostose ist die Feststellung wichtig, ob

- ein lokaler oder generalisierter, an den Extremitäten ein symmetrischer oder asymmetrischer Röntgenbefund vorliegt,
- sich im subperiostalen Knochenbereich Zeichen einer Destruktion (Osteomyelitis), Resorption (renale Osteodystrophie) oder Knochenneubildung (Tumorverdacht) finden,
- das benachbarte Gelenk röntgenologisch krankhafte Veränderungen zeigt.

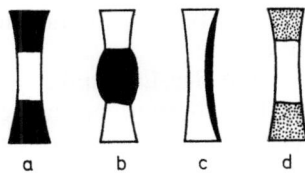

Abb. 5.29 a-d. Differentialdiagnose osteosklerotischer Systemkrankheiten. Schematische Darstellung der Lokalisation der Osteosklerose: **a** Marmorknochenkrankheit Albers-Schönberg, **b** Camurati-Engelmann-Krankheit, **c** Melorheostose, **d** Osteopoikilie

Als *Osteophyt* werden umschriebene periostale Appositionen, als *Exostose* größere periostale Appositionen bezeichnet.

Endostose. Bei ihr erfolgt die vermehrte Knochenneubildung im Markbereich („Eburnisation"). Typisches Beispiel ist die Marmorknochenkrankheit (Albers-Schönberg) (Abb. 5.29 a).

Osteopathia hyperostotica multiplex infantilis (Camurati-Engelmann-Krankheit): Alle Diaphysen sind verdickt und verdichtet, während die Epi- und Metaphysen frei bleiben (Abb. 5.29 b).

Melorheostose (Léri): Endostale Osteosklerose mit dichten langen und breiten Streifenschatten in einem oder mehreren Extremitätenknochen nur einer Seite (Abb. 5.29 c).

Osteopoikilie: Multiple dichte Knocheninseln innerhalb normaler Knochenstruktur, disseminiert besonders in den Extremitätenknochen (Abb. 5.29 d).

Spongiosasklerose: Verdichtung der Bälkchenstruktur entweder lokalisiert (Elfenbeinwirbel, Ostitis condensans) oder generalisiert. Oft handelt es sich um osteoplastische Metastasen.
Bei der Ostitis deformans Paget und den Knochensarkomen können die als Knochenverdichtungen erscheinenden Vorgänge so ausgeprägt sein, daß sie die Abbauprozesse überwiegen.

5.4.4.2 Knochenentzündung (Osteomyelitis)

Infolge des trägen Stoffwechsels im Knochen finden sich Entkalkungen und osteolytische Veränderungen röntgenologisch erst nach einer Latenzzeit von 3 Wochen, d. h. nach dem sog. „röntgennegativen Stadium", das bei Kindern kürzer ist (s. Tabelle 5.2). Szintigraphisch ist die Entzündung bereits mit dem Auftreten klinischer Symptome erfaßbar.

Folgen der Entzündung: Osteolysen, Nekrose mit Knochenan- und -abbau besonders in den langen Röhrenknochen (Abb. 5.30 a-c), Periostitis ist häufiges Begleitsymptom oder auch Zeichen der Reparation.

Besondere Formen der Osteomyelitis:
- Hämatogene Säuglingsosteomyelitis s. Tabelle 5.3
- Chronische Osteomyelitis, bei der gleichzeitig Knochenanbau und -zerstörung zu destruktiven und sklerotischen Bezirken führen. Hierbei kommt es gelegentlich zur Ausbildung von Knochensequestern („Totenlade"). Der Prozeß hat meist eine größere Ausdehnung innerhalb des Knochens
- Brodie-Abszeß: Es handelt sich um einen chronisch entzündlichen Knochenabszeß bei jungen Menschen bevorzugt in der proximalen Tibiametaphyse. Derartige Einschmelzungen sind meist von einer Randsklerose umgeben
- Panaritium ossale = Osteomyelitis der Phalangen (Finger und Zehen) mit Zerstörung von Knochensubstanz

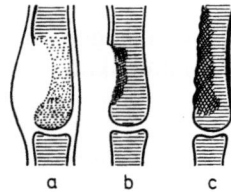

Abb. 5.30 a-c. Verlauf der akuten Osteomyelitis. a Osteoporose, Knochendestruktion (Osteolyse), Weichteilinfiltration, b Reparationsstadium: Periostose, sklerotische Reaktion, Verkleinerung des Defekts, c Ausheilungsstadium: Osteosklerose, Deformierung des Knochens

Tabelle 5.3. Besonderheiten der Osteomyelitis im Kindesalter

	Säugling und Kleinkind	Schulkind (und Erwachsene)
Röntgennegatives Stadium	10-14 Tage	3 Wochen
Röhrenknochen Lokalisation	Ganzer Knochen betroffen Multilokulär	Herdförmige Lokalisation Solitärherd
Epiphysenfuge	Wird überschritten, führt bei Säuglingen zum Gelenkempyem	Wird nicht überschritten
Periostreaktion	Sehr stark, kann das Knochenkaliber überschreiten	Gering
Wachstumsschaden	Häufig, besonders bei Epiphysenbeteiligung	Ohne

- Sklerosierende Osteomyelitis (Garré). Vorwiegend Sklerosierung des Knochens bei blander Verlaufsform ohne Destruktionen oder Sequester
- BCG-Osteomyelitis. Nach BCG-Impfung auftretend, vorwiegend epimetaphysär
- Chronisch-rekurrierende multifokale Osteomyelitis, in Schüben verlaufend, an mehreren Knochen lokalisiert, oft symmetrisch, mitigiert als Periostitis
- Epiphysitis. Isolierte Osteomyelitis der Epiphyse bei Kindern

5.4.4.3 Knochen- und Gelenktuberkulose

Die tuberkulösen Knochenveränderungen treten 3 Monate bis 2 Jahre nach Krankheitsbeginn auf und verursachen folgende Symptome:

- Osteolytische Herde, zentral oder randständig gelegen („Knochenkaries"). Im Gegensatz zur Osteomyelitis sind besonders die Epiphysen der langen Röhrenknochen, ferner auch kurze und platte Knochen betroffen
- Hochgradige Osteoporose, die weit über die erkrankte Stelle hinausreicht
- Gelenknahe Manifestation bzw. Gelenkbeteiligung mit Änderung der Gelenkspaltbreite oder Gelenkspaltbeschaffenheit bzw. eines Zwischenwirbelraumes sind zu Beginn der Krankheit die Regel (bei Osteomyelitis jedoch die Ausnahme).
Feine Verkalkungen in den Gelenkspalten können auf tuberkulöses Granulationsgewebe oder Verkäsung hinweisen
- Änderung des normalen Weichteilschattens (durch Neigung zu kalten Abszessen oder Senkungsabszessen in Herdnähe)
- Sequester sind bei der Knochentuberkulose klein und kalkarm
- Reaktive Periostitis oder Verkalkungen im Bereich des Herdes gibt es im akuten Stadium nicht, im chronischen nur selten und gering ausgeprägt

Spina ventosa: Sonderform der tuberkulösen Knochenentzündung an den Diaphysen der Phalangen, Metacarpalia oder Metatarsalia. Die Periostreaktion steht hier lange Zeit im Vordergrund.
Zeichen der Heilung: Rückgang der Osteoporose und Wiederauftreten einer scharfen Konturierung, deutliche Abgrenzung des Prozesses durch Sklerosierung im Bereich der früheren osteolytischen Herde. Eine volle anatomische Wiederherstellung erfolgt meist nicht (Abb. 5.31 a-c).

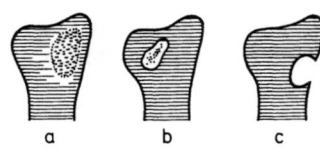

Abb. 5.31 a-c. Erscheinungsformen der Knochentuberkulose. **a** Beginnende Knochen-Tbc: Entkalkung der Umgebung, aufgelockerte Struktur und unscharfe Konturen des Herdes, **b** gutartiger Tbc-Herd oder Prozeß in Abheilung: dichte Abgrenzung, sklerotische Demarkation, **c** oberflächlicher Sitz der Knochen-Tbc („Knochenkaries"): Knochendefekt, Periostreaktion

5.4.4.4 Knochenzysten und -tumoren

In der Diagnostik der Zysten und Tumoren des Skelettsystems ist neben dem Alter des Patienten die Lokalisation zu berücksichtigen, ferner die Zahl der Herde (monotope und polytope Ausbreitung), ihr Sitz innerhalb des Knochens, ihre Begrenzung, Begleitsymptome (Porose der Umgebung oder Periostose) und reaktive Veränderungen.
Primäre Knochengeschwülste finden sich vorwiegend bis zum 50. Lebensjahr, danach überwiegen Metastasen und multiple Myelome.
Die Röntgendiagnostik ermöglicht in typischen Fällen den Hinweis auf den benignen (scharfe Begrenzung, zystischer Herd oder veränderte Dichte) oder malignen Charakter der Geschwulst, bei letzterem destruktive Veränderungen, lamellöse Strukturen, Spiculae, Weichteilinfiltration, mottenfraßähnliche Bilder, Periostsporne. Jedoch ist der Befund besonders im Frühstadium oft zweideutig, so daß Zusatzmethoden, wie Angiographie, Computertomographie und Skelettszintigraphie indiziert sind. In unklaren Fällen ist die histologische Sicherung anzustreben.
Die Einteilung erfolgt am besten nach dem klinischen Verhalten in benigne, semimaligne (mit der Möglichkeit sarkomatöser Entartung) und maligne Tumoren, ferner nach der Histologie in osteogene, mylogene und retikuloendotheliale Tumoren.

Osteogene Tumoren

Benigne: *Juvenile Knochenzysten,* die vom 5.-15. Lebensjahr solitär in den proximalen Metaphysen des Femurs, Humerus und der Tibia vorkommen (Abb. 5.32 b). Ähnlich sind die mehrkammerigen *aneurysmatischen Knochenzysten,* die auch die Kortikalis befallen und extraossäre Weichteilverdickungen hervorrufen können.
DD: *Echinokokkuszysten.*

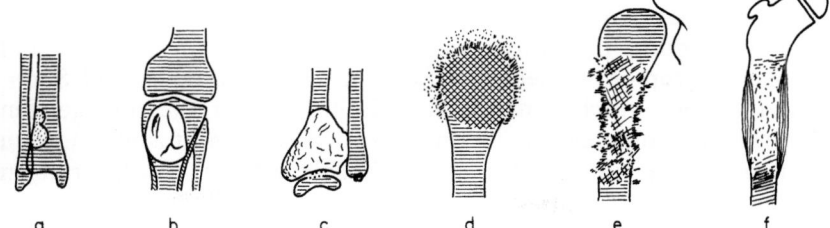

a b c d e f

Abb. 5.32 a-f. Schematische Darstellung wichtiger Knochentumoren. **a** Knochenfibrom (Jaffé-Lichtenstein): mehrkammerige Zyste mit Randsklerose, **b** juvenile Knochenzyste: ovaläre zystische Aufhellung, strukturlos, scharf begrenzt, Verjüngung der Kompakta in Zystenhöhe, **c** Osteoklastom (Riesenzelltumor): Auftreibung des Knochens, epimetaphysäre Lokalisation, Verdünnung der Kortikalis, Osteolyse, geringe Struktur, **d** Osteochondrosarkom: epimetaphysäre Lokalisation, unregelmäßige, grobe Struktur mit kallusartiger Ossifikation, **e** osteogenes Sarkom: metadiaphysäre Lokalisation, Spiculabildung, Lamellen stehen senkrecht zum Knochenschaft, destruktive Diaphysenveränderungen, **f** Ewing-Sarkom: diaphysärer Sitz, mottenfraßähnliche Strukturveränderungen, zwiebelschalenartige lamellöse Periostverdickung

Fibröse Knochendysplasie Jaffé-Lichtenstein (Synonyme: Knochenfibrom, Osteofibrosis deformans juvenilis Uehlinger): Sie wird vom 5.-20. Lebensjahr beobachtet. Die zystischen Veränderungen beginnen exzentrisch in den Metaphysen, zeigen scharf konturierte Defekte mit Randsklerose von Traubenform und Auftreibung des Knochens (Abb. 5.32 a). Es kann besonders am Femurhals zur Verbiegung („Hirtenstabform") kommen.

Osteochondrome: Zu ihnen gehören die relativ häufigen und harmlosen kartilaginären Exostosen, gelenknahe dicke Knochensporne. Enchondrome verursachen u. U. enorme Auftreibungen an den Phalangen der Hände und Füße. Sie werden bis zum 30. Lebensjahr beobachtet, sind vielkammerig und verdünnen die Kortikalis.

Osteome: Dichte, fast strukturlose Rundschatten im Becken, an den Nasennebenhöhlen oder in den Wirbelkörpern.

Semimaligne: Osteoklastom (Riesenzelltumor), ein im 2.-3. Lebensjahrzehnt vorwiegend epimetaphysär am distalen Femur und in der proximalen Tibia auftretender Tumor mit expansivem Wachstum und schalig-zystischen Auftreibungen (Abb. 5.32 c).

Maligne: Osteogene Sarkome erhalten nach den in den Stützgeweben vorkommenden Substanzen ihre Bezeichnung: Chondrosarkom,

Osteoidsarkom, Fibro- oder Myxosarkom. Bei osteolytischen Formen steht die Destruktion, bei den osteosklerotischen Formen die Knochenneubildung im Vordergrund (Abb. 5.32 d). Periostsporne sind typische Symptome osteogener Sarkome. Die Kortikalis und Spongiosa werden rasch zerstört, eine Infiltration in die anliegenden Weichteile erfolgt regelmäßig und ist oft von senkrecht zum Knochen stehenden Spiculae oder zwiebelschalenartigen Auflagerungen begleitet (Abb. 5.32 e, f).

DD: *Parossale Sarkome* liegen dem Knochenschaft außen auf, wachsen langsam und besitzen keine Spiculae oder Periostsporne.

Myelogene Tumoren

Benigne: *Hämangiome* bevorzugen das Schädeldach und die Wirbelsäule. Durch die feinwabige Struktur in einem rundlichen, vermehrt transparenten Schädelbezirk sind sie ebenso wie in den Wirbelkörpern durch die grobsträhnig vertikal verlaufende Bälkchenzeichnung im entkalkten Knochen leicht zu diagnostizieren.

Maligne: Undifferenziertes Rundzellsarkom (Ewing-Sarkom) kommt bei Schulkindern und Jugendlichen bis zu 25 Jahren vor, befällt die Diaphysen der langen Röhrenknochen und metastasiert in die Lungen und das Skelett. Mottenfraßähnliche Strukturen können sich mit sklerotischen Einlagerungen kombinieren, Zwiebelschalenmuster werden ebenso wie Spiculae beobachtet (Abb. 5.32 f). Die Prognose ist schlecht, die Strahlenempfindlichkeit hoch.

Leukämie: Der Knochenbefall führt bei Kindern zu osteolytischen Veränderungen oder Aufhellungsbändern in den Metaphysen, Osteoporose oder Osteosklerose der Röhrenknochen, ferner auch zu Periostosen ohne pathognomonische Merkmale, während bei Erwachsenen lediglich eine Osteoporose vorherrscht.

Plasmozytom (Synonyma: multiples Myelom, Kahler-Krankheit): Nur bei Erwachsenen vorkommendes Malignom, das disseminierte rundliche, wie ausgestanzte Knochendefekte („Mottenfraß") und Verdünnung der Kortikalis aufweist.
Komplikationen: Spontanfrakturen, Kompressionsfrakturen der Wirbel.
Sicherung der Diagnose durch Knochenbiopsie und Immunelektrophorese.

Retikuloendotheliale Tumoren

Benigne: Eosinophiles Granulom. Es ruft osteolytische, scharf begrenzte Herde am Schädel, den platten Knochen, seltener den Röhrenknochen hervor. Wirbelbefall führt zum Plattwirbel.

Semimaligne: Lipoidgranulomatose (Hand-Schüller-Christian-Krankheit), eine Systemerkrankung ähnlich dem eosinophilen Granulom mit typischem „Landkartenschädel".

Maligne: Abt-Letterer-Siwe-Krankheit: Differenzierung von der Lipoidgranulomatose ist nur klinisch möglich.
Die genannten 3 Krankheitsgruppen werden heute unter dem Oberbegriff Histiozytose X zusammengefaßt.
Als maligne gilt auch das primäre *Retikulosarkom,* das dem Ewing-Sarkom und dem osteogenen Sarkom ähnlich ist, aber höhere Altersstufen befällt.

Karzinom- und Sarkommetastasen

Bei älteren Patienten sind solitäre oder multiple Skelettdestruktionen vorwiegend auf Metastasen verdächtig, besonders in der Wirbelsäule, im Becken, in den Rippen, im Schädel und in den proximalen Humeri und Femora. Pathologische Frakturen oder Wirbelkompressionen sind oft das erste Symptom. Ins Skelett metastasieren Karzinome der Bronchien, Mamma, Prostata, Thyreoidea sowie hypernephroide Karzinome.
Zusätzliche Untersuchungsmethoden: Computertomographie (Technik s. S. 122), Szintigraphie (Technik s. S. 365 ff.).

5.4.4.5 Frakturen

Frakturen und Luxationen erfordern immer Aufnahmen in 2 senkrecht zueinander stehenden Ebenen. Für alle röntgenologischen Erstuntersuchungen des Knochens darf ein nicht zu kleines Filmformat verwendet werden, um neben dem Knochenschaden auch Nebenverletzungen und das benachbarte Gelenk erkennen zu können. Gegebenenfalls Ergänzungsaufnahmen bzw. Vergleichsaufnahmen der Gegenseite. Eine ausschließliche Knochendurchleuchtung ist bei Erstuntersuchung für eine diagnostische Klärung niemals ausreichend. Lediglich Frakturkontrollen und Repositionsversuche können mit Hilfe des Röntgenbildverstärkers vorgenommen werden. Im Anschluß an Repositionsversuche wird immer eine Aufnahme zu dokumentarischen Zwecken angefertigt. Bei langen Röhrenknochen wird zur sicheren Beurteilung der Lage und Stellung der Fragmente grundsätzlich ein benachbartes Gelenk mit abgebildet. Bei *Radiusfrakturen* ist weniger der Verlauf der Bruchlinie als vielmehr die unvollständige Adaptation der dislozierten Fragmente von Bedeutung, da diese zur Stufenbildung an der Gelenkfläche und zur Achsenabweichung führen kann, 2 Faktoren, die zur Arthrose disponieren („präarthrotische Deformität").

Bei klinischem Verdacht auf eine *Kahnbeinfraktur* muß eine unauffällige Röntgenaufnahme weitere Spezialaufnahmen zur Folge haben: mit der Ulnarabduktion der Hand, Krümmung der Finger und halber Dorsalflexion im Radiokarpalgelenk erzielt man eine Parallellage des Os naviculare zur Filmebene, womit dorsovolare Bruchspalten tangential getroffen und röntgenologisch, u. U. auch tomographisch, erfaßt werden. In Zweifelsfällen muß die Röntgenaufnahme nach wenigen Wochen wiederholt werden, da sich vorher unsichtbare Fissurlinien durch die Resorption des Frakturrandes darstellen.

Bruchformen (Abb. 5.33 a-l)

Inkomplette Brüche (Spaltbrüche, Fissuren bzw. Infraktionen) und komplette Brüche: Quer-, Längs-, Schräg- und Spiralbrüche; falls ein oder mehrere Bruchstücke aus dem Zusammenhang getrennt sind, liegt ein Stück- oder Splitterbruch bzw. Trümmerbruch vor. Bei Einstrahlen eines Bruches in ein Gelenk spricht man von T- oder Y-Bruch.

Gewalt- oder Momentanbrüche

Nach dem Mechanismus der Frakturentstehung unterscheidet man

- Abrißbrüche, z. B. Abriß des Tuberculum humeri
- Biegungsbrüche mit Gewalteinwirkung auf der konkaven Seite des Knochenschaftes und Aussprengung eines Biegungskeiles
- Stauchungsbrüche bei Verkeilung der Fragmente
- Kompressionsbrüche (Schubbrüche). Sie erfolgen am Übergang eines unterstützten Skelettanteils zu einem nicht fixierten mit typischem quer verlaufenden Spalt
- Dreh- oder Spiralbrüche. Hierbei liegt die Richtung der größten Zugspannung in einem Winkel von 45° zur Längsachse des Knochens

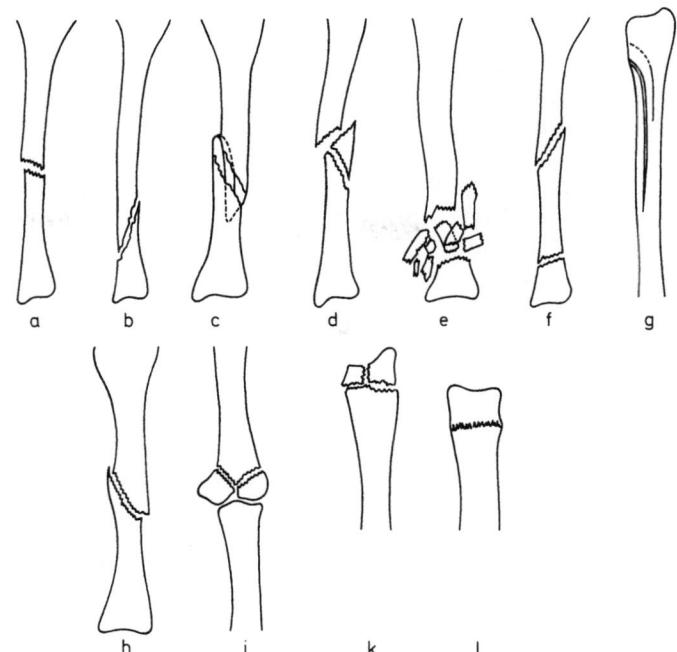

Abb. 5.33 a–l. Frakturformen. **a** Querfraktur, **b** Schrägfraktur, **c** Torsions- bzw. Spiralfraktur, **d** Biegungsfraktur, **e** Trümmerfraktur, **f** Stückfraktur, **g** Längsfraktur, **h** Abscherungsfraktur,- **i** Y-Fraktur, **k** T-Fraktur, **l** Grünholzfraktur

Neben Form und Ausmaß des Knochenbruches ist die Kenntnis der Fragmentdislokation notwendig:
- Seitliche Verschiebung (Dislocatio ad latus)
- Längsverschiebung (Dislocatio ad longitudinem)
- winkelige Abweichung (Dislocatio ad axim)
- Drehung um die Längsachse (Dislocatio ad peripheriam)

Sonderformen: *Frakturen im Kindesalter*
Am kindlichen Skelett kennt man 2 spezielle Frakturarten:
- Grünholzfraktur. Es handelt sich um einen Wulst- oder Faltenbruch, bei dem die Kompakta und Kortikalis unterbrochen, der Periostschlauch jedoch erhalten sind
- Epiphysenlösung. Traumatischer Abriß einer Epiphyse, wobei differentialdiagnostisch auch nichttraumatische Epiphysenlösungen (z. B. bei Rachitis oder aseptischen Nekrosen als Epiphysiolysis capitis femoris) berücksichtigt werden müssen

Pathologische Frakturen

Sie treten durch Mikrotraumen oder stärkere Belastung bei vorgeschädigtem Knochen auf. Ursachen sind Knochenzysten, Tumoren, Metastasen, Osteomyelitis, Osteoporosen oder Plasmozytome, ferner die Genitalbestrahlung der Frau (Schenkelhalsfraktur). Ebenso treten sie bei generalisierten Knochenerkrankungen auf, wie Osteogenesis imperfecta, Ostitis fibrosa generalisata, Ostitis deformans Paget. Im frischen Zustand ist oft eine Abgrenzung gegenüber anderen Frakturen erst durch den weiteren Verlauf (strukturlose Kallusbildung ohne eigentlich feste ossäre Verbindung der Fragmente) möglich.

Ermüdungsbrüche

Überlastungsschäden, die auch als schleichende Fraktur oder Dauerbruch bezeichnet werden. Ihnen liegt ein Mißverhältnis zwischen Leistungsfähigkeit und Inanspruchnahme des Skelettabschnittes z. B. am kalkarmen oder funktionell minderwertigen Skelett zugrunde, wobei aber das durchschnittliche physiologische Maß nicht überschritten wird. Die Knochenneubildung bleibt meist aus oder tritt in den Hintergrund.

Im Röntgenbild verlaufen die band- oder keilförmigen Aufhellungen stets quer zur Längsachse des Knochens. Die Prädilektionsstellen liegen immer an den spannungsreichsten Abschnitten der Trabekelstruktur des geschädigten Knochens. Ein typisches Beispiel ist die Marschfraktur in einem der 3 mittleren Metatarsalia.

5.4.4.6 Dysostosen und Skelettdysplasien

Es handelt sich um angeborene, teils auch genetisch bedingte systematisierte Skeletterkrankungen oder Bildungsfehler unterschiedlicher, vielfach noch unbekannter Ätiologie, bei denen das enchondrale Knochenwachstum, die periostale Knochenbildung und der Knochenumbau gestört sind.

Zur Erkennung reichen Röntgenaufnahmen folgender Körperregionen aus:

- Schädel seitlich
- Hand einschließlich Handgelenk dorsovolar
- Thoraxübersicht p.-a.
- Wirbelsäule seitlich
- Beckenübersicht einschließlich Hüftgelenke a.-p.
- eine ganze Extremität

Bis jetzt sind 164 Krankheitseinheiten bekannt, von denen nur einige der wichtigsten aufgeführt werden sollen.

Der *Achondroplasie* (=Chondrodystrophie) liegt eine autosomal dominante Knorpelverknöcherung zugrunde; sie wird daher den Osteochondrodysplasien zugerechnet. Diese führen zu einer erheblichen Verkürzung aller Röhrenknochen, pilzartig verbreiterten Metaphysen und unregelmäßig begrenzten Metaphysenabschlußplatten. Aus der normalen Länge der Wirbelsäule resultiert trotz veränderter Wirbelkörper ein disproportionierter Zwergwuchs. Die Pfannendächer am Hüftgelenk stehen horizontal und sind gezähnelt konturiert.

Die *Chondrodystrophia punctata sive calcificans congenita* (M. Conradi-Hünermann, „stippled epiphyses") ist durch kalkspritzerartige Einlagerungen in die Gelenkknorpel und plumpe, kurze Röhrenknochen gekennzeichnet.

Die *Dysplasia chondroectodermalis* (Ellis-van-Creveld-Syndrom) ist eine kombinierte Entwicklungsstörung des Ektoderms (Hexadaktylie, Zahnanomalien, Nageldysplasie) und des Skeletts (Verkürzung der Röhrenknochen von Unterarm und Unterschenkel, epimetaphysäre Ossifikationsstörung, Beckenveränderungen ähnlich der Achondroplasie).

Unter der *Dysostosis cleidocranialis* wird ein genetisch bedingtes Leiden verstanden mit Entwicklungsstörung vorwiegend bindegewebig präformierter Knochen des Schädels und der (fehlenden oder hypoplastischen) Klavikeln, aber auch knorpelig angelegter Skelettabschnitte einschließlich des Gebisses (Synonym: „Dysostosis generalisata").

Die *Mukopolysaccharidosen* stellen einen größeren Komplex von Skelettdysplasien dar, deren gemeinsames Merkmal die Speicherung von Mukopolysacchariden ist, während die klinischen und radiologischen Symptome differieren. Zur Zeit werden 6 Typen mit je bis zu 4 Untertypen unterschieden.

Am bekanntesten ist der Typ Ia (früher: Dysostosis multiplex, *Pfaundler-Hurler-Krankheit*), der autosomal-rezessiv vererbt wird, Chondroitinsulfat B sowie Heparinsulfat speichert und in die Kornea einlagert. Die Intelligenz ist schwer herabgesetzt. Das Synonym „Gargoylismus" entstand aus dem „Wasserspeichergesicht". Der Hirnschädel ist verdickt und vergrößert, ebenso die Sella, die Wirbelkörper sind bikonkav, die kurzen und langen Röhrenknochen verplumpt, die Wachstumszonen (Metaphysen) unregelmäßig abgeschrägt als Zeichen der Wachstumsstörung.

Dagegen zeigen Patienten mit der *Morquio-Krankheit* (Typ IV A) meist normale Intelligenz, sie speichern Keratosulfat. Röntenologisch ist die generalisierte Platyspondylie bemerkenswert, während die Ossifikationsstörungen, besonders an den distalen Unterarmknochenmetaphysen und den proximalen Metacarpalia, denen der übrigen Typen ähneln.

Abnorme Knochenbrüchigkeit ist das gemeinsame Kennzeichen einer genetisch determinierten Krankheitsgruppe, bei der eine angeborene Unfähigkeit der Osteoblasten, Grundsubstanz zu bilden, vorliegt. Die in utero beginnende maligne Frühform wird als *Osteogenesis imperfecta congenita* Vrolik, die erst postnatal beginnende und mildere Spätform mit besserer Prognose als *Osteopsathyrosis* Lobstein bezeichnet.

Die *Pyknodysostose* besteht aus Unterkieferhypoplasie, Akroosteolyse, Osteosklerose ähnlich der Marmorknochenkrankheit und Kleinwuchs. Autosomal rezessiver Erbgang.

Die *Arachnodaktylie* bei Marfan-Syndrom ist eine mesodermale Dysplasie mit verlängerten kleinen Röhrenknochen (besonders Hände und Füße), Hochwuchs, Muskelhypotonie und schlaffer Haut.
Auf weitere 4 mit Osteosklerose einhergehende Systemerkrankungen wurde bereits eingegangen (s. S. 235).

5.4.4.7 Gelenke

Die Gelenke sind teilweise bereits unter „normaler Röntgenbefund" (S. 226 ff.) und in den Abschnitten Osteomyelitis (S. 235 ff.), Tuberkulose (S. 237) und aseptische Nekrosen (S. 234) besprochen worden.
In der Symptomatik der Gelenkerkrankungen ist zwischen folgenden Symptomen zu unterscheiden:

Periartikuläre Weichteile: Verdichtung und Verbreiterung des periartikulären Gleitgewebes bei Arthritis, Verkalkungen.

Verbreiterung des Gelenkspalts: Sie kann auf einen Gelenkerguß (Hämatom, Exsudat oder Empyem) hinweisen, besonders wenn die periartikulären Weichteile verdichtet oder in der Struktur verändert sind, ferner auf eine Arthritis mit Kapselödem oder Wucherung der Synovialmembran.

Verschmälerung des Gelenkspaltes: Sie findet sich besonders bei chronischer Arthritis. Exzentrische Gelenkspaltverschmälerung deutet auf eine deformierte Arthrose hin (ungleichmäßig belastete Druckzone des Gelenks), konzentrische auf lang dauernde Immobilisation oder Schonung eines Gelenkteils (Abb. 5.34c).

DD: Angeborene Synostosen (Gelenkaplasien) und Arthrodesen.

Veränderungen der Grenzlamelle und des Subchondriums: Entkalkung, Usur, Destruktion und Sklerose bei akuten und chronischen Gelenkerkrankungen.

Form und Kontur des Gelenks: Abschliff, Osteophyten und Deformierung bei Arthrosen.

Stellung des Gelenks: Fehlstellung bei angeborenen Anlagestörungen (Synostose, Aplasie, Hypoplasie oder Dysplasie, z. B. Pfannendachdysplasie am Hüftgelenk und angeborene Luxationen s. S. 252) oder erworbenen Krankheitszuständen (degenerative, myogen oder neurogen bedingte Fehlstellung bis zur Subluxation oder Luxation).

Gelenknahe Knochenstrukturen: Lokale oder diffuse Entkalkung und Periostose bei Arthritis, Osteolyse.

Arthritis

Die Gelenkentzündung spielt sich zunächst am Gefäßbindegewebeapparat (Synovialis) ab, der gefäßlose Knorpel wird nur sekundär befallen und allmählich zerstört. Auftreten als Mon- oder Polyarthritis. Der Gelenkspalt bleibt in der Regel anfangs normal weit, die anliegenden Knochenabschnitte werden porotisch. Auch Gelenkspalterweiterung kommt vor (s. oben), später konzentrische Verschmälerung. Die primär chronische Arthritis manifestiert sich meist in einer Polyarthritis der kleinen Gelenke als Allgemeinleiden.

Röntgenfrühzeichen: Periartikuläre spindelförmige Weichteilschwellung, später Usuren an den Metakarpal- bzw. Metatarsalköpfchen.

Verlaufssymptome: Usuren, Destruktion und Dissektion beider artikulierender Knochenanteile, z. B. an den Metakarpo- (bzw. -tarso-)Phalangealgelenken, Gelenkspaltverschmälerung und gelenknahe Demineralisierung. Periostose. Verwaschene Struktur des Subchondriums, Verdünnung, später Schwund der Grenzlamelle und gelenknahen Kortikalis. Subchondrale Osteolyse.

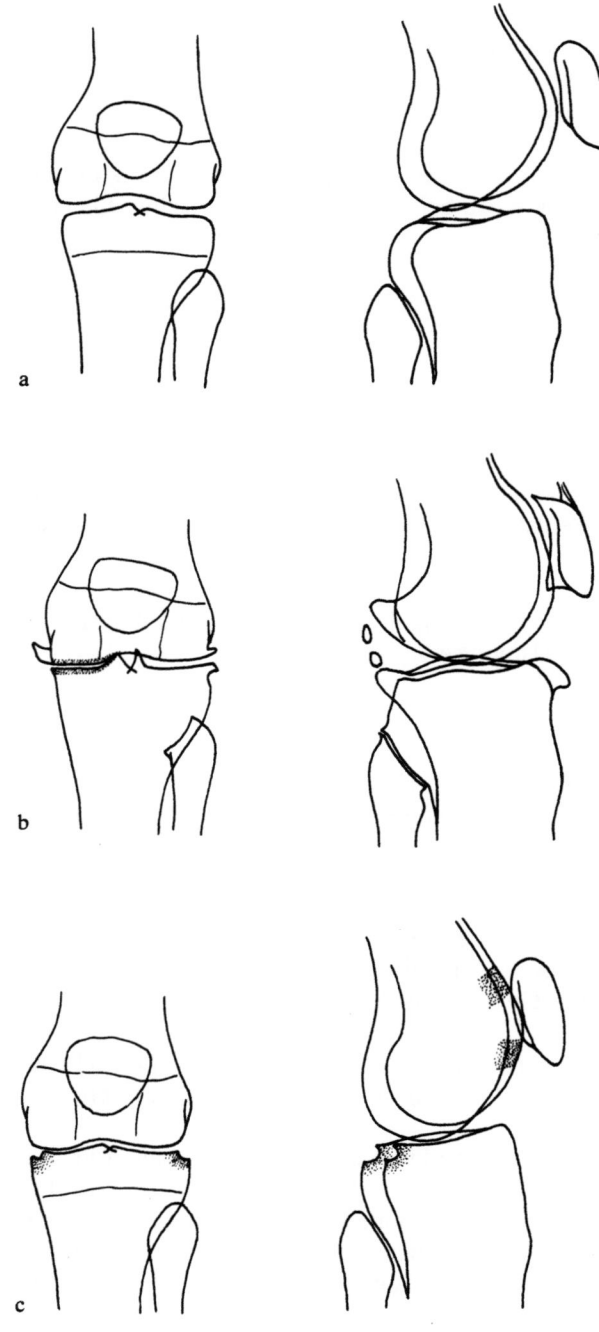

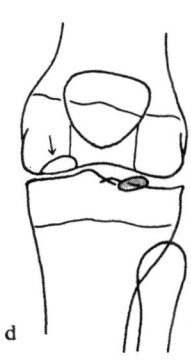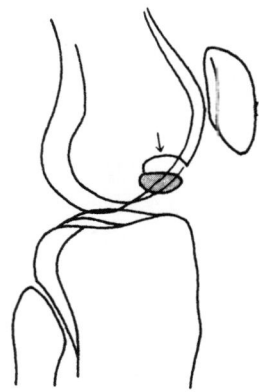

Abb. 5.34 a–d. Linkes Kniegelenk in 2 Ebenen.
a Normalbefund.
b Arthrosis deformans des linken Femoropatellar-, Femorotibial-, und Tibiofibulargelenks. Im Vordergrund steht die Bildung von Arthroseosteophyten an der Knorpel-Knochen-Grenze. Mit zunehmender Meniskusdegeneration kommt es zu einer Verschmälerung des Gelenkspalts mit Abflachung und schließlich mit Abschliff der Gelenkflächen mit reaktiver Sklerosierung subchondral (= *schraffierter Saum im medialen Anteil des Kniegelenks*). Aus den Osteophyten entwickeln sich breite Randwülste. *Auf dem Seitenbild* Kapselosteome dorsal vom Kniegelenkspalt.
c Chronische Gonarthritis. Im Vordergrund steht der mehr oder weniger schnelle Knorpelschwund mit gleichmäßiger Verschmälerung des Gelenkspalts. An der Knorpel-Knochen-Grenze treten Usuren auf, außerdem erkennt man Entkalkungszonen lateral, medial und dorsal an den Tibiakanten und am Femurkondylus in Höhe der Patella (= *schraffierte Stellen*).
d Osteochondrosis dissecans. Aussprengung eines Knorpel-Knochen-Stücks aus dem medialen Femurkondylus (Prädilektionsstelle!). Außer dem freien Gelenkkörper („Gelenkmaus", *grau*) muß die Stelle der Aussprengung („Mausbett", *Pfeil*) nachweisbar sein. Zusätzlich bestehen arthrotische Veränderungen mit Verschmälerung des medialen Gelenkspalts (Meniskusdegeneration)

Spätsymptome: Zeichen der Zerstörung am Kapsel-Band-Apparat: Mutilation der artikulierenden Knochen, Gelenkfehlstellung (Valgisierung, Varisierung, Luxation), fibröse und knöcherne Ankylose.

Arthrose

Verschleißerkrankung des Gelenkknorpels mit konsekutiver Gelenkdeformierung und -destruktion, Gelenkspaltverschmälerung infolge von Knorpelschwund, Randusuren, später Randwülste und Zackenbildung (Osteophyten). Subchondrale Zysten, endostale Sklerosen an den Knochenenden. Keine Entkalkung der gelenknahen Skelettabschnitte. Arthrotische Pseudozysten treten an statisch belasteten

Gelenken, besonders in der Druckbelastungszone, auf. In kleinen Knochen sind sie Folge einer Kapselhernie oder einer Fraktur, in größeren (z. B. am Humeruskopf) einer Knochennekrose.

Arthrosis deformans

Degenerative, lokalisierte Gelenkerkrankung höherer Altersstufen mit schmerzhaften Bewegungseinschränkungen, Krepitation, muskulärer Atrophie bis zu Kontrakturen. Röntgenologisch kommt zu den unter „Arthrose" aufgeführten Symptomen zu Beginn eine Entkalkung, ferner eine Deformierung oder Aufhebung des Gelenkspaltes, jedoch finden sich später Kondensation, Osteophytenbildung und zystoide Herde infolge intraossärer Blutungen und fortschreitender Resorption (Abb. 5.34 b).

Ankylose

Völlige Gelenkversteifung mit Aufhebung des Gelenkspaltes. Folge schwerer progredienter chronischer Arthritis oder von Traumen; auch angeboren vorkommend, dann als Synostose bezeichnet.

Gelenkerkrankungen bei Stoffwechselkrankheiten und Systemerkrankungen

- Chondrodystrophia calcificans congenita (s. S. 245)
- Arthrogryposis multiplex congenita: seltene angeborene Erkrankung, die durch multiple Gelenkversteifungen und Muskeldefekte gekennzeichnet ist
- Arthritis urica bei Gicht
- Arthritis psoriatica bei Psoriasis
- Arthropathie bei Hämophilie
- Arthropathie bei Alkaptonurie
- Neurogene (Poliomyelitis, Myelomeningozele) oder myogene (bei zerebraler Kinderlähmung und weiteren Myopathien) oder angeborene Gelenkkontrakturen und Arthropathien

Gelenktumoren: Synovitis villosa pigmentosa, maligne Synovialome.

5.4.5 Spezielle bildgebende Pathologie

5.4.5.1 Becken

In der gynäkologischen bildgebenden Diagnostik spielt die Beckenmessung eine besondere Rolle. Die wichtigsten Durchmesser sind schematisch in Abb. 5.35 wiedergegeben. Während die Ultraschallpelvimetrie sich nicht durchzusetzen vermochte, dürfte die Kernspintomographie die radiologischen Methoden bald ersetzen.

Anomalien

Spaltbecken: Angeborene Symphysendehiszenz, z. B. bei Blasenekstrophie.

Beckendysplasien bei Dysostosen: Breite Beckenschaufeln und horizontale statt schräge Pfannendächer bei Down-Syndrom, Achondroplasie und Chondroektodermaldysplasie (Ellis-van-Creveld-Syndrom).
Ossifikationsverzögerung und schmale Beckenschaufeln bei Dysostosis cleidocranialis (s. S. 245).

Erworbene Deformierung

Trichterbecken bei Osteomalazie, Kartenherzbecken nach Rachitis (Geburtshindernisse!).

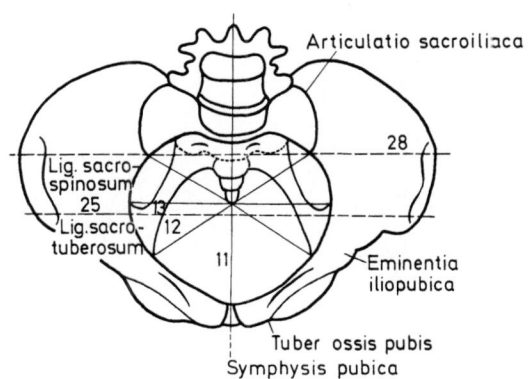

Abb. 5.35. Schematische Darstellung des knöchernen Beckens mit den Beckendurchmessern (O). Distantia cristarum: 28 cm; Distantia spinarum: 25 cm; Conjugata vera: 11 cm; Querdurchmesser des Beckeneinganges: 13 cm; Schrägdurchmesser des Beckeneinganges: 12 cm

Systemerkrankungen mit Beckenbeteiligung
- Ostitis deformans (M. Paget): s. S. 233
- Eosinophiles Granulom: osteolytischer Herd, gezackte Ränder, anfangs ohne Randsklerose s. S. 241
- Hand-Schüller-Christian-Krankheit (s. S. 241): multiple zystische Herde mit Randsklerose
- Osteodystrophia fibrosa generalisata (v. Recklinghausen) (s. S. 232 f.): wabig-blasige Auftreibungen einer Beckenhälfte
- Fibröse Knochendysplasie (s. S. 239): aufgetriebene Beckenschaufel mit dünner Kortikalis und pseudozystischen Herden

Hüftdysplasie und angeborene Hüftluxation
Sie beruht auf einer mangelhaften Ausbildung gelenkbildender Skelettanteile mit Luxationsbereitschaft z. Z. der Geburt, die erst bei zu später Diagnose durch Muskelzug zur echten Luxation führen kann.

Genetische und hormonale Faktoren sind nachgewiesen, das weibliche Geschlecht ist bedeutend stärker betroffen. Röntgenzeichen s. Abb. 5.36 a, b. Bei Neugeborenen und jungen Säuglingen ist das Hüftgelenk mit dem Femurkopf weitgehend noch knorpelig präformiert und kann deshalb röntgenologisch nur mangelhaft beurteilt werden. Außerdem ist eine Röntgenuntersuchung wegen der unmittelbaren Nähe der Gonaden zu belastend. Da die Ultraschalldiagnostik verschiedene Weichteilstrukturen genau differenzieren kann, hat sich die *Hüftsonographie* als neues risikoloses, wiederholbares und

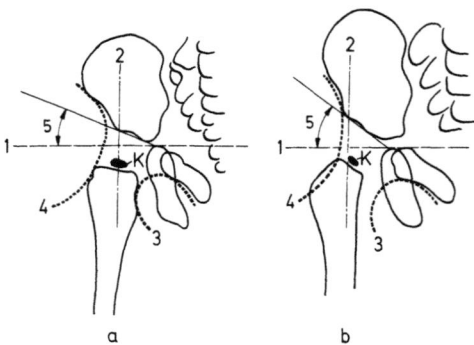

Abb. 5.36 a, b. Schema der Röntgenzeichen bei Hüftdysplasie („angeborene Hüftluxation"). **a** Normale Hüfte, **b** Luxationshüfte. *1* Hilgenreiner-Linie, *2* Ombredanne-Senkrechte, *3* Ménard-Linie, *4* Calvé-Linie, *5* Azetabularwinkel, *K* Femurkopfepiphysenkern, bei Hüftdysplasie und -luxation kleiner!

nichtinvasives Verfahren bewährt. Mit dieser Methode ist die besonders wichtige Frühdiagnose von Hüftreifungsstörungen und von Hüftgelenksluxationen schon sofort nach der Geburt zu stellen.

Die Gegenüberstellung der röntgenologisch und sonographisch erkennbaren Strukturen zeigen Abb. 5.63 und 5.64 (S. 324f.): Während die knorpeligen Anteile des Pfannendaches und der Femurkopfepiphyse röntgenologisch in den ersten Lebensmonaten unsichtbar sind, ergeben sich bei der Hüftsonographie als morphologische Beurteilungskriterien die

- Formgebung der knöchernen Pfanne (konkav, linear, steil)
- Form des knöchernen Erkers
- Form, Größe und Echogenität des knorpeligen Erkers
- Lage des Labrum acetabulare
- Position des Hüftkopfes zur Pfanne

Hinzu kommen als Winkelmessungen der Knochenwinkel (α) und der Ausstellungswinkel (β). Nach Graf werden 9 Typen klassifiziert, die sich durch die knöcherne Formgebung der Hüftpfanne, knöcherne Erkerform, durch die Echogenität des Knorpelerkers, die Position des Hüftkopfes zur Pfanne, die Winkelmaße und durch das Alter des Patienten unterscheiden. Die sonographische Hüfttypbestimmung ist für die Therapie maßgeblich.

Tumoren und Metastasen (s. S. 336)

Chondrom: Massive strahlige Verdichtungen, die zur allgemeinen Volumenvergrößerung des Beckens führen. Sarkomatöse Entartung möglich.

Osteogenes Sarkom: Vorwiegend Os pubis befallen, Auftreibung des Knochens, Kortikalis abgehoben, Spiculae.

Chondrosarkom: Vorwiegend Beckenschaufel befallen, wabige, teils osteolytische Defekte mit Einbruch in die Kortikalis.

Metastasen im Beckenskelett kommen vor bei Bronchialkarzinom, Mammakarzinom, hypernephroidem Karzinom, Uterus- und Prostatakarzinom.

Sonstige Erkrankungen

Spondylarthritis ankylopoetica (M. Bechterew) zeigt als häufigstes Frühsymptom eine Sklerose im Bereich des Iliosakralgelenks.

Arthrose s. unter *Gelenke,* S. 249 f.

Coxarthrosis deformans mit atrophischen Prozessen des Femurkopfes (Verkleinerung, Deformierung).

Komplikationen: Subluxation, Gelenkdeformierung.

Schädel und Wirbelsäule
(s. S. 283 ff., 305 ff.)

5.5 Weichteile

J. Klemencic

5.5.1 Indikationen

- Weichteilverletzungen (Kontusionen, Hämatome, Sehnenabrisse, degenerative Sehneneinrisse und -veränderungen)
- Rheumatische Sehnen- und Kapselveränderungen, Karpaltunnelenge
- Mißbildungen (z. B. Hemmungsmißbildungen im Bereich der Neuralrinne)
- Palpable Weichteiltumore
- Feststellung von Gelenkergüssen (Verdichtung der Synovialis, Gelenkzysten)
- Weichteilentzündungen (Frühdiagnostik der Osteomyelitis, entzündliche Sehnenschwellung)
- Verdacht auf Gas oder Luft in den Weichteilen
- Verdacht auf Weichteilverkalkungen oder -verknöcherungen
- Fremdkörpersuche
- Weichteilfisteln
- Muskelerkrankungen (Muskeldystrophie, Muskelatrophie)
- Verdacht auf Karzinom der Mamma
  - Klärung eines klinisch indifferenten Befundes im Bereich der Mamma zur Unterscheidung benigner Prozesse von malignen
  - Nachweis eines klinisch okkulten Karzinoms
  - Primärtumorsuche bei Metastasenbefall
  - Vorbeugeuntersuchung der kontralateralen symptomlosen Mamma - nach Sicherung und Therapie eines Mammakarzinoms in regelmäßigen Abständen -
  - Zur Kontrolle unklarer Biopsieergebnisse
  - Kontrolle eines inoperablen Mammakarzinoms nach strahlentherapeutischer und/oder Hormonbehandlung

5.5.2 Untersuchungstechnik und -methoden

Zur Untersuchung von Weichteilen eignen sich mehrere diagnostische Verfahren:
Mit der *Sonographie* ist es möglich geworden, ohne Einsatz ionisierender Strahlen, eine Reihe von Weichteilveränderungen zu erken-

nen. Man verwendet dafür Real-time-Scanner mit Transducer im Frequenzbereich von 5-10 MHz.

Röntgenstandardaufnahmen von Extremitäten erlauben lediglich eine grobe Orientierung über mitabgebildete Weichteile, welche im Rahmen der Skelettdiagnostik mitbeurteilt werden. Strukturen der Kutis, Subkutis, Muskulatur und Faszien sowie periartikuläre Weichteile werden im Radiogramm auch bei Anwendung relativ weicher Strahlung nur schemenhaft und kontrastschwach wiedergegeben. Es lassen sich Verkalkungen, stärkere Weichteilschwellungen, besonders im Bereich der periartikulären Strukturen, sowie Weichteilemphyseme und pathologische Gasansammlungen (Abszesse, Phlegmonen, Gasbrand) nachweisen.

Die wichtigste Untersuchung ist die *Mammographie* mit energiearmer Strahlung mit 25-40 kV bei Anwendung einer speziellen Molybdänanodenröhre zur Ausnutzung der charakteristischen Strahlung.

Die für die Mammographie verwendete Technik (einschließlich Spezialfilme) ist nicht nur zur Untersuchung der Brustdrüse geeignet, sondern ermöglicht auch eine Darstellung von Frühveränderungen entzündlicher Gelenkerkrankungen.

Die *Xeroradiographie* (= Elektroradiographie), eine Methode, die mit photoelektrischen Halbleiterplatten arbeitet, eignet sich in hervorragender Weise zur Darstellung von Weichteilen, z.B. zur Beurteilung von Läsionen an großen Sehnen (Achilles- bzw. Patellarsehne) oder zur Überprüfung von Halsweichteilen. Durch den Kanteneffekt werden Grenzflächen und lineare Strukturen betont abgebildet (s. S. 115f.).

Zu *Kontrastmitteluntersuchungen der Weichteile* gehören Fisteldarstellungen, Pneumozystographien der Mamma und Galaktographien (= Kontrastmitteldarstellung des Milchgangsystems).

5.5.3 Normaler Befund

Das subkutane Fettgewebe läßt sich *sonographisch* als echoarme Textur von Haut und Faszien abgrenzen. Die echoreichen Faszienflächen erlauben eine Lokalisation von einzelnen Muskellogen. Die Muskulatur selbst weist insbesondere im Longitudinalschnitt eine typische Faserung auf. Große Sehnen werden vom echoreichen Peritendineum umgeben, das Sehneninnere ist echoärmer und in der Schallstruktur gleichmäßiger.

Bei der *sonographischen Untersuchung der Mamma* ist das Drüsengewebe mit dem periduktalen Bindegewebe echoreich, umgeben vom echoarmen peri- und intramammären Fettgewebe. Die Cooper-Ligamente werden echogen markiert, ebenso die Faszien und Abschnitte der Brustwand.

Mammographisch und xeroradiographisch findet sich das Mammadrüsengewebe mit dem periduktalen Bindegewebe als weichteildichte Struktur, vom strahlentransparenten Fettgewebe kontrastreich umgeben und abgegrenzt. Die einzelnen Logen sind nicht separabel, die Cooper-Ligamente erkennt man als fadenförmigen, girlandenartig angeordneten Randschatten zwischen Drüsengewebe und Subkutis. Dazwischen verlaufen Gefäße (Gefäßzeichnung).
Die juvenile Brust ist infolge der zahlreichen von Mantelgewebe umschlossenen Milchgänge fast homogen dicht und strukturarm. Laktierende Brüste haben ein pralles, dichtes Aussehen und werden von einem schmalen subkutanen Fettgewebesaum umgeben. Die Mamma der geschlechtsreifen Frau besitzt strahlendichte, stromareiche Drüsenabschnitte, der Umfang an Fettgewebe ist unterschiedlich ausgeprägt. Durch Rückbildung der bindegewebigen Strukturen treten im Laufe der Jahre die retromamillären Milchgänge stärker hervor. Fibrotisch veränderte Drüsenkörper fallen durch Septierungen auf. Etwa nach dem 40. Lebensjahr atrophiert die Mamma zunehmend, die drüsigen Anteile werden von Fettgewebe ersetzt. Die Mamma wird dadurch strahlentransparenter und mammographisch besser beurteilbar.
Das Xeromammogramm bietet besonders in schräg-seitlicher Projektion Vorteile durch gleichzeitige Abbildung der mammanahen Thoraxwand sowie der Axilla. Bindegewebige Elemente sind xeroradiographisch prägnanter zu sehen, während Dichteunterschiede innerhalb drüsiger Strukturen nicht so deutlich hervortreten wie im Mammogramm (Abb. 4.7, S. 116).

5.5.4 Bildgebende Pathologie

5.5.4.1 Weichteile

Sonographisch finden sich zwischen normalen und degenerativ veränderten Sehnen unterschiedliche Echomuster. Verdickungen der Synovialis und Gelenkergüsse lassen sich gut erfassen, ebenso wie entzündliche Schwellungen von Sehnen im Bereich der Hand- und Fingergelenke, aber auch im Randbereich größerer Gelenkabschnitte (Schulter-, Kniegelenk). Frische Muskelläsionen zeigen je nach Grad der Verletzung Defekte mit Veränderungen der Faserstruktur sowie echoarme bis echofreie Hämatome. Bei Sehnen- und Muskelabriß können funktionsanatomische Überprüfungen durchgeführt werden. Narben führen erwartungsgemäß zu echoreichen Läsionen. Weichteilgeschwülste sind echographisch gut abgrenzbar im Sinne einer Lokalisationsdiagnostik, zur Artdiagnostik können jedoch keine Aussagen gemacht werden.

Xeroradiographisch lassen sich Strukturen der Haut, Subkutis, Muskulatur und der Sehnen sowie der para- und periartikulären Weichteile übersichtlich darstellen, so daß diese Methode auch besonders geeignet ist zur Beurteilung von traumatischen und degenerativen Läsionen an Sehnen, an den periartikulären Weichteilen und im Bereich der Muskulatur. Eine wichtige Domäne dieser Methode liegt auch im Nachweis von schattengebenden Fremdkörpern und Weichteilverkalkungen.

Mit Hilfe der *Weichstrahl-*(= Mammographie-)*Technik* (s. S. 109) lassen sich pathologische Veränderungen an den kleinen Gelenken relativ früh erfassen. Man sieht ödematöse Verdickungen der periartikulären Weichteile, der Sehnen und Sehnenscheiden, Auftreibungen an den Aponeurosen und beginnende Usuren an den Gelenksrandpartien. Ebenfalls gut zu sehen sind punktförmige oder lineare Kalzifikationen am hyalinen Knorpel im Bereich der periartikulären Weichteile, ferner fokale zystoide Entkalkungen oder umschriebene Sklerosen an den Hand- und Handwurzelknochen.

5.5.4.2 Weibliche Brust

Zur Erkennung von pathologischen Veränderungen der Mamma wird die *Sonographie* heute als additives Verfahren eingesetzt (Abb. 5.58, S. 320). Sie dient der Differenzierung fokaler Veränderungen (zystisch oder solide), ultraschallgeführten Punktionen und der präoperativen Lokalisationsdiagnostik. *Unkomplizierte Zysten* sind echofrei, zeigen eine glatte Begrenzung, dorsale Schallverstärkung und laterale Schallauslöschphänomene. Form und Größe variieren, meist sind sie rundlich oder rundlich-oval, sie können aber auch länglich-schlauchförmig oder septiert sein (Abb. 5.37 a). *Komplizierte Zysten* sind von echoarmen soliden Läsionen nicht zu unterscheiden, dazu zählen eingeblutete und infizierte zystische Läsionen sowie Zysten mit papillomatösen oder soliden Geschwulstanteilen. Ein zystenähnliches Aussehen zeigen zystoide retromamilläre Duktektasien bei Galaktophoritis oder endokrinen zystischen Milchgangerweiterungen und Ölzysten nach Fettgewebsnekrosen.

Fibroadenome sind echoarm und haben eine dorsale Schallverstärkung. Im allgemeinen besitzen sie eine relativ glatte Randbegrenzung. Ihre Erscheinungsform variiert jedoch stark, so daß sie von Malignomen oft nicht zu unterscheiden sind (Abb. 5.37 b). Das *Cystosarcoma*

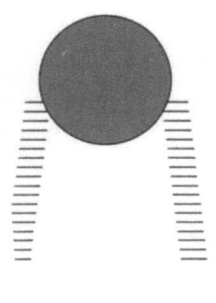
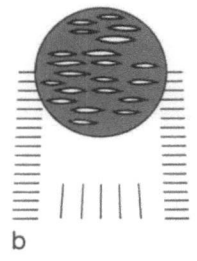
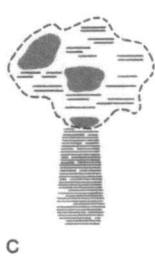

a   b   c

Abb. 5.37 a-c. Pathologische Mammabefunde. (Sonographie). **a** Zyste: Konfiguration rundlich-oval, echofrei, laterale Schallauslöschung, starke „dorsale" Schallverstärkung, glatte Berandung; **b** Fibroadenom: Konfiguration rundlich-oval, gut abgrenzbar, echoarm, laterales „Shadowing", weniger ausgeprägte „dorsale" Schallverstärkung; **c** Karzinom: Konfiguration verschiedenartig abgerundet, kantig, amorph, echoarm bis echoreich, „dorsaler" Schallschatten oder evtl. geringe Schallverstärkung

phylloides, echomorphologisch ähnlich dem Fibroadenom, ist durch seine abnorme Größe und knollige Konfiguration auffällig.

Karzinome können echomorphologisch praktisch alle Formen von Echostrukturen aufweisen, meistens sind sie echoarm, unregelmäßig in Form und Begrenzung (Abb. 5.37 c) und weisen unterschiedliche Schallphänomene auf. Noduläre Karzinome haben Ähnlichkeit mit Fibroadenomen, szirrhöse Karzinome zeigen eine ausgeprägte Schallauslöschung, so daß die Tumormasse oft selbst verdeckt wird.

In der Diagnostik der weiblichen Brust kann die *Mammographie* heute durch kein anderes bildgebendes Verfahren ersetzt werden. *Reaktive Veränderungen (Mastopathien)* führen zu verschiedenen Bildern. Bei *Duktektasien* und periduktalen Fibrosen finden sich bandförmige lineare Verdichtungen im Bereich der retromamillären duktalen Strukturen (Abb. 5.38 d). Noduläre Veränderungen der Drüsenkörper repräsentieren Hyperplasien der terminalen Milchgänge, während sog. Adenosen mehr als flächenhafte Verdichtungen in Erscheinung treten. *Zysten und Fibroadenome* sind häufige Veränderungen bei Mastopathien. Sowohl die Zysten als auch die Adenome erscheinen mammographisch als runde bis rundlich-ovale, glatt begrenzte weichteildichte Schatten, gelegentlich mit einem schmalen Aufhellungshof (Halozeichen). Fibroadenome sind oft polyzyklisch konfiguriert und weisen typische grobschollige Kalkablagerungen auf, als Folge einer myxoiden Degeneration des Tumorgewebes. Große knollig konfigurierte Geschwülste sind,

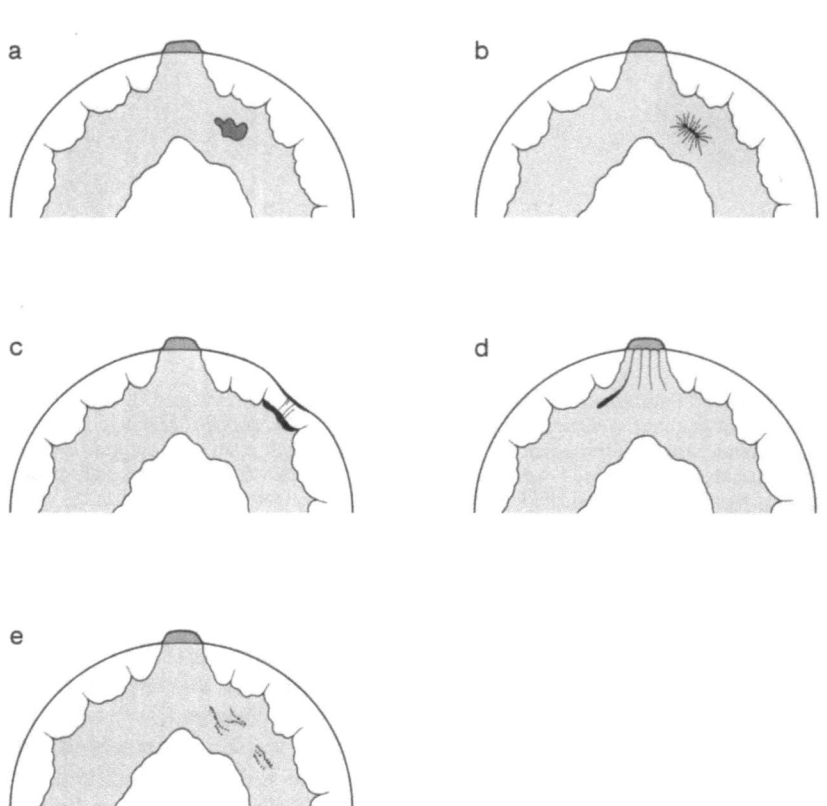

Abb. 5.38 a-e. Pathologische Befunde bei Mammographien: Kriterien der Malignität. **a** Fokale knotige Strukturverdichtung, **b** fibrilläre Strukturverdichtung, **c** amorphe knotige Verdichtung mit Infiltration von Subkutis und Kutis, **d** gestreckt verlaufende Duktektasie mit vermehrter Dichte („prominent duct pattern"), **e** linear und gruppiert angeordnete amorphe, glassplitterartige Mikroverkalkungen

insbesondere wenn rasch entstanden, verdächtig auf ein *Pseudosarcoma phylloides*.

Karzinome führen zu fokalen und allgemeinen Veränderungen an der Mamma (Abb. 5.38 a-c). Am Sitz des Tumors kommt es zu einer Dichteverstärkung, bedingt durch dichtgelagerte Zellkomplexe, reaktive Fibrosen, Nekrosen und Kalkeinlagerungen. Die Tumormasse wirkt sich auf die Umgebung aus, oft durch ein auffälliges Aussehen in Form pseudolobulärer Einziehungen oder fibrillärer Randverdichtungen (Abb. 4.7, S. 116). Bei Milchgangskarzinomen sieht man isolierte, gestreckt verlaufende Gangerweiterungen und Mikroverkalkungen (Abb. 5.38 d, e). Die Zunahme der Dichte im Tumorgebiet wird erkennbar durch Vergleich mit dem übrigen fibroglandulären Gewebe der homo- und kontralateralen Seite. Ausgedehnte Karzinome führen zur Verdrängung und Retraktion am Bindegewebegerüst, zu Sekundärerscheinungen mit Verziehung von Milchgängen, Verformung benachbarter Drüsenabschnitte, Einziehung von Kutis und Subkutis. Durch diffuse Tumorinfiltration entsteht das Bild eines inflammatorischen Karzinoms, auffällig durch eine diffuse Hautverdickung und ödematös-netzige Marmorierung und Verdichtung der Subkutis.

Irrtumsmöglichkeiten sind gegeben bei dichten Brustdrüsen, bei fokalen Verdichtungen durch adenomatöse Indurationen, bei umschriebenen entzündlichen Veränderungen und Ödemen, ferner bei Nekrosen, Hämatomen und gemischten Verkalkungen.

Für die Entdeckung der klinisch okkulten *Mikrokarzinome* ist der Nachweis malignomtypischer Mikroverkalkungen das wichtigste Kriterium. Sie sind differentialdiagnostisch von degenerativen Kalkablagerungen abzugrenzen (Abb. 5.38 e).

Degenerative Verkalkungen finden sich bei kleinzystischen Veränderungen terminaler Drüsenabschnitte, erkennbar als rundliche, feingranuläre oder fazettiert konturierte Mikroverkalkungen, meist in der Anordnung eines Drüsenazinus. Mit Kalkmilch gefüllte *Kleinzysten* bieten das „Teetassen"-Phänomen, Verkalkungen in *Fibroadenomen* sind grobschollig verklumpt. Im Bereich von *Zystenwänden* oder am Rand von *Fettgewebsnekrosen* erscheinen sie mehr eierschalenförmig grobschollig. *Gefäßverkalkungen* lassen das typische vaskuläre Verzweigungsmuster erkennen. *Peri- und intraduktale degenerative Verkalkungen* von Milchgängen, z. B. bei Plasmazellmastitis, erscheinen grobschollig-länglich oder rundlich und finden sich in Anordnung der Milchgänge oft bilateral symmetrisch. Sie sind im Kaliber größer als maligne Verkalkungen. *Mikroverkalkungen im Karzinomgewebe* sind meist kleiner als 0,5 cm im Durchmesser und haben ein amorphes Aussehen. Sie sind oft glassplitterartig strukturiert mit bizarren Kanten und Ecken. Man findet sie bevorzugt in sternförmiger, y-förmiger oder linearer Anordnung innerhalb dreieckförmiger oder quadratischer Felder.

5.5.4.3 Männliche Brust

Zur krankhaften Vergrößerung der männlichen Brust kommt es im Rahmen echter Gynäkomastien, Pseudogynäkomastien und bei Mastitiden sowie bei gut- und bösartigen Geschwülsten. Die Gynäkomastie ist keine selbständige Krankheit, sondern eine Veränderung, die unter verschiedenen krankhaften Einflüssen zustande kommt,

z. B. Pubertätsendokrinopathien, paraneoplastischen Reaktionen, Leberinsuffizienz oder durch Einwirkung verschiedener Medikamente und Drogen. Mammographisch findet sich ein vergrößerter retromamillärer Drüsenkörper mit homogen dichten oder strähnigen Strukturen und gleichmäßigen streifigen Ausläufern. Knotige Veränderungen sind von Karzinomen nicht zu unterscheiden. *Karzinome der männlichen Brust* erscheinen meist als dichte Knoten mit exzentrischer Lage zur Brustwarze. Sie sind relativ gut abzugrenzen und führen früh zu Adhäsionen mit der Umgebung und zur Invasion in die regionalen Lymphknoten.

5.6 Kontrastmitteluntersuchungen des Herzens und der Gefäßsysteme

D. Beduhn

5.6.1 Indikationen

Die Kontrastmitteluntersuchung des Herzens und der Gefäßsysteme soll immer dann vorgenommen werden, wenn mit klinischen und anderen Methoden eine exakte Diagnose oder Aussage über Lokalisation und Ausdehnung eines pathologischen Befundes nicht erzielt werden kann.

Herz und große Gefäße

- Mißbildungen und erworbene Erkrankungen des Herzens, des Koronarsystems und der großen Gefäße, v.a. zur Klärung der Frage der Operabilität und des operativen Vorgehens

Arterielles System

- Kongenitale Durchblutungsstörungen, z.B. Aortenisthmusstenose (Coarctatio aortae), Hypoplasie
- Entzündliche Gefäßerkrankung, z.B. Periarteriitis nodosa
- Chronische Durchblutungsstörungen, z.B. M. Raynaud, Endangitis obliterans (M. Winiwarter-Buerger), arteriosklerotische Gefäßveränderungen, Aortenaneurysmen, dilatierende Aortensklerose, Aortendissektion
- Akute Durchblutungsstörungen mit Verdacht auf Gefäßverschlüsse, z.B. Embolie, Thrombose, Dissektion, Trauma
- Arterielle Hypertension (renovaskulär, endokrin, z.B. Phäochromozytom, Conn-Syndrom)
- Zur Beurteilung der anatomischen Gefäßverhältnisse präoperativ vor Implantation eines sog. Portsystems zur intraarteriellen Infusion von Chemotherapeutika

Venöses Gefäßsystem

- Status varicosus, Stammvaricosis
- Entzündliche Venenerkrankungen, z.B. Thrombophlebitis des tiefen und oberflächlichen Venensystems

- Schwellung der Extremitäten mit klinischem Verdacht auf venöse Abflußbehinderung, z.B. thrombotischer Verschluß, Paget-v. Schroetter-Syndrom
- Venenkompression durch Narbengewebe (z.B. Zustand nach Ablatio mammae) oder Tumor (z.B. Mediastinaltumor, Bronchialkarzinom)

Pfortadersystem

- Portale Hypertension mit Ösophagusvarizenblutung, unklarer Milztumor, Verdacht auf Pankreastumor mit Pfortaderverlegung

Lymphatisches System

- Lymphknotenschwellung, z.B. bei generalisierter Erkrankung, M. Hodgkin, Lymphknotenmetastasierung, Tumorstaging
- Unklare Schwellung der Extremität und Verdacht auf venöse oder lymphatische Abflußstörung (Elephantiasis)
- Postoperative Armschwellung nach Ablatio mammae (Lymphödem)

Organerkrankung

- Bei klinischem Verdacht auf entzündliche oder benigne Geschwülste (Pankreatitis, Fibrom, Zyste, Hämangiom usw.)
- Maligne, gefäßreiche oder gefäßarme Tumoren (Hypernephrom, Nierenkarzinom)
- Gastrointestinale Blutungen, deren Genese mit konventionellen Röntgenuntersuchungsmethoden nicht abgeklärt werden kann
- Verdacht auf traumatische Organverletzung (Hämatom, Ruptur, Aneurysma, AV-Fistel, Dissektion)

5.6.2 Untersuchungsmethoden

Aufnahmetechnik des Herzens und der großen Gefäße

Konventionelle Angiographie mit dem AOT-Blattfilmwechsler

Für die Aufnahmetechnik des Herzgefäßsystems gibt es Geräte mit automatischem Filmwechsel, dessen Geschwindigkeit vorwählbar und mit der Belichtung gekoppelt ist: Kassetten-, Blattfilm-, Rollfilmwechsler. Mit ihnen fertigt man Serienangiogramme bzw. Serienangiokardiogramme in 1 oder 2 Ebenen an. Die Kontrastmittelinjektion erfolgt zweckmäßigerweise automatisch mit einer Hochdruckspritze, die EKG-gesteuert arbeitet. Kleine Gefäßareale lassen sich auch manuell füllen. Die Bildexposition, die über einen Kontakt an der Hochdruckspritze ausgelöst wird, und die Bildfrequenz sind nach der Strömungsgeschwindigkeit des Blutes und den gewünschten Informationen einzustellen. Für das venöse System genügt meistens eine Frequenz von 1-2 Bildern/s. Für das arterielle System sind eine Bildfolge von 2-4 Bildern/s und für die Herzhöhlen mindestens 6 Bilder/s notwendig. Die arteriographische Untersuchung ist zeitlich so auszudehnen, daß auch die venöse Rückflußphase erfaßt wird. Die lumbale Aortographie bzw. Becken-Bein-Arteriographie mit Darstellung der unteren Extremitäten erfordert eine etagenweise Verschiebung des Patienten mit der Lagerungsplatte des Untersuchungstisches und eine automatische kV-Reduzierung zum Ausgleich der Dickenunterschiede der einzelnen Körperabschnitte.

Hohe Frequenzen für besondere Fragestellungen (Studium der Herzklappenfunktion, Angiokardiographie von Säuglingen und Kleinkindern) erreicht man mit dem Magnetbandspeicherverfahren oder der Röntgenkinematographie (bis zu 200 Bilder/s).

Digitale Subtraktionsangiographie (DSA)
Die DSA beruht auf dem Prinzip der photographischen Subtraktion, die 1935 von Ziedses des Plantes entwickelt wurde. Es wird eine Negativaufnahme ohne Darstellung der Gefäße (Maskenaufnahme) von einer genau gleichen Röntgenaufnahme mit Darstellung des Gefäßsystems subtrahiert. Hieraus resultiert eine Aufnahme, auf der alle auf beiden Aufnahmen (Nativaufnahme und Füllungsbild) gemeinsam dargestellten Strukturen ausgelöscht sind, so daß nur das auf dem Füllungsbild kontrastierte Gefäßsystem überlagerungsfrei zur Darstellung kommt. Dabei wird der Vorgang der photographischen Subtraktion vom Computer übernommen. Mit der DSA wird unter Röntgendurchleuchtung an einer Bildverstärkerfernsehkette ein Nativbild erstellt (Maskenaufnahme). Diese mit einer Bildfrequenz von bis zu 50 Bildern/s erzeugten Daten werden im Computer verarbeitet. Bei der intravenösen DSA wird am Beginn der Röntgendurchleuchtung die Injektion des Kontrastmittels ins venöse System, meistens eine Kubitalvene, als Bolusinjektion vorgenommen. Unter Bildverstärkerfernsehkontrolle wird die Anflutung des Kontrastmittels im arteriellen Gefäßsystem beobachtet. Zum Zeitpunkt der höchsten Konzentration des Kontrastmittels in dem zu untersuchenden arteriellen Gefäßabschnitt wird das Füllungsbild erstellt. Durch Subtraktion von Masken- und Füllungsbild ermöglicht die DSA eine Auslöschung der Hintergrundstrukturen, so daß eine überlagerungsfreie Darstellung des zu untersuchenden Gefäßabschnittes erreicht

wird. Bei Bewegungsartefakten kann durch eine Nachverarbeitung mit erneuter Maskenwahl oder einer Verschiebung des Maskenbildes gegen das Füllungsbild die Qualität des digitalen Subtraktionsangiogramms entscheidend verbessert werden.

5.6.2.1 Herzgefäßsystem

Die direkte, perkutane Punktion bevorzugt man für die Gefäßdarstellung, weil sie technisch einfach und mit dem geringsten Risiko behaftet ist (z. B. Extremitätenarteriographie, Phlebographie usw.). Daneben wird für die Gefäßdarstellung bei der Diagnostik der arteriellen Verschlußkrankheit auch die Katheterarteriographie verwendet (Bekken-Bein-Arteriographie). Die Organdarstellung erfolgt vorwiegend mit der Katheterangiographie, insbesondere gestattet die selektive Angiographie eine überlagerungsfreie Darstellung einzelner Organe. In letzter Zeit hat die DSA sowohl bei der intravenösen als auch bei der intraarteriellen Gefäßdarstellung immer mehr an Bedeutung gewonnen.

Direkte Aorto-, Arteriographie
Karotisangiographie. Die Karotisangiographie wird vorwiegend in Lokalanästhesie vorgenommen. Die A. carotis communis wird am Hals an der Stelle der am besten tastbaren Pulsation in der Mitte zwischen dem Kieferwinkel und der oberen Begrenzung des Manubrium sterni am vorderen Rand des M. sternocleidomastoideus punktiert. Sofort nach Durchstoßen der Vorderwand der Arterie wird das Ende der Nadel gesenkt und die Nadel in Richtung des Blutstroms in dem Gefäß vorgeführt. Mit dieser Untersuchungstechnik erfolgt eine Darstellung des Gefäßgebiets der A. carotis externa et interna. Sie wird zunehmend durch die selektive Katheterangiographie abgelöst.

Vertebralisangiographie. Die Darstellung des Versorgungsgebietes der A. vertebralis kann mit der selektiven Katheterangiographie über den Aortenbogen oder durch die retrograde Brachialisangiographie durchgeführt werden.

Lumbale Aortographie. Die lumbale Aortographie erfolgt in Allgemeinnarkose oder in Lokalanästhesie. Der Patient liegt in Bauchlage. Die Punktionsstelle ist eine Handbreit neben der Dornfortsatzlinie in der Mitte zwischen dem unteren linken Rippenbogen und dem Beckenkamm. Die Punktion der abdominalen Aorta erfolgt mit einer 18 cm langen Kanüle in Richtung auf den 2.-3. Lendenwirbelkörper (normale Aortographie) oder 12. Brustwirbelkörper (hohe lumbale

Aortographie). Unter Bildverstärkerfernsehkontrolle wird die Nadellage durch Probeinjektion von 5 ml Kontrastmittel überprüft. Bei der normalen lumbalen Aortographie werden die abdominale Aorta vom 3. Lendenwirbelkörper an, die Beckenarterien sowie Oberschenkel-, Knie- und Unterschenkelarterien bis zu den Füßen dargestellt. Die hohe lumbale Aortographie dient vorzugsweise zur Darstellung des arteriellen Gefäßsystems des Bauchraumes. Mit Einführung der DSA und Verwendung von 4-French-Kathetern hat die lumbale Aortographie an Bedeutung verloren. Risikoärmer und komplikationsloser ist die Gefäßuntersuchung mit einem 4-French-Katheter und verdünntem Kontrastmittel mit der DSA.

Extremitätenarteriographie. Bei der Extremitätenarteriographie erfolgt die Direktpunktion der Arterie in Lokalanästhesie in der Leisten- oder Ellenbeuge bzw. Achselhöhle. Bei der Extremitätendarstellung mit der DSA wird eine Einmalnadel Nr.2 bzw. eine Butterfly-Punktionsnadel D 16 verwendet.

Gegenstromarteriographie. Mit der Gegenstromarteriographie wird eine retrograde Darstellung der Beckenarterien und der abdominalen Aorta bzw. der Aa. axillaris und subclavia mit Möglichkeit der Vertebralisangiographie beidseits und der Karotisangiographie rechts vorgenommen. Unter hohem Füllungsdruck wird das Kontrastmittel mit der Druckspritze gegen den Blutstrom retrograd injiziert.

Phlebographie
Phlebographie der oberen Extremität. Zur Darstellung des Venensystems wird vorwiegend die V. mediana cubiti in der Ellenbeuge benutzt. Mit dieser Untersuchungsmethode können die Oberarmvene, die V. subclavia und die V. cava superior dargestellt werden. Bei der simultanen Injektion des Kontrastmittels in beide Kubitalvenen gelingt eine gute Darstellung der Subclavia beidseits und der oberen Hohlvene (mediastinale Phlebographie).

Phlebographie der unteren Extremität und Preßphlebographie. Die Darstellung des venösen Gefäßsystems am Bein erfolgt nach Punktion einer oberflächlichen Fußrückenvene an der tibialen dorsalen Seite der Großzehe. Bei liegender Staubinde oberhalb des Sprunggelenks wird das Kontrastmittel injiziert. Unter Durchleuchtung werden an verschiedenen Abschnitten der Extremität, entsprechend dem Füllungsgrad der Vene, Aufnahmen bis zum Beckenbereich dargestellt. Bei der aszendierenden Preßphlebographie wird routinemäßig der Valsalva-Preßversuch in den Untersuchungsgang miteinbezogen. Mit der Beurteilung der Mündungsklappen der V. saphena parva et magna kann eine Differenzierung der verschiedenen Formen des Krampfaderleidens sicher und ohne zusätzliches Risiko vorgenommen werden.

Beckenphlebographie und Kavographie. Zur Darstellung der Beckenvene und der unteren Hohlvene werden ca. 30 ml Kontrastmittel simultan in beide Femoralvenen in Höhe des Leistenbandes injiziert. Zur Prüfung der Funktion der Venenklappen wird das Kontrastmittel beim Valsalva-Versuch eingespritzt: retrograde Phlebographie.

Katheteraorto-, Katheterangiographie bzw. Angiokardiographie
Die Katheterangiographie bzw. die Angiokardiographie wendet man zur Darstellung von Gefäßarealen, die mit der Direktpunktion nicht erfaßt werden können, zur Organuntersuchung und zur Darstellung der Herzhöhlen an. Am gebräuchlichsten ist die Einführung des Katheters nach der Seldinger-Technik. Die Untersuchung wird meistens nach Prämedikation in Lokalanästhesie vorgenommen. Kinder unter 10 Jahren werden meist in Narkose untersucht.

Kathetermaterial. Für die Übersichtsaortographie werden Pigtail-Katheter mit einer Stärke von 4-6 French verwandt. Die Organdarstellung erfolgt mit vorgeformten und gekrümmten Spezialkathetern (z. B. Sidewinder). Bei mehrmaligem Katheterwechsel kann eine Schleuse verwandt werden. Auf diese Weise kann ohne Traumatisierung der Gefäßwand ein mehrmaliger Katheterwechsel auch mit endständig geschlossenen Kathetern vorgenommen werden.

Zugangswege. Die Katheterarteriographie kann über die A. femoralis, brachialis oder A. axillaris durchgeführt werden. Nach Lokalanästhesie wird die Arterie punktiert. Das Herausspritzen von Blut zeigt die richtige Nadellage an. Sodann wird durch die liegende Nadel ein Führungsdraht mit einer flexiblen Spitze in die Arterie eingeführt. Die Nadel wird entfernt, über den liegenden Mandrin der Katheter aufgezogen und in das Gefäßsystem eingeführt. Der Mandrin wird wieder entfernt. Der Katheter wird an seinem äußeren Ende durch ein Ansatzstück mit einem Hahn verschlossen. Unter Bildverstärkerfernsehkontrolle wird die Spitze des Katheters an die Stelle des Gefäßsystems oder des Herzens gebracht, an der das Kontrastmittel injiziert werden soll.
Bei der Angiokardiographie und der Übersichtsaortographie (thorakal und abdominal) wird ein Pigtail-Katheter mit seitlichen Perfora-

tionen verwendet, um einen schnellen Kontrastmittelaustritt während der Injektion zu erzielen. Die Herzhöhlen dürfen nur mit einem Pigtail-Katheter gefüllt werden, weil der düsenartige Strahl aus der Katheterspitze die Herzwand verletzen könnte.

Angiokardiographie. Mit einem über die V. cubitalis oder V. femoralis eingeführten Katheter werden der rechte Vorhof und Ventrikel, nach Punktion des Vorhofseptums mit einem Spezialinstrumentarium (Brockenbrough-Katheter oder Johnson-Nadelbesteck) transseptal auch der linke Vorhof oder Ventrikel sondiert. Für die isolierte Darstellung des Lungenkreislaufs schiebt man den Katheter über die rechten Herzhöhlen bis in die A. pulmonalis bzw. in den linken oder rechten Pulmonalarterienhauptstamm vor. Der linke Ventrikel ist auch mit einem Katheter retrograd über die Aorta und die Aortenklappenebene zu erreichen. Je nach Katheterlage erhält man dann mit der Kontrastmittelinjektion ein Dextrokardiogramm, ein Lävokardiogramm oder ein selektives Pulmonalarteriogramm.

Koronarographie. Die selektive Darstellung der Herzkranzgefäße erfolgt (nach Judkins) transfemoral oder (nach Sones) über die Armarterie. Für die selektive Sondierung des linken und rechten Koronarostiums braucht man jeweils einen Spezialkatheter mit geeigneter Krümmung, wobei die Katheter bei der Untersuchung über eine Schleuse gegeneinander ausgetauscht werden.

Thorakale und abdominale Aortographie. Die Darstellung der Aorta thoracalis mit ihren supraaortalen Ästen (Truncus brachiocephalicus, A. carotis links, A. subclavia links) und der Aa. intercostales bzw. der Aorta abdominalis und ihren viszeralen und parietalen Ästen erfolgt mit einem über die A. femoralis bzw. A. brachialis oder A. axillaris eingeführten Katheter. Über den gleichen Zugangsweg ist es möglich, mit endständig gekrümmten Kathetern die aus der Aorta abgehenden Arterien (A. carotis, A. vertebralis, A. subclavia, A. bronchialis, Truncus coeliacus, A. mesenterica superior et inferior und A. renalis) selektiv bzw. superselektiv (z. B. A. lienalis, A. gastroduodenalis) zu sondieren.

Spinale Angiographie. Die Darstellung der Rückenmarkarterien erfolgt mit speziell geformten Kathetern. Bei der Darstellung der Rückenmarksgefäße mit verdünntem Kontrastmittel hat sich besonders die DSA bewährt.

Arterioportographie. Siehe Portographie S. 270.

Shuntographie. Zur Darstellung des Cimino-Shunts zwischen einer Unterarmarterie (meistens A. radialis) und einer Unterarmvene (meistens V. media antebrachii) wird in die A. brachialis verdünntes Kontrastmittel injiziert und das Gefäßsystem mit der DSA untersucht.

5.6.2.2 Pfortadersystem

Portographie

Mit der Portographie läßt sich das Pfortadersystem darstellen. Die Untersuchung ist möglich über das Milzparenchym im Sinne einer Splenoportographie oder die Milzarterie in Form einer Arterioportographie.

Bei der *Splenoportographie* wird unter Bildverstärkerfernsehkontrolle in Lokalanästhesie bei kurzdauerndem Atemstillstand die Milz von lateral in Höhe des 10./11. Interkostalraumes mit einer Kanüle mit Kunststoffkatheter punktiert. Nach Entfernen der Kanüle verbleibt der Kunststoffkatheter in situ, und der Patient kann weiter atmen. Unter den Komplikationen der Methode ist die Blutung zu befürchten, die besonders bei Mehrfachpunktionsversuchen aus den Stichkanälen erfolgt. Zur Vermeidung von Nachblutung sollte vor jeder Splenoportographie ein Gerinnungsstatus angefertigt werden.

Nach richtiger Lage tropft reichlich Blut ab. Mit Hilfe eines graduierten, mit Kochsalz gefüllten Steigrohres wird der Druck gemessen. Der Pfortaderdruck liegt im Normalfall unter 15–20 cm H_2O. Werte über 25 cm H_2O entsprechen einer portalen Hypertension.

Wesentlich risikoärmer wird heute fast ausschließlich die *Arterioportographie* angewandt. Nach selektiver Sondierung der A. lienalis bzw. A. mesenterica superior können in der venösen Phase die Milzvene und damit das Pfortadersystem dargestellt werden. Hier hat sich besonders die intraarterielle DSA über den Truncus coeliacus bewährt, da bei der Subtraktion die Kollateralen besonders gut und kontrastreich zur Darstellung kommen.

5.6.2.3 Leber, Niere

Phlebographie

Mit einem entsprechend endständig präformierten Katheter können über die V. femoralis die Vv. lumbales ascendentes, renales, suprarenales, hepaticae und die V. azygos dargestellt werden.

5.6.2.4 Lymphatisches System

Lymphographie

Bei der Lymphographie erfolgt die Kontrastinjektion grundsätzlich in ein mit Farbstoff markiertes, oberflächliches, peripheres Lymphgefäß. Nach Anfärbung der oberflächlichen Lymphgefäße mit Patentblau-violett in 11%iger wäßriger Lösung wird in Lokalanästhesie über einen 1 cm langen Schnitt in Höhe der 1. Interdigitalfalte des Fußrückkens bzw. Handrückens das subkutan gelegene Lymphgefäß freipräpariert und kanüliert. Die Kontrastmittelinjektion von 6-8 ml eines öligen jodhaltigen Kontrastmittels (meistens Lipiodol ultrafluid) erfolgt mit der Injektionsspritze. Die Injektionsdauer beträgt etwa 1 h. Nach Beendigung der Injektion werden Röntgenaufnahmen des Beckens und des Retroperitonealraumes in sagittaler, seitlicher und halbschräger Position angefertigt sowie eine Thoraxübersichtsaufnahme zur Erfassung des Ductus thoracicus. Die Bilder stellen die Lymphgefäße (Lymphangiogramm) dar. 24 h nach der Untersuchung werden die Lymphknoten im Lymphadenogramm untersucht. Die Aufnahmetechnik ist die gleiche.

5.6.3 Kontrastmittel

Für die Angiographie des Herzens, des arteriellen und venösen Gefäßsystems werden jodhaltige, nierengängige, wasserlösliche Kontrastmittel verwendet. Die wichtigsten physikochemischen Eigenschaften der wasserlöslichen, jodierten Kontrastmittel sind ihre Löslichkeit, die Viskosität und der osmotische Druck der Lösungen, die lipophilen bzw. hydrophilen Eigenschaften des jodhaltigen Moleküls sowie die elektrische Ladung. Heute unterscheidet man zwischen ionischen und nichtionischen Kontrastmitteln. Die nichtionischen Kontrastmittel erweisen sich gegenüber den ionischen Kontrastmitteln als besser verträglich. Sie verursachen offenbar seltener Allgemeinreaktionen, wie Übelkeit und Erbrechen oder die zeitweise lebensbedrohenden allergoiden oder idiosynkratischen Reaktionen. Nichtionische Kontrastmittel sind hydrophiler, enthalten keine elektrischen Ladungen und keine Kationen, wie Natrium oder Meglumin.

Kontrastmittelreaktion

Rötung der Haut und Schleimhäute, Geschmackssensationen, Kopfschmerzen, Schwindel und Kreislaufstörungen können Zeichen einer Überempfindlichkeit sein. Bei schweren Kontrastmittelreaktionen kann es zu einem Glottisödem, Bronchospasmus bis hin zur manifesten Schocksymptomatik mit Herzstillstand kommen.

Behandlung der Kontrastmittelzwischenfälle
Wesentliche Voraussetzung für die Arbeit mit Kontrastmitteln ist die ständige Bereitschaft zur Behandlung von Kontrastmittelzwischenfällen. Das betrifft die Verfügbarkeit von geschultem medizinischen Personal, der notwendigen apparativen Ausstattung und der betreffenden Medikamente, wie Notfallbesteck zur Beatmung, Sauerstoffgerät und Absaugvorrichtung, Infusionsmaterial, Herz- und Kreislaufmittel, Kortikoide, Antiallergika, Sedativa und Antihypotensiva, sowie EKG-Geräte zur Patientenüberwachung. Bei kardialen Komplikationen (Kammerflimmern, Herzstillstand) ist ein extrathorakaler Herzdefibrillator notwendig.
Wichtig ist die Erhebung der Anamnese und die klinische Untersuchung. Bei Patienten mit einer anamnestisch gesicherten Prädisposition zur histaminbedingten Allergie und Intoleranz ist eine vorbeugende Behandlung durch eine Kombination von H1- und H2-Blokkern mit Kortikosteroiden zur Vermeidung von durch Histaminfreisetzung ausgelösten klinischen Reaktionen empfehlenswert.

5.6.4 Normaler Röntgenbefund

Herz und große Gefäße. Das Dextrokardiogramm gibt die Hohlräume des rechten Herzens und den arteriellen Lungengefäßbaum, das Lävokardiogramm den venösen Lungengefäßbaum, die Höhlen des linken Herzens und die Aorta wieder. Am Herzen achtet man auf die Lage, Form und Größe der Vorhöfe und Ventrikel. Die Wand des linken Ventrikels ist feintrabekularisiert und etwa 5mal dicker als die grobtrabekularisierte Wand des rechten Ventrikels. Die Beurteilung der aus dem Herzen kommenden Gefäße erstreckt sich auf deren Ursprung, Verlauf, Kaliber und Begrenzung. Die Lungengefäße verjüngen sich im Kaliber gleichmäßig zur Peripherie.

Koronararterien. Sie entspringen aus dem linken und rechten Sinus aortae. Die rechte Koronararterie zweigt mehrere kleine Äste ab, während sich die linke schon bald in 2 Hauptäste, den R. interventricularis anterior sinister und den R. circumflexus sinister aufgabelt. Je nachdem, welcher Koronararterienast maßgeblich an der Versorgung des linken Ventrikels beteiligt ist, unterscheidet man einen Linksversorgungstyp (Häufigkeit 23%), einen Rechtsversorgungstyp (9%) und einen Normalversorgungstyp (68%).

Peripheres Gefäßsystem. Arterien und Venen sind nach Ursprung, Verlauf, Kaliber und Begrenzung zu bewerten. Es gibt zahlreiche Variationen und atypische Gefäßabgänge ohne Krankheitswert (z. B. Ursprung einer unteren Nierenpolarterie). Bei der Beurteilung des venösen Systems spielt besonders die Funktion des Klappenapparats eine große Rolle.

Parenchymatöse Organe. Sie erfaßt man röntgenologisch am besten durch die Arteriographie (selektiv), wobei die arterielle Phase, die kapilläre Phase mit der gleichmäßigen Parenchymanfärbung und die venöse Phase ausgewertet werden können. Manche Organe, wie z. B. die Nebennieren, sind besser retrograd durch die selektive Phlebographie darzustellen, mit der vielfach auch die Kontrastierung des Parenchyms gelingt.

Lymphsystem. Die Lymphgefäße zeigen im Lymphangiogramm eine gleichmäßige, zusammenhängende Füllung. Die Lymphknoten haben im Lymphangiogramm bei scharfer Begrenzung eine radiäre Zeichnung, die durch die Kontrastierung der Intermediärsinus bedingt sind (Füllungsbild). Im Lymphadenogramm bieten die Lymphknoten durch die Speicherung des Kontrastmittels im Maschenwerk der Sinus eine feine granuläre Struktur (Speicherbild). Zentral gelegene oder gegen den Hilus entwickelte, mit dem Alter des Patienten an Zahl zunehmende intranoduläre Lakunen kommen durch fettige Degenerationsherde zustande und haben keine pathologische Bedeutung. Vergrößerte Lymphknoten in der Inguinalregion sind meistens Folge einer Entzündung und stellen keinen verwertbaren Befund dar.

5.6.5 Röntgenpathologie

5.6.5.1 Herz und große Gefäße

Die Angiokardiographie ermöglicht die Beurteilung des Ausmaßes der pathologisch-anatomischen Veränderungen und der gestörten Hämodynamik in Verbindung mit den übrigen Befunden der Herzkatheteruntersuchung.

Klappen- und Shuntvitien ohne und mit Ursprungs- und Verlaufsanomalien der großen Gefäße.

Klappenstenose. Vorwölbung der Klappenebene in Richtung des Blutstroms, an der Aorten- und Pulmonalklappe besonders deutlich, die Klappensegel bleiben während des Blutdurchtritts bis auf eine kleine Öffnung geschlossen.

Subvalvuläre Stenose. Einengung der Ventrikelausflußbahn durch einen Muskelwulst oder durch eine Membran. Die muskuläre subvalvuläre Stenose kann während der systolischen Ventrikelkontraktion funktionell verschieden stark wirksam werden.

Supravalvuläre Stenose. Einengung der A. pulmonalis bzw. der Aorta distal von der Klappenebene durch eine in das Gefäßlumen einspringende Membran.

Klappeninsuffizienz. Regurgitation von Kontrastmittel an der Mitral- und Trikuspidalklappe in der Systole und an der Aorten- und Pulmonalklappe in der Diastole.

Vorhof- und Ventrikelseptumdefekt. Bei Kontrastfüllung der Herzhöhle mit dem höheren Druck tritt ein Kontrastmittelpilz entsprechend der Shuntrichtung durch den Defekt, bei Kontrastierung der Herzhöhle mit dem niedrigeren Druck mischt sich kontrastmittelfreies Blut über den Defekt mit dem Kontrastblut der anderen Höhle.

Trabekelstruktur. Kennzeichen des rechten Ventrikels ist die grobe Trabekelstruktur. Wichtig für die Ventrikelbestimmung bei großen Scheidewanddefekten, bei Transposition der großen Gefäße und Ventrikelinversion.

Lungenvenentransposition. Einmündung von Lungenvenen in den rechten Vorhof, in die obere oder untere Hohlvene bzw. in die Vv. subclaviae.

Singulärer Ventrikel. Linker und rechter Ventrikel bilden einen großen Hohlraum, häufige Kombination mit anderen Mißbildungen.

Pseudotrunkus. Pulmonalatresie mit hypoplastischer, blind endender Ausflußbahn des rechten Ventrikels, hohem Ventrikelseptumdefekt und Dextroposition der Aorta.

Truncus arteriosus communis. Gemeinsames arterielles Gefäß für beide Herzkammern, aus dem die A. pulmonalis und die Koronararterien entspringen, reitet über einem hohen Ventrikelseptumdefekt.

Dextro-, Lävokardie. Spiegelbilddextrokardie, nur in 5% mit einem Vitium kombiniert.

Dextroversio cordis, nahezu ausschließlich mit einem Vitium kombiniert, wobei die zyanotischen Vitien mit 85% führen.
Lävokardien haben zu über 90% ein zyanotisches Vitium, häufig auch eine Milzagenesie.

Erkrankungen der Herzwand ohne erkennbare Ätiologie (= Kardiomyopathien). Kardiomyopathien vom vorwiegend hypertrophischen Typ („idiopathische" Ventrikelhypertrophie), vom dilatatorischen Typ und vom restriktiven Typ (Endomyokardfibrosen, Pericarditis constrictiva).

Tumoren. Intrakavitäre Herztumoren, am häufigsten Myxom des linken Vorhofs (s. S. 166), dem Herzen oder den großen Gefäßen benachbarte Tumoren.

Veränderungen der Aorta und der Hohlvenen

Angeboren. Arcus aortae dexter (A. a. d.), häufig mit zyanotischen Vitien: A. a. d. mit spiegelbildlichem Abgang der Brachiozervikalarterien, A. a. d. mit aberrierender A. subclavia sinistra, A. a. d. circumflexus. Arcus aortae duplex (Ösophagus- und Tracheakompression!). Arcus aortae sinister (A. a. s.): mit aberrierender A. subclavia dextra (häufigste Aortenbogenanomalie!), A. a. s. circumflexus.
Persistierende linke obere Hohlvene, kann in den linken Vorhof einmünden, häufig Kombination mit anderen Herzmißbildungen. Anomalien der unteren Hohlvene selten, z. B. Einmündung von Lebervenen in den rechten Vorhof oder Sinus coronarius, Einmündung der V. cava inferior in den linken Vorhof.

Erworben. Aortenaneurysma (arteriosklerotisch, entzündlich, traumatisch), Aneurysmen des Sinus Valsalvae mit und ohne Aorteninsuffizienz oder Ruptur in eine Herzhöhle, Aortendissektion.

Koronargefäße

Angeboren. Anomaler Abgang der linken Koronararterie aus der A. pulmonalis, singuläre Koronararterie. Ursprung akzessorischer Koronaräste aus der Aorta. Arteriovenöse Koronarfistel: Kurzschlußverbindung zwischen einer großen Koronararterie und einer großen Herzvene oder den venösen Herzhöhlen oder der A. pulmonalis. Arterioarterielle Koronarfistel: Kurzschlußverbindung zwischen der (linken) Koronararterie und dem linken Vorhof bzw. Ventrikel.

Erworben. Koronararterienaneurysmen (selten auch angeboren) durch arteriosklerotische oder entzündliche (rheumatische, luische, mykotische) Wandveränderungen. Atherosklerose und Koronararterienverschluß als häufigste Erkrankung!

5.6.5.2 Peripheres Gefäßsystem

Hypoplasie. Gleichmäßige Verkleinerung des Kalibers in einem größeren Gefäßbezirk, angeboren (Abb. 5.39 a-e).

Elongation. Verlängerung eines Gefäßes in der Längsachse, gleichzeitig abnorme Achsenknickung (Kinking) oder vermehrte Schlängelung, arteriosklerotisch, entzündlich.

Ektasie, Dilatation. Kalibervergrößerung eines Gefäßes, bei Arterien prä- und poststenotische Dilatation oder bei Vergrößerung in der Längsachse (Elongation) und vermehrter Schlängelung (Kinking). Bei Venen Phlebektasie, primäre und sekundäre Varikosis, letztere bei Insuffizienz des tiefen Venensystems.

Aneurysma. Kugelige oder spindelförmige Erweiterung des Gefäßlumens, angeboren, mykotisch, traumatisch.

Stenose. Kurz- oder langstreckige Einengung der Strombahn, je nach Grad der Stenose ohne oder mit Kollateralkreislauf, durch Gefäßwandveränderung (angeboren, meist jedoch arteriosklerotisch oder entzündlich) oder durch Kompression von außen (Narbengewebe, Tumor).

Thrombose. Unregelmäßig begrenzte Einengung und Verlegung des Gefäßlumens, zentrale Füllungsdefekte mit teilweisem oder totalem

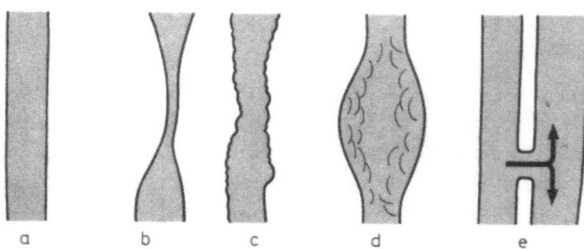

Abb. 5.39 a-e. Gefäßveränderungen im Angiogramm. **a** Normal, **b** kongenitale Stenose, **c** Arteriosklerose, **d** Aneurysma mit Thrombose, **e** arteriovenöse Fistel

Gefäßverschluß, Entwicklung eines Kollateralkreislaufs, bei arteriosklerotischen oder entzündlichen Gefäßprozessen.

Embolie. Scharf begrenzter, glatter Gefäßabbruch ohne Kollateralkreislauf (im Gegensatz zum chronischen Verschluß). Bei Herzklappenfehler mit Vorhofflimmern, frischem Herzinfarkt mit wandständigen Thromben im linken Ventrikel, ulzeröser Endokarditis (Abb. 5.40 a-c).

Arteriovenöse Fistel. Kurzschlußverbindung zwischen arteriellem und venösem System, Schlängelung und Dilatation der zuführenden Arterie und der abführenden Vene, angeboren oder erworben durch Trauma, primäre Arterienerkrankung (Einbruch eines arteriosklerotischen, mykotischen oder luischen Aneurysmas in die benachbarte Vene), Tumorarrosion einer benachbarten Arterie und Vene, gefäßreichen Tumor.

Arrosion. Gefäßverletzung mit Kontrastmittelaustritt (z.B. ins Intestinum mit Anfärbung der Schleimhautareale bei Gastrointestinalblutung).

Mißbildungen. Rankenangiom lokalisiert, generalisierte Angiomatose mit Befall eines größeren Körperabschnittes bei F.P. Weber-Syndrom.

Durchblutungsstörungen
Arteriell. Prädilektionsstellen für arterielle Verschlußkrankheiten: Aortentyp (Aortenbifurkation oder Aorta abdominalis: Leriche-Syndrom), Beckentyp (Aa. iliacae) (Abb. 5.41), Oberschenkeltyp als häufigste Verschlußlokalisation (A. femoralis superficialis, die A. femoralis profunda bleibt als wichtigste Kollaterale meistens durchgängig), peripherer Typ (Unterschenkel-, Fuß- oder Digitalarterien), Armtyp (A. axillaris, brachialis, Unterarm-, Hohlhand- und Digitalarterien),

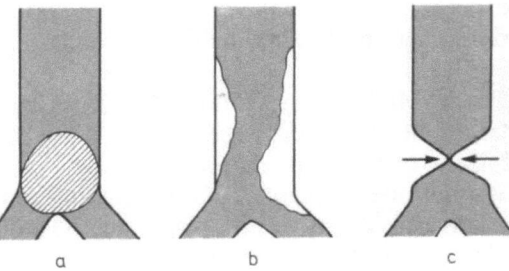

Abb. 5.40 a-c. Akuter Gefäßverschluß im Angiogramm.
a Embolie, **b** Thrombose,
c traumatischer Gefäßverschluß

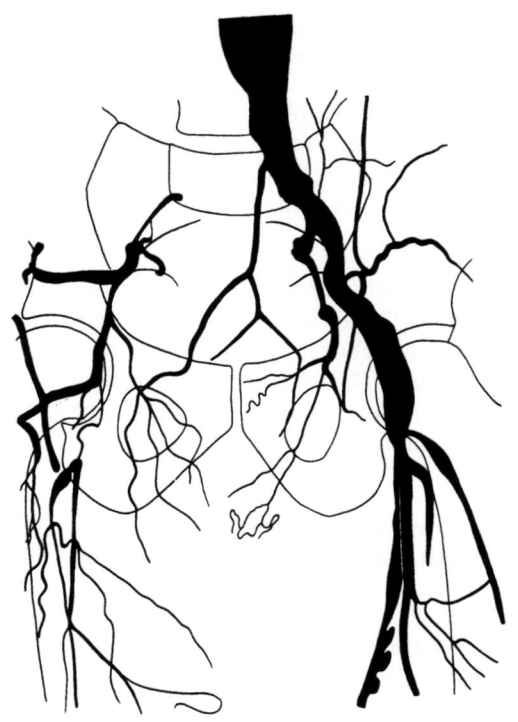

Abb. 5.41. Becken-Bein-Arteriographie bei arterieller Verschlußkrankheit: Beckenarterienverschluß *rechts*, Oberschenkelarterienverschlüsse, ausgedehnter Kollateralkreislauf; Beckenarterienstenose *links*

Aortenbogensyndrom, „subclavian-steal"-Syndrom, Carotis-interna-Syndrom, intestinale Durchblutungsinsuffizienz (Truncus coeliacus, A. mesenterica superior et inferior).
Venös. Achselvenensperre (thrombotischer Verschluß der V. axillaris, Paget-v. Schroetter-Syndrom), Phlebothrombose oder Thrombophlebitis der oberflächlichen und tiefen Extremitätennerven, der Beckenvenen, der V. cava inferior, Thrombose der V. cava superior insbesondere bei Kompression durch Mediastinaltumoren. Ausgedehnte Kollateralkreisläufe, bei Insuffizienz des tiefen Venensystems der unteren Extremitäten Strömungsumkehr mit Abfluß des Blutes aus den tiefen in die oberflächlichen Venen.

Portal. Mißbildung: Stenose, Dilatation oder aneurysmatische Erweiterung des Pfortadersystems.
Pfortaderthrombose: Unregelmäßige Wandbegrenzung, Aussparung, Stenose oder Verschluß. Kollateralkreislauf über die V. coronaria ventriculi zum Magen und Ösophagus (Ösophagusvarizenblutung!) und über omentale und Bauchwandgefäße je nach Schweregrad.

Portale Hypertension: Pfortaderdruck über 25 cm H$_2$O. Ähnliche Symptomatik auch bei intrahepatischer Blockade (Leberzirrhose) und bei posthepatischer Blockade (Endophlebitis der Lebervenen, Budd-Chiari-Syndrom).

Akute Gastrointestinalblutung

Gefäßarrosion bei Ulkusleiden oder gefäßreichem Tumor und Austritt von Kontrastmittel in das Magen-Darm-Lumen mit Kontrastanfärbung der Schleimhaut.

Trauma

Gefäßeinriß: Stenose mit unregelmäßiger Begrenzung.
Gefäßabriß: Fehlende Darstellung der Arterie und des zugehörigen Organs.
Organruptur: Kontrastmittelaustritt in das Parenchym, Parenchymdurchtrennung.
Arteriovenöse Fistel: Vorzeitiger venöser Rückfluß des Kontrastmittels.

Tumor (Abb. 5.42 a–d)

Verlagerung, Stenosierung, Erweiterung der Arterienäste.
Irreguläre Gefäßneubildung.
Tumoranfärbung.
Arteriovenöse Kurzschlußverbindung.
Blutseen in gefäßreichen Tumoren.
Vorzeitiger venöser Abtransport des Kontrastmittels.
Tumoraussparung bei gefäßarmen Geschwülsten.
Die Differenzierung zwischen benignen und malignen Tumoren ist sehr schwierig. Nur die eindeutige pathologische Gefäßneubildung ist für ein Malignom charakteristisch. Alle anderen angiographischen Zeichen können auch zu einer benignen oder entzündlichen Geschwulst passen.

5.6.5.3 Lymphsystem

Mißbildung. Aplasie, Hypoplasie, Lymphangiektasie, Lymphzysten.

Entzündung. Mäßig vergrößerte Lymphknoten mit gleichmäßigem, manchmal grobtropfigem Speicherbild, auch Auflockerung der Spei-

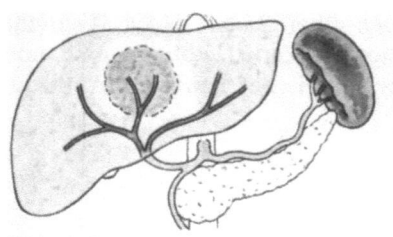
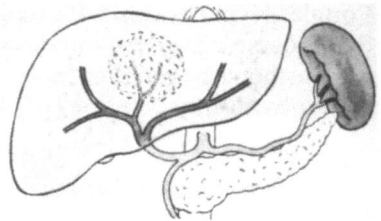

Direkt:
a Tumoranfärbung

Indirekt:
c Gefäßstenose (Obliteration)

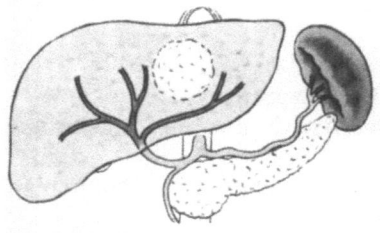
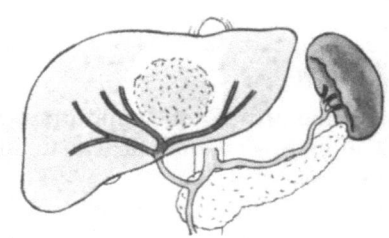

b Tumoraussparung

d Gefäßverdrängung

Abb. 5.42 a-d. Angiographischer Tumornachweis

cherstruktur. Destruktion und Fragmentation sowie Lymphgefäßblockade als Zeichen der Fibrosierung nach chronischer Entzündung.

Tumor
Primär. Allgemeine Lymphknotenvergrößerung (exzessiv beim großfollikulären Lymphoblastom Brill-Symmers), grobfleckige und verwaschene Kontrastierung, ausgedehnte lakunenartige Auflockerung der Speicherstruktur in den Lymphknoten.

Sekundär (Metastasen): Leichte bis starke Lymphknotenvergrößerung, Speicherdefekte, Verdrängungszeichen, Stauung in den Lymphgefäßen, Kollateralkreisläufe, beim Lymphödem meistens „dermal backflow".

5.6.6 Therapeutische Maßnahmen mit der Angiographie (interventionelle Angiographie)

Perkutane transluminale Angioplastie (PTA)

Die transluminale Katheterbehandlung zur Dilatation von Gefäßstenosen und zur Wiedereröffnung von Verschlüssen der arteriellen Strombahn wurde Mitte der 60er Jahre durch Charles Dotter eingeführt. Bei dieser Methode erfolgte die Aufdehnung der Arterienstenose durch Übereinanderschieben von mehreren Kathetern. Einen wesentlichen Fortschritt in der Behandlung der arteriosklerotischen Gefäßstenosen bedeutete die Entwicklung eines doppellumigen Ballonkatheters durch Grüntzig 1974.

Durch Füllen des zylindrischen Ballons an der Spitze des doppellumigen Dilatationskatheters mit verdünntem Kontrastmittel können verengte Gefäßlumen wieder aufgeweitet werden. Ebenso gelingt es, kurzstreckige Verschlüsse zu rekanalisieren und anschließend dosiert zu dilatieren.

Eine sinnvolle Erweiterung dieser Therapie ist durch die Kombination mit lokaler Fibrinolyse gegeben. Es handelt sich in solchen Fällen um kürzere oder längere Verschlüsse, die durch Thrombose bei primär vorhandener Stenose oder bei multiplen Stenosen zustande kommen. Der Dilatationskatheter wird etwa 1 cm in das thrombosierte Gefäß vorgeschoben. Sodann erfolgt die Infundierung von Streptokinase oder Urokinase. Mit dieser Methode gelingt es oft, auch ältere Thromben aufzulösen und anschließend die zugrundeliegende Stenose aufzuweiten.

Auch die fibromuskuläre Form der Nierenarterienstenose eignet sich zur Katheterdilatation.

Voraussetzung für eine erfolgreiche perkutane transluminale Katheterbehandlung und Lysetherapie ist eine gute Zusammenarbeit zwischen internistischem Angiologen, Gefäßchirurgen und Radiologen. Bei systematischem Einsatz von Medikamenten zur Rezidivprophylaxe sind gute Langzeitergebnisse zu erwarten.

Embolisation

Die Katheterangiographie wird auch bei der Embolisation zu therapeutischen Zwecken benutzt. Der Verschluß der Gefäßlichtung kann durch Muskelbrei herbeigeführt werden. Weitere Stoffe zur Embolisation sind Gelatineschwamm (Gelfoam), Gewebekleber (Ethibloc) oder Äthylalkohol. In der Neurochirurgie hat man sich schon sehr frühzeitig dieser Methode bedient, um arteriovenöse Fisteln an Hirnarterien zu verschließen.

Die Embolisation wird aber auch bei malignen Nierentumoren vorgenommen. Die Stillegung der Niere und des gefäßreichen Nierentumors führt zu einer Verkleinerung des Tumors und des Organs, so daß der Chirurg in „sog. Blutleere" den Nierentumor schneller und komplikationsloser entfernen kann.

Bei inoperablen Nierentumoren will man durch die Embolisation eine Nekrotisierung des Tumors erreichen, um damit ein weiteres Wachstum des Tumors zu verhindern.

Bei unstillbarer Blutung von gynäkologischen Tumoren und Blasentumoren wird als Ultima ratio die Embolisation der Äste der A. iliaca interna vorgenommen, aus denen die Blutung erfolgt. Glutäalarterien sollten nicht embolisiert werden, um Muskelnekrosen zu vermeiden.

5.7 Zentralnervensystem, Schädel und Wirbelsäule

H. S. Betz

Die Erkrankungen des Zentralnervensystems und seiner Hüllen sind Gegenstand der Neuroradiologie. Die Indikation für die einzelnen anzuwendenden Untersuchungsmethoden ergibt sich aus der Anamnese und dem klinischen Befund, wobei jeweils nach Art der Verdachtsdiagnose auch die Ergebnisse der Liquordiagnostik, der Elektroenzephalographie (EEG), der Elektromyographie (EMG), des Ultraschall-Doppler-Verfahrens, der B-Bildsonographie, der visuell (VEP), akustisch (AEP bzw. BERA) und somatosensorisch (SEP) evozierten Potentiale berücksichtigt werden müssen. Durch den Einsatz der neuen computergestützten bildgebenden Verfahren, insbesondere durch das Röntgencomputertomogramm (CT) und die Kernspintomographie (=KST; MRI=magnetic resonance imaging) sind die diagnostischen Methoden revolutioniert und eine früher für unmöglich gehaltene Genauigkeit und Nachweisempfindlichkeit pathologischer Alterationen an den Organen, dem Hirnparenchym, den Weichteilen, dem Gefäßsystem und dem Skelett bei einer gleichzeitigen Verringerung bzw. Ausschaltung der Belastung des Patienten und von Komplikationen erzielt worden. Diese neuen, auch ambulant durchzuführenden diagnostischen Methoden haben die subjektiv sehr unangenehme und mit einer hohen Komplikationsrate behaftete Luftenzephalographie und Ventrikulographie völlig, die Hirnszintigraphie weitgehend abgelöst. Die Indikation zur konventionellen zerebralen Angiographie ist stark eingeengt und z.T. durch die digitale Subtraktionsangiographie (DSA) ersetzt worden. Auch die konventionelle Röntgentomographie ist größtenteils durch die hohe räumliche und früher unerreichbare Gewebedichteauflösung der modernen CT-Geräte abgelöst worden. Auch die Indikation zur Nativdiagnostik des Schädels und der Wirbelsäule wird durch das CT und v.a. durch das KST sowie durch die Sonographie relativiert.

5.7.1 Indikationen

- Unklare heftige Kopfschmerzen, auffällige psychische Veränderungen, Bewußtseinsstörungen, Anfallsleiden, Hirndruckzeichen (Trias von Kopfschmerzen, Benommenheit bzw. Verlangsamung

und Übelkeit mit Erbrechen), neurologische Ausfälle (z. B. Hirnnervenläsionen oder herdförmige und allgemeine Störungen in Form vom Hemiparesen, Aphasien, Hemiataxie, Hemihypästhesie, extrapyramidale Störungen), Verdacht auf frühkindliche Hirnschädigung oder auf einen intrakraniellen raumfordernden Prozeß (Tumor, Abszeß, Hämatom, Hydrozephalus)
- *Hörstörungen,* Drehschwindel (Verdacht auf Akustikustumor)
- *Sehstörungen* bzw. bitemporaler Gesichtsfeldausfall (Hypophysentumor?)
  bzw. homonyme Hemianopsie (Läsion der Sehbahn dorsal des Chiasmas, Kalkarinaregion)
- *Schmerzzustände an der Wirbelsäule* ohne oder mit Ausstrahlung in die Extremitäten (radikuläre Schmerzen und Ausfälle, zervikales Wurzelreizsyndrom, Lumbalgie-Ischialgie), Alterationen durch Erkrankungen des Skelettsystems (s. S. 224 ff.), *Verdacht auf raumfordernden spinalen Prozeß* z. B. bei Querschnittssymptomatik
- *Verdacht auf Mißbildungen* des Gehirns und des Rückenmarks (z. B. Meningomyelozele oder Prosenzephalie mit Balkenagenesie, Chiari-Syndrom I-IV etc.)
- *Infektionen* (z. B. Herpes-simplex-Enzephalitis, opportunistische Keime bei AIDS etc)
- *Trauma* (z. B. Kontusionsherd, sub- oder epidurales Hämatom, Frakturen etc.)
- *Demyelinisierende Erkrankungen* (z. B. Multiple Sklerose)
- *Heredodegenerative Erkrankungen* (z. B. olivopontozerebelläre Atrophie Nonne-Marie)

5.7.2 Untersuchungsmethoden

Schädelübersichtsbilder in 2 Ebenen, die Standardaufnahmen zur ersten Orientierung: *p.-a.-Bild,* d. h. posterior-anterior bzw. okzipitofrontal unter Beachtung der „Augen-Ohr-Linie" (= Orbitomeatallinie, die zum Zentralstrahl etwa 15°, d. h. der Deutschen Horizontale entsprechen sollte.
Bei Säuglingen und Kleinkindern, ferner bei Schwerkranken, die keine Bauchlage einnehmen können, Anfertigung eines a.-p.-Bildes in Rückenlage.
Die Aufnahme im seitlichen Strahlengang (Seitenbild) empfiehlt sich v. a. bei Frakturverdacht beidseits anliegend entweder in Bauchlage mit seitlich gedrehtem Kopf oder in Rückenlage mit seitlich angestellter Filmkasette und feststehendem Streustrahlenraster. Es werden

hierdurch die Schädelkalotte, die Sella, der zervikookzipitale Übergang, der Oberrand der Felsenbeinpyramiden, der Gesichtsschädel, die Stirnhöhlen und die Keilbeinhöhle dargestellt.

Schädelaufnahme im halbaxialen Strahlengang nach Towne bzw. Hinterhauptübersichtsaufnahme, frontonuchal. Darstellung der Hinterhauptschuppe, des Oberrandes des Foramen occipitale magnum mit dem hinteren Atlasbogen, meist auch des Foramen jugulare, der Jochbögen, der Warzenfortsätze sowie der Felsenbeinpyramiden.

Schädelbasisaufnahme im axialen Strahlengang. Übersicht über die mittlere und hintere Schädelgrube mit den Foramina ovale, spinosum, lacerum und den Felsenbeinpyramiden.

Nasennebenhöhlenübersichtsaufnahme (NNH), okzipitonasomental auch in der Spezialeinstellung nach Welin und den verschiedenen Projektionen nach Chaussée; optimal im Sitzen oder Stehen am Vertigraphen, um etwaige Flüssigkeitsspiegel, z. B. bei Sinusitis maxillaris, in den Kieferhöhlen zu erkennen. Auch Siebbeinzellen und Stirnhöhlen sind zu beurteilen. Wichtig auch bei Frakturen. Bei unklaren Befunden Tomographie, CT oder KST angezeigt.

Panoramaaufnahme mit intraoraler Röhre: Zahnstatus, Zysten, Frakturen am Unterkiefer mit dieser Spezialschichtaufnahme (Pantomograph) optimal zu erkennen.

Felsenbeinspezialaufnahme nach Stenvers. Darstellung des inneren Gehörgangs, der Oberkante der Felsenbeinpyramide und des Labyrinthblocks, Warzenfortsatz.

Felsenbeinübersicht nach Schüller und modifiziert nach E. G. Mayer: innere und äußere Gehörgangsöffnung, Cellulae mastoideae (Mastoiditis!), Sinus sigmoideus, Kiefergelenk, Felsenbeinpyramide.

Augenübersichtsaufnahme, „Brillenaufnahme": Orbitastrukturen, Fissura orbitalis superior, großer und kleiner Keilbeinflügel, Siebbeinzellen.

Sehnervenkanal nach Rhese. Knöcherne Orbitaspitze, Canalis opticus in den äußeren unteren Quadranten der Orbita projiziert, äußere Orbitabegrenzung.

Hals-, Brust- und Lendenwirbelsäule (HWS, BWS, LWS) sowie *Kreuz- und Steißbein* auf Übersichtsbildern in 2 Ebenen: a.-p.-Bild und Seitenbild. Das Seitenbild der HWS gelingt am besten am Vertigraphen (s. S. 102), weil so störende Überlagerungen durch die Schulterpartie zu vermeiden sind. Alle übrigen Wirbelsäulenabschnitte werden in Horizontallage des Patienten auf dem Bucky-Tisch (s. S. 102) aufgenommen. Für BWS und LWS ist vorteilhaft die Verwendung von Verlaufsfolien, um die Dichteunterschiede auszugleichen. Bei der HWS läßt sich mit der a.-p.-Aufnahme der vom Unterkiefer verdeckte Abschnitt besser darstellen, wenn der Patient während der Exposition den Mund öffnet und schließt (Autotomographie nach Ottonello).

Schrägaufnahmen der HWS dienen zur Beurteilung der Foramina intervertebralia und ihrer eventuellen Stenosierung (radikuläre Symptomatik) durch eine Uncovertebralarthrose. Anfertigung entweder am Vertigraphen oder unter Durchleuchtungskontrolle am Zielgerät.

Funktionsaufnahmen von HWS und BWS sind notwendig zur Beurteilung der Einschränkung der Motilität z. B. durch Fehlhaltung bei muskulären Verspannungen oder durch arthrotische oder traumatische Veränderungen. Nur durch Funktionsaufnahmen Nachweis einer Densinstabilität und Ausmaß einer Spondylolisthesis möglich.

Tangentialaufnahmen der Schädelkalotte zum Nachweis von Fremdkörpern etc., vorteilhaft mit Bleimarkierung der betreffenden Region.

Röntgendurchleuchtung. Zur gezielten Aufnahmetechnik und Fremdkörperlokalisation.

Stereoskopische Aufnahmen (s. S. 115): Zur Lokalisation von Frakturen, Verkalkungen, Fremdkörpern.

Tomographie. (Technik s. S. 113 f.). Nachweis von pathologischen Knochenveränderungen, insbesondere von Destruktionen oder Frakturen, die auf den Übersichtsbildern nicht oder nicht eindeutig wiedergegeben sind. Die konventionelle Tomographie, auch deren polyzyklische Methode ohne störende Verwischungsschatten, ist durch die 4. Generation der Röntgen-CT-Apparate, mit denen neben der hochauflösenden räumlichen Darstellung des Skeletts auch die Weichteilstrukturen und ihre krankhaften Veränderungen miterfaßt werden können, bei den meisten Fragestellungen abgelöst worden, insbesondere am Innenohr oder bei Frakturen des Gesichtsschädels. Entzündliche Veränderungen, z. B. eine Sinusitis, sind ohne Strahlenbelastung optimal durch die KST zu diagnostizieren.

Diskographie (Technik s.S.225f.). Nachweis einer Bandscheibenalteration; durch die noch liegende Kanüle kann Papain injiziert werden zur Lyse des Nucleus pulposus und eventueller Reposition des Nucleusprolaps.

Karotisangiographie, Vertebralisangiographie und Aortenbogendarstellung Technik s.S. 266 und Abb. 5.43 a, b). Wegen der invasiven Technik strenge Indikation. Vor gefäßchirurgischen Eingriffen zur Rekonstruktion von Abgangsstenosen oder bei Obliterationen der Halsge-

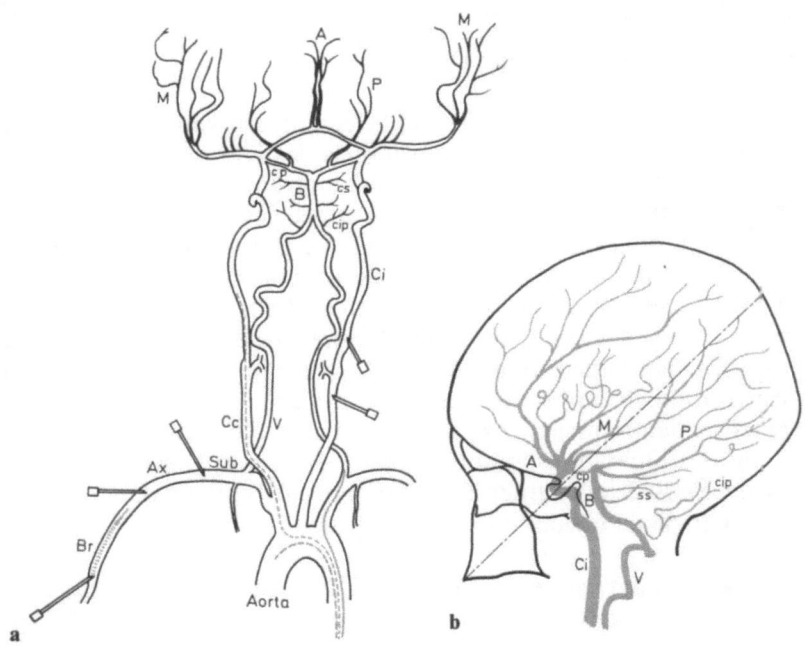

Abb. 5.43. a Halbschematische Zeichnung der zerebralen Arterien und ihrer Darstellungsmethoden. Gegenstromarteriographie von der *Br.* A. brachialis; *Ax* A. axillaris, *Sub* A. subclavia; direkte Punktion der *Cc* A. carotis communis, *Ci* A. carotis interna, *V* A. vertebralis;
Kathetermethoden: isolierte Sondierung der A. vertebralis; Aortenbogendarstellung.
A A. cerebri anterior, *M* A. cerebri media, *B* A. basilaris, *cp* A. communicans posterior, *P* A. cerebri posterior, *cip* A. cerebelli inferior posterior, *cs* A. cerebelli superior.
b Seitenbild mit Füllung der A. carotis interna und ihrer großen intrakraniellen Äste sowie der vertebrobasilären Gruppe.
Inzisivum-Siphon-Linie - · - - - ·, Hilfslinie zur Beurteilung einer Verlagerung der Mediagruppe

fäße oder der intrakraniellen Arterien. Insbesondere zum Nachweis von Gefäßmißbildungen (Aneurysma, Angiom), bei Sinusthrombosen, zur Abklärung der Gefäßversorgung von intrakraniellen Tumoren oder Blutungen. Die intraarterielle, selektive, transfemorale DSA genügt i. allg. zur Diagnostik. Lediglich bei der Notwendigkeit, kleinere Gefäße und geringgradige Gefäßwandveränderungen nachzuweisen, ist die konventionelle Angiographie mit der höheren räumlichen Auflösung noch nicht zu entbehren. Die i. v.-DSA ist wegen der Überlagerung, der Bewegungsartefakte und der bei pulmonalen und kardialen Erkrankungen unzureichenden Kontrastdarstellung für die intrakranielle Diagnostik nicht ausreichend.

Spinale Angiographie. Kontrastfüllung der Rückenmarksgefäße selektiv transfemoral über die A. spinals bei Verdacht auf spinale Gefäßmißbildungen (Angiome, AV-Fistel).

Sonographie. Bei Säuglingen und Kleinkindern kann bis zum Schluß der Fontanelle im 2. Lebensjahr mittels des Ultraschallbildverfahrens (Sektorscanner) eine rasche, komplikationslose, nicht belastende und beliebig oft wiederholbare Untersuchung des Gehirns zur Diagnose prä-, peri- oder postnataler Läsionen, wie Reifungsstörungen, Blutungen, Tumoren und Mißbildungen durchgeführt werden (s. S. 318). Bei Erwachsenen ist dieses Verfahren nicht mehr möglich; jedoch können mittels des *transkraniellen Doppler-Verfahrens* von der relativ dünnen Temporalschuppe her die A. cerebri media und ihre etwaigen Zirkulationsstörungen, so besonders die „Gefäßspasmen" nach Subarachnoidalblutungen festgestellt und ihre Rückbildung zur Festlegung des Operationstermins eines Aneurysmas kontrolliert werden. Auch die Beurteilung der Zirkulation der A. basilaris durch das Foramen occipitale magnum ist meist möglich.

Computertomographie des Schädels (CT) (Technik s. S. 122 ff., 325 ff.). Die in die einzelnen Abschnitte gelegten Schnitte zeigen die Dichteunterschiede des Gewebes, wobei das Ventrikelsystem, die Subarachnoidalräume sowie Tumoren, perifokale Ödeme, intra- und extrazerebrale Blutungen, Hygrome und Verkalkungen exakt zur Darstellung kommen. Mit den hochauflösenden Rechenprogrammen können auch kleinere Strukturen des Felsenbeins, so Hammer, Amboß, Bogengänge etc., erfaßt werden, weniger gut die hintere Schädelgrube und Basis infolge der Streifenartefakte beim Übergang von hoher zu niedriger Dichte (Kanteneffekt). Durch i. v.-Kontrastmittelinjektion ist eine KM-Anreicherung von Hirntumoren infolge Störung der Bluthirn-Schranke möglich. Entzündliche zerebrale Affektionen können hierdurch ebenso wie die Ödembildung erkannt werden. Hirninfarkte sind optimal meist erst nach 8-14 Tagen nachweisbar. Der Nachweis von Aneurysmen und Angiomen ist nur mit Einschränkung möglich; hierfür ist die zerebrale Angiographie nach wie vor unentbehrlich. In der Pädiatrie, Traumatologie, Epileptologie und Geriatrie kann meist mit der ambulant durchführbaren CT-Untersuchung die Diagnose gestellt, eine geeignete Therapie eingeleitet und mit Verlaufsuntersuchungen kontrolliert werden. Die Luftenzephalographie ist durch das CT überflüssig geworden. Eine Ausnahme bildete bisher noch die CT-Luftzisternographie zur frühzeitigen Erfassung eines intrakanalikulären Akustikusneurinoms; dieses kann aber besser mit den modernen KST-Geräten diagnostiziert werden.

Kernspintomographie (KST) des Schädels (Technik s. S. 126). Die Kernspintomographie hat eine weitere Bereicherung v. a. für die Diagnostik neurologischer Erkrankungen gebracht. Vorteile gegenüber dem CT sind die multiplanare Darstellungsmöglichkeit, die erheblich bessere Gewebedifferenzierung mit sensitiverem Nachweis von Ödem und Stoffwechselstörungen. Mit der KST können jetzt sofort ein ischämischer Hirninfarkt, das Frühstadium des Hirnabszesses, die Herpes-simplex-Enzephalitis, die sekundären Affektionen bei AIDS, die multiple Sklerose diagnostiziert werden. Auch ist die KST beim Fehlen von Störartefakten, die im CT die Diagnostik der hinteren Schädelgrube behindern, deutlich überlegen. Die Methode der Wahl ist die KST bei spinalen Prozessen, z. B. können jetzt eine Syringomyelie durch die KST ebenso wie andere Erkrankungen von Wirbelsäule und Rückenmark einschließlich der Medulla oblongata durch eine einfache, ambulante Untersuchung abgeklärt werden. Zudem entfällt jede Strahlungsbelastung, die beim CT nicht zu vernachlässigen ist. Weiter können im KS-Tomogramm die Blutgefäße ohne KM infolge der strömungsgeschwindigkeitsabhängigen Minderung der Signaldichte erkannt werden. Ab 1,5 Tesla Magnetfeldstärke ist auch die *Gewebespektroskopie* mit der KST möglich. Hierdurch können der vermehrte Eisengehalt bei resorbierten Blutungen, aber auch der pH-Wert, ATP, ADP, organischer Phosphorgehalt, Laktate etc. bestimmt werden. Bei einigen Muskelerkrankungen (z. B. McArdle-Syndrom) ist so die Diagnose möglich. Der Nachteil der KST ist bis jetzt die meist fehlende Verfügbarkeit, wobei aber in Bälde durch apparative Fortschritte eine verkürzte Untersuchungszeit und eine Verbilligung u. a. durch Wegfall der Heliumkühlung durch verbesserte Supraleiter bei einer erhöhten räumlichen Auflösung zu erwarten sind. Eine Kontraindikation liegt bei Patienten mit Herzschrittmachern oder bei Granatsplittern etc. vor. Durch i. v.-Injektion von paramagnetischen Substanzen z. B. Gadolinium-DTPA ist eine verbesserte Tumordarstellung möglich. Es ist zu erwarten, daß die KST die Myelographie weitgehend, die Angiographie noch stärker als das CT, vermutlich auch die Hirnszintigraphie ablösen und als Konkurrent für das CT gelten wird.

Myelographie. Darstellung des Spinalkanals mit positiven (jodhaltigen) oder negativen (gasförmigen) Kontrastmitteln.

Die neuentwickelten nichtionischen Kontrastmittel sind kaum noch neurotoxisch (Jopamidol, Johexol, Jotrol) und verursachen erfahrungsgemäß keine weiteren subjektiven Beschwerden, als sie bei einer einfachen Lumbalpunktion auch zu erwarten sind (passagere Kopfschmerzen, Übelkeit, Schwindel), wobei die objektive Komplikationsrate direkt abhängig ist von der Menge und Konzentration des verwandten Kontrastmittels. Empfohlen werden nicht mehr als 10 ml KM mit einem Jodgehalt von 250 mgJ/ml. Das KM ist spezifisch schwerer als der Liquor. Es wird durch eine Lumbalpunktion (Abb. 5.44), in Ausnahmefällen durch eine subokzipitale oder seitliche C2-Punktion [die gegenüber der praktisch komplikationslosen (LP) doch ein nicht unerhebliches Risiko birgt], intrathekal injiziert. Unter Bildwandlerfernsehdurchleuchtung wird die Passage des KM nach der exakten Plazierung der Injektionskanüle (Vermeidung einer epiduralen Injektion) kontrolliert. Falls notwendig kann das KM durch vorsichtiges Senken oder Heben des Kipptisches, auf dem der Patient in Seitenlage gelagert ist, in die zur Untersuchung erforderliche Region des Spinalkanals gebracht werden. Erforderlich sind in der Regel Aufnahmen in 2 Ebenen und manchmal eine Tomographie zur besseren Beurteilung. Bei unklaren Befunden empfiehlt es sich, eine postmyelographische CT-Untersuchung anzuschließen, welche, gezielt in der betreffenden Höhenlokalisation eingesetzt, häufig wichtige zusätzliche diagnostische Klärung ergibt (z. B. einwachsende Tumormetastasen mit ossären Destruktionen). Die Indikation der Myelographie ist durch die KST eingeengt worden, aber zur raschen Diagnostik bei progredientem Querschnittssyndrom zur Höhenlokalisation der Kompression des Rückenmarks oder der Cauda equina sowie zum exakten Nachweis einer Wurzeltaschenkompression bei radikulären, ischialgiformen Beschwerden zur präoperativen Abklärung oder bei Kontraindikation für die KST (Herzschrittmacher) noch unentbehrlich. Mit nur geringen KM-Mengen (2-3 ml, pro ml 250 g Jod organisch gebunden), mittels LP appliziert, gelingt es nach 1-2 h leichter Kopftieflage, die Liquorräume des Gehirns mittels eines CT und eventuelle Liquorfisteln besser als mit der Liquorszintigraphie darzustellen. Die ionischen KM, aber auch das erste nicht-

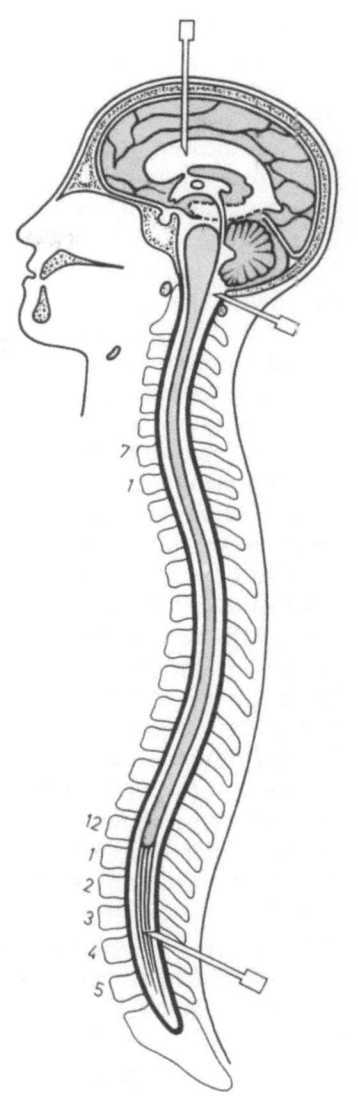

Abb. 5.44. Schema der Liquorräume mit Darstellung der spinalen und intrakraniellen Punktionsstellen: lumbal zwischen 3. und 4. Dornfortsatz in Höhe der Cauda equina. Subokzipital zwischen hinterem Atlasbogen und Okzipitalschuppe in Höhe der Cisterna magna. Ventrikulographie mit Punktion des Seitenventrikels

ionische KM, das Metrizamid oder „Amipaque" sollten wegen ihrer neurotoxischen Wirkung mit der Gefahr von Verwirrtheitszuständen, epileptischen Anfällen, Hirnnervenausfällen nicht mehr angewendet werden.

Die Pneumomyelographie und die Myeloszintigraphie sind von der KST abgelöst worden.

Hirndurchblutungsmessung. Als Verfahren sind bekannt:
Die *Video-* oder *Cinedensitometrie,* bei der die Dichteänderungen bei der zerebralen Angiographie der von Kontrastmittel durchflossenen Arterien oder des Hirngewebes auf den Fernseh- oder Filmaufnahmen gemessen und in Blutflußwerte umgerechnet werden.
Auf diesen quantitativen oder semiquantitativen Indikatordilutionsverfahren beruht auch die Stickoxydulmethode von Kety-Schmidt, die jedoch ein invasives Vorgehen mit Punktion des Bulbus venae jugularis und einer Arterie zur Bestimmung der Blutgaswerte erforderlich macht.
Eine direkte Punktion der A. carotis war auch zur Bestimmung der lokalen zerebralen Durchblutungswerte mittels der 133-Clearancemethode notwendig, wobei nach einer Bolusinjektion in die A. carotis und Sättigung des Hirnparenchyms mit dem diffundiblen radioaktiven Edelgas die Abnahmegeschwindigkeit der Strahlung in einer bestimmten Zeitspanne (meist 10 min) als Maß für die Hirnzirkulation (Durchblutungswerte in Milliliter Blut pro 100 g/min) berechnet werden kann. Die nichtinvasiven i. v.-Injektions- oder die Inhalationsverfahren sind jedoch auch ausreichend genau trotz der natürlich größeren Fehlergrenzen.
Ebenfalls nichtinvasiv und ausreichend genau sind die Ultraschall-Doppler-Verfahren.
Weniger präzise ist die *Rheoenzephalographie,* eine Impedanzmessung des Kopfes, wobei der elektrische Widerstandswert sich mit dem Blutvolumen ändert. Gleiches gilt von der *Arm-Retina-Zeitbestimmung* und *Ophthalmodynamographie.* Invasive Verfahren und nur zur experimentellen Forschung verwendet sind die *Thermographie* (Prinzip der Rein-Stromuhr), die *elektromagnetischen Durchflußmessungen* und die *zerebrale Autoradiographie.*
Als Routineverfahren zu aufwendig ist die Positronemissionstomographie (= *PET,* s. S. 130).
Vielversprechend ist die *Kernspinspektroskopie,* die ja in der Chemie schon seit Jahrzehnten zur Analyse und Aufklärung der molekularen Strukturen eingesetzt wird. Mit ihr kann der pH-Wert, der Laktatgehalt des Gewebes, ADP, ATP, organischer Phosphor usw. nichtinvasiv und ohne Strahlenbelastung ermittelt werden. Stoffwechselstörungen im Gehirn und der Muskulatur können hiermit exakt bestimmt und Krankheitsprozesse erkannt werden.

Zentralnervensystem
Interventionelle Neuroradiologie. Es handelt sich um okkludierende intravasale Verfahren durch transfemorale selektive oder superselektive Kathetermethoden, mit deren Hilfe Embolisationsmaterial, z. B.

zum Verschluß der zuführenden Arterie eines nichtoperablen zerebralen Angioms, eingebracht wird. Ähnlich wird zum Verschluß einer arteriovenösen Fistel oder bei der Obliteration einer einen gefäßreichen Tumor versorgenden Arterie präoperativ zur Verbesserung und Erleichterung der Operation vorgegangen. Bei der Karotis-Cavernosus-Fistel oder bei einem für die Operation ungünstig lokalisierten Aneurysma hat sich die Obliteration mit einem abtrennbaren, durch den Katheter eingebrachten Ballon bewährt.

Rekanalisierende Kathetermethoden werden zur Aufdehnung von Gefäßstenosen z. B. einer Vertebralisabgangsstenose mittels Ballonkatheterdilatation verwandt. Bei frisch aufgetretenen Gefäßobliterationen kann ebenso wie bei den Koronarverschlüssen am Herzen z. B. bei einer akuten Basilaristhrombose mittels eines Verweilkatheters und lokaler Urokinasedauerinfusion eine Thrombolyse versucht werden.

5.7.3 Normaler Röntgenbefund

Der *Schädel* wird zuerst nach Form, Größe und Knochenstruktur bewertet. Beim Neugeborenen ist der Hirnschädel 8mal größer als der Gesichtsschädel, beim Erwachsenen ist das Verhältnis etwa 2:1. Die Knochen der Schädelkapsel sind beim Neugeborenen durch breite bindegewebige Spalten voneinander getrennt, die sich während des 1. Lebensjahres verschmälern und im 3. Jahr unter Bildung der Nähte verzahnen. Von den Fontanellen ist die posteriore schon bei der Geburt sehr klein, während die anterolaterale im 3. Monat und die anteriore und die posterolaterale erst gegen Ende des 2. Jahres verschwinden. Die häufigsten, meist ethnologisch bedingten normalen Varianten der Schädelform sind die dolichozephale (Langschädel) und die brachyzephale (Kurzschädel) Konfiguration. Die Schädelkalotte hat eine glatte Innen- und Außenkontur. Die Impressiones digitatae als Abdrücke der Hirnwindungen mit den Juga cerebralia, die den Hirnfurchen entsprechen, sieht man selten vor dem 18. Lebensmonat. Die Häufigkeit und Intensität der Impressiones digitatae steigt schnell bis zum 4.-5. Lebensjahr an und nimmt danach langsam wieder ab. Die Impressiones digitatae können v. a. bei Mädchen noch über die Pubertät hinaus vorhanden sein. Die Gefäßfurchen (etwa vom 6. Lebensjahr) sind später als Diploevenenkanäle ausgebildet. Die Pacchioni-Granulationen (Granula meningea) sind als kleine rundliche „Usuren", üblicherweise frontal und parietal beiderseits paramedian lokalisiert, etwa vom 10. Lebensjahr an nachzuweisen. Die Emissarien, eine Verbindung der oberflächlichen Kopfvenen mit

den Sinus der Dura, ziehen durch die Lamina externa und meist okzipital, seltener parietal oder frontal. Knochenfeinstruktur s. S. 226 f.
Bei der Sella achtet man auf die knöcherne Begrenzung, etwaige Erweiterungen oder Destruktionen sowie auf die Ausbildung des Dorsums und der Klinoidfortsätze. Das Neugeborene hat eine kleine Sella und ein plumpes Dorsum mit noch nicht erkennbaren hinteren Klinoidfortsätzen, so daß der Sellaeingang relativ weit erscheint. Erst mit der Verknöcherung auch der hinteren Klinoidfortsätze nach dem 3.-4. Jahr hat die Sella ihre endgültige Form erreicht. Die Synchondrosis sphenooccipitalis kann bei Kindern eine Fraktur vortäuschen; sie schließt sich in der Regel spätestens bis zum 17. Lebensjahr. Die in 70-80% aller Fälle verkalkte Epiphyse (Glandula pinealis, Zirbeldrüse) muß im Sagittalbild mittelständig und im Seitenbild an typischer Stelle sein. Öfters, v. a. im höheren Lebensalter, ist die Verkalkung des Plexus chorioideus im Trigonum des Seitenventrikels im Seitenbild etwas dorsal der Pinealisverkalkung und im Sagittalbild beidseits über dem oberen Orbitalrand projiziert dargestellt. Seltener findet sich eine Falxverkalkung als ebenfalls nicht pathologisch zu wertende Variante.
Am Gesichtsschädel kommen bei entsprechender Einstellung die Konturen der Orbita und die Nasennebenhöhlen gut heraus. Beim Neugeborenen sind i. allg. nur die Siebbeinzellen angelegt. Die Stirnhöhlen werden mit 6 Jahren röntgenologisch sichtbar und haben meist mit dem 20. Jahr ihre endgültige Größe erreicht. Die Kieferhöhlen sind im 1. Lebensjahr und die Keilbeinhöhlen im 4. Lebensjahr nachzuweisen. Die Stirnhöhlen können einseitig (7%) oder gar nicht (5%) angelegt sein.
Bei der *Wirbelsäule* sind der Reihe nach die Haltung, die Krümmung der einzelnen Abschnitte, die Weite der Bandscheibenräume, die Kontur, Form und Größe der Wirbelkörper, die Knochenfeinstruktur, die Intervertebralgelenke, die Wirbelbögen mit den Bogenwurzeln, die Quer- und Dornfortsätze und zusammen mit dem Kreuzbein auch die Iliosakralfugen bei der Auswertung zu berücksichtigen. Knochenfeinstruktur s. S. 226 f. Hals- und Lendenwirbelsäule zeigen eine physiologische Lordose, Brustwirbelsäule und Kreuzbein mit Steißbein eine physiologische Kyphose. Beim Neugeborenen sind zuerst die Wirbelkörper und die beiden Bogenschenkel verknöchert und durch Knorpelfugen miteinander verbunden. Die Sakralwirbel und der Dens epistrophei sind noch isoliert; letzterer bis zum 5. Lebensjahr. Die Bogenschenkel verschmelzen miteinander im 1. und mit dem Wirbelkörper im 3. Jahr. Am Kreuzbein beginnt die Verschmelzung der einzelnen Wirbelteile nach dem 3. Jahr, vom 11. Jahr an verbinden sich auch die Wirbel untereinander. Mit etwa 10 Jahren

treten an den vorderen Wirbelkörperkanten die Randleisten als hufeisenförmige Apophysen auf. Sie verschmelzen vom 18. Lebensjahr an mit den Wirbelkörpern. Die Höhe der Intervertebralräume nimmt von kranial nach kaudal zu. Die Wirbelkörperdeckplatten sind dorsal im Bereich des Nucleus pulposus leicht eingedellt; bei Osteoporose deutlicher „fischwirbelförmig". Die Wirbelbögen bilden die seitliche und dorsale knöcherne Begrenzung des Wirbelkanals. Seine Breite entspricht auf dem a.-p.-Bild in etwa dem Abstand der inneren Kontur der Bogenwurzeln (Interpedunkularabstand). Die Tiefenausdehnung (Sagittaldurchmesser) läßt sich am besten auf Tomogrammen im frontalen Strahlengang darstellen. Normweite des Spinalkanals s. Abb. 5.45, S. 296 f. Die Beurteilung der Hirngefäße wird durch die Angiographie mit der Vergrößerungstechnik (s. S. 115) und durch die photomechanische sowie die elektronische Subtraktionstechnik – hier mit der DSA – erleichtert (s. S. 265). Abbildung 5.43 zeigt die Röntgenskizze des normalen zerebralen Gefäßbildes. Mit der CT und KST können die Liquorräume in hervorragender Auflösung dargestellt werden. Mit der KST sind in einem besonderen Modus durch Aufnahmen von nur Millisekundendauer Funktionsbeurteilungen der Liquorzirkulation möglich. Der Liquor cerebrospinalis entsteht im Plexus chorioideus. Von den Seitenventrikeln wird er durch das Foramen Monroi über den 3. Ventrikel durch den Aquädukt in den 4. Ventrikel und von dort mit dem Foramen Magendi und Luschkae zum Subarachnoidalraum und den Zisternen des Gehirns geleitet. Resorbiert wird der Liquor hauptsächlich von den Pacchioni-Granulationen, die an der Innenseite der Schädelkalotte frontoparietal beidseits parasagittal lokalisiert sind. Bei Resorptionsstörungen, z. B. nach Meningitis, Subarachnoidalblutungen, Hirnkontusionen etc., resultiert ein Hydrocephalus aresorptivus mit Erweiterung des Ventrikelsystems. Bei Aquäduktverschluß, z. B. durch Tumor oder Agenesie, resultiert ein Hydrocephalus occlusus mit Erweiterung der Seitenventrikel und des 3. Ventrikels.

$$Seitenventrikelindex = \frac{größte | Schädelinnenbreite}{größte \ Gesamtbreite \ der \ Seitenventrikel}.$$

Hierbei ist der Normalwert größer als 4, pathologische Erweiterung kleiner als 3 (nach Schiersmann). Der normale Querdurchmesser des 3. Ventrikels beträgt 5 mm ± 3 mm. Die Hirnfurchenbreite kann bis maximal 3–4 mm noch als normal gelten. Eine Liquorraumerweiterung geht nicht parallel dem klinischen Bild einer Demenz. Eine „Hirnatrophie", z. B. bei Anorexia nervosa oder Alkoholabusus etc., kann sich nach Therapie des Grundleidens wieder zurückbilden.

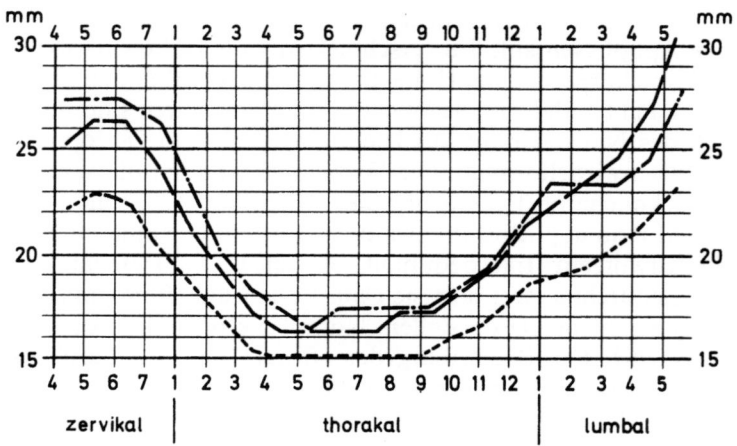

—·— 7-10 J.   ——— 3-6 J.   ---- 1/2 - 2 J.

Abb. 5.45 a

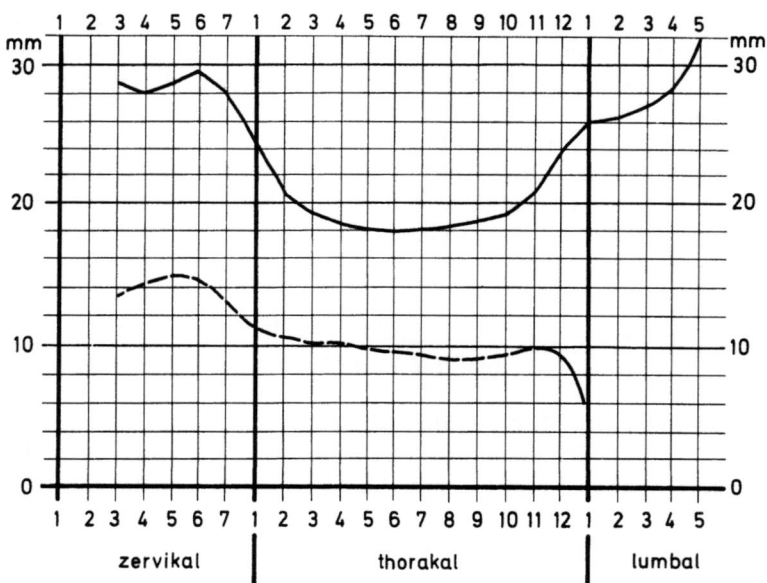

Abb. 5.45 b

296

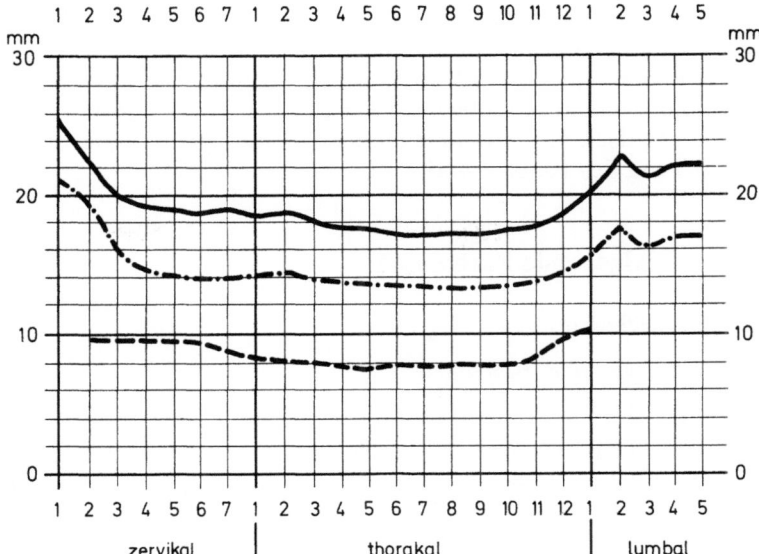

Abb. 5.45 a–c. Normwerte der Weite des Spinalkanals und des Rückenmarks bei Kindern und Erwachsenen.

a Querdurchmesser des knöchernen Spinalkanals mit Standardmeßkurven (Mittelwerte) für die Altersgruppen ½–1 Jahr, 3–6 Jahre und 7–10 Jahre. Der Querdurchmesser des knöchernen Spinalkanals entspricht dem Interpedunkular- bzw. Bogenwurzelabstand, d.h. der kürzesten Verbindung zwischen der inneren Kortikalisbegrenzung zweier Bogensätze.

b Querdurchmesser des knöchernen Spinalkanals und des Rückenmarks für die Altersgruppe der Erwachsenen.
— Mittelwerte für den knöchernen Spinalkanal.
---- Mittelwerte für das Rückenmark. Der Abstand der angegebenen Mittelwerte zu den Minima und Maxima des Toleranzbereichs beträgt 3–4 mm.

c Meßwerte für den Tiefen- bzw. Sagittaldurchmesser des knöchernen Spinalkanals und des Rückenmarks für Frauen und Männer.
— Mittelwerte für den knöchernen Spinalkanal.
– · – · – Minimalwerte für den knöchernen Spinalkanal.
---- Mittelwerte für den Tiefendurchmesser des Rückenmarks

Der Spinalkanal ist in dem Myelogramm, der CT und KST scharf begrenzt. Normalwerte s. Abb. 5.45.
Die untere Rückenmarksbegrenzung wandert im Laufe des Wachstums bis in die Höhe des 1. LWK nach oben, so daß im lumbalen Spinalkanal nur mehr die Nervenwurzeln, die Cauda equina vorhanden ist. In Höhe der HWS treten die Nervenwurzeln durch meist individuell verschiedene weite Wurzeltaschen, Ausstülpungen der Meningen nach laterofrontal, in Höhe der BWS und LWS mehr nach latero-

dorsal aus. Durch die KST können das Rückenmark, die spinalen Subarachnoidalräume, die Zwischenwirbelscheiben, die einzelnen Wirbel und ausreichend auch die Blutgefäße im Sagittalschnitt in ihrer ganzen Länge dargestellt werden. Mit der CT ist immer nur ein Transversalschnitt, ein Querschnittsbild der Wirbelsäule ohne Differenzierung des Rückenmarks möglich.

5.7.4 Bildgebende Pathologie

5.7.4.1 Schädel

Mißbildungen und Anomalien

Schädel. Basiläre Impression (s. Abb. 5.51), prämature Nahtsynostosen mit entsprechender Schädelverformung (z. B. Turricephalus bei Kranznahtsynostosen mit Verkürzung und Steilstellung des Orbitadaches), abnorme asymmetrische Erweiterung der Nebenhöhlen besonders der Stirnhöhlen als Zeichen der frühkindlichen Hirnschädigung meist mit Plagiocephalus (Schiefkopf). Sowohl der Mikrocephalus (primär unterwertige Anlage des Gehirns) als auch der Makrocephalus (hydrocephale Konfiguration) sind als pathologische Anomalien aufzufassen. Enzephalomeningozelen können sowohl frontal als auch okzipital und spinal auftreten.

Gehirn. Die schwerste und seltenste Entwicklungsstörung ist die Prosenzephalie (mangelnde Differenzierung und Ausbildung der Großhirnhemisphären), ebenso die Balkenagenesie und die Arhinenzephalie. Diese Mißbildungen können bis zum 2. Lebensjahr mit der Sonographie, dann mit der CT und KST diagnostiziert werden; ebenso arachnoidale Zysten im Bereich der hinteren Schädelgrube z. T. mit Atresie des Aquädukts oder Verschluß der Foramina Magendii und Luschkae (bei Kleinhirnwurmaplasie: Dandy-Walker-Syndrom, bei Tonsillentiefstand: Arnold-Chiari-Syndrom). Die Cisterna interventricularis, das erweiterte Cavum septi pellucidi (Septum-pellucidum-Zyste) und das Cavum Vergae sind in der Regel klinisch nicht relevant. Hingegen deutet die Porenzephalie (Höhlenbildungen im Gehirn, die mit den äußeren oder inneren Liquorräumen kommunizieren können) auf prä- oder perinatale Hirnschädigungen hin, oft auch durch „germinal-matrix-related" Blutungen und Infarkte bei Frühgeborenen verursacht. (Bei Frühgeborenen ist Untersuchungsmethode der Wahl die nichtinvasive, rasch durchführbare, gefahrlose, beliebig oft wiederholbare Ultraschalluntersuchung mit dem Sektorscanner.)

Gefäßmißbildungen. Zum Beispiel Angiome meist mit arteriovenösen Kurzschlüssen; Kavernome (venöse Gefäßmißbildungen, die sich im Gegensatz zu den Angiomen im Angiogramm meist nicht darstellen = kryptogene Gefäßmißbildungen, wohl aber mit dem CT und KST), Aneurysmen (sackförmige, oft sehr große Erweiterungen der Gefäße an typischen Prädilektionsstellen - A. communicans anterior (Abb. 5.46) - mit im Alter zunehmender Tendenz zur Ruptur, d. h. Subarachnoidalblutung), größere Aneurysmen können auch im CT und KST, bei Kindern mit noch offener Fontanelle auch sonographisch erfaßt werden (unter 1 cm Größe jedoch nur mit der zerebralen Angiographie bzw. DSA!). Eine Operation ist erst nach Rückbildung eventueller Gefäßkonstriktionen, die nach Subarachnoidalblutungen fakultativ, nicht obligat auftreten, durchzuführen.

Systemerkrankungen. Verdichtungen der Schädelkalotte bei der „Marmorknochenkrankheit" (Albers-Schönberg) und bei endokrinen Störungen. Morgagni-Syndrom bei Frauen in der Menopause mit Hyperostosis frontalis interna als belanglosem Nebenbefund. Meist lokal bei der Osteodystrophia deformans Paget, als Lücken- oder Leistenschädel bei der Dysostosis craniofacialis Crouzon, als übergroße Sella bei Mukopolysaccharidosen, z. B. Dysostosis multiplex Pfaundler-Hurler etc.

Ossifikationsstörungen bei endokrinen oder Systemerkrankungen: Verzögerter Naht- und Fontanellenschluß bei Myxödem, stärker ausgeprägt bei der Dysostosis cleidocranialis.

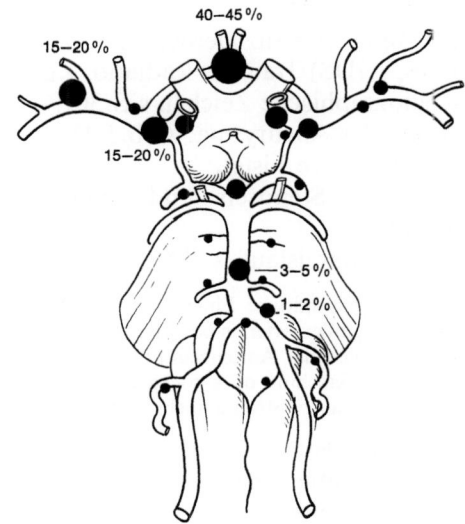

Abb. 5.46. Schematische Darstellung der typischen Lokalisation von Hirngefäßaneurysmen mit ihrer prozentualen Häufigkeit

Osteolysen und *Strukturveränderungen* des Schädels bei Metastasen, Infektionskrankheiten, Stoffwechselerkrankungen des Skeletts und bei Retikulosen: Lues connata, renale Osteodystrophie, M. Hand-Schüller-Christian, s. S. 230f., 233, 241.

Pathologische intrakranielle Verkalkungen. Fleckförmig bei Toxoplasmose, meist paraventrikulär bei tuberöser Sklerose, suprasellär bei Kraniopharyngeom, bei Tumoren wie Meningeom und Oligodendrogliom lokal und meist granulär, parallelstreifig bei M. Sturge-Weber, schalenförmig bei Aneurysma oder Angiom, symmetrisch in den Stammganglien bei Hypoparathyreoidismus, in den Stammganglien und im Nucleus dentatus bei der Hyalinosis cutis et mucosae und anderen Paraproteinosen und bei Lipoidosen, solitär nach herdförmigen Läsionen (Entzündungen, Trauma).

Hirnatrophische Prozesse. Atrophie der gesamten Großhirnrinde (M. Alzheimer), speziell der Frontalregion (M. Pick). Neben diesen vorwiegend kortikalen Hirnatrophien mit Hirnfurchenvergröberungen über 3 mm auch diffuse Atrophien z. B. nach Trauma, nach hypoxämischen Hirnschäden, als Prototyp die senile Hirnatrophie, aber auch nach entzündlichen Hirnerkrankungen, alimentären toxischen Schädigungen, Hydrocephalus internus und/oder externus (s. S. 330, Abb. 5.66). Reversible Erweiterungen des Ventrikelsystems nach Behebung der Ursache, hier z. B. des Alkoholabusus oder der Anorexia.

Erworbene Gefäßveränderungen.

Ätiologie. Arteriosklerose bzw. Atheromatose, Entzündungen (z. B. Lues, AIDS) Trauma, Radiatio, Kollagenosen etc.
Angiographische Zeichen s. S. 301.
Arterielles Aneurysma: Abb. 5.47 c, 5.48.
Arteriovenöse Fistel.
Arterielle Stenosen und Obliterationen an Prädilektionsstellen (s. Abb. 7)
Kollateralkreislauf (s. Abb. 5.47 d, e; Abb. 5.74, Kap. 5.8)

Aortenbogensyndrom: Einengung oder Verschluß der Abgangsstelle einzelner oder mehrerer, großer Arterien bei arteriosklerotischer, entzündlicher oder aneurysmatischer Erkrankungen der Aortenwand (Takayashu-Syndrom bei Arteriitis) Subclavian-steal-Syndrom: Verschluß oder hochgradige Steose der A. subclavia am Abgang und hierdurch verursachte Stromumkehr in der A. vertebralis. (s. Abb. 5.49).

Sinusthrombose, -thrombophlebitis durch Übergreifen eines entzündlichen Nachbarprozesses, häufig bei Otitis media, insbesondere im Sinus sigmoideus.

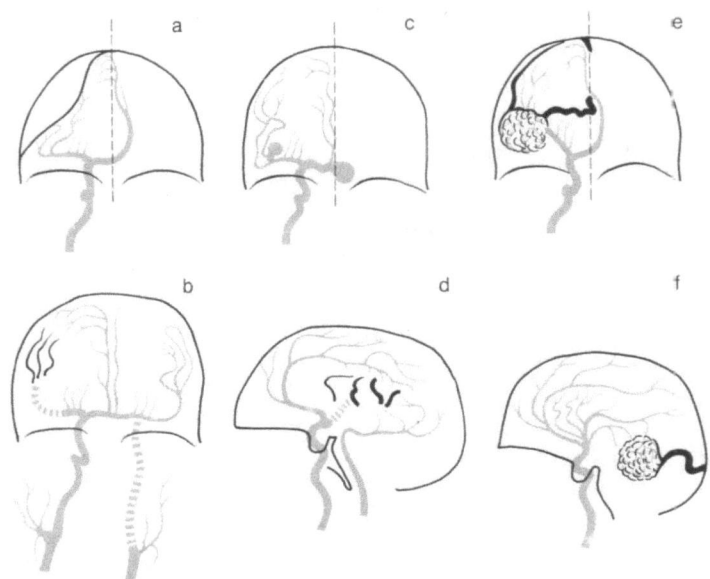

Abb. 5.47 a-f. Schema der pathologischen Veränderungen mit zerebralen Angiogramm.
a Subdurales Hämatom rechts mit Verlagerung der A. cerebri anterior (Sagittalbild).
b Tiefer Verschluß der linken A. carotis interna mit Abgang von der A. carotis communis. Lateraler Mediaverschluß rechts. Kollateralkreislauf von der rechten Karotis zur linken Mediagruppe über den Circulus Willisii (A. communicans anterior) (Sagittalbild).
c Aneurysma, 1. medial von der rechten A. communicans anterior, 2. lateral von der rechten A. cerebri media an typischer Stelle an der Aufteilung des Mediahauptstammes (Sagittalbild).
d Mediaverschluß mit Kollateralkreislauf über leptomeningeale Anastomosen aus Endästen der Anterior und Posterior mit retrograder Füllung einzelner Mediaäste (Seitenbild).
e Temporaler Tumor rechts mit Verlagerung der A. cerebri anterior (Sagittalbild).
f Temporaler Tumor rechts, Anhebung der Mediagruppe, „frühe Vene" infolge AV-Shunts als Hinweis auf die Malignität (Seitenbild)

Trauma. Aufhellungslinien und Konturverschiebungen bzw. Unterbrechungen bei Frakturen, imprimierte Knochenfragmente, intrakranielle Fremdkörper (Metallsplitter), Kontusionsblutungen.

Intrakranielle Blutung

Ätiologie. Ruptur eines atherosklerotischen Gefäßes, einer Gefäßmißbildung oder durch traumatische Einwirkung einschließlich Geburtstrauma.

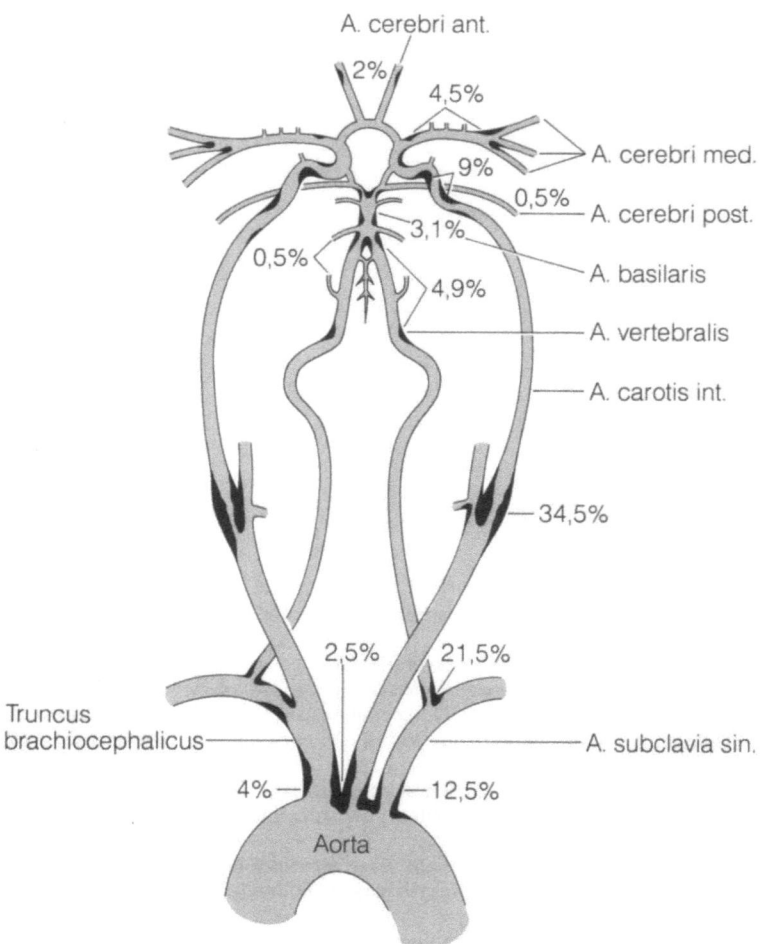

Abb. 5.48. Schemazeichnung der Prädilektionslokalisation der arteriosklerotischen Veränderungen der hirnversorgenden Arterien und ihre prozentuale Verteilung

Subdurales Hämatom. Während das subdurale Hämatom klinisch gewöhnlich erst ca. 4 Wochen oder später nach dem Trauma durch die allmähliche progrediente Vergrößerung mit Verlagerung und Kompression des Gehirns manifest wird, tritt beim epiduralen Hämatom oft schon nach wenigen Minuten ein lebensbedrohlicher Zustand ein. Die Erstuntersuchung ist hier, wenn irgend möglich ein Schädel-CT, bei dem Frakturen im „Knochenfenster" und das sub- und epi-

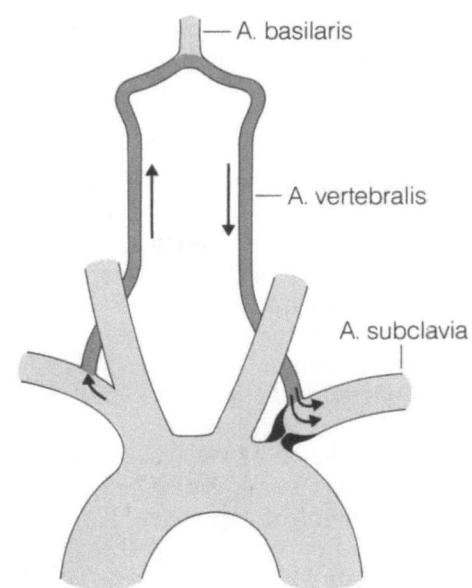

Abb. 5.49. Schematische Darstellung des „subclavian-steal"-Syndroms bei hochgradiger Abgangsstenose der A. subclavia und Blutstromumkehr in der A. vertebralis mit „Entzugssyndrom"

durale Hämatom mit der Verlagerung des Gehirns gut zu erkennen sind.

Intrazerebrales Hämatom. Im Angiogramm nur ein gefäßloser Bezirk mit Raumforderung, im CT ist jedoch das Blut als hyperdenser Bezirk gut zu erkennen. Nach einigen Wochen wird das Hämatom im CT jedoch über ein isodenses Stadium hypodens. Mit der KST kann das Blut durch den Eisengehalt auch später noch durch die Signalanreicherung sehr gut nachgewiesen werden (Abb. 5.73, S. 341). Durch das CT und noch besser durch die KST können eine zerebelläre Blutung oder ein hämorrhagischer Kleinhirninfarkt nachgewiesen und bei klinischer Verschlechterung mit der Gefahr der Einklemmung durch Verlaufskontrollen die lebensrettende Operationsindikation gestellt oder die Spontanresorption und Rückbildung des Hämatoms kontrolliert werden. Das *subdurale Hygrom* als Folge einer Meningitis oder eines resorbierten Hämatoms beim Säugling kann ebenfalls durch CT und KST bis zum 2. Lebensjahr durch das Sonogramm diagnostiziert werden.

Infektionen und Hirnabszeß. Der Hirnabszeß zeigt im Angiogramm in den späteren Stadien eine ringförmige perifokale Kontrastmittelanreicherung mit einem gefäßfreien Zentrum. Durch das CT und noch optimaler durch die KST können entzündliche Prozesse schon im Frühstadium erkannt und vor Ausbildung einer Einschmelzung durch eine entsprechende antibiotische Therapie behandelt werden. Wichtig ist die CT und KST bei der zu erwartenden Zunahme von AIDS-Patienten und damit der sekundären entzündlichen Affektionen des Gehirns durch opportunistische Keime wie Cryptococcus, Toxoplasma Gondii, Zytomegalieinklusionsvirus etc. Bei der Herpessimplex-Enzephalitis ist durch die KST schon im Frühstadium eine Verdachtsdiagnose und damit oft erst eine lebensrettende, Defektheilungen vermeidende antivirale Therapie möglich. Bei der multiplen Sklerose können durch die KST die multipel lokalisierten Plaques sichtbar gemacht und die Diagnose gestellt werden.

Tumor. Zeichen chronisch gesteigerten Hirndrucks: Beim Erwachsenen Drucksella mit Entkalkung bzw. Arrosion des Dorsum sellae und der Klinoidfortsätze; bei Kindern und Jugendlichen vermehrte Impressiones digitatae (Wolkenschädel) und Nahtdehiszenz, die auch beim Hydrocephalus occlusus vorliegen kann. Verlagerung der Epiphysenverkalung bei Massenverschiebungen des Gehirns im Nativbild a.-p. (Abb. 5.50b, d) Lokale Destruktionen: Arrosionen der Schädelkalotte bzw. Osteolysen oder osteoplastische und osteoklastische Metastasen, Destruktion der Sella beim Hypophysentumor (Abb. 5.50c, vergleiche Abb. 5.50a) und der Felsenbeinspitze beim

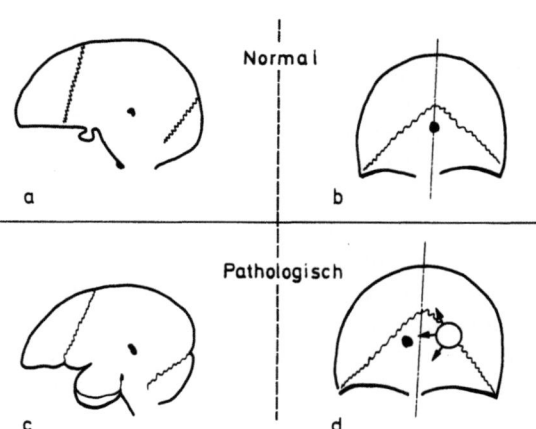

Abb. 5.50a-d. Schema der Epiphysenverlagerung. **a, b** Normalbefund, **c** Selladestruktion bei Hypophysentumor mit Doppelkontur des Sellabodens und Arrosion des Dorsum sellae, **d** bei linksseitigem Hirntumor

Trigeminusneurinom, Aufweitung des inneren Gehörganges beim Akustikusneurinom.
Weiterführende Untersuchungen beim raumfordernden intrakraniellen Prozeß: Solange die KST noch nicht überall verfügbar oder wegen eines Herzschrittmachers oder Metallstecksplitters intrakraniell kontraindiziert ist, kann das CT mit einer Treffsicherheit von über 90% bei supratentoriellen Prozessen die genaue Lokalisation und das Ausmaß der Raumforderung bzw. die Ventrikelverlagerung und damit die Gefahr der Einklemmung darstellen (s. Abb. 5.65, S. 329). Manche Tumoren, besonders Hirnmetastasen werden aber oft erst nach i. v.-Kontrastmittelgabe sichtbar. Eine sichere Artdiagnose ist z. Z. auch mit der KST nicht möglich. Nach Art und Struktur der Anreicherung mit dem Kontrastmittel infolge der Blut-Hirn-Schranken-Störung kann aber z. B. beim Meningiom eine Verdachtsdiagnose gestellt werden (s. Abb. 5.75, S. 343). Basal und infratentoriell ist die KST wegen des Fehlens störender Artefaktüberlagerungen durch die Knochenstrukturen und wegen der multiplanaren Darstellungsmöglichkeit indiziert. Tumoren können bei der KST durch i. v.-Injektion von paramagnetischen Substanzen, z. B. Gadolinum-DTPA, angereichert werden, was oft entscheidend zur Klärung der Differentialdiagnose sein kann (s. Abb. 5.74, S. 342).
Die *zerebrale Angiographie* bzw. die arterielle DSA sind für den Neurochirurgen zur Operationsplanung mit Darstellung der zu- und abführenden Gefäße und der Art der Tumorvaskularisation noch notwendig. Oft ist hierbei aus der Art der Tumorgefäßarchitektonik und der Anfärbung eine Artdiagnose möglich, z. B. aus der Anfärbung über alle Phasen der Angiographie und der Versorgung aus Externaästen die sichere Meningeomdiagnose und als „Signum mali ominis", als Hinweis auf ein Malignom das Auftreten von „frühen Venen". (Abb. 5.47 e, f).
Die *CT-Luftzisternographie* zum Nachweis kleiner, intrameataler Neurinome ist durch die Weiterentwicklung des KST mit einer räumlichen Auflösung unter 1 mm ersetzt worden.

5.7.4.2 Wirbelsäule

Fehlhaltungen. Die physiologische Lordose der Hals- und Lendenwirbelsäule und die Kyphose der Brustwirbelsäule können durch Entwicklungsanomalien und verschiedene Krankheitszustände verstärkt, abgeschwächt oder aufgehoben werden. Außer diesen Fehlhaltungen in der Sagittalrichtung gibt es Verbiegungen der Wirbelsäulenabschnitte in der Frontalrichtung, die Skoliosen. Alle diese Haltungsänderungen haben stets sekundäre spondylotische Abstützreaktionen, osteochondrotische Verschleißerscheinungen und arthrotische Veränderungen der Wirbelgelenke zur Folge. Verstärkte Kyphose der Brustwirbelsäule bei Osteoporose, Osteomalazie, bei M. Scheuermann (Adoleszentenkyphose).

Gibbus. Kyphotische Knickung des Achsenskeletts durch isolierte ventrale Höhenminderung bis zur keilförmigen Deformierung eines Wirbels durch Trauma (Kompressionsfraktur) oder Infektion (Spondylitis) oder Destruktion (Tumor). Abflachung bzw. Streckstellung (Fehlhaltung) der Hals- und Lendenwirbelsäule mit eingeschränkter oder aufgehobener Beweglichkeit der betroffenen Wirbelsegmente (reversible Blockierung bei schmerzhaften Muskelverspannungen); Überbeanspruchung der Nachbarsegmente bei degenerativen Leiden, wie Spondylosis deformans, Intervertebralarthrose und bei Osteochondrose ohne und mit Wirbelgleiten infolge einer Gefügelockerung des Bandapparats (Pseudospondylolisthesis), auch bei partieller oder kompletter Verschmelzung von Wirbeln (kongenitale oder erworbene Blockwirbelbildung).

Skoliosen ohne oder mit Drehgleiten (Torsionsskoliose), bei Beckenschiefstand (z. B. durch eine kongenitale Hüftgelenksluxation), bei angeborenen Fehlbildungen (Halb- oder Keilwirbel, einseitige Sakralisation des 5. Lendenwirbels), schmerzbedingte Entlastungsskoliose der Lendenwirbelsäule beim akuten Bandscheibenprolaps. Im Säuglings- und Kleinkindesalter läßt sich die reversible, haltungsbedingte von der irreversiblen, fixierten Skoliose durch Funktionsaufnahmen unterscheiden, bei der ein Ausgleich der Skoliose mit Überextension versucht wird.

Mißbildungen und Anomalien. Klippel-Feil-Syndrom mit kongenitaler Blockwirbelbildung und evtl. vorhandener basilärer Impression (s. Abb. 5.51 a–e), extreme Kyphoskoliose, Spondylolisthesis mit Wirbelgleiten infolge einer Spondylolyse (s. Abb. 5.52), Halb- und Keilwirbel. Diagnostische Maßnahmen wie KST oder Myelographie nur bei den hier selten auftretenden Kompressionserscheinungen mit neurologischen Ausfällen.

Diastematomyelie. Primäre Mißbildung des knöchernen Spinalkanals mit umschriebener Unterteilung des Rückenmarks in 2 Hälften durch eine fibröse Scheidewand. Wenn diese verknöchert ist, läßt sie sich im a.-p.-Bild erkennen, sonst CT, KST oder Myelographie. Häufigstes dysraphisches Stigma ist die Spina bifida am lumbalen und sakralen Wirbelsäulenabschnitt, seltener am thorakalen oder zervikalen Bereich; manchmal mit einer Myelomeningozele vergesellschaftet.

Varicosis spinalis als Folge einer angeborenen Schwäche der Venenwände. Phlebographische Darstellung über die V. lumbalis oder Myelographie oder KST.

Plattwirbel (Vertebra plana osteonecrotica Calvé, s. S. 234)

Systemerkrankungen. Dysostosen, z. B. M. Pfaundler-Hurler, M. Morquio (s. S. 245 f.).

M. Scheuermann (= Adoleszentenkyphose) Beginn in der Präpubertät. Röntgenologisch finden sich Zeichen einer Belastungsschwäche der Wirbelsäule: Nach ventral zunehmende Verschmälerung des Intervertebralraumes und leichte ventrale Höhenminderung des Wirbelkörpers (Frühzeichen), unregelmäßige Begrenzung und Verdichtung der Abschlußplatten, kleinere und größere Deckplatteneinbrüche mit Sklerosierungssaum infolge eines intraspongiösen Diskusprolapses (Schmorl-Knorpelknötchen), bei größerem Deckplatteneinbruch kompensatorisch umschriebener Knochenanbau an der gegenüberliegenden Abschlußplatte (Edgren-Vaino-Zeichen, DD wichtig zur Abgrenzung gegen entzündlichen Knochenprozeß), Randleistenverschmelzungsstörungen („Kantenabsprengung") bei kantennahem Diskusprolaps. Diese Veränderungen begünstigen den Verschleiß von Diskus und kleinen Wirbelgelenken, behindern die Beweglichkeit des befallenen Wirbelsäulenabschnitts und können zur Segmentlockerung führen. Bevorzugte Lokalisation ist die Brustwirbelsäule (s. Abb. 5.53) die eine verstärkte Kyphose, selten eine Streckstellung aufweist. Daneben können sich auch ähnliche Veränderungen an Lendenwirbelsäule, kaum an der Halswirbelsäule finden.

M. Bechterew (Spondylarthritis ankylopoetica, ankylosierende Spondylitis). Beginn überwiegend im 20.–50. Lebensjahr. Das Frühstadium ist gekennzeichnet durch einseitige, meist jedoch beidseitige Veränderungen in den Iliosakralgelenken im Sinne von Sklerose-, Ankylose- und Destruktionszeichen. Dieses „bunte Anfangsbild" mündet stets in eine vollständige knöcherne Ankylosierung. Im fortgeschrittenen Stadium treten zusätzlich Syndesmophyten (s. S. 309) auf, wobei der dorsolumbale Übergang bevorzugt ist. Das Spätstadium zeigt eine Kyphosierung der Wirbelsäulenachse mit Versteifung durch ausgedehnte Syndesmophytenbildungen und Verknöcherung der Wirbelgelenke, der Supra- und Interspinalligamente (Bild des Bambusstabes) oder durch eine Ossifikation der Wirbelgelenke und der Ligg. interspinalia und flava (Bild der 3fachen Schiene Abb. 5.54a).

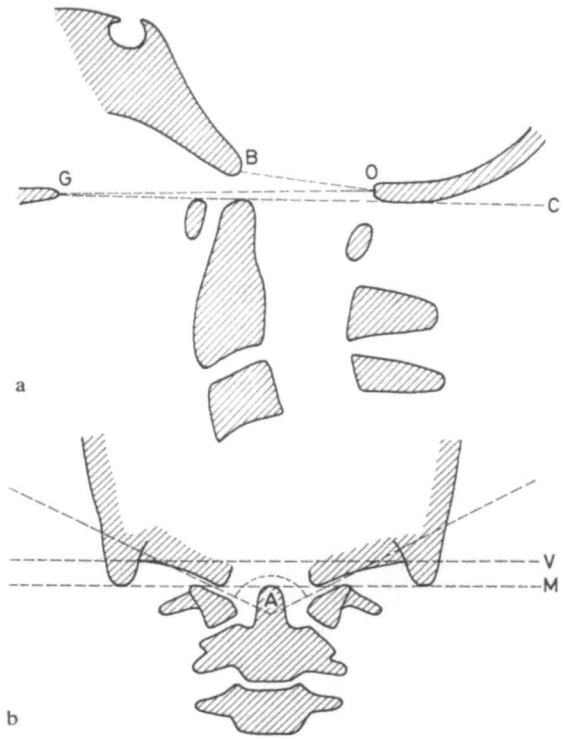

Abb. 5.51 a–e. Atlantookzipitale Übergangsregion. Bestimmung der Lagebeziehung zwischen der Schädelbasis und dem Atlas bzw. dem Epistropheus.
a Normalbefund, Sagittalbild.
GO Chamberlain-palatookzipital-Linie vom harten Gaumen zum Hinterrand des Foramen occipitale magnum. Die Densspitze soll die Chamberlain-Linie nicht oder nur gering (maximal bis 5 mm) überragen. Darstellung am besten durch das Tomogramm.
GC McGregor-Linie vom harten Gaumen zum Hinterrand der Okzipitalschuppe. Sie entspricht in etwa der Chamberlain-Linie.
BO McRae-Foramen-magnum-Linie vom vorderen zum hinteren Rand des Foramen occipitale magnum. Sie darf normalerweise nicht von der Densspitze erreicht werden.
b Normalbefund, Frontalbild.
M Bimastoid-Linie nach Fischgold-Metzger, verbindet den unteren Pol des linken und rechten Processus mastoideus. Sie darf von der Densspitze nicht mehr als um 10 mm überschritten werden.
V Biventer-Linie nach Fischgold-Metzger, verbindet die Ansatzstelle des linken und rechten M. biventer und liegt um etwa 1 cm höher als die Bimastoidlinie. Die Densspitze erreicht normalerweise diese Linie nicht. Darstellung am besten auf dem Tomogramm.
Gelenkachsenwinkel nach Schmidt, beträgt normal etwa 125°. Bei kondylärer Hypoplasie findet sich eine Winkelasymmetrie

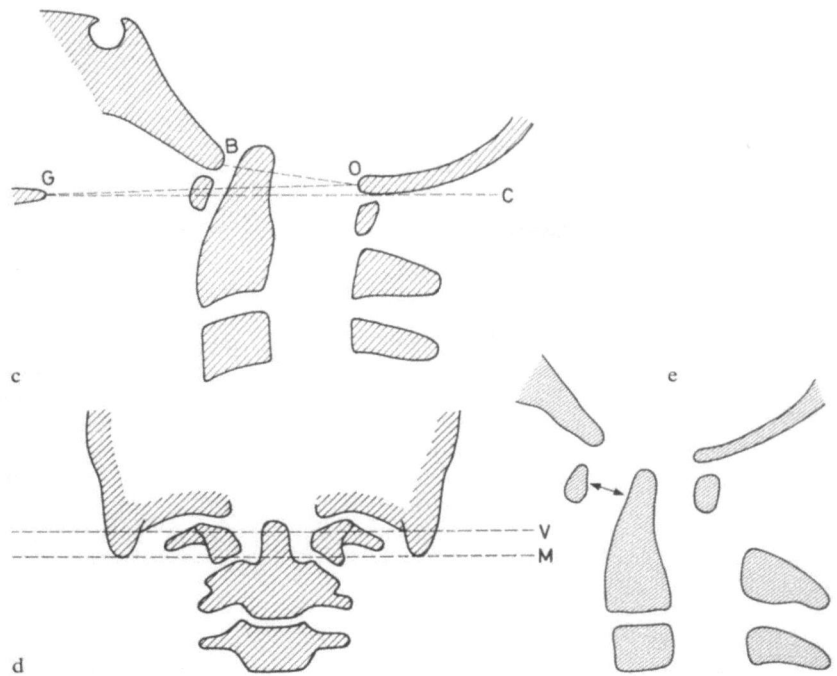

Abb. 5.51. (Fortsetzung) Denshochstand bei c basilärer Erosion (L. PENNING) im Frontalbild und d basilärer Impression im Sagittalbild. Der Dens übersteigt die Chamberlain-, die McRae- und die Bimastoid-Linie. Die Schädelbasis ist im Sagittalbild eingeknickt. Steht die Densspitze bei einer hochgradigen, basilären Impression um mehr als 12 mm über der Chamberlain-Linie, so sind klinische Ausfallserscheinungen zu ewarten e Atlantoaxiale Subluxation, z. B. bei progredienter chronischer Polyarthritis oder Trauma (Densinstabilität)

Syndesmophyten sind in der Längsrichtung der Wirbelsäulenachse verlaufende Verknöcherungen der äußeren Anteile des Faserringes (s. Abb. 5.54 a).

Knochenatrophie und -dystrophie (s. S. 229 ff.) Entkalkung, Rarefikation der Kortikalis und der Spongiosa mit Betonung der vertikalen Trabekelstruktur, Fischwirbelbildung, Infraktionen, z. B. bei der Altersosteoporose oder auch bei der Osteomalazie durch antiepileptische Dauermedikation mit Phenylhydantoin, Platyspondylie bei Kindern nach Dauertherapie mit Kortikosteroiden.

Spondylitis. Unspezifisch oder spezifisch; Knochenabbau und -verdichtung im Bereich der Deckplatten mit Zerstörung derselben unter

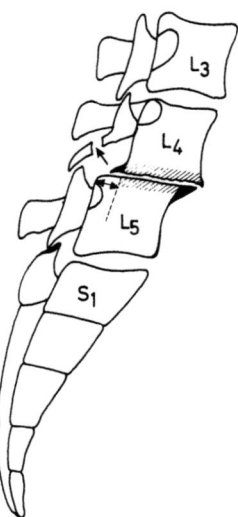

Abb. 5.52. Spondylolisthesis (Wirbelgleiten) mit Dislokation des 4. Lendenwirbelkörpers nach ventral infolge einer Spondylolyse (Spaltbildung im Wirbelbogen) und Wirbelbogendysplasie. Sekundär Osteochondrose mit Verschmälerung des Zwischenwirbelraumes L 4/5, Verdichtung der begrenzenden Deckplatten und reaktiven spondylotischen Abstützreaktionen

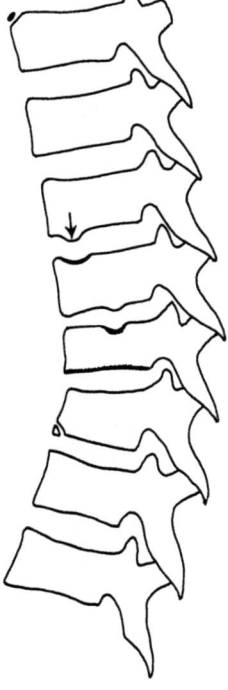

Abb. 5.53. Scheuermann-Krankheit mit typischen Veränderungen an der Brustwirbelsäule. Erklärung s. Text

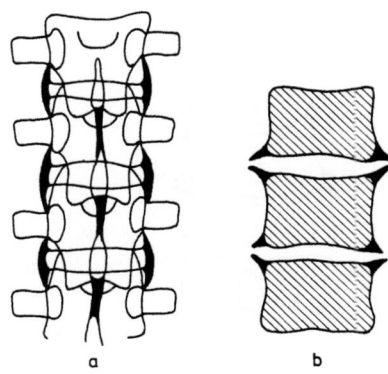

Abb. 5.54 a, b. Zur Unterscheidung von Syndesmophyten und Spondylophyten. Erklärung s. S. 309 und 311 unten. **a** Syndesmophyten bei M. Bechterew, **b** Spondylophyten mit Tendenz zur Spangenbildung bei Spondylosis deformans

Einbeziehung der Zwischenwirbelscheiben (wichtiger differentialdiagnostischer Unterschied gegenüber einer Destruktion infolge Metastasen).

Trauma. Kompressionsfraktur mit Höhenminderung, Deckplatteneinbrüchen, evtl. auch Keilwirbelbildungen oder Verdichtung der Knochenstruktur, Absprenung von Knochenfragmenten. Diagnostisch am ergiebigsten ist hier die CT-Untersuchung besonders bei neurologischen Ausfällen, Querschnittssymptomatik infolge Rückenmarkskompression nach vorausgegangener Myelographie. Falls vorhanden kann die KST auch spinale Blutungen erfassen.

Osteochondrose. Höhenminderung des Zwischenwirbelraumes infolge Veränderungen des Nucleus pulposus (Dehydrierung im Alter, Diskushernie bei Einriß des Anulus fibrosus infolge Überbeanspruchung oder Trauma). Sekundäre Abstützreaktionen und subchondrale Verdichtungen der begrenzenden Deckplatten, seltener kombiniert mit einem geringen Wirbelgleiten (Pseudospondylolisthesis ohne kongenitale Spondylose) als Hinweis für eine Gefügelockerung bei fortgeschrittener Bandscheibendegeneration.

Spondylosis. Randkantenausziehungen der Wirbelkörper häufig mit Tendenz zur Spangenbildung, meistens als altersbedingte Verschleißerscheinung. *Spondylophyten* sind Verknöcherungen an den Wirbelkörperkanten, die sich senkrecht zur Wirbelsäulenachse entwickeln (Abb. 5.54b, 5.55b).

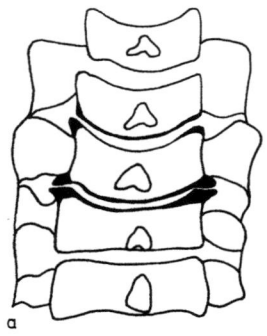

a — Im sagittalen Strahlengang Ausziehung der Processus uncinati nach lateral mit Bildung einer „Kochtopfform" der Halswirbelkörper.

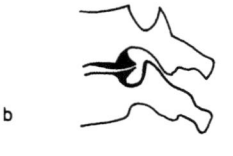

b — Stenosierung des Foramen intervertebrale durch die Osteophytenbildung am Processus uncinatus. Aufnahme im schrägen Strahlengang.

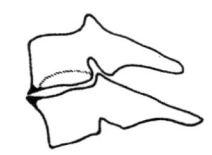

c — „Wirbelkörperpseudospalt" (DIHLMANN) bei ausgeprägter Uncovertebralarthrose auf der Aufnahme im seitlichen Strahlengang

Abb. 5.55 a-c. Spondylosis uncovertebralis (Uncovertebralarthrose)

Spondylosis hyperostotica (Forestier). Der weit nach lateral oder ventral ausladende grobe hyperostotische Spondylophyt und die „zuckergußartige" Knochenapposition an der Wirbelvorderfläche sind der charakteristische Röntgenbefund der ankylosierenden Hyperostose. Es handelt sich hier um eine konstitutionell begründete Reaktionsweise mit überschießender knöcherner Metaplasie straffen fibrösen Gewebes (Osteoplastische Diathese – Dihlmann 1982). Diese übrigens androtrope Verknöcherungstendenz offenbart sich gewöhnlich erst in der 2. Lebenshälfte und beschränkt sich nicht nur auf die Wirbelsäule, sondern manifestiert sich auch als Fibroostose an den Sehnenansätzen des Körperstammes und der Extremitäten. Häufig sind noch andere konstitutionell begründete krankhafte Erscheinungen, so Diabetes mellitus bzw. Hyperurikämie.

Uncovertebralarthrose. Ausziehung der Processus uncinati der Halswirbelsäule mit hierdurch bedingter Einengung der Foramina intervertebralia. Durch diese Foramenstenosierungen können radikuläre Reiz- und Ausfallserscheinungen auftreten (Abb. 5.55 a-c).

Akuter Bandscheibenprolaps. Es kann, muß aber nicht eine Höhenminderung eines Intervertebralraumes vorliegen, meist mit einer Schonhaltung (Skoliose und/oder Streckstellung). Bei Operationsindikation präoperative Klärung durch die Myelographie, die CT oder durch die KST. Beim medialen Bandscheibenprolaps Kompression des Spinalkanals von ventral her und beim lateralen Bandscheibenprolaps Kompression der betreffenden Wurzeltasche (Abb. 5.56).

Tumoren. Allgemeine Röntgenzeichen und Ätiologie s. S. 238 ff. *Wirbelhämangiom:* Grobsträhnige Zeichnung des befallenen Wirbelkörpers. DD Abgrenzung gegenüber dem monostotischen M. Paget ist manchmal schwierig. Wichtige Zeichen der Raumforderung an der Wirbelsäule: Vergrößerung eines Foramen intervertebrale beim *Neurinom* (Sanduhrgeschwulst), Verbreiterung der Interpedunkularabstände und Alterationen an den Bogenwurzeln im Sagittalbild bei einem langsam wachsenden intraspinalen gutartigen Prozeß. Erweiterung des Spinalraumes auch bei der *Syringomyelie.*

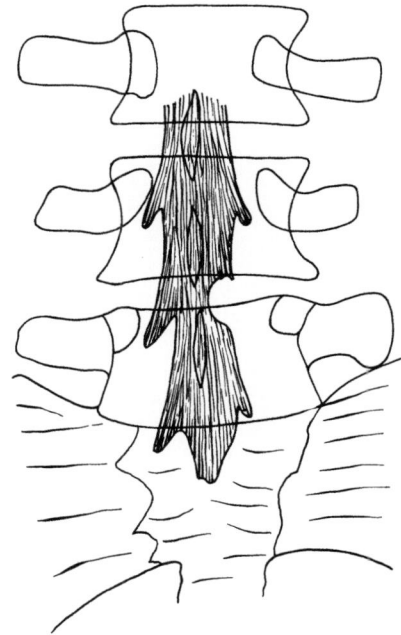

Abb. 5.56. Lumbales Myelogramm mit positivem Kontrastmittel. Lendenwirbelsäule im sagittalen Strahlengang. Darstellung des kaudalen Abschnitts des Spinalkanals mit Kompression der Wurzeltasche L 4/5 linksseitig infolge eines lateralen Nukleusprolapses

Wirbeldestruktion und pathologische Kompressionsfaktur bei *Wirbelmetastasen.* Sowohl osteoblastische (Prostata-, Mammakarzinom) als auch osteoklastische (Bronchialkarzinom, Hypernephrom etc.) und auch gemischte Metastasen (Mammakarzinom) sind möglich.
Spinale Tumoren, die bei einer oft rasch progredienten Querschnittssymptomatik ohne eindeutige klinische Höhenlokalisation eine dringende Indikation für die Myelographie darstellen, werden mit einem Stop oder partieller Kompression des Spinalkanals lokalisiert. Vorteilhaft wird im Anschluß an die Myelographie das „postmyelographische" CT gezielt in dem betroffenen Wirbelsäulenabschnitt durchgeführt. Es können damit das Ausmaß einer eventuellen Tumorinfiltration und die Knochendestruktion, bei Traumen auch eventuelle Kompressionsfrakturen, Hämatome etc. beurteilt werden.
Bei der Diagnose von intramedullären Tumoren (Ependymome, Stiftgliome etc.), v. a. zum Nachweis der Syringomyelie, aber auch bei spinalen Plaques bei der multipen Sklerose, die sich im CT nicht abbilden, ist die Kernspintomographie unentbehrlich geworden (Abb. 5.75, S. 343).

5.8 Schnittbildverfahren: Radiomorphologische Grundlagen

G. van Kaick

5.8.1 Echographie (Ultraschalldiagnostik, Sonographie)

5.8.1.1 Klinische Bedeutung

Das Verfahren ist ohne Nebenwirkungen und kann jederzeit wiederholt angewandt werden. Es ist wenig kostenintensiv und heute fast in allen Kliniken und in vielen Praxen verfügbar, so daß die Methode meistens als eine der ersten im diagnostischen Ablauf zum Einsatz kommt.

5.8.1.2 Anmerkungen zum Bildaufbau

Für die Echographie - ebenso wie für die Computertomographie und die Kernspintomographie - ist verpflichtende Regel, Transversalschnitte so zu dokumentieren, daß man vom Fuß des Patienten aus auf den Körperschnitt schaut. Sagittalschnitte werden von der rechten Seite des Patienten aus betrachtet.

Ein häufiger Fehler ist die falsche Einstellung des Tiefenausgleichs; oft erscheint die applikatorferne Bildhälfte zu dunkel. Der Tiefenausgleich muß so reguliert werden, daß im Normalfall der gesamte Organbereich, z.B. der Leber, über Nah- und Fernfeld Echos etwa gleicher Helligkeit aufweist.

Bei zu hoher Grundeinstellung können auch Flüssigkeiten den Eindruck von reflektierendem Gewebe vermitteln. Die Grundeinstellung ist so zu wählen, daß Flüssigkeiten echoleer, d.h. schwarz abgebildet werden; echoarme Gewebe sollen als solide Struktur noch zu erkennen sein.

5.8.1.3 Künstliche Bildbeeinflussung (Artefakte)

Wiederholungsechos. Sie kommen zustande durch ein wechselndes Hin und Her des Schallimpulses zwischen Applikator und einer stark reflektierenden akustischen Grenzschicht. Dies führt zu einer Periodik mit abnehmender Stärke des Echos.

Wiederholungsechos und Streuechos werden oft in das schallkopfnahe Drittel einer echoleeren Flüssigkeit hineinprojiziert. Dieses Phänomen darf nicht mit einem soliden Prozeß verwechselt werden.

Rückwandverstärkung. Hinter einer von Gewebe umgebenen Flüssigkeit entsteht eine Signalverstärkung im Vergleich zu dem Nachbargewebe. Sie kommt dadurch zustande, daß beim Durchlauf des Signals durch die Flüssigkeit keine Abschwächung erfolgt. Da der Tiefenausgleich eine laufzeitabhängige Verstärkung auch für den Bereich der Flüssigkeit bewirkt, entsteht eine artefizielle Signalanhebung, die als Rückwandverstärkung beschrieben wird. Dieser Effekt kann ebenso, wenn auch in schwächerem Maße, hinter sehr homogenen Tumoren auftreten.

Teilkörperphänomen. Die von dem Applikator ausgehende Schallfront weist eine Dicke von etwa 1 cm auf. Kleinere Formationen, z. B. kleinere Zysten von 5 mm, füllen die Dicke der Schicht nur zu einem Teil aus. Es kommt dadurch zu einem gemittelten Signal, welches das Areal nicht echoleer, sondern echoarm erscheinen läßt. Dadurch können ggf. Fehlbeurteilungen resultieren!

Laterales Schattenzeichen. Am Rande von glattbegrenzten Flüssigkeiten, wie Zyste oder Gallenblase, entsteht durch Brechung und Reflektion der Ultraschallwellen eine schmale Schattenzone, die mit einem Steinschatten verwechselt werden kann.

Akustische Spiegelbilder. Sie werden beschrieben im Bereich des Zwerchfells. Kranial des Zwerchfells treten Echomuster auf, die durch eine Spiegelung des Schallstrahles am Zwerchfell in die Leber zustande kommen. Die verlängerte Laufzeit weist die Reflektion in einen Bereich kranial des Zwerchfells, obwohl hier in das belüftete Lungengewebe keine Ultraschallwellen eindringen.

5.8.1.4 Diagnostische Hilfsmittel

- Palpation während der Untersuchung
- Schaffung eines leitenden Mediums durch erzwungenen Tiefstand der Leber bei tiefer Bauchatmung, durch volle Harnblase oder flüssigkeitsgefüllten Magen
- Lagewechsel des Patienten und Wechsel der Schallrichtung
- Wiederholung einer Untersuchung bei starker Behinderung durch Meteorismus
- Messung von Strecken und Flächen (cave: die stärksten Abweichungen entstehen durch den Untersucher, z. B. Positionierung und Winkelstellung des Applikators)
- Ultraschallgeführte Feinnadelbiopsie

5.8.1.5 Kriterien der Beurteilung

- Lage, Größe, Form und Kontur eines Organs oder eines Prozesses
- Veränderungen des Reflexmusters:
  - *homogene* Veränderung eines gesamten Organs, z. B. Zunahme der Echodichte bei Leberverfettung im Vergleich zur normalen Leber
  - *herdförmige* Veränderungen, z. B. bei Tumoren, Metastasen, Abszessen und Zysten.
- Beurteilung des Reflexmusters:

Echoleer. In homogenen Flüssigkeiten gibt es keine Impedanzunterschiede und daher auch keine Echos! Echoleerer Bezirk mit Rückwandverstärkung zeigt eine Flüssigkeit an. Zwischen den verschiedenen Arten von Flüssigkeiten wie Galle, Urin, Blut und Wasser kann nicht unterschieden werden!
Cave: Zentrale Verflüssigung solider Tumoren und sehr homogene, zellreiche Tumoren (z. B. Lymphosarkome können fast echoleer erscheinen!)

Echoarm. Dies ist kennzeichnend für ein homogenes Gewebe mit nur wenig Struktur bzw. nur geringen Dichtedifferenzen. Echoarmes Gewebe kann allerdings mit der Zeit durch Sekundärveränderungen, insbesondere bei Tumoren, an Echodichte zunehmen (durch Verfettung, Fibrosierung, Nekrotisierung, Kalkeinlagerung).
Zwischen echoarm und echoleer ist streng zu unterscheiden! Die richtige Geräteeinstellung muß dabei genau überprüft werden. Zum Beispiel spricht ein runder echoleerer Herd in der Leber mit großer Wahrscheinlichkeit für eine Zyste, ein echoarmer runder Herd für solides Gewebe. Dieses kann sowohl eine Metastase als auch eine fokalnoduläre Hyperplasie oder ähnliches bedeuten.
Cave: Das Reflexmuster gestattet keine histologische Zuordnung!

Echodicht. Im Falle einer echodichten Läsion liegen dicht hintereinander Impedanzsprünge im Gewebe vor, wobei die auslösende histologische Struktur meistenteils noch nicht genau bekannt ist. Als Beispiele seien aufgeführt echodichte Metastasen der Leber und echodichte Hämangiome der Leber. Gerade für die echodichten Herde gilt, daß die Echographie keine histologische Beurteilung gestattet.

Zusammengesetztes Reflexmuster. Zum Beispiel echoarmer Herd mit eingestreuten unregelmäßigen Echos wie bei Tumoren oder im Frühstadium eines Abszesses, hervorgerufen durch Verkalkungen, Nekrosen oder Verfettungen.

Begrenzung des Herdes. Scharfer und unscharfer Rand. Cave: Eine glatte Begrenzung belegt nicht die Gutartigkeit eines Prozesses. Häufig findet sich um den Herd ein echoarmer Randsaum, der jedoch je nach Organ unterschiedliche diagnostische Hinweise liefert: Ein echoarmer Randsaum spricht in der Leber für eine Metastase, in der Schilddrüse (sog. Halo) für ein Adenom.

Harter Reflex mit Schallschatten. Hinweis für Konkrement, Verkalkung, Knochen oder Gasblase.

5.8.1.6 Indikationen und Befunde

Die Ultraschalldiagnostik ist grundsätzlich für alle nicht lufthaltigen parenchymatösen Organe einsetzbar. Die Lunge und der Schädel des Erwachsenen sowie das Skelettsystem sind für die echographischen Untersuchungen wenig geeignet.

Die Anwendung der Echtzeitdarstellung ist von deutlichem diagnostischen Vorteil, insbesondere bei unruhigen Patienten und bei Kleinkindern. Von diagnostischer Bedeutung ist weiterhin die Beobachtungsmöglichkeit der Atemverschieblichkeit von Organen, von Herz- und Gefäßpulsationen und von Darmbewegungen. Bei Feinnadelbiopsie kann der Weg der Nadel verfolgt werden.

Schädel. Im zweidimensionalen Bild nur bei Säuglingen über die offene Fontanelle möglich! Ventrikeldarstellung (echoleer) und Biometrie, Fehlbildungen, intra- und periventrikuläre Blutungen (Cave: Subarachnoidale Blutungen sind schlecht oder nicht erfaßbar). Vorsorgeuntersuchungen bei Früh- und Risikogeburten im Brutkasten möglich! Echoenzephalographie (eindimensionaler A-Scan) heute fast bedeutungslos.

Augen. Intrabulbäre Raumforderungen und Biometrie. Netzhautablösung, subretinale Blutungen, Tumoren.

Nasennebenhöhlen. Eindimensionales Schallbild, sog. A-Scan: Schleimhautschwellung, Flüssigkeitsansammlung.

Halsweichteile einschließlich Speicheldrüsen. Tumoren, Zysten, Lymphknotenvergrößerungen, Steine.

Schilddrüse. Struma, Biometrie, Adenome (echoarm und echogleich mit echoarmem Randsaum) (Abb. 5.57), maligne Tumoren (echoarm, z.T. mit Verkalkungen), Thyreoiditis (überwiegend echoarm), Abgrenzung von Nachbarschaftsprozessen.

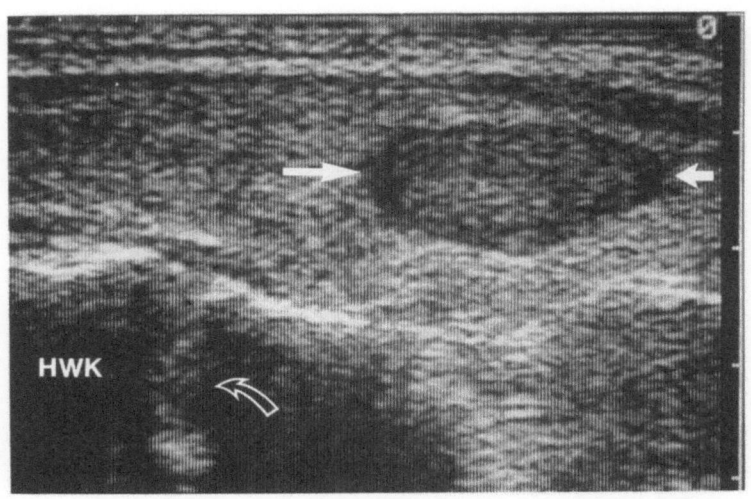

Abb. 5.57. Echographischer Längsschnitt durch einen Seitenlappen der Schilddrüse. Im kaudalen Drittel der Drüse ovalärer, wenig echodifferenter Herd *(Pfeile)* mit sehr echoarmem Randsaum (Halo): Adenom der Schilddrüse. *HWK* Halswirbelkörper, *gebogener Pfeil* Bandscheibe

Nebenschilddrüsen. Präoperative Lokalisationsdiagnostik bei Hyperparathyreoidismus. Orthotope Adenome oder Hyperplasien ab einer Größe von 1 cm (echoarm im Vergleich zur Schilddrüse; cave: dystope Lage!).

A. carotis communis einschließlich Karotisgabel. Plaques, Verkalkungen (harter Reflex mit Schallschatten), Stenosen, Thromben (frische Thromben sehr echoarm), Aneurysmen. Messung der Strömungsgeschwindkeit mit Doppler-Sonographie möglich.

Mamma. Zysten, gut- und bösartige Tumoren (Abb. 5.58), Entzündungen, Mastopathie. Nicht als Screeningmethode bei symptomfreien Patienten geeignet! Gute Ergänzung zur Röntgenmammographie. Bei soliden Prozessen ist zwischen gut- und bösartigen Veränderungen nicht hinreichend sicher zu unterscheiden.

Thorax. Pleuraerguß; Lokalisationsdiagnostik für Punktionsvorbereitungen; Thymus (bei Säuglingen und Kleinkindern).

Herz. Perikarderguß, Beurteilung der Myokarddicke und der Kammerweite sowie von Klappenveränderungen, einschließlich ihrer

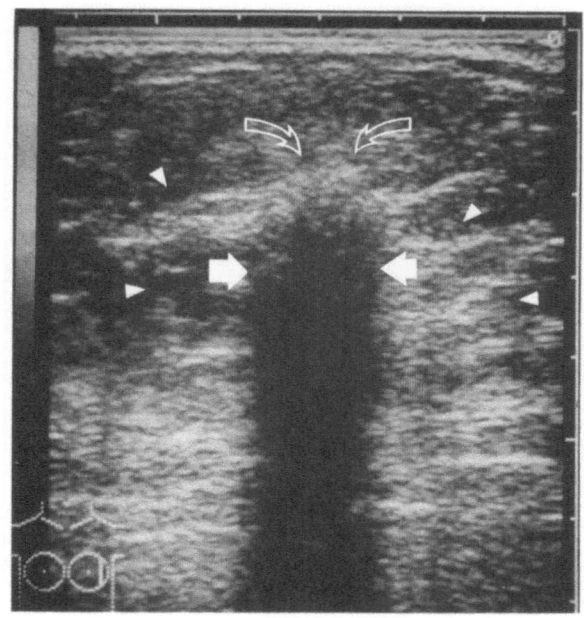

Abb. 5.58. Echographischer Längsschnitt durch die linke Mamma. Hinter einer unscharf begrenzten halbkugeligen Reflexzone *(gebogene Pfeile)* breiter Schallschatten *(dicke Pfeile)*: szirrhöses Mammakarzinom. *Pfeilspitzen* Drüsenkörper

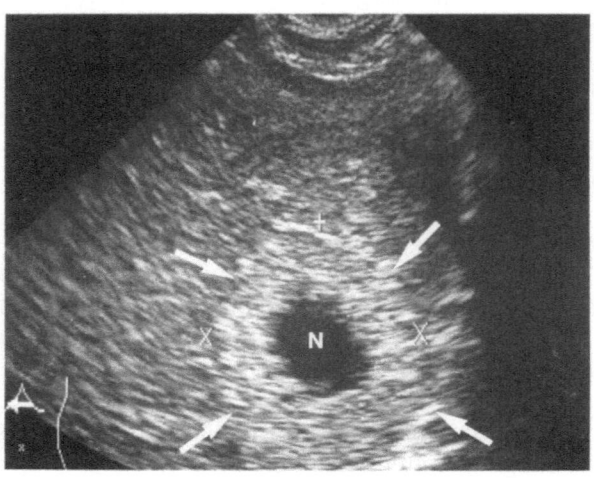

Abb. 5.59. Querschnitt durch den linken Leberlappen (Sektorscan). Echodichter runder Herd *(Markierung* und *Pfeile)* mit zentraler echofreier Zone *(N)*. Echoreiche Metastase eines Kolonkarzinoms mit zentraler Nekrose

Funktion: Aneurysmen, Thromben, Tumoren. Time-Motion-Technik ermöglicht die Aufzeichnung, Vermessung und Beurteilung der Bewegung der Herzklappen und des Myokards.

Leber. Maligne Tumoren (kleine Tumoren echoarm, größere komplex bzw. echodicht), Metastasen (echoarm, echoreich sowie komplex, häufig mit echoarmem Randsaum) (Abb. 5.59); gutartige Tumoren (Hämangiom meist echodicht), flüssige Raumforderungen (Zyste, Echinokokkus, Abszeß, Hämatom). Fokal noduläre Hyperplasie (echoarm und echoreich), Fettleber (homogen echodicht, vergrößert, verrundet), Leberzirrhose (dichtes Reflexmuster, kleiner rechter Lappen, großer linker Lappen, große Milz, Aszites), kardiale Stauungsleber.

Gallenblase und Gallengänge. Größe der Gallenblase, Steine (Reflex und Schatten) (Abb. 5.60), Polypen (Reflex ohne Schatten), akute und

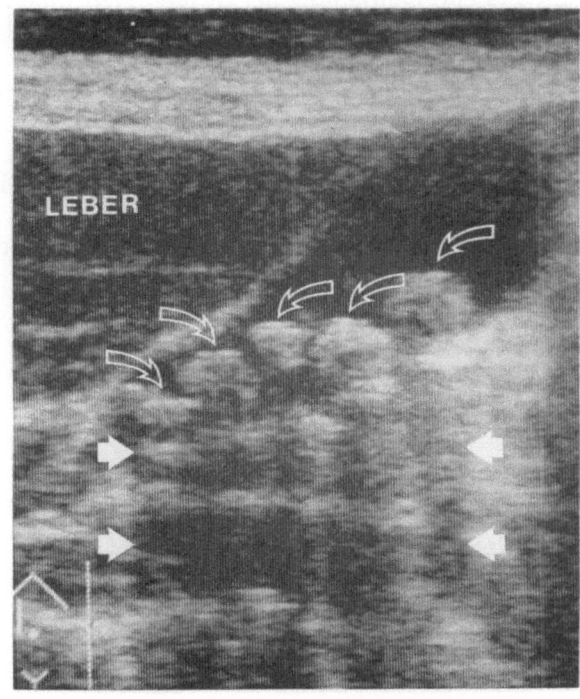

Abb. 5.60. Längsschnitt durch Leber und Gallenblase. Kugelförmige reflektierende Formationen *(gebogene Pfeile)* mit nachfolgendem Schallschatten. *(Dicke Pfeile):* multiple Gallenblasensteine

chronische Entzündungen (verdickte Gallenblasenwand), Tumoren, Erweiterung der intra- und extrahepatischen Gallengänge (korkenzieherartig gewunden), Steine in den Gallengängen (im Unterschied zu Steinen der Gallenblase unsicher zu erfassen!), Luft in den Gallengängen.

Milz. Beurteilung der Organgröße, Zyste, Hämatom, Metastasen.

Pankreas. Oft Ausschlußdiagnostik. Entzündung (echoarme Vergrößerung des Organs), Pseudozysten, Tumoren (meist echoarm), Erweiterung des Ductus pancreaticus.

Nieren. Formvarianten, Zyste, Harnstau (Abb. 5.61), Steine, Tumor (häufig echoreicher als das Nierenparenchym), Hämatom bzw. Ruptur, Dystopie.

Nebenniere. Metastasen und Primärtumoren sowie Adenome größer als 2-3 cm. Beurteilung der rechten Nebenniere günstiger als der linken.

Retroperitonealraum. Lymphknotenmetastasen und Lymphome, Aortenaneurysma (Abb. 5.62), Thromben in der V. cava.

Harnblase. Steine und Tumoren, Ureterozele, Divertikel.

Prostata. Organgröße, Adenom, Tumor, Entzündung.

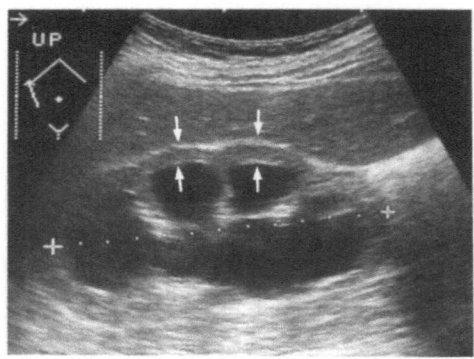

Abb. 5.61. Längsschnitt durch die rechte Niere. Kraniokaudaler Durchmesser 12,5 cm. Nierenparenchym deutlich verschmälert *(Pfeile).* Im Bereich des Pyelons weite echoleere Räume: chronischer Harnstau

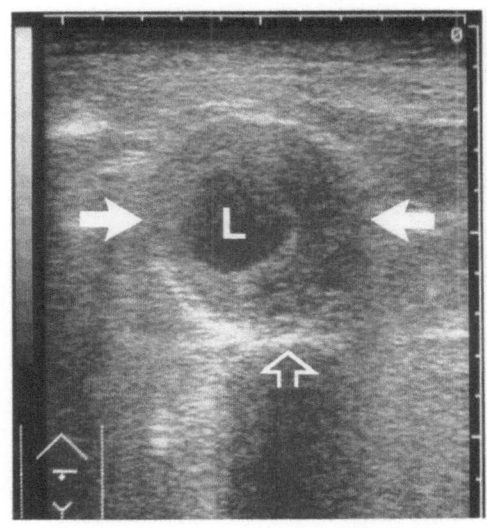

Abb. 5.62. Echographischer Querschitt im Mittelbauch. 6 cm große Raumforderung *(Pfeile)* ventral der Wirbelsäule: Aortenaneurysma mit wandadhärenten Thromben und ca. 2,5 cm durchströmtem Lumen *(L)*. *Offener Pfeil* Vorderkante der Wirbelsäule

Uterus. Gravidität einschließlich Beurteilung des Feten, Myome, maligne Tumoren (fortgeschrittene Stadien), Flüssigkeitsansammlung im Cavum uteri, Größe, Fehlbildungen.

Ovar. Solide oder zystische Raumforderungen (Cave: Zystischer Tumor ist *nicht* beweisend für Benignität); Beobachtung der Follikelreifung.

Hoden. Tumor, Entzündung, Abszeß, Hydrozele und Varikozele.

Extremitäten. Hüftgelenke bei Säuglingen (Abb. 5.63 a, b und 5.64 a, b) (Hüftkopfluxation, Pfannendachdysplasie), Tumorausdehnung, Blutung, Flüssigkeitsansammlung innerhalb und in der Nähe von Gelenken.

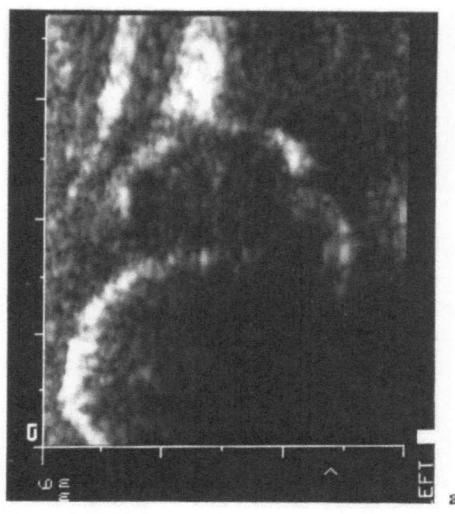

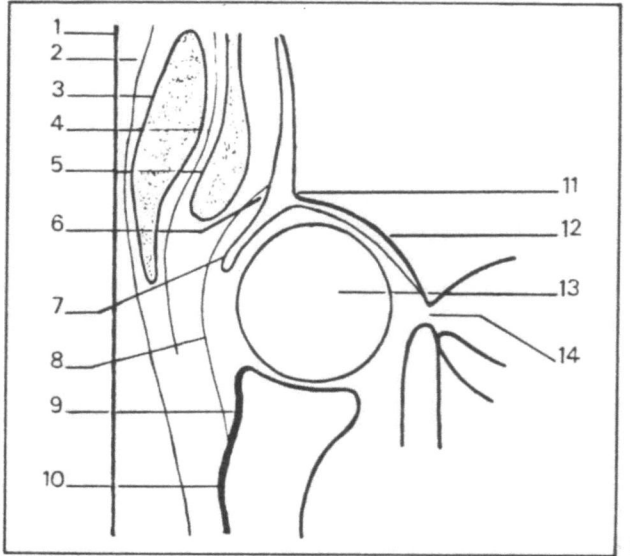

Abb. 5.63. a Normales Hüftsonogramm bei einem 10 Wochen alten Säugling. Knorpelige und knöcherne Hüftanlage sichtbar. **b** Schema der normalen Hüfte. Längsschnitt durch das Hüftgelenk eines jungen Säuglings. *1* Haut, *2* Unterhaut, *3* M. glutaeus medius, *4* Septum intermusculare, *5* M. glutaeus minimus, *6* knorpeliger Erkerrand, *7* Labrum acetabulare, *8* Gelenkkapsel, *9* Grenze zwischen Knorpel und Knochen, *10* Trochanter-major, *11* knöcherner Rand, *12* Os ilium (Pfannendach), *13* knorpeliger Femurkopf, *14* dreistrahliger Knorpel. [Dr. R. D. Schulz, Olgahospital Stuttgart. Aus Annales de Radiologie, No. 8, Vol. 29, 1986. Expansion Scientifique Française, Paris]

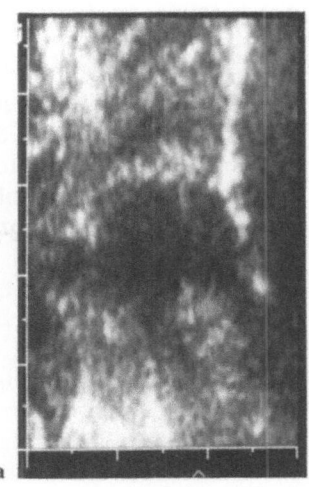

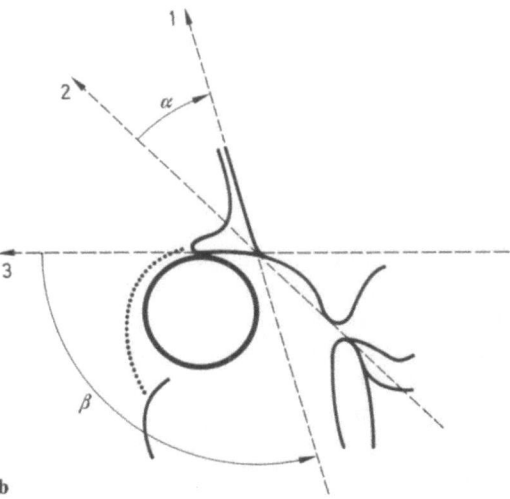

Abb. 5.64. a Sonogramm bei Hüftgelenksluxation (7 Monate alter Säugling). Der Hüftkopf steht außerhalb der dysplastischen Pfanne in den Weichteilen. **b** Schema des Hüfttyps IV (= Hüftgelenksluxation). *1* Grundlinie (tangential vom knöchernen Pfannendacherker entlang dem kranialen Anteil des Os ilium), *2* Pfannendachlinie (von der Ypsilonfuge zum knöchernen Pfannendacherker), *3* Meßlinie für die Knorpeldicke (von Ypsilonfuge zur Spitze des Labrum acetabulare). α Knochenwinkel, β Ausstellungswinkel (Dr. R. D. Schulz, Olgahospital Stuttgart)

5.8.2 Computertomographie (CT)

5.8.2.1 Klinische Bedeutung

Die CT-Diagnostik ist heute ein integrierter Bestandteil der radiologischen Diagnostik. Im Körperstammbereich sind Voruntersuchungen mit konventionellen radiologischen Methoden – im Abdomen besonders durch die Echographie – meist eine Voraussetzung. Diese Regel gilt jedoch nicht für Prozesse des Gehirns, da für diesen Bereich die diagnostische Wertigkeit der CT so hoch ist und das Verfahren den Patienten kaum belastet, daß bei entsprechendem klinischen Verdacht auf andere invasive oder weniger aussagekräftige Voruntersuchungen verzichtet wird. Mit Hilfe der CT können die diagnostischen Weichen frühzeitig richtig gestellt werden, was die Diagnosefindung abkürzt und ökonomisch gesehen auch verbilligt. Dies kommt insbesondere in der Tumordiagnostik zur Geltung; hier hat die CT eine besondere Bedeutung für die Erkennung des Prozesses, die Beurteilung des Tumorstadiums, die Therapieplanung und die Therapiekontrolle. Diese Überlegungen sind angesichts der relativ hohen Kosten der CT mit zu berücksichtigen.

5.8.2.2 Anmerkungen zum Bildaufbau

Entscheidender Vorteil der CT ist die 100fach höhere Auflösung der Dichte im Vergleich zur konventionellen Röntgentechnik. Das räumliche Auflösungsvermögen ist jedoch vergleichsweise schlechter. Die ca. 16 mit dem menschlichen Auge trennbaren Grauwerte einer Grauskala werden im CT-Bild auf den interessierenden Dichtebereich verteilt, der meist nur in einem „Fenster" zwischen -100 HE und $+200$ HE liegt. Dichtewerte ober- oder unterhalb dieses Fensters werden weiß oder schwarz dargestellt. Je nach Wahl des Fensters kann daher Fettgewebe schwarz oder grau im Bild erscheinen!

Die Dichtezahlen für normale parenchymatöse Organe und Tumorgewebe liegen relativ eng beisammen (zwischen $+30$ HE und $+70$ HE) und überlappen sich. Es gibt keine organspezifischen Dichtewerte. Das die Organe und Strukturen umgebende Fettgewebe (-100 HE) wirkt kontrastierend, so z. B. bei der Abgrenzung der Nieren und Nebennieren.

Durch orale oder intravasale Kontrastmittelanwendung können die Dichtewerte einzelner Organe bzw. Organstrukturen zur Verbesserung der diagnostischen Beurteilung künstlich angehoben werden (s. Abschn. 5.8.2.4, S. 327).

Die Strahlenbelastung bei der Aufnahme von 10 hintereinanderliegenden Schichten mit einer Dicke von 8 mm beträgt etwa 20 mGy. Wegen des enggebündelten Röntgenstrahls ist sie im wesentlichen auf die untersuchte Schicht begrenzt, d.h. bei einer Vermehrung der Zahl konsekutiver Schichten erfährt nur ein größeres Körpervolumen diese Strahlenexposition von 20 mGy.

5.8.2.3 Künstliche Bildbeeinflussung (Artefakte)

- Bewegungsartefakte: motorische Bewegung, Atembewegung, Darmperistaltik; Herz- und Gefäßpulsationen
- Artefakte durch hohe Kontraste, z.B. Felsenbein/Gehirn oder metallische Fremdkörper bzw. Bariumsulfatreste im Abdomen
- Ringartefakte bei Ausfall eines oder mehrerer Detektoren
- Teilkörperphänomen (Partialvolumeneffekt). Die einzelnen Volumenelemente werden bei der Bildrekonstruktion als homogen betrachtet. Im Falle einer Schichtdicke von 8 mm können z.B. 4 mm durch Anteile einer Zyste und 4 mm durch Gewebe besetzt sein. Das berechnete Endergebnis ist dann ein Mittelwert, der z.B. in der Leber der Dichte einer Metastase entsprechen kann! Bei kleineren Prozessen sind daher dünnere Schichtdicken erforderlich!

5.8.2.4 Diagnostische Hilfsmittel

- Ausschalten der Bewegungsartefakte durch Anhalten der Atmung während der Aufnahme (Aufnahmezeit zwischen 2 und 6 s) ggf. auch der Darmperistaltik durch Spasmolytika
- Kontrastmittelanwendung. *Oral:* Einnahme von 0,5-1,0 l sehr verdünntem nierengängigen Kontrastmittel zur Markierung des Magen-Darm-Trakts! Bariumsulfat ist wegen zu hoher Kontraste nicht verwendbar.
Intravenös: Injektion oder Bolusinjektion zur Kontrastierung der Blutgefäße und des Nierenparenchyms sowie zur Kontrastmittelanreicherung bei gestörter Blut-Hirn-Schranke (insbesondere bei der Suche nach Hirnmetastasen); schließlich zur Unterscheidung von durchblutetem Gewebe (Dichteanstieg von ca. 10 HE) und nekrotischem Gewebe bzw. Zysten. Cave: Kontrastmittelallergie und Induktion einer Hyperthyreose.
Dynamisches CT: Mehrere Aufnahmen in rascher Folge von der gleichen Körperschicht zur Erfassung der Kontrastmitteldynamik (Enhancementzeitkurven).
- Erfassung von Absorptionswerten einer bestimmten Region, z.B. wasseräquivalente Werte um 0 HE bei einer Zyste
- Dünnschicht-CT (1-2 mm Schichtdicke)
- Vermessung von Strecken, Flächen (Planimetrie) und bei mehreren Schichten des Volumens (Volumetrie)
- Rekonstruktion von Schnitten in sagittaler oder koronarer Richtung

- Echte Vergrößerung bei Einschränkung des Untersuchungsbereichs
- CT-gesteuerte Feinnadelpunktion raumfordernder Prozesse (Vorteil: Darstellung der Nadellage!)

5.8.2.5 Kriterien der Beurteilung

- Organgröße, Lage, Form, Kontur
- Homogene Dichteveränderungen eines Organs, z. B. Dichteminderung bei Fettleber; Dichtezunahme bei Hämosiderose der Leber
- Herdförmige Dichteänderungen
  - *hypodens:* Geringe Dichte im Vergleich zum umgebenden Gewebe oder zu Normalgewebe (häufig durch Wasser- oder Fetteinlagerung), z. B. Leberzyste und Lebermetastase.
  - *Hyperdens:* Stärkere Dichte, z. B. Kalkherd.
  - *Isodens:* Gleiche Dichte eines Prozesses im Vergleich zu dem umgebenden Gewebe bzw. zu Normalgewebe. Ein raumfordernder Prozeß ist nur erkennbar durch Verdrängung oder durch Umgebungsreaktion (Randsaum).
  - *komplex* mit hypo- und hyperdensen Anteilen.
  - *Dichteanstieg nach i. v.-Kontrastmittelinjektion* z. B. bei Hämangiom der Leber oder funktionsfähigem Nierenparenchym.
  - *Allgemeine morphologische Kriterien* der Läsion: Randbegrenzung, Form, Lage, Bezug zu Gefäßen und Nachbarorganen.

5.8.2.6 Indikationen und Befunde

Die CT ist nicht wie die Echographie in der Anwendung auf bestimmte Organe beschränkt, sondern kann grundsätzlich in allen Körperbereichen eingesetzt werden. Sie ist für diagnostische Fragen im Gehirn meist die erste bildgebende Methode, im Thorax folgt sie nach der konventionellen Röntgendiagnostik und im Abdomen nach der Echographie als weiterführende Maßnahme. Die direkte Untersuchung des Magen-Darm-Traktes stellt keine Indikation dar. Die CT-Untersuchung des Skelettsystems hat nur im Körperstammbereich und im Schädel eine Bedeutung, kaum jedoch für die Extremitäten.

Im Bereich des Hirn- und Gesichtsschädels sowie des Thorax ist die Computertomographie in der Regel nicht durch die Echographie zu ersetzen. Im Abdominalbereich bedeutet die mögliche Kontrastmittelanwendung für mehrere Fragestellungen eine wesentliche diagnostische Verbesserung.

Hirnschädel

Intrakranielle Tumoren und Metastasen. Vielfältiges CT-Bild; hypodense und hyperdense sowie komplexe und gelegentlich auch isodense Läsionen; letztere können nur durch Massenverdrängung oder durch Kontrastmittelanreicherung (oft ringförmig) nach i.v.-Kontrastinjektion erkannt werden. Die Herde sind meist umgeben von einem perifokalen hypodensen Ödem (Abb. 5.65).

Blutung. Frische Blutung hyperdens, mit sehr schmalem hypodensen Randsaum. Durch Abbau des Hämoglobins und Resorption des Koagels nach Tagen Dichteverminderung über isodens nach hypodens (Werte im Liquorbereich).

Abszeß. Das CT-Bild ist abhängig von dem Entzündungsstadium. Typisch ist die hypodense Zone, umgeben von einer schmalen, etwa isodensen Kapsel, die von einem perifokalen Ödem umschlossen wird. Nach KM-Injektion intensive Anreicherung der Kapsel.

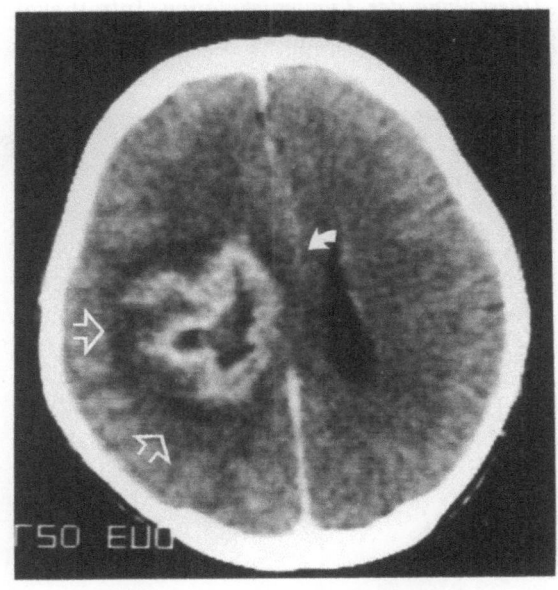

Abb. 5.65. Computertomogramm des Schädels. Girlandenförmige Kontrastierung eines raumfordernden Prozesses, umgeben von einem hypodensen Ödem *(offene Pfeile).* Verlagerung der Mittellinienstrukturen zur Gegenseite: Glioblastom (Prof. Dr. H. Betz)

Aneurysmen. Kontrastmittelinjektion erforderlich. In der Nähe der Schädelbasis sind Aneurysmen schlecht erkennbar. Karotisangiographie angezeigt.

AV-Mißbildungen. In etwa 20% im Nativbild nicht erkennbar! Nach Kontrastmittelinjektion Darstellung erweiterter Gefäße.

Kongenitale Mißbildungen. Bei mit Liquor ausgefüllten Substanzdefekten gute Darstellbarkeit.

Zerebrovaskuläre Infarkte. Akute Phase (1. Woche) leicht hypodens; subakute Phase: weitere Verminderung der Dichte, zunehmende Demarkierung. Alter ischämischer Infarkt: relativ scharf begrenzt, hypodenser Herd, fokale Atrophie.
Kontrastmittelanreicherung vom 3. Tag bis ca. Ende der 4. Woche.
Hämorrhagischer Infarkt s. Blutung.

Hydrozephalus. Die Hirnkammern sind wegen der differenten Dichtewerte des Liquors ohne Kontrastmittel gut abgrenzbar und beurteilbar. Atrophie: Erweiterung der Hirnfurchen und des Ventrikelsystems (Abb. 5.66).

Darstellung der Liquorzirkulation. Intrathekale Injektion von wasserlöslichem Kontrastmittel.

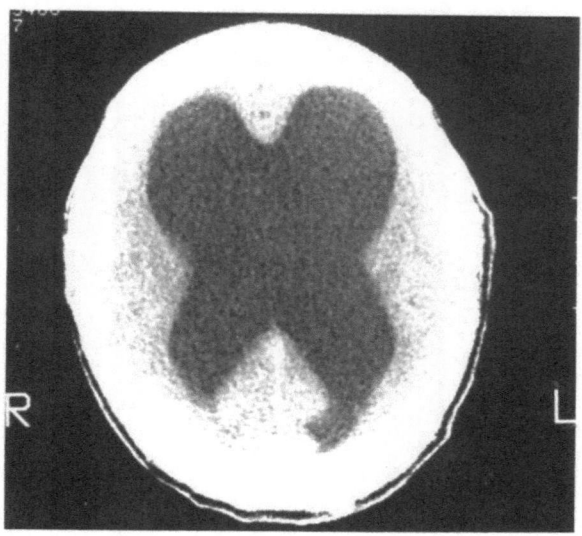

Abb. 5.66. Computertomogramm des Schädels: kongenitale Erweiterung der Seitenventrikel (Hydrocephalus internus) (Prof. Dr. H. Betz)

Trauma. Siehe Blutung; Beurteilung der Fraktur.

Auge-Orbita. Alle raumfordernden Prozesse.

Gesichtsschädel. Maligne und benigne Tumoren (Beurteilung der Ausdehnung).

Hals. Tumorausdehnung (Larynx-, Epi- und Hypopharynxkarzinom, Zungenkarzinom). Kontrastmittel erforderlich zur Markierung der Halsgefäße.

Schilddrüse und Nebenschilddrüse. Nur retrosternale Strumen und dystope Epithelkörperchenadenome.

Thorax. Größenbeurteilung von Thoraxwandprozessen (einschließlich Mesotheliom der Pleura); Lungenmetastasen; Staging von Bronchialkarzinomen (Abb. 5.67); unklarer Thoraxröntgenbefund; raumfordernde Prozesse des Mediastinums (primäre Tumoren); Lymphknotenmetastasen und Lymphome (feststellbar ist nur die Vergrößerung der Lymphknoten! Kontrastmittelinjektion zur Markierung der mediastinalen Gefäße!). Thorakales Aortenaneurysma; vertebrale und prävertebrale Raumforderungen.

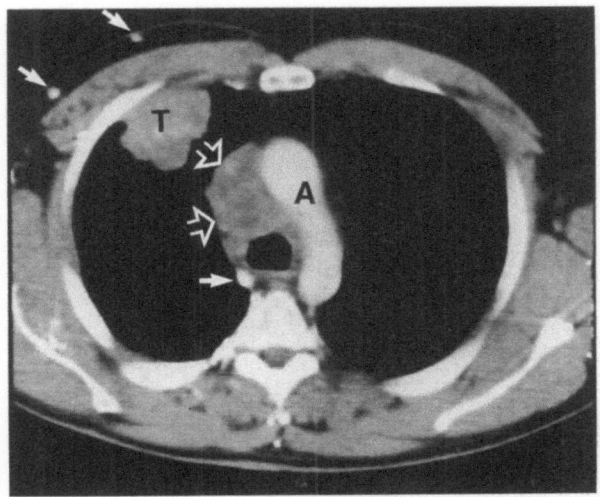

Abb. 5.67. Computertomogramm des Thorax kranial der Bifurkation. Kontrastmittelinjektion. Weichteildichter, pleuraadhärenter, polyzyklisch begrenzter Prozeß *(T)*. *Kugelige Verbreiterung des prätrachealen Mediastinums (offene Pfeile):* peripheres Bronchialkarzinom mit großen mediastinalen Lymphknotenmetastasen. Verlegung der V. cava superior. Ausbildung eines Kollateralkreislaufs: subkutane Venen und V. azygos weitlumig und kontrastiert *(Pfeile)*. A Aortenbogen

Herz. Perikarderguß, Perikardzyste, Darstellung der Herzhöhlen und der Myokarddicke; Kontrolle aortokoronarer Gefäßtransplantate.

Leber.
Diffuse Hepatopathien. Leberverfettung – Dichteminderung je nach Grad der Fetteinlagerung (auch herdförmig möglich!), Dichtezunahme bei Hämosiderose. Bei Leberzirrhose keine Veränderung der Dichtewerte, nur in ausgeprägten Fällen morphologische Kriterien: wellige Oberfläche, inhomogenes Dichtemuster, Schrumpfung des rechten Leberlappens, Vergrößerung des Lobus caudatus, Aszites und vergrößerte Milz. Hepatitis keine Indikation der CT.

Herdförmige Leberläsionen. Zysten: wasseräquivalente Dichtewerte (Abb. 5.68), Abszeß: hypodense Dichtewerte zwischen Wasser und Parenchymdichte; Kontrastmittelanreicherung im Randbereich. Lebermetastasen: fast ausschließlich hypodens, gelegentlich zentrale Nekrosen und Verkalkungen (Abb. 5.69). Leberinfiltrate maligner lymphatischer Systemerkrankungen: hypodens, nur bei positivem Befund beweisend.

Primäre Leberkarzinome. Hypodens, gelegentlich mit Verkalkungen.

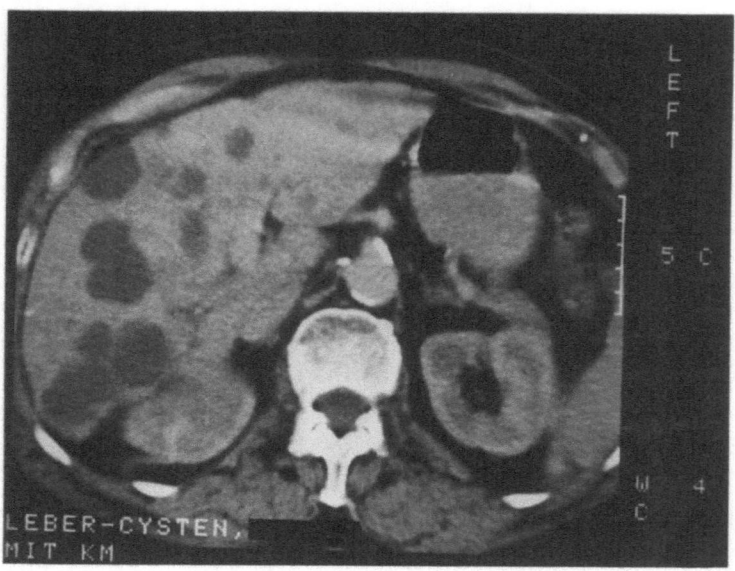

Abb. 5.68. Computertomogramm der Leber. Kontrastmittelinjektion. Scharf begrenzte kugelige hypodense Bezirke. Dichte zwischen 0-10 HE: multiple Leberzysten (Prof. Dr. H. H. Wendenburg)

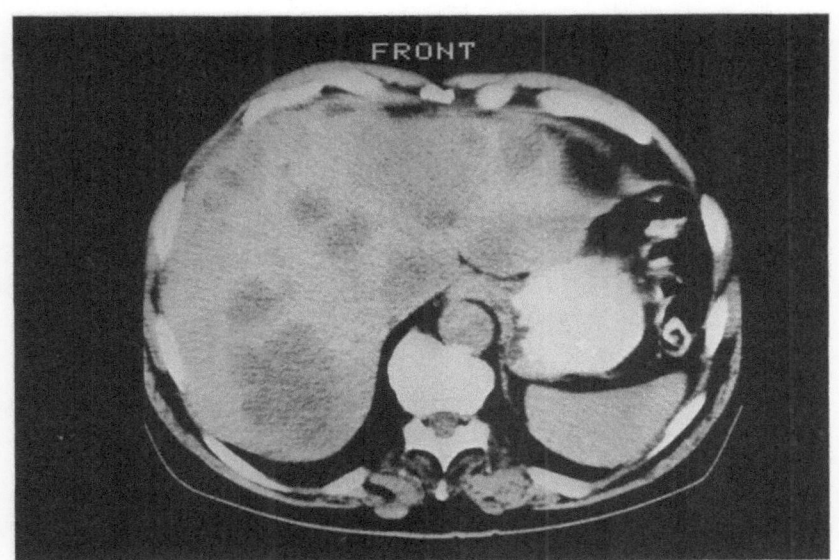

Abb. 5.69. Computertomogramm der Leber mit multiplen unscharf begrenzten hypodensen Herden: multiple Lebermetastasen (Prof. Dr. H. H. Wendenburg)

Gutartige Lebertumoren. Hämangiome: nach Kontrastmittelbolus sog. Irisblendenphänomen; Adenome und fokale noduläre Hyperplasie, Lipome. Echinococcus alveolaris und cysticus. Trauma (Hämatom).

Stauung der Gallenwege. Hypodens in Vergleich zu den Blutgefäßen.
Gallenblase: in der Regel keine Indikation für CT (s. Echographie).

Milz. Organgröße, Nebenmilz, Trauma (Ruptur, Hämatom), Zyste, Metastase, Infiltration bei lymphogenen Systemerkrankungen (nur bei positivem Befund beweisend).

Magen-Darm-Trakt. Keine Indikation für CT, nur Staging von primären Karzinomen.

Pankreas. Entzündung: Organvergrößerung; Dichteveränderung bei Verkalkung und Pseudozystenbildung, Tumoren: umschriebene Raumforderung; keine typischen Dichtewerte (Abb. 5.70)! Ein kleiner, die Kontur nicht überschreitender Tumor kann nicht erkannt werden!

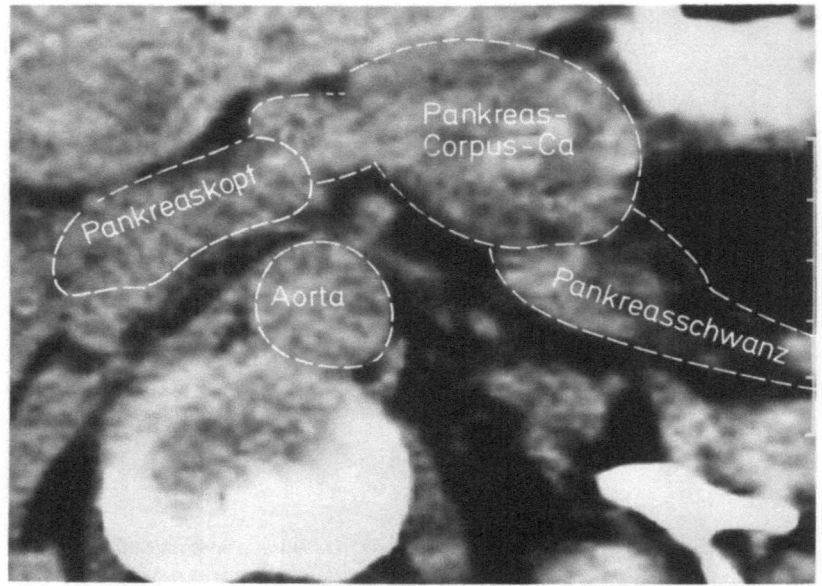

Abb. 5.70. CT-Schnitt durch den Oberbauch mit ausschnitthafter Darstellung des Pankreas. Oväläre Raumforderung am Übergang zum Pankreasschwanz. Keine Dichteunterschiede gegenüber dem umliegenden Drüsenparenchym: Karzinom des Pankreaskörpers (Prof. Dr. H. H. Wendenburg)

Nieren. Nierenaplasie und -hypoplasie, Formvarianten, echographisch unklare Zysten (Kriterien: glatte Begrenzung, wasseräquivalente Dichtewerte, Homogenität, keine Kapsel). Subakuter Harnstau und Hydronephrose.
Primäre maligne Tumoren: nach Kontrastmittelinjektion hypodens im Vergleich zu dem kontrastierten Nierenparenchym (Abb. 5.71); Nierenbeckenkarzinom. Lokales Rezidiv eines Tumors, Lipom, Myelolipom, Nierenruptur und Hämatom; Schrumpfniere, Abklärung einer stummen Niere; Abszeß.

Nebennieren. Im Unterschied zur Echographie auch im Normalzustand computertomographisch darstellbar (rechts wie ein Komma, links wie ein Dreieck). Hyperplasie, Adenom, Neuroblastom, Karzinom und Metastase sowie Phäochromozytom sind nur erkennbar als solide Raumforderung (Abb. 5.72); die Dichtewerte geben keinen Hinweis auf die Art des Prozesses! Zysten, Angiomyelolipome, Verkalkungen und Blutungen können anhand der Dichtewerte beurteilt werden.

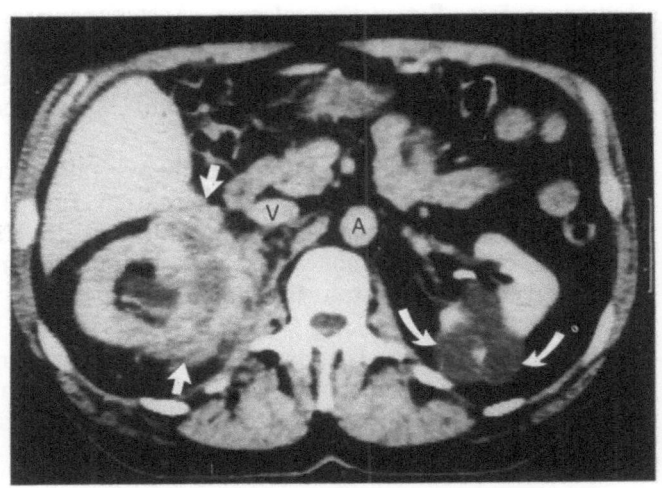

Abb. 5.71. Computertomogramm in Höhe der Nierenregion. Rechte Niere: blumenkohlartige, unscharf begrenzte weichteildichte Raumforderung mit zentraler hypodenser Zone *(gerade Pfeile):* nekrotisch zerfallender Nierentumor mit Infiltration in das perirenale Gewebe. Linke Niere: glatt begrenzte Raumforderung mit wasseräquivalenten Dichtewerten von 0–10 HE *(gebogene Pfeile):* Nierenzyste. *V* Vena cava, *A* Aorta

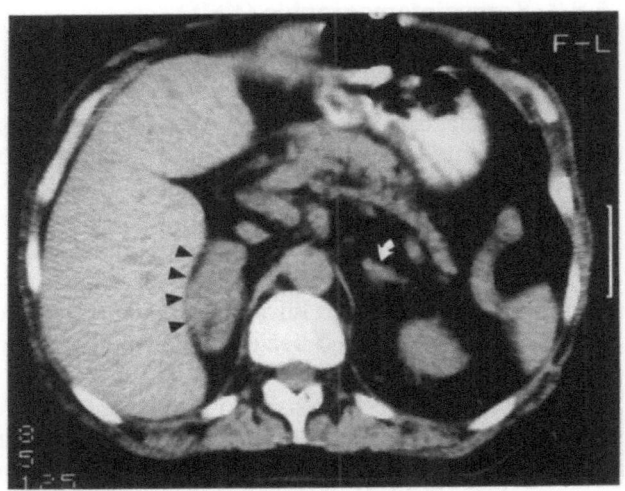

Abb. 5.72. CT-Schnitt durch die Nebennierenregion. Deutlich vergrößerte Nebenniere rechts von glatter Begrenzung *(schwarze Pfeilspitzen).* Normalgroße Nebenniere links *(gebogener Pfeil):* Nierenmetastase rechts. (Nach Form und Dichte von einem Adenom der Nebenniere nicht zu unterscheiden!)

Extraorganärer Retroperitonealraum. Aortenaneurysma, Thrombose der V. cava (Kontrastmittelinjektion!), Lymphknotenmetastasen und Lymphome (Durchmesser größer als 1,5 cm), retroperitoneales Sarkom, retroperitoneale Fibrose (M. Ormond), Senkungsabszesse.

Wirbelsäule. Mißbildungen, Bandscheibenvorfall, quantitative Beurteilung osteolytischer Prozesse (Metastasen und Entzündungen), Beurteilung des Rückenmarks ggf. mit intrathekaler Kontrastmittelinstillation, densitometrische Kalksalzbestimmung der Wirbelkörper und paravertebrale Raumforderungen.

Becken. Primäre und sekundäre Tumoren des Beckenknochens und der Weichteile. Staging bei fortgeschrittenen Stadien von Tumoren der Harnblase, der Prostata, des Uterus und der Ovarien. Rezidive von Rektumkarzinomen in der Sakralhöhle.

Extremitäten. Relativ geringe Bedeutung.

Strahlentherapie. Für die moderne Strahlentherapieplanung sind die computertomographischen Informationen und Daten entscheidende Voraussetzung!

5.8.3 Kernspintomographie (KST)

5.8.3.1 Klinische Bedeutung

Im Vergleich zur Echographie und Computertomographie ist die Kernspintomographie [Synonyma: Magnetresonanztomographie (MRT), Magnetic Resonance Imaging (MRI), Nuclear Magnetic Resonance (NMR)] das jüngste Verfahren. Die technische Weiterentwicklung ist noch in vollem Gange; parallel dazu werden auch die klinischen Indikationen zunehmend erweitert. Die Bedeutung des Verfahrens innerhalb der klinischen Diagnostik ist daher noch offen; diesbezügliche Aussagen beziehen sich nur auf den derzeitigen Entwicklungsstand.
Ein Nachteil des Verfahrens sind die derzeit noch langen Meßzeiten. Dies wirkt sich einerseits ungünstig auf die Bildgebung aus bei Untersuchungen im Bereich des Thorax und des Abdomens, und andererseits wird die Zahl der möglichen Patientenuntersuchungen dadurch sehr reduziert. Nicht zu vergessen ist die Einschränkung bei schwerkranken oder unruhigen Patienten einschließlich sehr alter Patienten und kleiner Kinder.

Ein wichtiger Vorteil ist, daß das Untersuchungsverfahren nicht mit der Problematik ionisierender Strahlen belastet ist. Ernstliche direkte Auswirkungen der statischen Magnetfelder, der Gradientenfelder und der Hochfrequenz wurden klinisch und experimentell nicht beobachtet und sind auch nicht zu erwarten, wenngleich Vorsicht berechtigt ist. Auf gefährliche indirekte Auswirkungen muß jedoch hingewiesen werden: bewegliche ferromagnetische Objekte, z.B. Scheren, Pinzetten etc., können wie Fluggeschosse in das Magnetfeld hineingezogen werden und körperlichen Schaden hervorrufen. Entsprechend ist auch Vorsicht geboten bei ferromagnetischen Klips nach einer Operation; eine Verdrehung dieser Klips könnte ggf. eine Blutung induzieren. Auch ferromagnetische Prothesen sowie inkorporierte Metallsplitter nach Verletzungen sind in diesem Zusammenhang zu nennen. Patienten mit liegendem Herzschrittmacher dürfen nicht in das engere Magnetfeld gebracht werden, da durch Verschiebekräfte die Elektrodenlage im Herzen verändert werden kann und durch die Induktion von elektrischen Potentialen in der Schrittmacherelektronik die Schrittmacherfunkion unterbrochen wird; gleiches gilt für Insulinpumpen.

5.8.3.2 Anmerkungen zum Bildaufbau

Im Unterschied zu der einparametrigen Computertomographie liegen der KST 3 Parameter, nämlich die Relaxationzeiten T1 und T2 sowie die Spindichte zugrunde. Diese Parameter beeinflussen in verschiedener Weise die Meßsequenzen. Eine optimale Meßsequenz soll eine hohe geometrische Auflösung und eine gute Kontrastierung, besonders zwischen gesundem und pathologischem Gewebe erbringen. Dieses Ziel ist oft nicht mit einer einzigen Pulsequenz erreichbar. Das Erfassen mehrerer Pulssequenzen bedeutet eine längere Untersuchungszeit!

Für die KST gibt es keine der CT (Hounsfield Einheiten) vergleichbare Skala. Das gleiche Gewebe kann je nach Wahl der Aufnahmeparameter verschiedene Signalintensität haben. Für den Arzt ist es zunächst schwierig, zu erfassen, welchen Einfluß die Variation der Aufnahmeparameter auf die Bildentstehung hat. Entsprechend ist auch die Terminologie von jener der CT verschieden. Man spricht von signalarmen (dunklen), signalreichen (hellen) und signalgleichen Strukturen oder Veränderungen.

Drei verschiedene Körperbestandteile erscheinen sehr signalarm: 1. fließendes Blut, da die angeregten Wasserstoffatomkerne sich aus der Untersuchungsschicht herausbewegen; 2. luftgefüllte Räume wegen des fast vollständigen Fehlens von Wasserstoffatomkernen und 3.

Knochenkompakta wegen der geringen Wasserstoffatomkerndichte und der sehr kurzen T2-Zeit. Knochenmark zeigt sich dagegen signalintensiv!

Ein besonderer Vorteil des Verfahrens ist der hohe Weichteilkontrast, der je nach Pulssequenz Darstellungen ermöglicht, die einem anatomischen Atlas gleichen. Im Widerspruch zu allen Erfahrungen aus der Radiologie steht, daß eine kontrastreiche Erfassung eines pathologischen Bezirks häufig mit einer relativ schlechten Darstellung der umgebenden normalen Weichteilstrukturen verbunden ist (häufig bei T2-betonten Aufnahmen!).

Der Kontrastreichtum pathologischer Strukturen kann insbesondere im Bereich des Gehirns bei Vorliegen einer Störung der Blut-Hirn-Schranke durch Anwendung von paramagnetischen Kontrastmitteln (Gadolinium-DTPA) deutlich verbessert werden.

Die multiplanare Schnittrichtung ist für viele diagnostische Fragestellungen ein Vorteil. Die bevorzugten Schnittführungen sind transversal, sagittal und koronar (frontal). Für transversale Schichten gilt, daß der Betrachter am Fuße des Patienten steht; für sagittale Schichten erfolgt der Einblick von rechts in den Patienten; auf frontale Schichten blickt der Untersucher von ventral her.

Die Schichtdicke liegt zwischen 10 und 5 mm. Sie kann jedoch auch auf kleinere Dicken bis 2 mm reduziert werden; von Nachteil sind dabei ein schlechtes Signal-Rausch-Verhältnis oder sehr lange Meßzeiten.

Die Aufnahmezeit beträgt in der Regel mehrere Minuten, wodurch die Bildqualität bei Aufnahmen im Körperstammbereich deutlich eingeschränkt wird. Spezielle Meßsequenzen erlauben inzwischen auch kurze Aufnahmezeiten von einigen Sekunden; jedoch geht dabei der Kontrastreichtum verloren. Die Entwicklung auf diesem Gebiet bleibt abzuwarten.

Die genaue Bestimmung der T1- und T2-Zeiten ist derzeit nur bei In-vitro-Untersuchungen von Gewebeproben möglich. Die derzeit übliche Meßmethodik ist in der Regel sehr ungenau und begnügt sich mit wenigen Meßpunkten einer Kurve, so daß eine hohe Standardabweichung resultiert und Vergleiche von Gerät zu Gerät nur schwer möglich sind.

Die pathophysiologischen Grundlagen für die T1- und T2-Relaxationszeiten sind noch nicht sicher bestimmt. Es scheint eine Korrelation mit dem Gewebewassergehalt vorzuliegen; dieser ist jedoch bei verschiedenen Läsionen erhöht. Intra- und extrazelluläre Kompartimente sind schwer zu trennen, was zu Abgrenzungsschwierigkeiten vom umgebenden Ödem führt.

Für die Bildgewinnung können verschiedene Stärken des magnetischen Grundfeldes zum Einsatz kommen: Permanentmagnete und Widerstandsmagnete bis zu einem Bereich von 0,3 Tesla und supraleitende Magnete zwischen 0,3 und 2 Tesla. Für die Bildgewinnung ist ein entscheidender Faktor, daß die Feldhomogenität bei einem supraleitenden Magneten besser ist als bei einem Widerstandsmagneten. Die optimale Feldstärke für die Magnetresonanztomographie (nicht Spektroskopie!) dürfte zwischen 0,5 und 1,0 Tesla liegen. Bei höheren Feldstärken über 1,5 Tesla treten Artefakte durch die chemische Verschiebung auf, und Bewegungsartefakte machen sich vergleichsweise mehr störend bemerkbar.

5.8.3.3 Künstliche Bildbeeinflussungen (Artefakte)

- Bewegungsartefakte (motorische Bewegung, Atembewegung, Herz- und Gefäßpulsationen, Darmperistaltik)
- Artefakte durch ferromagnetische Fremdkörper
- Verzerrung und Unschärfen durch Inhomogenitäten des statischen Feldes sowie der Gradientenfelder
- Teilkörperphänomen (wie bei Echographie und CT)
- „Paradoxical enhancement" (Beeinflussung der Signalintensität von Blutgefäßen durch die Blutflußgeschwindigkeit für Fluß senkrecht zur Bildebene)

5.8.3.4 Diagnostische Hilfsmittel

- Einsatz verschiedener Pulssequenzen (T1- und T2-gewichtete Aufnahmen sowie Spindichteaufnahmen)
- Einsatz verschiedener Schnittrichtungen (transversal, frontal, sagittal)
- Anwendung von Oberflächenspulen (höhere räumliche Auflösung, weniger Artefakte, jedoch begrenztes Aufnahmefeld, wobei die Tiefe etwa dem halben Durchmesser der Spule entspricht)
- Anwendung paramagnetischer Kontrastmittel, insbesondere bei Untersuchungen des Gehirns
- EKG und Atemtriggerung (letztere technisch am schwierigsten)
- Einsatz schneller Pulssequenzen (derzeit Gegensstand der Forschung und erster klinischer Anwendungen)
- Flußsequenzen für Gefäßdarstellungen (in Entwicklung)
- Aufnahme eines dreidimensionalen Datensatzes mit Bildrekonstruktion in beliebig wählbaren Schichten (in Entwicklung)

5.8.3.5 Kriterien der Beurteilung

- Allgemeine morphologische Kriterien: Lage, Größe, Form, Kontur und Homogenität bzw. Inhomogenität von Organen

- Beschreibung von Strukturen oder Läsionen als signalintensiv, signalarm oder -gleich. Ein Bezug ist erst gegeben in Verbindung mit der angewandten Pulssequenz, z. B. Liquor in T1-betontem Bild dunkel, in T2-betontem Bild hell, Fettgewebe in T1- und T2-betontem Bild hell!
- Bestimmung von Relaxationszeiten T1 und T2 für einen bestimmten Gewebebereich (In-vivo-Meßverfahren derzeit noch mit hohen Standardabweichungen!)
- Änderung der Signalintensität eines Herdes nach Injektion von paramagnetischem Kontrastmittel

5.8.3.6 Indikationen und Befunde

Der Indikationsbereich der KST wird sich sehr wahrscheinlich noch erweitern. Das Verfahren hat bereits einen festen Platz in der Neuroradiologie. Indikationen sind hier v. a. Prozesse in der hinteren Schädelgrube, im Hirnstammbereich und im kraniozervikalen Übergang; die Temporallappenepilepsie, die multiple Sklerose und Prozesse im Rückenmark. Hinzu kommt der Verdacht auf einen Hirnprozeß bei negativem CT-Befund. Der Einsatz schneller Pulssequenzen wird die Indikationen für den Thorax- und Abdominalbereich wahrscheinlich vermehren.

Bei der Multiparameternatur des Verfahrens und der Abhängigkeit des Bildes von der gewählten Pulssequenz ist die Befundkonstellation für ein bestimmtes Krankheitsbild häufig komplex.

Generell ist das Verfahren, speziell im Bereich des ZNS, gekennzeichnet durch eine hohe Sensivität und eine niedrige Spezifität, d. h. die Läsion läßt sich zwar v. a. in den T2-betonten Bildern kontrastreich erfassen; die artdiagnostische Zuordnung bleibt jedoch offen.

Gehirn. Demyelinisierende Erkrankungen, insbesondere multiple Sklerose.
Deutliche Vorteile der KST gegenüber CT! Hohe Sensivität bei geringer Spezifität, d. h. ähnliche Veränderungen wie bei multipler Sklerose finden sich z. B. bei Multiinfarktdemenz und bei der akuten disseminierten Enzephalomyelitis.

Arterielle Gefäßerkrankungen. Das Infarktareal zeigt eine verminderte Signalintensität in T1-betonten und eine erhöhte Signalintensität in T2-betonten Sequenzen. Akuter Infarkt: 6–12 h nach dem Ereignis Anstieg der Signalintensität in T2-betonten Bildern. Älterer Infarkt gekennzeichnet durch liquide Anteile und Demyelinisierung. Deutlich höhere Sensivität der KST im Vergleich zur CT! Subakute und ältere Blutungen (Abb. 5.73).

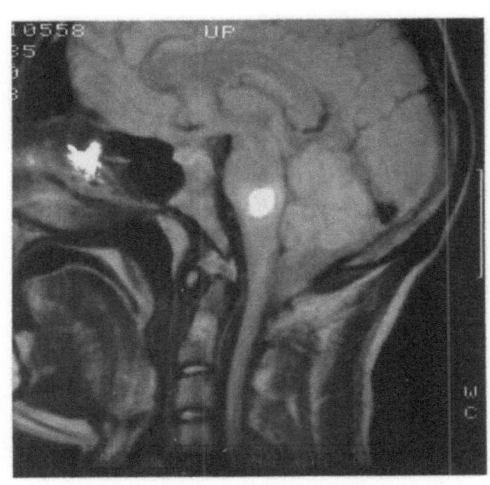

Abb. 5.73. Kernspintomogramm. Sagittaler Mittelschnitt, 0,5 Tesla Magnetfeldstärke, Repetitionszeit TR 1,8, Echozeit TE 60 ms: geringgradige Ponsblutung mit starker Signalanreicherung (Prof. Dr. H. Betz)

Maligne Tumoren. T1- und T2-Zeit meistens verlängert. Meist kontrastreiche Darstellung in T2-betonten Bildern (Abb. 5.74). Abgrenzung von Tumor und Ödem häufig schwierig. Schlechter Nachweis von Verkalkungen! Verbesserte diagnostische Aussage durch Anwendung verschiedener Pulssequenzen und paramagnetischer Kontrastmittel. Insgesamt hohe Sensitivität; eine Artdiagnostik ist jedoch kaum möglich.

Tumoren der Sellaregion. Vorteile der KST durch sagittale Schnittführung; leichte diagnostische Überlegenheit gegenüber der CT.

Meningiome. Keine gute Abgrenzung, Kontrastmittelanwendung erforderlich (wie bei CT).

Akustikusneurinom. Vorteile der KST im Vergleich zur CT; auch Kontrastmittelanwendung erforderlich.

Angiome. Gute Darstellbarkeit auch ohne Kontrastmittel.

Arachnoidalzysten. Signalintensität wie Liquor; eiweißreiche Zysten stärker signalintensiv als Liquor im T2-betonten Bild; bei Einblutung in die Zyste hohe Signalintensität sowohl im T1- als auch im T2-betonten Bild.

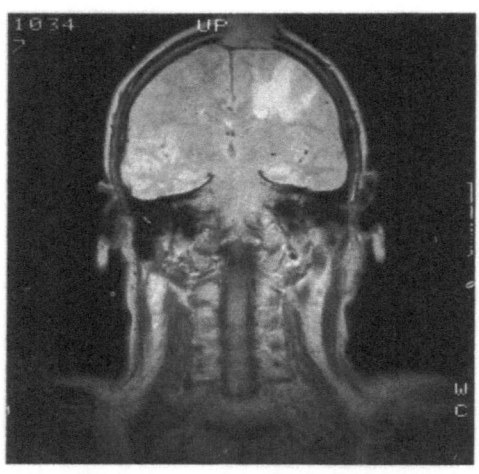

Abb. 5.74. Kernspintomogramm. Frontalschnitt, 0,5 Tesla Magnetfeldstärke, Repetitionszeit TR 80 ms, Echozeit TE 60 ms: Hypernephrommetastase links-parietal mit starker Signalanreicherung. 2. Metastase in der Schädelkalotte. Vertexregion mit geringer Kompression des Gehirns von oben und Hochdrängung der Galea (Prof. Dr. H. Betz)

Schädel-Hirn-Trauma. Im Akutstadium Indikation nur für CT! Vorteil der CT ist die bessere Beurteilung des Knochens und der akuten Blutung. Subakute und ältere Blutungen können mit der KST gut nachgewiesen werden.

Hydrozephalus. Vorteile der KST durch multiplanare Schnittführung; gute Darstellung des Aquädukts auf sagittalen Schnitten (cave: Teilkörperphänomen).

Orbita. Alle raumfordernden Prozesse. Anwendung von Oberflächenspulen! Vorteil gegenüber CT: keine Strahlenbelastung der Linse.

Epi-, Oro- und Hypopharynx sowie Larynx. Vorteile der KST durch besseren Weichteilkontrast und bessere Erfassung der kraniokaudalen Ausdehnung eines Prozesses. Nachteilig ist die schlechte Beurteilung der Knochenstrukturen.

Rückenmark und Wirbelsäule. Intramedulläre Tumoren: Syringomyelie, Hämangioblastome, Ependymome und Astrozytome, Meningiome (Abb. 5.75). Überlegenheit der KST durch sagittale Schnittführung und durch den hohen Weichteilkontrast.

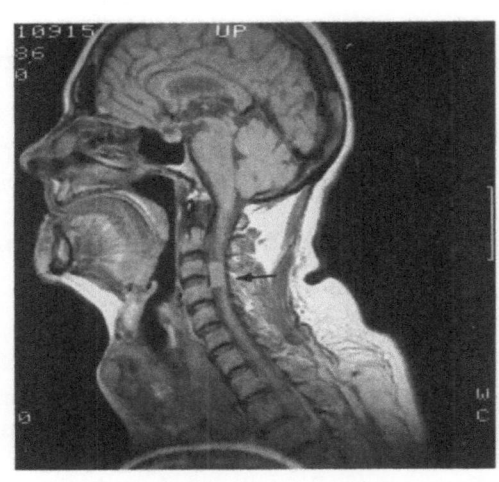

Abb. 5.75. Kernspintomogramm. Sagittaler Mittelschnitt, 0,5 Tesla, TR 80, TE 35 ms.: operativ bestätigtes Meningiom in Höhe des 3./4. Halswirbelkörpers, Kompression des Rückenmarks von ventral ohne ossäre Destruktionen. (Durch das vorausgegangene CT nicht diagnostizierbar!) Mitdarstellung von Pons, Medulla oblongata, 4. Ventrikel, Cerebellum, Großhirn mit Hirnfurchen, Keilbeinhöhle, darüber Hypophyse (Prof Dr. H. Betz)

Extradurale Tumoren. Metastasen und Lymphome; mit CT besserer Nachweis der knöchernen Destruktionen möglich.

Bandscheibenprolaps. Vergleichbare Treffsicherheit wie CT.

Fehlbildungen und Mißbildungstumoren der Wirbelsäule. Besser beurteilbar durch CT.

Schilddrüse und Nebenschilddrüse. Keine Vorteile gegenüber der Echographie.

Intradural-extramedulläre Tumoren. Neurofibrome, Meningiome; Kontrastmittelinjektion erforderlich.

Mediastinum. Keine Vorteile gegenüber der CT.

Lunge. Besser beurteilbar durch konventionelle Röntgendiagnostik und CT.

Herz. Bessere morphologische Darstellung des Herzens durch KST als mit CT (EKG-getriggerte Aufnahmen). Patienten mit Herzschrittmachern sind von den Untersuchungen auszuschließen!

Mamma. Keine Vorteile gegenüber der Mammographie und Echographie. Keine sichere Unterscheidung zwischen benignen und malignen Tumoren.

Leber. Vaskuläre und nichtvaskuläre Strukturen können ohne Kontrastmittel differenziert werden; sonst keine wesentlichen Vorteile.

Gallenblase, Milz, Pankreas, Magen-Darm-Trakt. Keine sichere Indikation.

Nieren. Keine sichere Indikation.

Nebennieren. Raumforderungen ab 1,5 cm. Adenom und Hyperplasie sind wahrscheinlich von Metastasen zu unterscheiden.

Beckenorgane. Vorteile durch multiplanare Schichtführung. Insgesamt etwa gleichwertig wie CT.

Stützapparat. Vorteile in der Gelenkdiagnostik, insbesondere bei Hüftkopfnekrosen und Kreuzband sowie Kollateralbandläsionen des Kniegelenkes. Weniger günstig bei Meniskusläsionen. Maligne und benigne Knochentumoren sind nicht zu unterscheiden.

6 Nuklearmedizin

P. Georgi

6.1 Einleitung

Das Fachgebiet Nuklearmedizin hat die Anwendung von offenen Radionukliden in Diagnostik und Therapie zum Inhalt. Grundlage der nuklearmedizinischen Methodik ist das biologisch gleichartige Verhalten der radioaktiven und der stabilen Isotope des gleichen Elements. Wegen der sehr hoher Nachweisempfindlichkeit der Strahlungsmeßgeräte ist es möglich, Radionuklide und radioaktiv markierte Substanzen (Radiopharmaka) trägerfrei in kleinsten Mengen, die den Stoffwechsel nicht beeinflussen, zu verabreichen. Auf diese Weise können physiologische und pathologische Stoffwechselvorgänge verfolgt und quantitativ erfaßt werden.
Die nuklearmedizinische Diagnostik läßt sich in 3 Gebiete unterteilen:

1. Die Lokalisation pathologischer Prozesse durch die Szintigraphie (Lokalisationsdiagnostik). Hierbei werden Funktionsmerkmale morphologischer Strukturen untersucht.
2. Die Untersuchung von Funktionsabläufen (Funktionsdiagnostik). Hierbei werden kinetische Studien, Umsatzraten und Stoffwechselgrößen und durch Vergleichsmessungen Bindungsgleichgewichte analysiert.
3. Die nuklearmedizinischen Laboratoriumsmethoden, wobei den In-vitro-Untersuchungen nach dem Prinzip der Sättigungsanalyse die wesentliche Bedeutung zukommt.

Durch die Entwicklung der Kameraszintigraphie und der Computerauswertung der gespeicherten Daten ist jedoch die scharfe Trennung in Funktions- und Lokalisationsdiagnostik heute nicht mehr möglich, da die Speicherkurven über bestimmten Arealen des Szintigramms vom Computer ausgegeben werden können.
Des weiteren können analog zur Transmissionscomputertomographie (TCT) durch Rotation des γ-Kameradetektors Schnittbilder gleichzeitig in 3 Ebenen (transversal, sagittal, koronal) angefertigt werden (Singlephotonenemissionscomputertomographie – SPECT oder ECT).
Durch den Einsatz von Positronenstrahlern wie ^{11}C, ^{13}N, ^{15}O ist es bei

Verwendung eines Positronenemissionstomographen (PET) möglich, anhand von Schnittbildern quantitative regionale Stoffwechselparameter von natürlichen Metaboliten und Stoffwechselsubstraten oder deren Analoga wie z. B. ^{11}C-Glukose oder ^{13}N-Methionin zu bestimmen.

6.2 Radiopharmakologie

Die verwendeten Radiopharmaka sind in der Regel mit γ-Strahlern markiert. Nach Inkorporation kann daher die Strahlung von außen gemessen werden. Der meßtechnisch günstige Energiebereich liegt zwischen 100 und 500 keV. Die Auswahlkriterien eines Radionuklids bzw. Radiopharmakons basieren auf seiner Halbwertszeit und Strahlenqualität. Zur Untersuchung schnell ablaufender Prozesse (z. B. Herz- und Kreislaufdiagnostik) werden kurzlebige Radionuklide wie ^{99m}Tc und ^{81m}Kr verwendet. Für langsam ablaufende Prozesse (z. B. spezielle Schilddrüsenuntersuchungen, Bestimmungen der Erythrozytenüberlebenszeit) werden langlebige Radionuklide wie ^{51}Cr und ^{131}J eingesetzt.

Je nach Untersuchungsziel werden die radioaktiven Substanzen enteral (z. B. bei Resorptionsuntersuchungen) oder parenteral (z. B. bei Verteilungs- und Stoffwechselstudien) appliziert. Dabei erfolgt nur in wenigen Fällen eine selektive Speicherung des Radionuklids in einem Organ, wie z. B. bei der Radiojodaufnahme der Schilddrüse. Bei allen anderen Organuntersuchungen ist es notwendig, organgängige Verbindungen radioaktiv zu markieren. Die radioaktiv markierten Substanzen verhalten sich im Stoffwechsel wie die entsprechenden inaktiven Verbindungen. Wenn keine feste Bindung der Radiopharmaka im Organismus erfolgt, werden sie oder ihre Stoffwechselprodukte mit dem Kot, Urin, Schweiß oder der Atemluft ausgeschieden.

Aufgrund seiner günstigen physikalischen Eigenschaften, wie kurze Halbwertszeit (6 h) und eine γ-Energie von 140 keV, ist heute ^{99m}Tc das in der In-vivo-Diagnostik am meisten verwendete Radionuklid. Aus einem längerlebigen ^{99}Mo-Generator (physikalische Halbwertszeit 76 h) kann es am Ort der Verwendung steril und pyrogenfrei als ^{99m}Tc-Pertechnetat (TcO$_4$) eluiert werden. Bei parenteraler Applikation wird es in den Organen angereichert, die Halogene wie J$^-$, Cl$^-$ selektiv aufnehmen können (Schilddrüse, Speicheldrüsen, Magen).

Die ^{99m}Tc-Markierung von organgängigen Verbindungen muß wegen der relativ kurzen Halbwertszeit vom Untersucher mittels vorgefertigter Markierungsbestecke (Kits) vor der Anwendung selbst vorgenommen werden. Um die chemische Umsetzung zu ermöglichen, ist es erforderlich, daß das Pertechnetat unter Luftabschluß mittels eines Oxidationsmittels wie z. B. Zinn (II) in den kommerziell vorbereiteten Durchstechampullen reduziert wird. Die in der Regel schnell ablaufenden chemischen Umsetzungen und Markierungen ermöglichen es, daß nach kurzer Zeit die ^{99m}Tc-markierte Verbindung für die intravenöse Injektion am Patienten zur Verfügung steht. Die so hergestellten verbrauchsfertigen Radiopharmaka, wie z. B. ^{99m}Tc-Methylendiphosphonat (MDP) für die Knochenszintigraphie oder ^{99m}Tc-makroaggregierten Albumine (MAA) für die Lungenszintigraphie, sind in der Regel mehrere Stunden haltbar.

Pharmaka, die mit längerlebigen Radionukliden markiert sind wie z. B. ^{123}J oder ^{131}J-Hippurat für die Nierenfunktionsszintigraphie, werden kommerziell gefertigt und müssen zur Reduzierung von autoradiolytischen Vorgängen meist mit zusätzlichen Stabilisatorsubstanzen (Reduktionsmittel, Radikalfänger) versehen und kühl aufbewahrt werden.

Bei der parenteralen Applikation von Radiopharmaka ist ihre Sterilität und Pyrogenfreiheit erforderlich. Bei der Herstellung von kurzlebigen Verbindungen mittels Kits wird dies durch Verwendung entsprechender Ausgangssubstanzen und der Testung einer sog. Nullserie erreicht.

Die Verwendung von radioaktiv markierten Blutzellen zur Diagnostik (z. B. ^{111}In-Leukozyten zur Entzündungsszintigraphie) setzt voraus, daß die hierzu erforderlichen patienteneigenen Zellen unter sterilen Bedingungen separiert und markiert werden.

6.3 Nuklearmedizinische Untersuchungstechnik

Bei In-vivo-Messungen wird die räumliche und zeitliche Verteilung einer radioaktiven Substanz im Organismus durch Messung von außen ermittelt. Hierzu werden kleinvolumige (Funktionsmeßsonden) und großvolumige bzw. großflächige (γ-Kameras) Szintillationsdetektoren verwendet. Letztere haben einen Bilddurchmesser von ca. 50 cm, der es erlaubt, Radioaktivitätsveränderungen über die Zeit auch in größeren Körperregionen zu beobachten (Sequenzszintigraphie). Durch die Speicherung dieser Information in einen Computer ist es möglich, über bestimmte Regionen („regions of interest" = ROI) Zeitaktivitätskurven auszugeben, mit deren Hilfe Funktionsabläufe näher bestimmt werden können (Funktionsszintigraphie).

Neben der Berechnung von Funktionsparametern, wie Nierenclearance oder Ejektionsfraktion des Herzens, können auch parametrische Bilder erstellt werden, die nicht die Radioaktivitätsverteilung, sondern den jeweiligen Funktionszustand einzelner Organbereiche bildlich als Farb- oder Helligkeitswerte darstellen, wie z. B. Phasen-Amplitudenbilder der Herzkontraktion.

6.4 Szintigraphische Untersuchungen

6.4.1 Hirn

Zerebrale Radionuklidangiographie (CRNA)

Die bolusartige Injektion von ^{99m}Tc-Pertechnetat oder -DTPA (Chelatbildner) ermöglicht es, im Funktionsszintigramm einseitige Perfusionsstörungen innerhalb der ersten Minute zu erfassen. Neben der visuellen Auswertung sollte generell eine solche mittels eines Computers erfolgen, wobei die ROI über beiden Hemisphären festgelegt werden und aus der Zeitaktivitätskurve die relative Perfusionsleistung zum Zeitpunkt des kontralateralen Aktivitätsniveaus (rechts:links) berechnet wird (Normwert $1,0 \pm 1$).

Durch Spätaufnahmen (bis zu 1-3 h p.i.) ist es infolge einer gestörten Blut-Hirn-Schranke möglich, intrakranielle Raumforderungen zu erfassen. Durch ihr zeitlich unterschiedliches Verhalten sind artdiagnostische Hinweise möglich.

Die Indikation zur CRNA sind Screeninguntersuchungen bei transitorischen und persistierenden ischämischen Ausfällen. Der Nachweis von intrakraniellen Raumforderungen erfolgt dagegen heute durch TCT oder die Kernspintomographie („nuclear magnetic resonance" = NMR).

Regionale Hirndurchblutungsmessung

Nach der Applikation von lipophilen Substanzen wie ^{123}J-Amphetamin oder ^{99m}Tc-markierten Oxinen (HMPAO) ist es mittels der SPECT-Technik möglich, durch die überwiegend rasche Anreicherung dieser Radiopharmaka in der grauen Substanz die regionale Hirndurchblutung bildlich darzustellen. Eine Quantifizierung der regionalen Hirndurchblutung [= „regional cerebral blood flow" (rCBF)] ist hierbei jedoch nicht möglich. Indikation ist die Suche nach der Ursache von transitorischen ischämischen Attacken und der Nachweis des Ausmaßes von Perfusionsausfällen bei morphologischen nachgewiesenen Defekten. Regionale Stoffwechseluntersuchungen haben in der Klinik noch keinen Eingang gefunden, da ihre Durchführung bisher an den Einsatz von positronenemissionstomographischen (PET) Untersuchungen gebunden sind.

Die rCBF setzt die bolusartige Injektion von ^{133}Xe, gelöst in physiologischer Kochsalzlösung, in die A. carotis interna voraus. Die maximale Aktivitätsanreicherung und der Auswaschvorgang aus der weißen und grauen Hirnsubstanz lassen sich getrennt über beiden Hemisphären entweder mit einer Szintillationskamera bei Bildung von „regions of interest" oder mit mehreren über den Hemisphären angelegten Detektoren messen. Diese Methode gestattet eine Aussage über die regionale Hirndurchblutung.

6.4.2 Liquorräume

Die Liquorräume lassen sich nach intrathekaler oder intralumbaler Applikation von ^{131}J- und ^{111}In-Humanserumalbumin (HSA) oder ^{99}Tc- bzw. ^{111}In-DTPA+Ca^{++} darstellen (Zisternographie). Die Untersuchung ist indiziert bei Verdacht auf eine Kommunikations- bzw. Liquorresorptionsstörung. Die Methode dient weiterhin der Abgrenzung verschiedener Hydrozephalusarten sowie dem Nachweis von Liquorfisteln im Bereich von Nase und Ohren. Bei der lumbalen Applikation lassen sich gleichzeitig raumverdrängende Prozesse als Speicherdefekte im spinalen Liquorraum darstellen (Myeloszintigraphie).

6.4.3 Nebenschilddrüse

Nach Suppression der überlagernden Schilddrüse durch Gabe von Trijodthyronin besteht die Möglichkeit, Adenome der Nebenschilddrüse im Hals- und Retrosternalbereich mit einem Durchmesser von 2 cm und mehr mit ^{75}Se-Methionin in positivem Kontrast darzustellen. Da das so markierte Parathormon im Drüsenparenchym nicht gespeichert wird, ist die Nachweiswahrscheinlichkeit sehr gering (ca. 60%). Eine bessere Treffsicherheit von ca. 90% wird dagegen durch eine kombinierte ^{201}Tl-^{99m}Tc-Szintigraphie erreicht. Ähnlich wie bei der Myokardszintigraphie wird Thallium von den Zellen der Nebenschilddrüse in höherem Maße gespeichert als in den Thyreozyten, so daß nach Subtraktion eines ^{99m}Tc-Schilddrüsenszintigramms von der Thalliumaufnahme Nebenschilddrüsenadenome bei primärem Hyperparathyreoidismus nachgewiesen werden können. Somit kann in fraglichen Fällen die Sonographie hierdurch wesentlich ergänzt werden.

6.4.4 Schilddrüse

Die Schilddrüse ist das einzige Organ, das nahezu selektiv Jod aufnimmt. Es besteht daher die Möglichkeit, mit radioaktivem Jod wie z. B. ^{123}J, ^{125}J und ^{131}J den Hormonjodstoffwechsel näher zu untersuchen. Da der Schilddrüse Jodid aus dem Blut zugeführt wird, muß dieses zur Hormonsynthese oxidativ in Jod umgewandelt werden, um so eine Jodierung des Tyrosins zu Mono- und Dijodtyrosin (MIT und DIT) zu ermöglichen. Aus diesen Vorstufen erfolgt die endgültige Synthese von Thyroxin (T_4) und Trijodthyronin (T_3). Die Speicherung der Jodhormone in der Schilddrüse erfolgt durch die Bindung an Thyreoglobulin. Während die Jodakkumulation (Jodination) durch hohe Jodid- und Perchloratgaben sowie jodhaltige Medikamente, respektive Kontrastmittel, blockiert werden kann, erfolgt die Hemmung der eigentlichen Hormonjodsynthese (Jodisation) durch kropferzeugende Substanzen, wie Thioharnstoff und Mercaptoimidazolderivate. Die Abgabe der Schilddrüsenhormone in den peripheren Kreislauf erfolgt nach Proteolyse des Thyreoglobulins und unterliegt einem Regelkreis, bei welchem die Hypophyse (TSH, LATS), der Hypothalamus (TRH) und der periphere Hormonblutspiegel von besonderer Bedeutung sind.

Schilddrüsenszintigraphie

Zur Abklärung morphologischer Strukturen, wie Größe, Form und Lage der Schilddrüse, der Dokumentation von Knoten und dem Nachweis einer Zyste wird heute die Sonographie eingesetzt. Die Aufgabe der Szintigraphie ist dagegen die Funktionsanalyse solider Knoten.
Radioaktivität nicht speichernder „kalter" Bezirke innerhalb der Schilddrüse sind verdächtig auf ein malignes Geschehen, umschriebene entzündliche Veränderungen (Strumitis) bzw. regressive Veränderungen und natürlich auch auf eine Zyste. In diesem Fall ist eine zytologische Abklärung nach Punktion erforderlich (Abb. 6.1).
Wegen der hohen Strahlenbelastung von 500 mGy/MBq, die das ^{131}J in der Schilddrüse verursacht, wird zur Schilddrüsenszintigraphie heute ^{99m}Tc-Pertechnetat verwendet (0,1 mGy/MBq). Nur bei der Lokalisation einer Zungengrundstruma ist ^{99m}Tc wegen der gleichzeitigen Aufnahme in den Speicheldrüsen nicht geeignet. Bei dieser Indikation, die vorwiegend bei Kindern zu stellen ist, muß jedoch zur Reduzierung der Strahlendosis ^{123}J verwendet werden (5 mGy/MBq). Aufgrund der kurzen physikalischen Halbwertszeit (12 h) ist es in der Regel nicht ständig verfügbar.

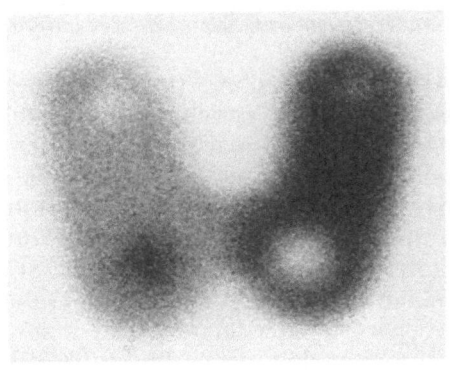

Abb. 6.1. γ-Kameraaufnahme eines Schilddrüsenphantoms mit heißen und kalten Knoten

^{131}J wird heute nur noch zur Berechnung der Strahlendosis unmittelbar vor einer Radiojodtherapie und zum Nachweis jodspeichernder Metastasen beim differenzierten Schilddrüsenkarzinom verwendet. Diese sind oftmals erst dann nachweisbar, wenn nach erfolgter Thyreoidektomie das noch verbliebene restliche Schilddrüsengewebe mittels Radiojod abladiert wurde.

Bei der Radiojodtherapie ist es für die Dosisberechnung erforderlich, daß die prozentuale Speicherung des Radiojods 2, 24, 48 und 72 h nach Applikation gemessen und die effektive Halbwertszeit (HWZ$_{\text{eff}}$) hieraus berechnet wird (Radiojod-2-Phasen-Test).

Aus diesen Meßwerten ist es möglich, eine individuelle Dosisberechnung nach folgender Formel vorzunehmen:

$$\text{Radioaktivität (GBq)} = \frac{\text{Dosis (Gy)} \cdot \text{Masse (SD-Gewicht)}}{F \cdot U_{\max} (\%) \cdot \text{HWZ}_{\text{eff}} (d)} \quad (1)$$

F = Dosisfaktor (44,6), U$_{\max}$ = maximale Radiojodspeicherung.

Da Pertechnetat zwar entsprechend der Iodination in der Schilddrüse akkumuliert wird, ohne jedoch weiter in die Hormonjodsynthese Eingang zu finden, erfolgt die Szintigraphie bereits 15–20 min nach der i.v.-Injektion des Radiopharmakons. Dies hat jedoch auch zur Folge, daß insbesondere bei Knotenstrumen diskordante Befunde auftreten können, wie z.B. ein heißer Knoten im ^{99m}Tc-Bild bei warmen oder auch kalten Knoten im Jodszintigramm (z.B. bei Adenomen und Thyreoiditis).

Suppressions- und Stimulationsszintigraphie

Autonome Adenome (toxische Adenoma, „heiße Knoten") stellen sich als isoliert speichernde Bezirke mit hoher Hormonproduktion dar. Diese sind unabhängig von der Hormonausschüttung des Zwischenhirns und der Hypophyse. Es resultiert daraus eine Blockade des Regelkreises: Schilddrüsenhormongehalt des Blutes – Zwischenhirn – Hypophyse – Schilddrüsenhormonproduktion. Damit fehlt die Hormonstimulierung des übrigen Schilddrüsenparenchyms. Um die Funktionslage eines autonomen Geschehens in der Schilddrüse beurteilen zu können, durchbricht man bei sog. „warmen" Knoten mit Teilsuppression der Schilddrüse den Regelkreis durch Gabe von Schilddrüsenhormon, um eine weitere Thyreotropinausschüttung der Hypophyse zu blockieren. Bei diesem Suppressionstest kommt die übrige Schilddrüse neben dem warmen Knoten nicht mehr zur Darstellung.

Die Suppression der Schilddrüse erfolgt durch einmalige Gabe von 3 mg L-Thyroxin 2 Wochen oder durch die tägliche Applikation von 3mal 20 µg Trijodthyronin über 1 Woche vor dem erneut durchzuführenden quantitativen Schilddrüsenszintigramm.

Von besonderer Bedeutung ist das Suppressionsszintigramm für den Nachweis einer multilokulären oder diffusen Autonomie und bei der Abklärung sonographisch nachgewiesener Knoten, da auch die peripheren Hormonparameter einschließlich dem TSH-TRH-Test oftmals keine differentialdiagnostische Abklärung erlauben. Hierzu ist es jedoch erforderlich, daß eine quantitative Auswertung der γ-Kameraaufnahme erfolgt. Die Untersuchung mit ^{99m}Tc-Pertechnetat ist hierbei als ausreichend anzusehen; je nach dem regionalen Jodgehalt der Nahrung liegt die normale ^{99m}Tc-Speicherung nach 15 min bei 3–5% der applizierten Dosis.

Dekompensiert das Adenom (sog. heißer Knoten) mit vollständiger Suppression des übrigen Schilddrüsengewebes, so könnte durch eine TSH-Applikation vor einer erneuten Szintigraphie neben dem Adenom das ebenfalls speichernde gesunde Schilddrüsengewebe dargestellt werden. Da nach der intravenösen Applikation von TSH anaphylaktische Reaktionen beobachtet wurden, wird heute durch sog. übersteuerte Szintigramme oder sonographisch versucht, das supprimierte Schilddrüsengewebe nachzuweisen, um so ein dekompensiertes autonomes Adenom differentialdiagnostisch von einer einseitig angelegten Schilddrüse abgrenzen zu können.

6.4.5 Lungen

Man unterscheidet zwischen Ventilations- und Perfusionsszintigraphie. Das letztgenannte und technische einfachere Verfahren wird in der Routine wesentlich häufiger angewendet, da aufgrund des Euler-Liljestrand-Reflexes Ventilationsstörungen meist auch mit Perfusionsstörungen gekoppelt sind.

Perfusionszintigraphie

Hierfür werden makroaggregiertes Humanserumalbumin (MAA) oder Mikrosphären mit einer definierten Teilchengröße (10-100 µ) verwendet. Die Anzahl dieser Partikel wird so dosiert, daß sie nur ca. jedes 1000ste Kapillarsegment der Endstrombahn der A. pulmonalis embolisieren. Dem allgemeinen Trend der Nuklearmedizin folgend wird das MAA heute ausschließlich mit ^{99m}Tc markiert. Indikationen zur Durchführung einer Lungenszintigraphie sind alle Erkrankungen, die eine verminderte vaskuläre Fixation von Makropartikeln in der arteriellen Endstrombahn des Organs erwarten lassen. Ein Beispiel hierfür ist die Lungenembolie. An zweiter Stelle sind Erkrankungen des Bronchialsystems und des Lungenparenchyms zu nennen. Oft lassen sich auch kleine zentrale Bronchialkarzinome szintigraphisch diagnostizieren, da diese reflektorisch die Durchblutung der Peripherie drosseln. Im übrigen kann man entsprechende Perfusionsstörungen als Ausdruck einer eingeschränkten Lungenfunktion bei fast allen Lungenerkrankungen nachweisen (z. B. chronisch obstruktive Atemwegserkrankungen).

Ventilationsszintigraphie

Nach Inhalation oder intravenöser Applikation inerter radioaktiver Edelgase (^{133}Xe, ^{81m}Kr) stellt sich das funktionstüchtige Lungenparenchym dar. Regionale Ventilationsstörungen sind durch eine Speicherrarefizierung im szintigraphischen Bild gekennzeichnet. Kommt es bei der Exhalation zu einer lokalen Retention des radioaktiven Edelgases infolge von Bronchialobstruktionen, spricht man von einem sog. Trappingphänomen. Bei der Sequenzszintigraphie mittels der γ-Kamera zeigt hierbei der bei der Initial- bzw. Inhalationsphase wenig radioaktives Edelgas aufnehmende Bezirk zum Ende der Exhalation gegenüber der gesunden Lunge eine deutliche, relative Aktivitätszunahme.
Stehen radioaktive Edelgase nicht zur Verfügung, können zur differentialdiagnostischen Absicherung von Perfusionsausfällen auch

^{99m}Tc-Aerosole mit einem Durchmesser von kleiner als 1 µm verwendet werden. Da in diesem Fall für die kombinierte Perfusions- und Ventilationsszintigraphie in beiden Fällen ^{99m}Tc benutzt wird, müssen in jedem Fall zuerst das Aerosolszintigramm mit einer geringeren Radioaktivitätsmenge (ca. 10 MBq) und erst dann das Perfusionsszintigramm nach i.v.-Injektion von 100-150 MBq durchgeführt werden.

6.4.6 Herz und Kreislauf

Myokardszintigraphie

Zum Nachweis von Myokardinfarkten wird Thallium-201 (^{201}Tl) empfohlen, das ähnliche physikochemische Eigenschaften wie Kalium besitzt und wie dieses im gesunden Muskelgewebe, nicht aber in nekrotisierten Anteilen angereichert wird. Die Speicherung im Herzmuskel kann durch körperliche Belastung (Fahrradergometer) wesentlich gesteigert werden. Zur Darstellung kommt meist nur die Myokardmasse des linken Ventrikels in typischer Hufeisenform. Um einzelne Herzwandbereiche bzw. das Septum darzustellen, sind Aufnahmen in a.-p.- sowie in 45° (LAO) und 90° (LL) nach links gedrehter Projektion erforderlich (Abb. 6.2).

Für den sicheren Nachweis bzw. Ausschluß von regionalen Myokardischämien ist die maximale Belastung während der Applikation von ^{201}Tl-Chlorid (50-70 MBq) erforderlich. Regionen verminderter Durchblutung werden im Frühszintigramm 10-30 min p.i. darge-

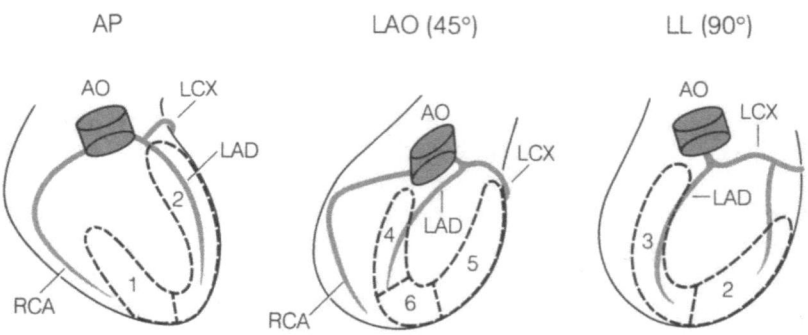

Abb. 6.2. Schematische Darstellung des Herzens in verschiedenen Aufnahmeprojektionen bei der Myokardszintigraphie. *RCA* A. coronaria dextra, *LAD* A. coronaria sinistra – R. intraventricularis anterior *(RIVA)*, *LCX* A. coronaria sinistra – R. circumflexus, *AO* Sinus aortae, *1* Anterolateralwand *(RCA)*, *2* inferiore und Hinterwand *(LAD)*, *3* Vorderwand *(LAD)*, *4* Septum *(LAD)*, *5* Posterolateralwand *(LCX)*, *6* inferiore Wand *(RCA)*

stellt. In der Spätaufnahme nach 3-4 h stellen sich Myokardnarben unverändert dar, während reversible ^{201}Tl-Fixationsstörungen bei koronaren Herzkrankheiten (KHK) eine Normalisierung (Rückverteilung, Redistribution) erkennen lassen. Die wichtigste Indikation zur Myokardszintigraphie ist die Abklärung von Risikopatienten für die Entscheidung zur Koronarangiographie, da sie mit einer Sensitivität und Spezifität von etwa 90% dem Belastungs-EKG deutlich überlegen ist. Bei bereits nachgewiesener KHK kann die ^{201}Tl-Szintigraphie bei der Unterscheidung von vitalem und avitalem Myokard und bei der Klärung der hämodynamischen Wirksamkeit einer angiographisch nachgewiesenen Koronararterienstenose sehr hilfreich sein. Dabei ist jedoch zu berücksichtigen, daß die höchste Nachweiswahrscheinlichkeit bei allen Eingefäßerkrankungen gegeben ist, während sie bei Zwei- und Dreigefäß-KHK auf etwa 70% bzw. unter 50% auch bei quantitativer Auswertung des Szintigramms absinkt.

Radionuklidventrikulographie

Durch die radioaktive Markierung des Blutes ist die Bestimmung von Volumenparametern und die Beurteilung der regionalen Wandbeweglichkeit möglich. Zu unterscheiden ist hierbei die Radionuklidangioszintigraphie (RNA) während der ersten Passage nach bolusartiger i. v.-Applikation („first-pass"-(FP-)RNA) eines nur kurz im Intravasalraum verbleibenden Radiopharmakons (z. B. ^{99m}Tc-Pertechnetat) von der Untersuchung mit ^{99m}Tc-markierten Eigenerythrozyten nach Gleichverteilung, wobei eine EKG-getriggerte Funktionsszintigraphie erforderlich ist („multigated blood pool aequisition": MUGA). Mit Hilfe eines γ-Kameracomputersystems kann durch die Radioaktivitätsunterschiede in den Herzkammerbereichen zwischen Systole und Diastole die Ejektionsfraktion (EF) des linken und in eingeschränktem Maße auch die des rechten Ventrikels berechnet werden (Abb. 6.3).

Mittels der MUGA-Technik ist es durch Summation von 200-300 Herzzyklen und der Unterteilung der Herzaktion (Intervall von R- zu R-Zacke im EKG) in bis zu 36 einzelne Abschnitte möglich, mit Hilfe eines repräsentativen Herzzyklus durch filmartige Wiedergabe auf dem Bildschirm des Rechners regionale Wandbewegungsstörungen sichtbar zu machen. In der linken Herzkammer zeigen sich Myokardnarben hierbei als Akinesien oder als Hypokinesien bei lokalen Ischämien infolge hämodynamisch wirksamer Koronararterienstenosen. Dyskinesien infolge paradoxer Wandbewegungen kennzeichnen Ventrikelaneurysmen.

Blutvolumenkurve

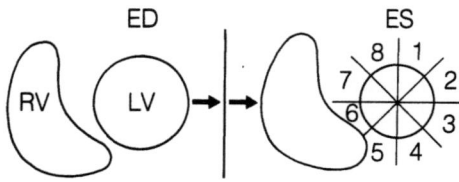

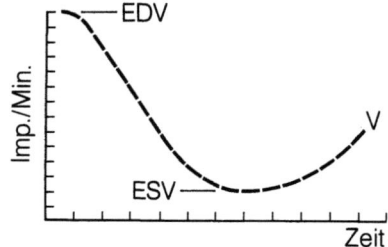

Abb. 6.3. Berechnung der regionalen Ejektionsfraktion nach Applikation von ^{99m}Tc-markierten Eigenerythrozyten, *ED* Enddiastole, *ES* Endsystole (LV in 8 Sektoren unterteilt), *RV* rechter Ventrikel, *LV* linker Ventrikel, *EDV* enddiastolisches Volumen, *ESV* endsystolisches Volumen

Für die Berechnung der Funktionsparameter aus MUGA-Studien ist es erforderlich, daß die Konturen des linken Ventrikels in der Enddiastole und Endsystole am Bildschirm des Rechners entweder manuell oder automatisch mit einem speziellen Konturfindungsprogramm (Isoimpulslinien) exakt festgelegt werden. Neben der Berechnung der Auswurffraktion (globale Ejektionsfraktion: GEF) lassen sich bei Kenntnis einer absoluten Volumengröße auch das enddiastolische und endsystolische Volumen (EDV und ESV) und das Herzzeitvolumen (HZV) berechnen. Bei Gesunden liegt der GEF in Ruhe bei 65% und steigt unter maximaler Belastung um mehr als 5%.

Als weitere für die Klinik relevanten Parameter haben sich die maximale Entleerungsrate („peak ejection rate": PER) und die maximale Füllungsrate („peak filling rate": PFR) erwiesen.

Die Diagnostik regionaler Motilitätsstörung ist dadurch zu verbessern, daß anstelle der GEF eine Berechnung der regionalen Ejektionsfraktionen (REF) durch die Aufteilung der linken Herzkammer in verschiedene, meistens 8 Sektoren mit gleichgroßem Winkel vorgenommen wird.

Mittels einer Fourier-Analyse erstellte Amplituden- und Phasenszintigramme zeigen Veränderungen im Ausmaß regionaler Bewegungseinschränkungen infolge einer Hypokinesie bzw. lokale Phasenverschiebungen bei einer Dyskinesie besonders deutlich.

6.4.7 Leber

Statische Leberszintigraphie

Die morphologische Beurteilung der Leber durch die Szintigraphie ist heute weitgehend durch die Sonographie und Computertomographie ersetzt worden, da sie nicht nur eine bessere Auflösung haben, sondern zudem auch die gleichzeitige Beurteilung der umgebenden Organstrukturen möglich ist. Eine Indikation zur Leberszintigraphie ist dann gegeben, wenn die Aussagefähigkeit anderer Methoden z. B. durch Meteorismus oder Abdominaloperationen bei der Sonographie eingeschränkt ist oder unklare Befunde vorliegen. Da der Nachweis von Raumforderungen in der Leber auf der Verdrängung des sonst radiokolloidspeichernden retikulohistozytären Systems (^{99m}Tc-markiertes Schwefel-, Zinn- oder Albuminkolloid) beruht, stellen sich diese als „kalte Bezirke" dar und sind somit in einem großvolumigen Organ technisch schwierig nachzuweisen (größer als 2–3 cm). Eine Verbesserung ist hierbei durch den Einsatz der SPECT-Technik zu erreichen. Auch bei der Differentialdiagnose von Leberzelladenomen und fokal nodulärer Hyperplasie (FNH) kann die Leberszintigraphie hilfreich sein, da letztere eine lokal vermehrte Speicherung (heißer Bezirk) neben kalten Bezirken aufweisen kann.

Hepatobiliäre Szintigraphie

Die Applikation leberpflichtiger ^{99m}Tc-markierter Imino-Di-Essigsäure-Derivate (z. B. Diätyl-Jod-Phenylcarbamoylmethyl-Imino-Di-Essigsäure: IODIDA) ermöglicht es, Galleabflußstörungen einfach nachzuweisen. Insbesondere ist dies von klinischer Bedeutung bei Verlaufskontrollen nach operativ beseitigten Obstruktionen, wo die Aussagefähigkeit der Sonographie eingeschränkt ist (Papillotomie, biliodigestive Anastomosen). Auch die Differenzierung zwischen mechanischem und parenchymatösem Ikterus ist durch die szintigraphische Darstellung gestauter Gallengänge und fehlender Ausscheidung des Radiopharmakons in das Darmlumen auch nach mehreren Stunden möglich. Infolge entzündlicher, obstruierender Veränderungen im Ductus cysticus erlaubt die fehlende IODIDA-Speicherung in der Gallenblase den Hinweis auf eine akute Cholecystitis. Eine fehlende Entleerung des Radiopharmakons aus der Gallenblase nach Reizmahlzeit spricht für eine chronische Cholecystitis.

Die Retention der Radioaktivität in fokal nodulären Hyperplasien (FNH) gegenüber einer regulären Elimination im normalen Leberparenchym ist für die differentialdiagnostische Abklärung sonographisch nachgewiesener Raumforderungen von klinischer Bedeutung.

Leberdurchblutung
Kolloide mit einer Teilchengröße von 300 Å (^{198}Au-Kolloid) werden pro Leberpassage zu ca. 90% durch die Kupffer-Sternzellen des RES aus dem strömenden Blut eliminiert. Durch externe Messungen über der Leber und einem größeren Blutgefäß (Herz, A. femoralis) werden die Aktivitätszeitkurven bis zu 40 min nach der i.v.-Injektion aufgenommen. Aus der Blutaktivitätskurve wird die Halbwertszeit (HWZ) des Initialabfalls graphisch ermittelt und die Eliminationskonstante (k) nach folgender Formel annähernd errechnet:

$$k = \frac{0,693}{HWZ\ (min)} \tag{2}$$

Normalwert: k ^{198}Au (min^{-1}): $0,269 \pm 0,047$; erniedrigt bei chronischer Hepatitis, Zirrhose.
Bei bolusartiger i.v.-Applikation von ^{99m}Tc-Pertechnetat läßt sich der arterielle Einstrom über die A. hepatica durch einen früheren Radioaktivitätsgipfel über der Leber von einem späteren über die V. portae bei Gesunden gut abgrenzen, während bei Patienten mit Zirrhose und portalem Hochdruck eine deutliche Reduzierung der portalvenösen Durchblutung nachgewiesen werden kann.
Durch die Blutpoolszintigraphie mittels ^{99m}Tc-markierter Eigenerythrozyten kann durch die verspätete Radioaktivitätsanreicherung in Leberhämangiomen (bis zu 1–2 h p.i.) die differentialdiagnostische Abklärung gegenüber Tumoren, Adenomen und der FNH erfolgen.

6.4.8 Nieren

Die nuklearmedizinische Nierendiagnostik beschränkt sich heute nahezu ausschließlich auf Funktionsuntersuchungen. Die hierfür erforderlichen Radiopharmaka müssen daher möglichst schnell und ausschließlich über die Nieren ausgeschieden werden. Ein langfristiges Verbleiben der Radioaktivität, wie es z.B. ^{99m}Tc-markierter Dimercaptobernsteinsäure (DMSA) der Fall ist, erlaubt dagegen lediglich, die Nieren szintigraphisch darzustellen und unter gewissen Voraussetzungen die Berechnung des seitengetrennten Funktionsanteils aus einer anterioren und posterioren Aufnahme durchzuführen.

Funktionsszintigraphie
Mit ^{123}J oder ^{131}J-markierter Hippursäure (OJH), die nicht nur chemisch, sondern auch biologisch der für die renale Plasmaflußbestimmung (ERPF) verwendeten p-Aminohippursäure (PAH) sehr ähnlich ist, kann unter Verwendung eines computerintegrierten γ-Kamerasystems eine seitengetrennte Funktionsbeurteilung beider Nieren vorgenommen werden. Gegenüber den früher verwendeten Szintillationsmeßsonden, die über den Nieren exakt positioniert werden müßten, hat dies den Vorteil, daß auch bei einer Ren mobilis neben der sicheren Erfassung beider Organe eine regionale Zuordnung des intrarenalen Radioaktivitätstransports möglich ist. Der Nachteil einer höheren zu applizierenden Radioaktivitätsmenge (10-20 MBq ^{131}J-OJH) infolge der geringeren Nachweisempfindlichkeit der γ-Kamera gegenüber Meßsonden, ist durch die Verwendung von ^{123}J-OJH infolge seiner geringeren Strahlenbelastung auszugleichen. Der Verwendung von ^{99m}Tc-markierten Chelaten wie DTPA steht entgegen, daß sie infolge der ausschließlichen glomerulären Filtration eine 4- bis 5fach geringere Clearance aufweisen. Als wesentlich günstiger erweist sich ^{99m}Tc-Mercaptoacetyl-Triglycin (MAG$_3$), das nahezu ausschließlich tubulär sezerniert wird und so nur eine um 35% gegenüber OJH erniedrigte Clearance hat. Mit MAG$_3$ wird also nicht der renale Plasmafluß wie mit OJH, sondern eine tubuläre Extraktionsrate (TER) erfaßt.
Bereits 10-30 s nach der i.v.-Injektion von OJH oder MAG$_3$ hat sich genügend radioaktives Material in beiden Nieren angereichert, um die initiale Anflutung derselben auf den Szintiphotos auch seitengetrennt beurteilen zu können. In den folgenden 1-3 min wird die Radioaktivität vorwiegend in der Nierenrinde, sog. kortikale Phase, abgelagert, anschließend im Nierenmark, sog. medulläre Phase, und dann im Nierenbecken. Nach 15-20 min ist die Radioaktivität weitgehend aus dem Nierenbereich eliminiert (Abb. 6.4). Nierendurchblutungsstörungen kennzeichnen sich durch eine verminderte Radioaktivitätsablagerung speziell in der initialen Phase, durch mäßig verzögerten Radioaktivitätstransport innerhalb der Niere und durch eine verspätete Entleerung aus dem Nierenbecken. Entzündliche Veränderungen demonstrieren auf dem Serienszintigramm einen deutlich verzögerten und verminderten intrarenalen Substanztransport. Abflußstörungen der oberen Harnwege zeigen sich durch den längeren Verbleib der Radioaktivität im Nierenbecken oder in den Ureteren, gelegentlich auch durch einen zusätzlich verzögerten intrarenalen Transport.
Eine Verbesserung der Befundung ist dadurch möglich, daß die sequentiellen Aufnahmen digitalisiert, alle 5-15 s über einen Zeit-

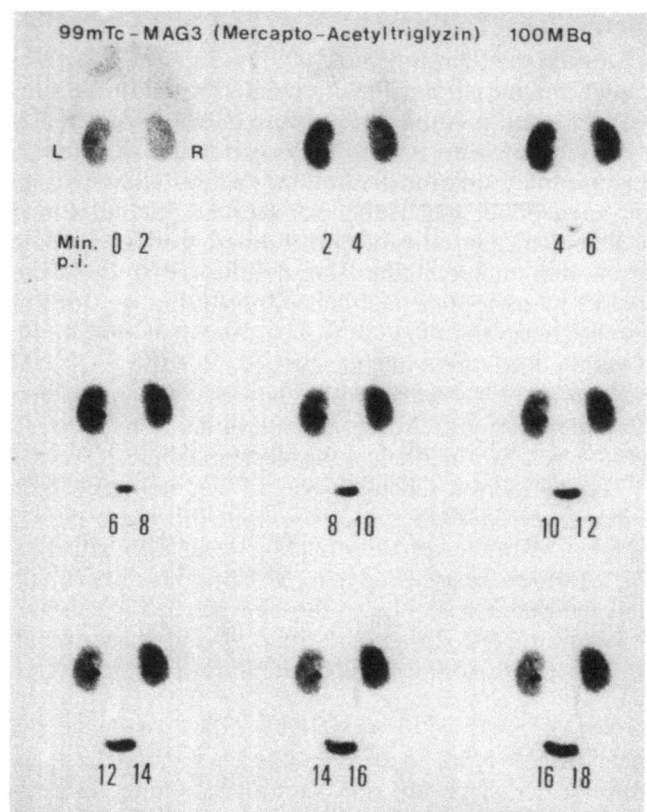

Abb. 6.4. (s. S. 361)

raum von 20–30 m von einem Computer gespeichert werden und daß dann mit Hilfe der Regions-of-Interest-Technik Zeitaktivitätskurven getrennt von jeder Niere und einem Vergleichsareal (Gewebeuntergrund) ausgegeben werden.

Diese Zeitaktivitätskurven der Nieren steigen im Normalfall innerhalb weniger Sekunden steil an, wenn der radioaktive Tracer im Blut die Niere erreicht hat (Initialphase). Anschließend wird das OJH vorwiegend tubulär sezerniert und reichert sich dann mit dem Harn im Nierenkelch- und -beckensystem an (Sekretionsphase). Nach Erreichen des Maximums fällt die Kurve wieder ab als Zeichen eines Abflusses in die Ureteren und die Blase (Exkretionsphase). Dieser Kurvenverlauf wird qualitativ als tubulosekretorische Funktions- und

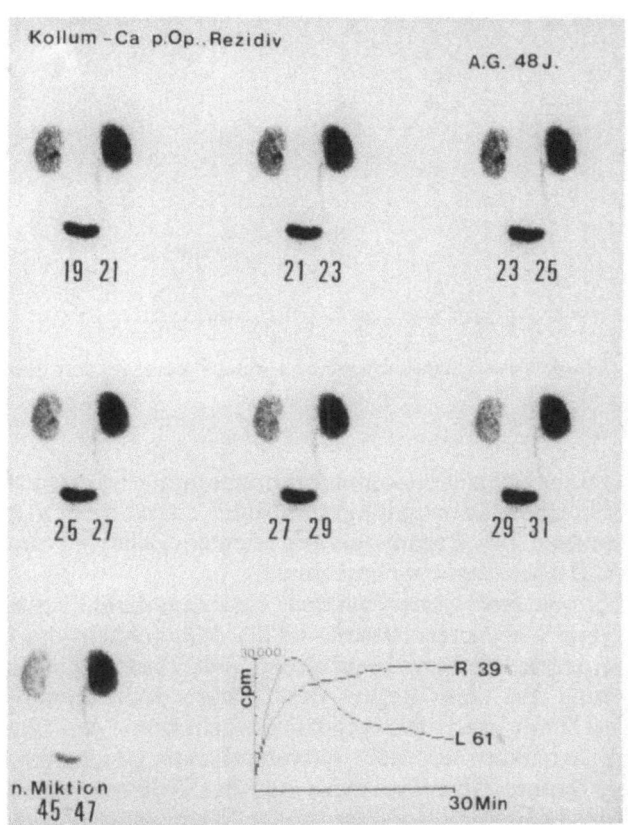

Abb. 6.4. Nierenfunktionsszintigraphie mit ^{99m}Tc-Mercaptoacetyltriglyzin (MAG$_3$) bei Patientin mit Kollumkarzinomrezidiv und Harnstauungsniere rechts

Ausscheidungsleistung beider Nieren gewertet. Intrarenale Schädigungen, z. B. infolge einer Pyelonephritis oder Schrumpfniere, sind durch einen flacheren Anstieg und ein zeitlich verzögertes Maximum gekennzeichnet, postrenal gelegene Hindernisse durch einen fehlenden (Kletterkurve) oder abgeflachten Kurvenabfall. Bei weitgehend eingeschränkter Nierenfunktion wird das Bild einer Isosthenuriekurve, d.h. nach geringerem initialem Anstieg ein horizontaler Kurvenverlauf gefunden (Abb. 6.5).

Normalwerte der Kurvenanalyse:
Phase I: 20-30 s
Phase II: 2-5 min
Phase III: (50% Ausscheidung) 3-9 min nach erreichtem Maximum

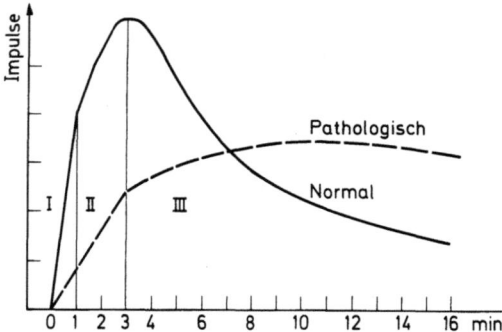

Abb. 6.5. Isotopennephrogramm: normaler Kurvenverlauf, pathologischer Kurvenverlauf

Durch spezielle Computertomogramme ist es heute üblich, aus dem Nierenfunktionsszintigramm und 2 zusätzlichen Radioaktivitätsmessungen des Serums zu festgelegten Zeiten (7 und 17 min p.i.) die OJH-Clearance zu berechnen.

Ein weiterer Vorteil bei dem Einsatz radioaktiv markierter nierengängiger Substanzen besteht in der Möglichkeit, die Clearance für jede einzelne Niere zu bestimmen. Dies geschieht unter der Voraussetzung, daß vom Beginn der 2. Phase des Isotopennephrogramms bis zu 2 min nach der Injektion noch keine Ausscheidung des Radiopharmakons aus dem Nierenhohlraumsystem erfolgt ist. Die seitengetrennte Clearance wird aus der Radioaktivitätsaufnahme sowohl der rechten als auch der linken Niere innerhalb dieses Zeitraums als prozentualer Anteil an der Gesamtclearance berechnet.

Isotopenclearance

Der wesentliche Nachteil der klassischen Clearanceuntersuchung, die mit der Katheterisierung verbundene Keimverschleppung, wird durch die Verwendung radioaktiver Isotope umgangen. Anstelle der p-Aminohippursäure (PAH) wird hierbei die o-Jodhippursäure (OJH) eingesetzt. Da Inulin selbst nicht ausreichend stabil markiert werden kann, werden zur Untersuchung der glomerulären Filtrationsleistung die mit ^{51}Cr- oder ^{111}In-markierten Chelatbildner DTPA oder auch EDTA benutzt.

In der Annahme, daß DTPA nur glomerulär filtriert wird, ist aus der Plasmakonzentration und der Urinausscheidung des i.v. applizierten radioaktiven Diagnostikums die Menge des Glomerulusfiltrats zu berechnen. Dieses entspricht bei einer Primärharnbildung gesunder

Nieren von 181 l/Tag einer glomerulären Filtrationsrate (GFR) von 125 ml/min. Zur Berechnung des effektiven Nierenplasmastromes (ERPF) wird das PAH-Analogon OJH verwendet, da dieses bei einer Nierenpassage nahezu vollständig aus dem Plasma eliminiert wird, wenn die Konzentration zwischen 3-4 mg/100 ml liegt.
Die Filtrationsfraktion (FF) ergibt sich aus der Relation von Filtrationsrate zu ERPF:

$$FF = \frac{Cl_{51} Cr - DTPA}{PAH}. \tag{3}$$

$$F = \frac{Cl_{51} Cr - DTPA}{ClPAH}$$

$ClPAH \triangleq 1,2 \cdot Cl_{131}$-J-Hippursäure.

Unter der Voraussetzung, daß diese i.v. applizierten Substanzen aus einem homogenen Verteilungsraum mit einer bestimmten Eliminationskonstanten (k) ausgeschieden werden, kann die gesamte Nierenclearance (Cl_{tot}) auch nach einer einmaligen Applikation der Tracer nach folgender Formel berechnet werden:

$$Cl_{tot} = k \cdot V. \tag{4}$$

Das Verteilungsvolumen (V) kann entsprechend der Blutvolumenbestimmung für die entsprechenden Substanzen ermittelt werden (s. S. 370f.). Das mittlere relative Verteilungsvolumen beträgt für OJH 20,8%, für ^{51}Cr-EDTA 14,7% des Körpergewichts. Für die Bestimmung der Eliminationskonstanten (k) wird die graphisch aus der Blutaktivitätskurve ermittelte Halbwertszeit (HWZ) benötigt:

$$k = \frac{Ln2}{HWZ} = \frac{0{,}693}{HWZ}. \tag{5}$$

Da die hierfür erforderlichen Voraussetzungen wie konstanter Verteilungsraum, eine in allen Konzentrationsbereichen konstante Eliminationsrate sowie eine schnelle und vollständige Verteilung der Radiopharmaka in den verschiedenen Kompartimenten nicht unter allen Umständen gewährleistet sind, ist ggf. der oben geschilderten Einzeit-(single-shot-)Clearance die Infusionsclearance oder auch die Untersuchung mit Hilfe der Ganzkörpermessung vorzuziehen.
Bei der Infusionsclearance wird im Gegensatz zur klassischen Methode nicht die über die Nieren ausgeschiedene Substanzmenge,

sondern die zur Erhaltung des „steady state" erforderliche Radioaktivitätsmenge bestimmt. Hierzu ist die Ganzkörperaktivitätsmessung erforderlich, um über ein elektronisches Steuersystem die Aktivitätszufuhr so zu regeln, daß eine konstante Aktivitätsverteilung im Körper aufrecht erhalten wird. Somit kann aus dem Verbrauch der Radioaktivitätsmenge (V·C_{inf}) und dem während der Untersuchungszeit konstanten Plasmaspiegel (C_{Pl}) der Clearancewert direkt errechnet werden:

$$Cl_{tot} = \frac{V \cdot C_{inf}}{C_{pl}}. \tag{6}$$

Restharnbestimmung und Refluxuntersuchung

Nach erfolgter Nierenfunktionsszintigraphie kann durch die Messung der Radioaktivitätsimpulsrate über der Blasenregion mittels einer computerintegrierten γ-Kamera vor und nach Miktion und der Messung der Urinmenge der Restharn ohne Blasenkatheterisierung berechnet werden.

Der Vorteil der Radionuklidmiktionszystourethrographie nach suprapubischer oder retrograder Instillation von ca. 20 MBq ^{99m}Tc-Pertechnetat in die Blase ist die geringere Strahlenbelastung gegenüber röntgenologischen Untersuchungen. Durch eine quantitative Auswertung der Sequenzszintigraphie während der Füllung und Miktion ist sie dem Röntgenverfahren nicht nur überlegen, sondern eignet sich besonders gut für Verlaufskontrollen.

6.4.9 Lymphsystem

Bei der interstitiellen Lymphszintigraphie wird wenige Minuten nach subkutaner Injektion von 50–100 MBq ^{99m}Tc-Mikrokolloid in beide Füße oder Handrücken nach anschließender maximaler Bewegung derselben zur Förderung des Lymphstroms der Abtransport der Radioaktivität mittels der γ-Kamera untersucht. Durch Erstellen von Zeitaktivitätskurven über den ersten großen Lymphknotenstationen (Inguinal- bzw. Achselregion) kann eine seitendifferente Transitzeit als wertvolle Hilfe für Verlaufskontrollen berechnet werden.

Ein generalisiertes Lymphödem zeichnet sich gegenüber einer venösen Stauung durch die großflächige subkutane Radioaktivitätsausbreitung aus. Lokale Defekte der Lymphabflußbahnen, z.B. nach Operationen, sind durch eine umschriebene Radioaktivitätsanreicherung in diesem Bezirk („dermal back flow") gekennzeichnet. Spätaufnahmen nach 4-6 h (Lymphadenoszintigraphie) lassen Verlagerungen, Defekte im Speicherverhalten oder auch das Fehlen derselben in größeren Lymphknotenregionen als Folge einer Lymphknotenmetastasierung erkennen. Wegen der geringen Detailerkennbarkeit und der physiologischen Unregelmäßigkeiten ist dieses Verfahren jedoch nur als Verlaufskontrolle klinisch verwertbar.

6.4.10 Knochen

Von den bekannten osteotropen radioaktiven Substanzen, wie Fluor oder Strontium, haben sich nur ^{99m}-markierte Diphosphonatderivate in der Klinik für die Knochenszintigraphie bewährt.
In Knochenanteilen mit erhöhter Durchblutung und/oder einem vermehrten Knochenumbau erfolgt durch Chemisorption in der Hydratationshülle der Apatitkristalle eine gesteigerte Einlagerung der knochenaffinen Radiopharmaka. Da dies unabhängig von der lokalen Kalziumbilanz geschieht, sind pathologische Knochenprozesse szintigraphisch in der Regel früher als in der Röntgenaufnahme nachzuweisen. So werden Knochenmetastasen röntgenologisch meist erst erkennbar, wenn der lokale Kalziumgehalt um mehr als 30% reduziert ist.
Da ein positives Knochenszintigramm lediglich auf einem unspezifischen Knochenumbau infolge verschiedener Ursachen, wie Neoplasie, Entzündungen und Frakturen beruht, ist eine differentialdiagnostische Aussage allein anhand des Speicherverhaltens nicht möglich. In Verbindung mit der Anamnese, den klinischen Befunden und dem Speichermuster sind jedoch sehr oft für die Diagnose richtungsweisende Aussagen zu machen. Verbessert kann dies noch durch die sog. Dreiphasenszintigraphie werden, wobei die i.v.-Injektion des ^{99m}Tc-Methylendiphosphonats (MDP) bei dem unter der γ-Kamera liegenden Patienten erfolgt und so innerhalb der ersten Minute die Perfusionsaufnahme des zu untersuchenden Skelettabschnitts erfolgt. Eine sog. Blutpoolphase wird nach 5-10 min angefertigt, während die typischen Bilder der ossären Phase erst nach 2-3 h aufgenommen werden, um so einen möglichst guten Knochenweichteilkontrast zu erhalten. Da in diesem Zeitraum bis zu 50% der applizierten Radioaktivität über die Nieren ausgeschieden werden, ist nach der Injektion durch eine möglichst intensive Hydratation für eine maximale Diurese zu sorgen. Eine Miktion sollte unmittelbar vor der Beckenaufnahme erfolgen, da durch die hohe Aktivitätskonzentration in der Blase die umgebenden knöchernen Strukturen immer schwer zu beurteilen sind.
Infolge der Absorption der γ-Quanten im Gewebe ist es erforderlich,

daß zur Beurteilung des Rumpfes und in gegebenen Fällen auch der Extremitäten Aufnahmen in anteriorer und posteriorer Projektion angefertigt werden. Dies ist insbesondere bei der Suche nach okkulten Prozessen (Knochenmetastasen) erforderlich. Die Anfertigung von Ganzkörperaufnahmen mit entsprechend ausgerüsteten γ-Kamerasystemen hat hierbei den Vorteil einer kürzeren Untersuchungszeit (15-20 min) und gestattet bei generalisiertem Knochenbefall eine bessere Beurteilung als Einzelaufnahmen (Abb. 6.6).

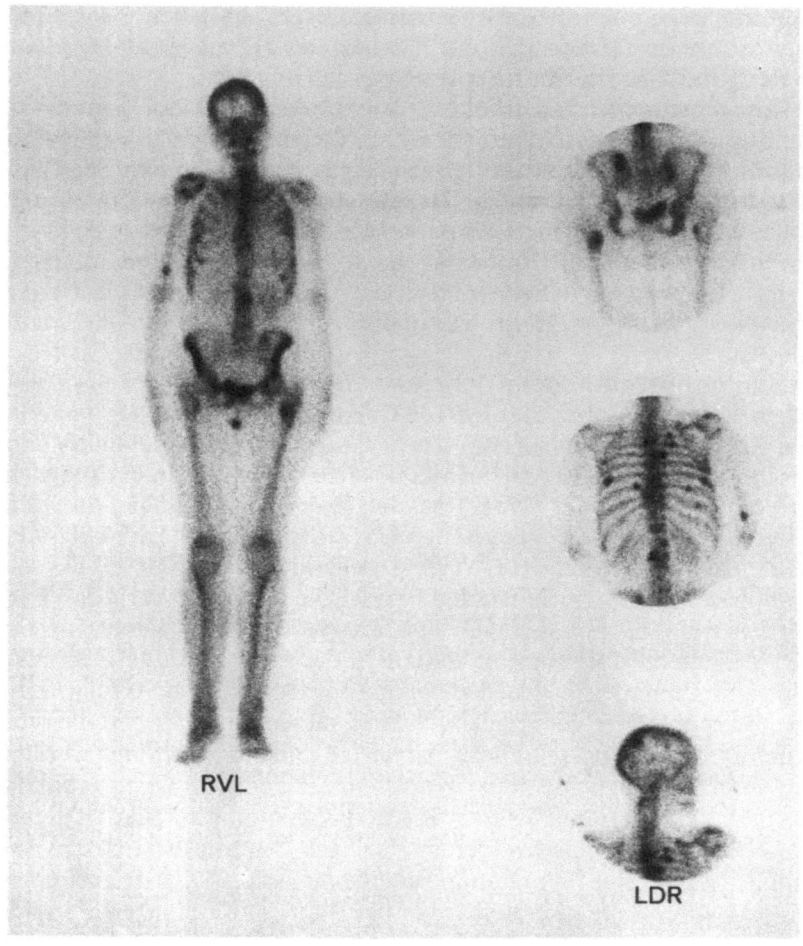

Abb. 6.6. Ganzkörperknochenszintigramm mit ^{99m}Tc-Methylendiphosphonat (MDP) bei Patienten mit Prostatakarzinom und ubiquitärer Skelettmetastasierung

Aufgrund der geringen Detailerkennbarkeit beruht die Beurteilung des Knochenszintigraphie im wesentlichen auf dem Vergleich des Speicherverhaltens in kontralateralen oder benachbarten Regionen. Ein semiquantitativer Zählratenvergleich mittels einer ROI-Technik erleichtert oftmals Verlaufskontrollen und Beurteilungen bei generalisiertem Knochenbefall, wenn bestimmte Bezugspunkte (Os sacrum, Knöchel) zum Vergleich herangezogen werden. Insgesamt jedoch ist die Knochenszintigraphie weniger geeignet, generalisierte Knochenerkrankungen infolge endokriner und metabolischer Osteopathien nachzuweisen (hierzu Knochendichtemessungen mit externen Strahlenquellen wie ^{125}J und ^{241}Am), ihre Stärke ist vielmehr der frühzeitige Nachweis lokaler Knochenumbauprozesse. Somit ist das Hauptanwendungsgebiet die Suche bzw. der Ausschluß von Knochenmetastasen bei Tumoren, die bevorzugt in das Skelettsystem metastasieren (Mamma-, Prostata- und Bronchial-Karzinome). Hier werden Metastasen oft Monate früher als im Röntgenbild erkennbar.

Ein positives Knochenszintigramm bei normalem Röntgenbefund spricht somit immer für eine Metastase, da falsch positive Befunde – abgesehen von Artefakten durch Urinkontaminationen – nicht beobachtet werden und andere speichernde Prozesse, wie aktivierte Arthrosen, alte traumatische oder entzündliche Läsionen röntgenologisch erfaßt werden. Ausnahmen können jedoch durch Streßfrakturen, aseptische Knochennekrosen und Algodystrophien bedingt sein, die im Röntgenbild stumm sind. Anamnese und Klinik gestatten hier jedoch oft die Differenzierung.

Neben der Metastasensuche bei Staging und der Nachsorgediagnostik bei gehäuft in das Skelett metastasierenden Tumoren ist die Indikation zur Knochenszintigraphie auch bei primären Knochentumoren und tumorähnlichen Knochenläsionen gegeben, da neben einem multilokulären Befall oft auch differentialdiagnostische Hinweise aus dem Speicherverhalten zu entnehmen sind. So zeigen maligne Prozesse, insbesondere das Osteosarkom und das Ewing-Sarkom, und auch benigne Prozesse, die von der Knochenstruktur selbst ausgehen, in der Regel eine höhere Radioaktivitätsaufnahme als solche benigne Läsionen, die von Knorpel- oder Bindegewebeanteilen des Knochens abzuleiten sind (z. B. Enchondrome, nichtossifizierende Fibrome).

Benigne Knochenerkrankungen, die sich durch eine typische intensive Radioaktivitätsaufnahme auszeichnen, sind der M. Paget und die fibröse Dysplasie.

Bei akuten hämatogenen Osteomyelitiden im Kindesalter ist der szintigraphische Nachweis eines Knochenbefalls früher als der röntgenologische zu erbringen. Durch das Dreiphasenszintigramm können Weichteilprozesse von ossären in der Regel gut abgegrenzt werden.

Nicht geeignet ist dagegen die Szintigraphie bei der Differenzierung einer chronischen Osteomyelitis von einem akuten floriden Schub, da erstere oftmals auch über Jahrzehnte ein intensives Speicherverhalten aufweisen (Indikation zur Leukozytenszintigraphie).
Zur Beurteilung der Florididät einer Arthritis, für den frühen Nachweis eines multilokulären Befalls und der Verlaufskontrolle kann die Dreiphasenknochenszintigraphie von klinischem Interesse sein, insbesondere bei der Verifizierung von Knochen- und Gelenkschmerzen bei unklarem oder unauffälligem Röntgenbefund.
Die *Knochenmarkszintigraphie* beruht auf einer Speicherung von ^{99m}Tc-markierten Mikrokolloiden im retikulohistiozytären System des Knochenmarks. Die Radioaktivitätsverteilung entspricht somit der des erythropoetischen Systems. Bei einer Panmyelopathie kann daher funktionsfähiges Knochenmark durch eine Ausbreitung des roten Knochenmarks in die Peripherie der großen Röhrenknochen nachgewiesen werden und somit eine Aussage über die Funktionsreserve des blutbildenden Systems, z.B. bei der Knochenmarkskarzinose, Zustand nach Radiatio und zytostatischer Therapie vorgenommen werden. Herdförmige Speicherausfälle zeigen sich bei proliferierenden Systemerkrankungen, wie maligne Lymphome und multiple Myelome, und sind so von Interesse bei der Lokalisation von geplanten Knochenmarkspunktionen.

6.4.11 Organunabhängiger Tumornachweis

Radiopharmaka, die einen sicheren, generellen Tumornachweis ermöglichen, sind bisher nicht bekannt. Trotzdem haben sich in der Klinik verschiedene Verfahren bewährt.

^{67}Ga-Zitrat

Die ^{67}Ga-Anreicherung wird sowohl in verschiedenen malignen Tumoren als auch in entzündlichen Prozessen gefunden und ist daher nicht zur differentialdiagnostischen Abklärung geeignet. Bewährt hat es sich dagegen beim Staging und der Nachsorge von Patienten mit M. Hodgkin und Non-Hodgkin-Lymphomen, insbesondere bei der histiozytären Form, dem Burkitt-Lymphom, weniger dagegen bei Lymphomen mit niedrigem Malignitätsgrad.

Immunszintigraphie

Durch die Verwendung monoklonaler Antikörper (MAb) und deren Fragmente (Fab, F(ab')$_2$) von tumorassoziierten Antigenen, wie z.B.

das karzinoembryonale Antigen (CEA) und anderen, gelingt es, kolorektale Tumoren, Melanome, Ovarial- und Pankreaskarzinome, deren Rezidive und Metastasen nach Markierung der MAb mit ^{131}J, ^{123}J, ^{111}In und ^{99m}Tc szintigraphisch darzustellen. Da die Nachweiswahrscheinlichkeit zwischen 60 und 70% liegt, hat dieses Verfahren bisher keinen Eingang in die klinische Routine gefunden.

^{131}J-Benzylguanidin (MIBG)

Dieses Derivat des Guanethidin wird von Tumoren mit chromaffinem Gewebe, wie den Phäochromozytomen, den Neuroblastomen und auch von verschiedenen Karzinoiden oft in so hohem Maße gespeichert, daß es nicht nur für den diagnostischen Nachweis von Apudomen, sondern auch mit therapeutischer Zielsetzung verwendet werden kann.

6.4.12 Entzündungsnachweis

Die szintigraphische Darstellung von Entzündungsherden wird mit hoher Spezifität mittels radioaktiv markierter Eigenleukozyten vorgenommen. Da die Markierung von Blutzellen unspezifisch ist, müssen durch Gradientenzentrifugation von etwa 40 ml Blut unter sterilen Bedingungen die Leukozyten von den übrigen Blutzellen abgetrennt werden. Die Markierung erfolgt mit ^{111}In-Oxine – bzw. Acetylaceton und neuerdings auch mit ^{99m}Tc-HMPAO (Hexamethyl-Propylen-Aminooxin). Die Aufnahmen werden 24 h p.i. (bei ^{99m}Tc auch 6 h p.i.) vorgenommen. Die Speicherung der markierten Zellen in Leber, Milz und Knochenmark beeinträchtigt die Beurteilung dieser Körperregionen. Zu beachten ist, daß in der Regel nur floride Entzündungsprozesse erfaßt werden, während chronische und somit auch tuberkulöse aufgrund der geringen oder fehlenden Migration der Granulozyten in den Entzündungsherd szintigraphisch stumm sind. Für diese Prozesse ist ^{67}Ga-Zitrat besser geeignet, obwohl es eine differentialdiagnostische Abklärung gegenüber neoplastischen Prozessen nicht gestattet und aufgrund seiner osteotropen Eigenschaften falsch-positive Ergebnisse bei der Diagnostik chronischer Osteomyelitiden möglich sind.

6.5 In-vitro-Messungen nach Radionuklidinkorporation

Zur Untersuchung von Funktionsabläufen mittels Radionukliden gehört die Bestimmung von Verteilungsräumen, Umsatzraten und Umsatzgeschwindigkeiten sowie die Messung von Resorptions- und Exkretionsvorgängen.

Blutvolumen

Analog der Verdünnungsanalyse mit Farbstoffen wird nach der Markierung von Erythrozyten oder des Albumins ein bestimmtes Volumen des radioaktiv markierten Indikators appliziert und nach vollständiger Durchmischung in einer wiederum bestimmten Menge die Aktivitätskonzentration gemessen. Die Berechnung des Blutvolumens erfolgt nach der Formel:

$$V = \left(\frac{K_1 \, (\text{Imp/ml})}{K_2 \, (\text{Imp/ml})} - 1\right) \cdot v \, (\text{ml}), \tag{7}$$

K_1 = Aktivität des applizierten Tracers,
K_2 = Aktivität des Blutes nach Durchmischung,
v = Volumen des applizierten Tracers.

Während die Bestimmung des Plasmavolumens (PV) mit radiojodmarkiertem Humanserumalbumin (RIHSA) durchgeführt wird, verwendet man für die Bestimmung des Erythrozytenvolumens (EV) ^{51}Cr-etikettierte Eigenerythrozyten. Aus beiden Bestimmungsmethoden kann unter Verwendung des Hämatokritwertes (HK) die Berechnung des Gesamtvolumens (GBV) erfolgen. (Der Korrekturfaktor 0,92 wird in der Praxis jedoch meistens vernachlässigt):

$$\text{GBV} = \frac{\text{Erythrozytenvolumen}}{\text{HK} \cdot 0{,}92} \cdot 100. \tag{8}$$

Plasmavolumen

5 ml (v) einer RIHSA-Lösung (ca. 5 µCi ^{131}J) werden in einem Bohrloch gemessen (K_1) und dem Patienten i.v. appliziert. 10, 20 und 30 min nach der Applikation erfolgen Blutentnahmen. 5 ml des durch Zentrifugation gewonnenen Serums werden ebenfalls im Bohrloch gemessen. Durch Extrapolieren der im halblogarithmischen System aufgetragenen Meßwerte wird die Aktivität des Serums zum Zeitpunkt „t_0" erhalten (K_2) und in die obengenannte Formel eingesetzt.

Tabelle 6.1. Verhalten von Erythrozyten- und Plasmavolumen bei Bluterkrankungen

	Erythrozytenvolumen	Plasmavolumen	Gesamtblutvolumen	HK
Perniziöse Anämie	↓	↑	=	↓
Polyzythämie	↑	=	↑	↑
Pseudopolyglobulie	=	↓	↓	↑

Erythrozytenvolumen

Die Markierung der Eigenerythrozyten erfolgt mit $Na_2{}^{51}CrO_4$. Hierzu werden 10–15 ml heparinisiertes Blut entnommen, 10 min bei 1000 U/min zentrifugiert, zum Erythrozytensediment ca. 30 µCi ^{51}Cr zugegeben und anschließend 20 min bei Zimmertemperatur inkubiert. Nach 2maligem Waschen mit isotoner Kochsalzlösung erfolgt die Reinjektion der ^{51}Cr-Erythrozyten. Nach 20 min werden 5 ml Blut aus der ungestauten Vene des anderen Armes entnommen und die Aktivität des Blutes sowie eines vorher angefertigten Standards im Bohrloch gemessen.

Die Berechnung erfolgt wie bei der PV-Bestimmung.

Die Markierung der Erythrozyten sowie die der Leukozyten und der Thrombozyten kann auch mit ^{32}P-Di-isopropylfluorophosphat (DFP) erfolgen.

Normalwerte

Erythrozytenvolumen: Männer 30 ml/kg Körpergewicht,
Frauen 25 ml/kg Körpergewicht.
Plasmavolumen: Männer 45 ml/kg Körpergewicht,
Frauen 40 ml/kg Körpergewicht.

Indikationen: Polyglobulie, Polyzythämie, Pseudopolyzythämie, perniziöse Anämie, akuter Blutverlust, Splenomegalie.

Scheinbare halbe Erythrozytenüberlebenszeit

Die mittlere Lebensdauer der Erythrozyten gesunder Personen liegt zwischen 110–130 Tagen. Die Markierung der peripheren Erythrozyten zeigt einen zusätzlichen Aktivitätsverlust von täglich 1–3%, so daß entsprechend der unterschiedlichen Lebenserwartung der einzelnen markierten Erythrozyten nur eine scheinbare Erythrozytenüberlebenszeit bestimmt werden kann. Als Bezugswert wird hierbei der

50-%-Wert der Ausgangsaktivität angegeben. Durch Oberflächenmessung mit aufgesetzten Detektoren über Herz, Leber, Milz und Os sacrum sind Hinweise auf den Ort eines vermehrten Erythrozytenabbaus zu erhalten.

Methodik: Die Markierung der Erythrozyten erfolgt, wie bei der Bestimmung des Erythrozytenvolumens beschrieben wurde. Die Blutentnahmen werden nach 20 min (= Ausgangswert = 100%), 1, 2, 6, 10 usw. bis nach 30 Tagen p.i. vorgenommen. Die Messungen eines Aliquots der jeweiligen Erythrozytensedimente erfolgen nach der letzten Blutentnahme, so daß eine Korrektur auf die physikalische Halbwertszeit nicht erforderlich ist. Die Meßwerte werden in ein halblogarithmisches Koordinatenkreuz eingezeichnet, und graphisch wird die scheinbare halbe Erythrozytenüberlebenszeit ermittelt (Abb. 6.7).

Normalwert. 30 Tage; pathologisch: unter 25 Tage (bei hämolytischen Anämien). Maximum des Milz-Leber-Quotienten: normal unter 2.

Erhöhte Milzspeicherung: hereditäre Sphärozytose und Elliptozytose, Biermer-Anämie, z.T. hämolytische Anämien, *erhöhte Leberspeicherung:* Sichelzellanämie.

Indikationen. Differentialdiagnose der verschiedenen Anämieformen: Nachweis einer latenten Hämolyse. Eine erhöhte Sequestrierung der Erythrozyten in der Milz kann bei hämolytischen Anämien für eine Splenektomie sprechen. Eine periphere Hämolyse, wie sie z.B. bei der Thalassämie vorliegt, zeichnet sich dagegen ohne charakteristischen Abbau aus.

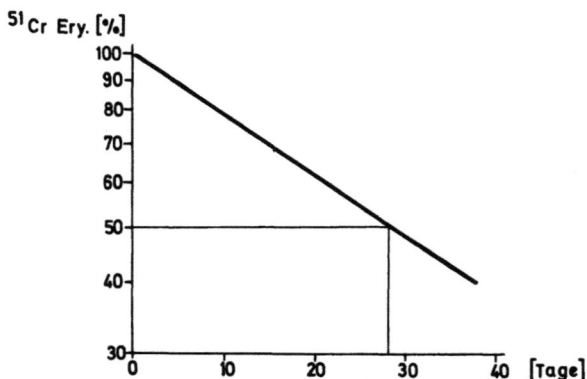

Abb. 6.7. Eliminationskurve ^{51}Cr-markierter Eigenerythrozyten

Eisenresorption und -utilisation

Mit radioaktivem Eisen (^{59}Fe) können Resorptionsuntersuchungen durchgeführt und Veränderungen der Erythropoese nachgewiesen werden. Das Gesamtkörpereisen (ca. 4 g) ist zu etwa 70% am Hämoglobin (Hb) der peripheren Erythrozyten gebunden; ca. 25-30% liegen im Gewebe als Zellhämine (O_2-Übertragung) und als Hämosiderin oder an Ferritin (Vorratseisen) gebunden vor. Das an Transferrin gebundene Transporteisen hat nur einen Anteil von 0,1% (4 mg) und wird schnell vom erythropoetischen System des Knochenmarks aufgenommen. Später setzt von hier ein gewisser Rückstrom in das Plasma ein. Die Serumaktivitätsverlaufskurve zeigt eine schnelle (HWZ 1-2 h) und eine langsame Komponente (HWZ Tage). Aus der schnellen Komponente ist die Extraktionskonstante k_1 zu berechnen:

$$k_1 = \frac{0{,}693}{\text{HWZ}}. \tag{9}$$

Der Faktor k_1 gibt den Anteil des Eisens im Plasma an, der in einer bestimmten Zeit aus dem Plasma abströmt (z.B. $k_1: 0{,}271/h = 27{,}1\%$ Fe/h).

Die Berechnung des *Plasmaeisenturnover* (PET) d.h. der Menge Eisen im Plasma, die vom erythropoetischen System aufgenommen wird, erfolgt nach der Formel

$$\text{PET} = \frac{\text{PE}}{\text{HWZ}} \cdot \left(\frac{100 - \text{HK}}{100}\right) [\text{mg Fe}/100 \text{ ml Blut}/24 \text{ h}]. \tag{10}$$

Wie aus der Formel zu ersehen, ist zur Errechnung des PET die chemische, quantitative Bestimmung des Plasmaeisengehalts (PE) erforderlich. Da die Angabe pro 100 ml Blut erfolgt, ist die Umrechnung mit dem Hämatokritwert (HK) notwendig.

Zur Bestimmung der *Eisenutilisation* wird über 14 Tage der prozentuale Anteil der applizierten ^{59}Fe-Menge im Erythrozytenvolumen bestimmt. Bereits 1-2 Tage nach der i.v.-Injektion ist das radioaktive Eisen im peripheren Erythrozyten nachzuweisen. Nach einem steilen Anstieg der Zeitaktivitätskurve des Blutes in den ersten 6 Tagen bildet sich nach ca. 10-12 Tagen ein Plateau aus, das über ca. 100 Tage verfolgt werden kann. Die maximale Utilisation wird nach 6-10 Tagen erreicht und beträgt normalerweise 70-90% der applizierten Aktivität.

Für die Klinik hat sich die Angabe des *Erythrozyteneisenturnovers* (EET) als Maß für die Hb-Produktion bewährt. Berechnet wird er aus dem Plasmaeisenturnover und der Utilisationsrate. Er stellt somit die Menge an Eisen dar, die in das Hb pro Tag eingebaut wird. Der mit 30–40 mg Eisen/Tag berechnete Normalwert ist in Wahrheit niedriger, da ein Teil des applizierten ^{59}Fe unmittelbar nach der Injektion als Depot abgelagert und dann in den folgenden Tagen langsam wieder abgegeben wird.

Zusätzliche Organmessungen über Herz, Leber, Milz und Kreuzbein geben Hinweise auf die Zeitkonstanten des Eisenumsatzes in den betreffenden Organen.

Ein weiterer Parameter für die Eisenkinetik im Organismus ist die Bestimmung der *latenten Eisenbindungskapazität* (LEBK) des Serums mit Hilfe einer Eichlösung. Diese enthält neben dem radioaktiven Eisen eine bekannte Menge an Eisen. Nach dem Prinzip der Sättigungsanalyse erfolgt die Untersuchung in vitro. Von 1 g Transferrin können 1,3 µg Eisen gebunden werden. Normalerweise sind nur etwa 60% des Transportproteins mit Eisen beladen. Als Maß für die gesamte Transferrinkonzentration wird die *totale Eisenbindungskapazität* (TEBK) angegeben, die sich aus der LEBK und dem Serumeisengehalt ergibt.

Methodik der Eisenresorptionsuntersuchung. Hierzu bieten sich 3 methodische Möglichkeiten an: Kotmessungen nach oraler Gabe von 10 µCi ^{59}Fe zusammen mit 5 mg Ferrochlorid und 200 mg Vitamin C. Der über 4–5 Tage gesammelte Kot wird zusammen mit einem ^{59}Fe-Standard unter gleichen geometrischen Bedingungen gemessen.

Bei der Doppeltracertechnik werden ^{59}Fe i.v. und ^{55}Fe oral in gleicher Dosierung appliziert. Nach mehreren Tagen wird der Gehalt einer Erythrozytenprobe an ^{55}Fe und ^{59}Fe gemessen und aus dieser Relation die Resorption des oral applizierten ^{55}Fe berechnet.

Bei der Ganzkörperretentionsmessung werden nur ca. 0,1 µCi ^{59}Fe oral verabfolgt. Die 1. Messung im Ganzkörperzähler erfolgt unmittelbar nach der Applikation (=100%-Wert), die 2. Messung des Patienten erfolgt nach 14 Tagen.

Normalwerte Je nach Methode 15–20%, bei menstruierenden Frauen ca. 30%.

Indikationen. Differentialdiagnose der verschiedenen Anämieformen. Bei Eisenmangelanämien kann der Wert bis auf 95% erhöht sein.

Methodik der Eisenutilisationsuntersuchung. 30 µCi ^{59}Fe^{3+}-zitrat werden mit 10 ml Eigenplasma über 20 min bei 37°C inkubiert und anschließend reinjiziert. Blutproben werden nach 5 min, 1, 2, 3, 4 h, 1,

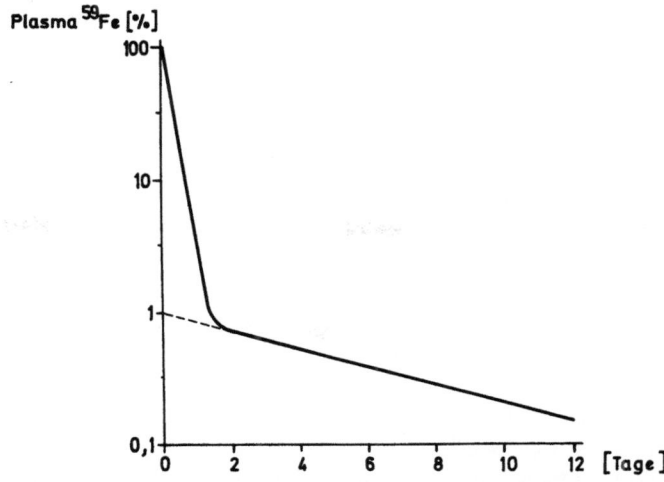

Abb. 6.8. Plasmaaktivitätskurve nach Reinjektion von ^{59}Fe-markiertem Eigenplasma

2, 4, 6, 8, 10, 12 und 14 Tagen p.i. entnommen. Die ^{59}Fe-Plasmakonzentrationen werden im halblogarithmischen Maßstab gegen die Zeit graphisch dargestellt.
Nach 14 Tagen sind bis zu 90% des applizierten ^{59}Fe in den Erythrozyten eingebaut. Organaktivitätsmessungen über Herz, Leber, Milz und Os sacrum geben Hinweise auf den Ort der Hämoglobinsynthese und den Austausch des Depoteisens (Abb. 6.8).

Normalwerte. Halbwertszeit der Eisenclearance: 70–140 min. Plasmaeisenturnover (PET): 0,45–0,90 mg Eisen/100 ml Blut/24 h. Totale Eisenbindungskapazität (TEBK) 270–370 µg/100 ml.

Indikationen. Differentialdiagnose der verschiedenen Anämieformen. sind bei hypoplastischer Anämie die ^{59}Fe-Plasmaclearance und der ^{59}Fe-Einbau in die Erythrozyten verlangsamt. Bei hämolytischen und Eisenmangelanämien sowie bei der Polycythaemia vera ist die ^{59}Fe-Plasmaclearance verlängert.

Vitamin-B_{12}-Resorption (Schilling-Test)

Ein Vitamin-B_{12}-Mangel führt zur perniziösen Anämie: Ursache ist das Fehlen des Intrinsicfaktors der Magenschleimhaut, der für die Vitamin-B_{12}-Resorption erforderlich ist. Die Untersuchung wird mit ^{57}Co-markiertem Cyanocobalamin durchgeführt.

Methodik. Dem nüchternen Patienten wird 0,5 µCi ^{57}Co-Vitamin-B$_{12}$ in einer Gelatinekapsel oral appliziert. 2 h danach werden mit 1000 µg inaktivem Vitamin B$_{12}$ die Serumtransportproteine abgesättigt, was eine starke Vitamin-B$_{12}$-Urinexkretion zur Folge hat. Bei mangelnder Resorption des markierten Cyanocobalamins wird daher bedeutend weniger ^{57}Co im Urin ausgeschieden als dies bei Normalpersonen der Fall ist. Die Normalisierung der Resorption nach Wiederholung der Untersuchung bei gleichzeitiger oraler Gabe von Intrinsicfaktor ist für eine perniziöse Anämie beweisend.

Normalwerte. 10–40% der applizierten Aktivität im Urin; pathologisch sind Werte unter 5%.

Indikationen. Nachweis einer perniziösen Anämie. Ein fehlender Anstieg bei Wiederholung der Untersuchung mit gleichzeitiger Gabe von Intrinsicfaktor spricht für ein Malabsorptionssyndrom (z. B. Sprue, pathologische Darmbakterien).

Fettresorption (Trioleintest)

Die Fettresorption ist ein empfindlicher Parameter für Digestions- und Resorptionsstörungen. Die Markierung von Fetten mit Radiojod ist nicht stabil, so daß die Untersuchungsmethode mit ^{131}J-Triolein nicht unumstritten geblieben ist. Es wurden daher auch Untersuchungen mit radiobrommarkierten Fetten durchgeführt. Kotmessungen nach ^{14}C-Triolein-Applikation sind in der klinischen Routine nicht möglich; die ^{14}C-Messung von Blut, Urin und Atemluft zur Umgehung der Kotmessung läßt keine absoluten Rückschlüsse auf die Resorptionsleistung zu.

Eine normale Resorption der Ölsäure bei fehlender Trioleinresorption spricht für das Vorliegen einer Pankreasinsuffizienz bzw. eines Lipasemangels.

Methodik. Dem Patienten werden ca. 50 µCi ^{131}J-Triolein (als Belastungstest zusammen mit 30 g Trägersubstanz) oral gemeinsam mit einem Nahrungsmittel (z. B. Quark) verabreicht und der Kot der folgenden 4 Tage gesammelt, gemessen und mit einer Standardprobe verglichen. Bei einer Malabsorption wird der Test mit markierter Ölsäure in gleicher Weise wiederholt.

Normalwerte. Unter 5% der applizierten Dosis; sicher pathologisch sind Werte über 7%.

Indikationen. Nachweis von Malabsorptionssyndromen. Mit einer Doppeltraceruntersuchung mit markierter Ölsäure und markiertem Triolein ist eine Differenzierung von Maldigestion und Malabsorption möglich.

Enteraler Eiweißverlust (Gordon-Test)

Die exsudative Gastroenteropathie ist ein polyätiologisches Krankheitsbild, das durch eine pathologisch gesteigerte Serumproteinausscheidung in den Magen-Darm-Kanal charakterisiert ist. Da radiojodmarkierte Serumproteine im Darm verdaut werden und somit eine Rückresorption des Radiojods erfolgt, wird für diese Untersuchung ^{131}J-Polyvinylpyrolidon (PVP) mit einem Molekulargewicht von ca. 40000 (RIHSA 69000) verwendet. PVP ist eine inerte Substanz, die nur als Indikator für die Permeabilität der Darmwand gegenüber einer bestimmten Molekülgröße anzusehen ist. Als günstig hat sich auch ^{51}Cr-markiertes Humanserumalbumin erwiesen, da im Darmlumen abgespaltenes 3wertiges Chrom nicht rückresorbiert wird.

Methodik. Nach der i.v.-Applikation von ca. 50 µCi ^{51}Cr-HSA wird über 4–6 Tage die Aktivitätsausscheidung im Kot gemessen und mit einer Standardprobe verglichen.

Normalwerte. Unter 1% der applizierten Aktivität; als sicher pathologisch sind Werte über 2% anzusehen.

Indikationen. Nachweis einer vermehrten Serumproteinausscheidung in den Magendarmkanal bei Colitis ulcerosa, Sprue, Enteritis regionalis, Magenkarzinom und bei hypertrophischer Gastritis.

Enteraler Blutverlust

Hierzu werden ^{51}Cr- oder ^{111}In-markierte Eigenerythrozyten verwendet.
Diese Methode ist nicht nur empfindlicher als der chemische Blutnachweis im Kot, sondern gestattet auch quantitative Aussagen.

Methodik. Die Markierung der Eigenerythrozyten erfolgt wie auf S.371 beschrieben; anschließend Messung der Kotaktivität und Vergleich mit einer Standardprobe.

Normalwerte. Unter 2 ml Blut im Kot/24 h.

Indikationen. Nachweis eines okkulten Blutverlustes z.B. bei Colitis ulcerosa, Magenulkus, Magenkarzinom.

6.6 In-vitro-Untersuchungen ohne Radionuklidinkorporation

Während eine Applikation von Radionukliden ebenso wie eine röntgenologische Untersuchung mit einer Strahlenbelastung des Patienten verbunden sind, werden bei den sog. In-vitro-Tests Körperflüssigkeiten (meistens Serum) mit einem Radiopharmakon inkubiert und Bindungsgleichgewichte bestimmt (z. B. T_3-Test, Insulinbestimmung). Eine weitere Möglichkeit bietet die Aktivierungsanalyse, wobei zu untersuchende Gewebeproben mit thermischen Neutronen oder mit hochenergetischen Ionen aktiviert und die so erzeugten künstlichen Radionuklide gemessen werden.

Radioimmunobestimmungen

Diese Untersuchungstechnik hat sich heute besonders für die Bestimmung vieler Hormone weitgehend durchgesetzt. Hierzu werden Antikörper zu den entsprechenden Hormonen oder sonstigen zu untersuchenden Substanzen hergestellt. Diese werden mit einer bestimmten Menge der zu untersuchenden, radioaktiv markierten Substanz (markiertes Antigen) und der unbekannten Menge der zu untersuchenden Probe inkubiert (RIA).

Bei den sog. IRMA-Methoden (immunradiometrischer Assay) ist nicht das Antigen, sondern der Antikörper radioaktiv markiert, wodurch die Nachweisempfindlichkeit gesteigert wird.

Zunehmend werden heute Verfahren entwickelt und auch in der Routinediagnostik eingesetzt, bei denen die Markierung nicht mehr mit Radionukliden vorgenommen wird, sondern durch Enzyme. Die Messung der Enzymreaktion erfolgt durch Farb-, Fluoreszenz- oder Lumineszenzmessung (Enzymimmunoassay (EIA), Fluoreszenzimmunoassay (FEA), Lumineszenzimmunoassay (LEA)). Bei diesen immunologischen Bestimmungen wird entsprechend dem Massenwirkungsgesetz eine Wechselwirkung zwischen Antigen und Antikörper erhalten. Die freie Menge an markiertem Antigen ist dabei proportional der unbekannten, nichtmarkierten Antigenmenge und kann somit nach Abtrennung derselben mit Hilfe von Eichkurven bestimmt werden.

Diese Methodik hat sich heute in der Klinik nicht nur für die Bestimmung von Proteohormonen (z.B. Insulin, ACTH, LH, Kalzitonin, Parathormon, Renin, Gastrin), sondern auch zum Nachweis der Schilddrüsen- und Steroidhormone und auch von nichthormonalen Substanzen, wie Arzneimittel (Digitoxin) und verschiedenen Plasmaproteinen (Australia-Antigen, α_1-Fetoprotein, karzinoembryonales

Antigen, Rheumafaktoren), routinemäßig bewährt. Voraussetzung für diese Methode ist immer die Gewinnung eines Antiserums mit spezifischen Antikörpern. Durch die Verwendung von monoklonalen Antikörpern wird versucht, die Empfindlichkeit dieser Nachweisverfahren zu verbessern.
Bezüglich der methodischen Besonderheiten der jeweiligen Abtrennung der freien Antikörper von den Antigen-Antikörper-Komplexen muß auf die spezielle Fachliteratur verwiesen werden. Besonders haben sich hierbei die Trennungsverfahren mit Hilfe folgender Verbindungen bzw. Techniken bewährt: Fluorisil, Ambalit, dextranbeschichtete Holzkohle bzw. das sog. Doppelantikörper- und das Festkörperverfahren.

T_3- und T_4-RIA

Weniger als 0,1% des Thyroxins (T_4) liegen im Serum in freier Form vor und stehen mit der an Serumproteinen (TBG = „thyroxine binding globuline") gebundenen Hauptmenge des T_4 im Gleichgewicht. Obwohl TBG auch größere Mengen Trijodthyronin (T_3) absorbieren kann, wird es durch kleine Mengen T_4 schon weitgehend verdrängt. Die höhere biologische Wirksamkeit des T_3 wird durch seine geringere Bindungsaffinität zu den Serumproteinen erklärt.
Eine Erhöhung oder Erniedrigung der Transportproteine für Schilddrüsenhormone (TBG) kann zu einer globalen Schilddrüsenhormonkonzentrationsveränderung im Serum führen, ohne daß eine Schilddrüsenfunktionsstörung vorliegt. Zur Beurteilung dieser Werte ist es daher neben einer ausgiebigen Anamnese und der Kenntnis der klinischen Befunde erforderlich, daß ein Parameter für die Bindungskapazität des Serums für die Schilddrüsenhormonparameter bestimmt wird. Dies ist heute üblich durch die direkte Bestimmung des TBG mittels eines RIA.
Ein anderer Weg ist, nicht die Gesamtkonzentration für Trijodthyronin und Tetrajodthyronin (TT_3 bzw. TT_4) zu bestimmen, sondern den freien, nicht an Serumeiweiß gebundenen Anteil direkt zu messen (FT_3 bzw. FT_4). Die direkte Bestimmung der freien Schilddrüsenhormonanteile ist methodisch unterschiedlich (traceranalog, Zweischritt- oder Dialyseverfahren), so daß unterschiedliche Normalwerte angegeben werden können.
Während sich die Bestimmung des FT_4-Wertes an Stelle von 2 Parametern (TT_4 und TBG) in der Klinik bewährt hat, ist dem FT_3-Wert aufgrund der geringen Bindungsaffinität des Trijodthyronins gegenüber dem TBG nur eine bedingte klinische Relevanz zuzusprechen.
Tetrajodthyronin, das als Prohormon für das biologisch aktive Trijodthyronin heute angesehen werden kann, wird in der Peripherie

durch die 5'-Dejodase insbesondere in der Leber und Niere zu dem wirksamen Trijodthyronin oder in das biologisch nicht wirksame reverse Trijodthyronin (rT_3) umgewandelt. Bei schweren extrathyreoidalen Erkrankungen wird häufig bei einem Absinken der T_3-Konzentration ein entsprechender Anstieg des rT_3 beobachtet.

Normwerte:

	TT_3	FT_3
Euthyreose	0,9-2,0 ng/ml	1,8-4,0 pg/ml
	TT_4	FT_4
	4,5-13,5 µg/dl	0,9-2,5 ng/dl

TSH-TRH-Test

Die radioimmunologische Bestimmung des TSH-Serumspiegels sollte heute mittels eines sog. ultrasensitiven TSH-Immunoassay durchgeführt werden, um so eine Nachweisgrenze zu erhalten, die im hyperthyreoten Bereich gelegen ist ($<0,1$ µIE/ml). Dies ist durch die Verwendung eines monoklonalen TSH-Antikörpers (z. B. Maus) nach dem Prinzip der Einschrittsandwichtechnik möglich, wobei der monoklonale Anti-TSH-Antikörper an der Wand des Teströhrchens gebunden ist und ist die Messung nach erfolgter Inkubation des ebenfalls monoklonalen ^{125}J-markierten Antikörpers mit der zu untersuchenden TSH-Probe nach Dekantieren des Röhrchens erfolgt.
Bedingt durch den Regulationsmechanismus bewirkt in der Peripherie die Erhöhung der Schilddrüsenhormone eine erniedrigte TSH-Konzentration im Serum und umgekehrt. Die Steuerung erfolgt über das Thyreotropin-Releasinghormon (TRH), einem Neurosekret des Hypothalamus. Bei der Applikation von synthetisch hergestelltem TRH wird bei einer Euthyreose daher ein Ansteigen des TSH-Serumspiegels beobachtet, was bei einer Hyperthyreose nicht der Fall ist. Bei einer Hypothyreose wird dagegen noch ein im Normalbereich gelegener basaler TSH-Spiegel verstärkt zu einer Erhöhung desselben führen (latente Hypothyreose). Ein negativer TSH-TRH-Test sichert dagegen eine latente Hyperthyreose, wenn die Ursachen für einen „falsch-negativen" Test, wie z. B. sekundäre Hypothyreose, Cushing-Syndrom, Akromegalie, schwere Allgemeinerkrankungen oder auch die Therapie mit Glukokortikoiden, l-DOPA und Acetylsalicylsäure, ausgeschlossen sind (Tabelle 6.2).
Weitere in der Schilddrüsendiagnostik relevante Parameter sind das Thyreoglobulin (hTg) und Antikörper gegen Thyreoglobulin (TAG) bzw. TSH-rezeptorstimulierende Antikörper (TRAK), die ebenfalls

Tabelle 6.2. Normalwerte (ultrasensitiver RIA)

	TSH basal	Nach TRH
Euthyreose	0,1–4,0 µE/ml	2–30 µE/ml
Hyperthyreose	<0,1 µE/ml	0,5 µE/ml
Hypothyreose	>5,0 µE/ml	>30 µE/ml

mittels Radionuklid- oder enzymmarkierte Antikörper bestimmt werden. Während hTg in der Nachsorge der Patienten mit differenzierten Schilddrüsenkarzinomen (Anstieg bei Auftreten von Rezidiven oder Metastasen) von Bedeutung ist, werden TAK und TRAK bei der Differenzierung der Hyperthyreose und der Thyreoiditis eingesetzt (Ansteigen der Werte).

7 Strahlentherapie

H. Kuttig und C. Wieland

Ausgehend von empirischen Beobachtungen an bestrahlten Patienten, aber auch aufgrund von beobachteten Nebenwirkungen nach unsachgemäßem Umgang mit ionisierenden Strahlen hat sich die Strahlentherapie zu einem anerkannten klinischen Fach entwickelt. Hierzu haben v. a. die strahlenbiologische Grundlagenforschung, aber auch die Ausnutzung der Entwicklung der Technik und Strahlenphysik durch wirkungsvollere Strahlenarten, eine exakte Dosimetrie und die rechnerunterstützte Bestrahlungsplanung ganz wesentlich beigetragen.

Ihr Hauptindikationsgebiet ist die Behandlung von bösartigen Tumoren (Radioonkologie), doch ist sie auch bei einer Reihe gutartiger Erkrankungen indiziert, obgleich durch die Einführung der Antibiotika und anderer spezifisch wirkender Medikamente eine Einschränkung der sog. Entzündungsbestrahlung eingetreten ist.

Der Strahlentherapie stehen heute eine Reihe verschiedener Strahlenarten und eine Vielzahl unterschiedlicher Strahlenqualitäten zur Verfügung, die unter Ausnutzung spezieller Bestrahlungsmethoden eine weitgehend wirkungsvolle und schonende Behandlung der Patienten mit Konzentrierung der Strahlung auf das Zielvolumen, d.h. den Tumor mit einer ausreichenden, die Tumorinfiltration berücksichtigenden Sicherheitszone und das regionäre Lymphabflußgebiet unter optimaler Schonung gesunder Körpergewebe und -organe gestatten.

7.1 Einteilung der Strahlentherapie

Sie erfolgt im Hinblick auf die Tiefenlage des Krankheitsprozesses:

- *Oberflächentherapie* zur Bestrahlung oberflächlich gelegener Zielvolumen, v. a. in der Dermatologie. Sie kann erfolgen mit weichen Röntgenstrahlen (Weichstrahltherapie, 10-100 kV), durch Röntgennahbestrahlung nach Chaoul (Fokus-Haut-Abstand 1,5-5 cm, 60 kV), mit schnellen Elektronen (bis 5 MeV) oder durch Kontakttherapie mit umschlossenen Radionukliden (Brachytherapie).
- *Halbtiefentherapie* durch Einzelfeldbestrahlung mit konventionellen Röntgenstrahlen oberhalb 100 kV, mit ^{137}Cs-Teletherapie oder mit schnellen Elektronen (7-20 MeV).

– *Tiefentherapie* durch Mehrfelderbestrahlung oder Bewegungsbestrahlung mit konventionellen Röntgenstrahlen (oberhalb 100 kV), mit ultraharten Photonenstrahlen (^{60}Co-Teletherapie, ultraharte Röntgenstrahlen) oder hochenergetischen Elektronen (oberhalb 20 MeV). Außerdem kommen für die Tiefentherapie alle neuen Strahlenarten, wie Neutronen, Protonen, Pionen und schwere Teilchen, in Betracht.

Die *Strahlenanwendung* erfolgt in der Regel *von außen* (perkutane Bestrahlung) mit einem mehr oder großen Fokus-Haut-Abstand (s. Abschn. 7.4), kann aber auch durch Applikation umschlossener radioaktiver Strahler *in Körperhöhlen* (endokavitäre Bestrahlung) oder durch ihre *Implantation in den Tumor* (interstitielle Bestrahlung) vorgenommen werden (Brachytherapie).
Die Anwendung *offener Radionuklide* in der Strahlentherapie kann auf dem Stoffwechselwege (z. B. Radiojodtherapie), endolymphatisch oder intrakavitär erfolgen.

7.2 Strahlenarten und -qualitäten

Die der Therapie zur Verfügung stehenden Strahlen werden unterschieden in Strahlenarten und Strahlenqualitäten. Sie haben die Eigenschaft zur Auslösung einer sog. Stoßionisation (Photo-, Compton-Effekt, Paarbildung). Deshalb werden sie als *ionisierende Strahlen* bezeichnet. Sie werden unterteilt in *direkt ionisierende Strahlen,* bestehend aus geladenen Teilchen (z. B. Elektronen, Positronen, Protonen, Deuteronen, α-Teilchen), und *indirekt ionisierende Strahlen* aus ungeladenen Teilchen (Photonen, Neutronen), die in der Lage sind, Energie auf geladene Teilchen zu übertragen.
Durch Wechselwirkung der Strahlung mit Materie kommt es zur *Strahlenschwächung,* welche sich beim Photoeffekt in Absorption, beim Compton-Effekt in Streuung und bei der Paarbildung in Materialisation der Strahlung auswirkt.

7.2.1 Strahlenarten

Die größte Bedeutung für die Radiotherapie besitzen Photonenstrahlen (Quantenstrahlen, elektromagnetische Strahlung), Korpuskularstrahlen (Elektronen, Protonen, Deuteronen) und schnelle Neutronen.

Zu den **Photonenstrahlen** zählen *Röntgenstrahlen*, welche aufgrund ihrer Erzeugung durch Abbremsen geladener Teilchen auch *Bremsstrahlen* genannt werden, sowie *γ-Strahlen*, die von angeregten Atomkernen beim Übergang in einen Zustand kleinerer Energie ausgesandt werden.

Die wichtigsten therapeutisch genutzten γ-Strahlenquellen sind neben dem natürlichen Radionuklid ^{226}Ra mit seinen Folgeprodukten die künstlichen Radionuklide ^{60}Co, ^{137}Cs, ^{192}Ir, ^{131}J, ^{125}J und ^{198}Au. Während die letzteren eine annähernd monochromatische γ-Strahlung aussenden, zerfällt das Radium über eine Reihe von Folgeprodukten, deren eines, das Radon, gasförmig ist. Deshalb müssen Radiumpräparate zum Schutz vor radioaktiver Verseuchung luftdicht verschlossen sein.

Korpuskularstrahlung ist eine Strahlung, deren Teilchen eine Ruhemasse besitzen. Sie wird entweder in Teilchenbeschleunigern (Kreisbeschleuniger, Linearbeschleuniger) erzeugt (schnelle Elektronen) oder als β-Strahlung bei Umwandlung von Atomkernen ausgesandt.

Schnelle Neutronen werden entweder über eine Kernreaktion durch hochenergetisch beschleunigte Ionen (Deuteronen) an einen Berylliumtarget (Zyklotron) oder über eine Kernspaltungsreaktion von beschleunigten Deuteronen an Tritium (Neutronengenerator) erzeugt.

7.2.2 Strahlenqualitäten

Strahlenqualität ist ein Begriff zur Charakterisierung der spektralen Energieverteilung einer Strahlung. Sie wird gekennzeichnet
- bei Röntgenstrahlen mit Grenzenergien bis 1 MeV durch die Röhrenspannung, die Gesamtfilterung und die erste Halbwertschichtdicke, d. h. die Schichtdicke eines anzugebenden Materials, die die Dosisleistung auf die Hälfte reduziert
- bei Röntgenstrahlen mit Grenzenergien über 1 MeV durch die Grenzenergie und ggf. den Ausgleichsfilter
- bei γ-Strahlung durch Angabe des Radionuklids
- bei Elektronenstrahlung von Elektronenbeschleunigern durch die Energie der Elektronen unmittelbar vor dem Durchtritt durch das Strahlenaustrittsfenster und alle im Strahlengang befindliche Materieschichten, insbesondere Streufilter

Röntgenstrahlung ist eine heterogene Strahlung mit einem kontinuierlichen Spektrum (Bremsspektrum) in Form einer Gauß-Glocken-

kurve, sie enthält also Strahlen unterschiedlicher Energie. Aus diesem Grunde müssen entsprechend der gestellten Aufgabe die energieärmeren, weichen Anteile des Spektrums durch Filter eliminiert werden *(Härtungsfilter)*. Die Strahlung wird aufgehärtet.
γ-Strahlung weist ein Linienspektrum auf und ist häufig homogen. Sie erfordert also keine Filterung.
Der Begriff *Strahlenhärte* bezieht sich auf die Fähigkeit einer Photonenstrahlung, Materie zu durchdringen. Sie wird durch die Bereiche der maximalen Photonenenergie gekennzeichnet als

- weiche Strahlung   bis 100 keV
- harte Strahlung   über 100 keV bis 1 MeV
- ultraharte Strahlung   über 1 MeV

Die Behandlung mit weichen und harten Röntgenstrahlen wird als *konventionelle Röntgentherapie* oder Orthovolttherapie bezeichnet, die Anwendung ultraharter Strahlungen (ultraharte Röntgenstrahlen, hochenergetische Elektronen) als *Megavolttherapie*. Die Tumortherapie erfolgt heute aufgrund ihrer eindeutigen Vorteile nahezu ausschließlich mit ultraharten Strahlenarten.

7.2.2.1 Eigenschaften ultraharter Photonenstrahlung

Die Vorteile ultraharter gegenüber energieärmerer Photonenstrahlung sind auf ihre besonderen physikalischen Eigenschaften zurückzuführen. Sie bestehen in

- der aufgrund ihrer höheren Energie größeren Durchdringungsfähigkeit, ihrer höheren relativen Tiefendosis, d.h. das Verhältnis der Dosis in einer bestimmten Schichttiefe zur Maximaldosis
- der Hautschonung durch Verlagerung der Maximaldosis von der Oberfläche in eine von der Energie abhängige Schichttiefe (Dosis-Aufbaueffekt)
- der schärferen Bündelung der Strahlung aufgrund des kleineren Streuwinkels
- dem für Gewebe unterschiedlicher Dichte annähernd gleichen Massenenergieabsorptionskoeffizienten und damit in der besseren Knorpel- und Knochenschonung sowie übersichtlicherer Dosisverteilung.

In Abb. 7.1 sind die Tiefendosen für Photonenstrahlen unterschiedlicher Energie und für schnelle Elektronen einander gegenübergestellt. Man erkennt die für eine bestimmte Schichttiefe *mit der Photonenenergie zunehmende relative Tiefendosis* mit flacherem Dosisabfall.

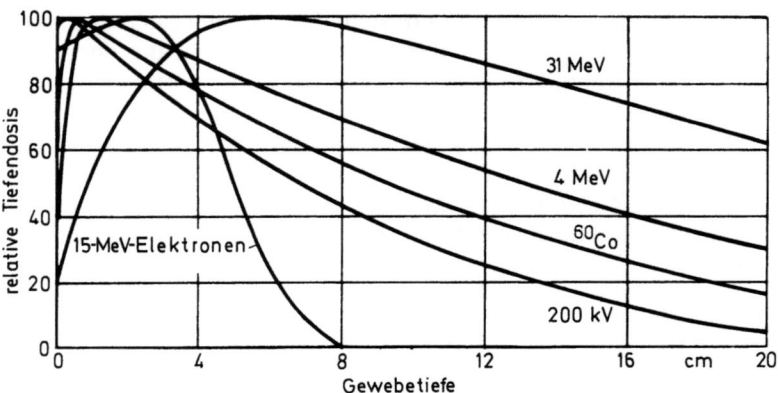

Abb. 7.1. Tiefendosen bei Photonenstrahlung verschiedener Energie und schnellen Elektronen. Beachte den initialen Dosisanstieg (Dosis-Aufbaueffekt)

Dadurch ist es möglich, eine gewünschte Dosis in einem tiefgelegenen Zielvolumen mit einer geringeren Zahl von Einfallsfeldern zu erreichen, wodurch sich die Volumendosis vermindert und die Gefahr von Dosisspitzen außerhalb des Zielvolumens durch Überschneidung der Nutzstrahlenbündel geringer wird.

Mit Erhöhung der Photonenenergie wird die mittlere Reichweite oder Weglänge der durch Wechselwirkungsprozesse entstehenden Sekundärelektronen größer. Diese Reichweiten hängen von der Photonenenergie ab und können durchaus beträchtlich sein. Sie betragen bei ^{60}Co-γ-Strahlung 5 mm, bei 20-MeV-Röntgenstrahlung 3,5 cm und bei 42-MeV-Röntgenstrahlung 5–6 cm. Außerdem verlaufen die Elektronenbahnen annähernd in Richtung der einfallenden Strahlung. Da in allen Gewebeschichten Wechselwirkungsprozesse auftreten, kommt es mit zunehmender Schichttiefe zunächst zu einem Anstieg der Zahl der Elektronenbahnen und der Dosis bis zur Schichttiefe ihrer mittleren Reichweite, ab der ein Gleichgewicht der ihre Bahn beendenden und neu entstehenden Sekundärelektronen besteht (Elektronengleichgewicht). In dieser Schichttiefe liegt das Dosismaximum. Diesen Vorgang nennt man *Dosis-Aufbaueffekt*. Er bewirkt eine Verminderung der Dosis im Bereich der Haut und des darunterliegenden Gewebes, also ihre Schonung (Abb. 7.1, 7.2). Bei ultraharter Photonenstrahlung werden deshalb nur selten Hautreaktionen beobachtet.

Die *schärfere Bündelung* der Strahlung kommt dadurch zustande, daß bei hohen Photonenenergien der *Streuwinkel* zwischen den Sekundärelektronen und den gestreuten Photonen gegenüber der einfallenden

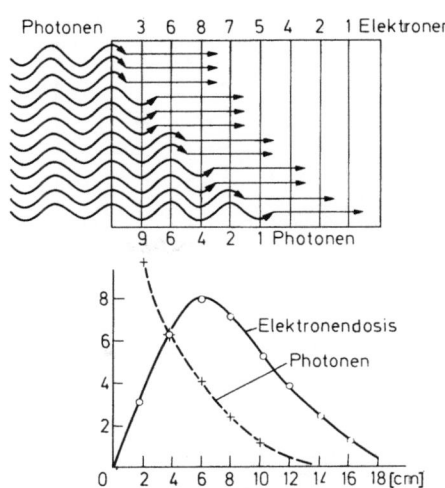

Abb. 7.2. Schwächung energiereicher Bremsstrahlung im Gewebe und Zustandekommen der Tiefendosiskurve mit Maximum (Dosis-Aufbaueffekt)

Strahlung beim Compton-Effekt klein wird. Dies bewirkt eine Verminderung der Strahlenexposition außerhalb des Nutzstrahlenbündels, was eine bessere Verträglichkeit aufgrund geringerer Allgemeinreaktionen nach sich zieht.

Der *Massenenergieabsorptionskoeffizient* für dichtere als Weichteilgewebe, der in der konventionellen Röntgentherapie 1,4–6 betragen kann, nimmt mit zunehmender Strahlenenergie ab und erreicht um 1 MeV etwa den Wert 1. Es bestehen keine Energieabsorptionsunterschiede. Damit gestalten sich die Dosisverteilungsverhältnisse übersichtlicher, das Knochengewebe erfährt eine weniger hohe Strahlenbelastung.

Die bessere Verträglichkeit ultraharter Photonenstrahlung mit nur geringen Nebenwirkungen ermöglicht es, eine größere Anzahl von Patienten einer potentiell kurativen Strahlenbehandlung zuzuführen.

7.2.2.2 Eigenschaften hochenergetischer Elektronen

Von den Korpuskularstrahlen interessieren therapeutisch v.a. die in Elektronenbeschleunigern erzeugten schnellen oder hochenergetischen Elektronen. Sie besitzen eine Ruhemasse, eine negative Ladung und eine von der Energie abhängige Tiefenreichweite. Diese läßt sich durch die Wahl der Energie beeinflussen. Der Verlauf der Tiefendosis (Abb. 7.3) zeigt nach einem nur geringen Dosis-Aufbaueffekt ein mehr oder weniger breites Dosisplateau mit nachfolgendem relativ steilen Dosisabfall. Dadurch kann tiefer gelegenes Gewebe optimal

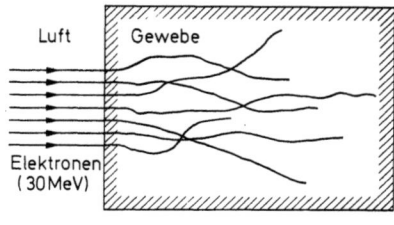
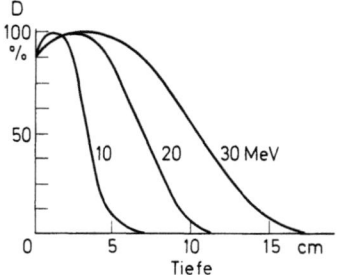

Abb. 7.3. Verlauf der Bahnen schneller Elektronen im Gewebe und Tiefendosiskurven schneller Elektronen verschiedener Energie

geschont werden. Indikationen zur Elektronentherapie bilden demnach oberflächlich und halbtief gelegene Tumoren, wie Hauttumoren, Brustwandrezidive beim Mammakarzinom, Lymphknotenmetastasen u. a. Durch Anwendung der Bewegungsbestrahlung ist aber mit höheren Elektronenenergien auch eine Tiefentherapie möglich.

7.2.2.3 Eigenschaften dicht ionisierender Strahlenarten

Als dicht ionisierende Strahlen werden energiereiche Kernpartikel wie Neutronen, Protonen, Pionen sowie schwere Ionen bezeichnet. Außer Neutronenstrahlen besitzen sie den Vorteil einer besseren physikalischen Dosisverteilung mit definierter Reichweite und geringerer Seitenstreuung gegenüber locker ionisierenden Strahlen (Abb.7.4). Außerdem weisen einige eine höhere relative biologische Wirksamkeit (RBW) auf (Abb.7.5). Der Nachteil der etwa der ^{60}-Co-γ-Strahlung entsprechenden ungünstigen Tiefendosisverteilung von schnellen Neutronen kann durch Anwendung der winkelgewichteten, dosisleistungsgesteuerten Rotationsbestrahlung ausgeglichen werden. Die Anwendung aller dieser Strahlenarten ist sehr aufwendig und noch auf wenige radiologische Zentren beschränkt.

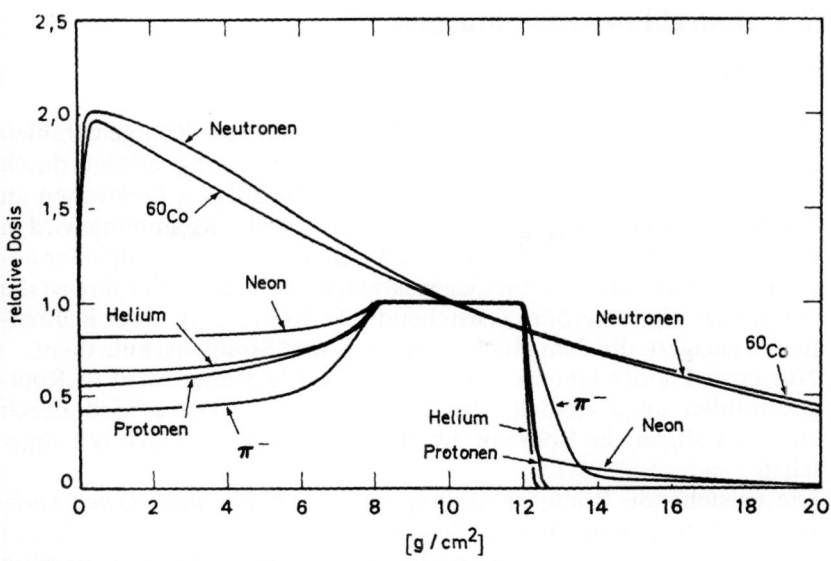

Abb. 7.4. Tiefendosiskurven für verschiedene Strahlenarten

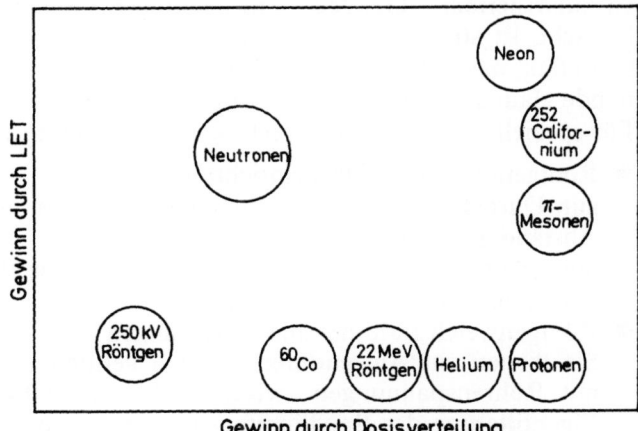

Abb. 7.5. Gewinn an Dosisverteilung und RBW bei verschiedenen Strahlenarten (KRAMER et al. 1976)

7.3 Bestrahlungseinrichtungen

7.3.1 Röntgenbestrahlungseinrichtungen

Diese dienen zur therapeutischen Anwendung von Röntgenstrahlen mit Röhrenspannungen bis 400 kV. Ihre Erzeugung erfolgt durch Abbremsen von in einer Vakuumröhre beschleunigten Elektronen an der Anode (Bremsstrahlung). Die erforderliche Hochspannung wird in einem Generator transformiert und durch Ventile oder Halbleiter annähernd gleichgerichtet. Im Gegensatz zu einer Diagnostikröhre ist die Anode der Therapieröhre feststehend. Die Röhre ist in einer Röhrenhaube gelagert, die dem Hochspannungs- und Strahlenschutz dient. Nur etwa 1% der kinetischen Energie der Elektronen wird in Röntgenstrahlen umgewandelt, der Rest in Wärme. Diese wird durch einen ständigen, die Röhre in der Haube umspülenden Ölstrom abgeleitet.

Die entstehende Röntgenstrahlung besitzt ein *kontinuierliches Spektrum* von unterschiedlichen Wellenlängen. Um die weichsten, am wenigsten durchdringenden und die Hautoberfläche nur unnötig belastenden Strahlenanteile zu eliminieren, werden diese durch *Filter* bestimmter Dicke aus Al oder Cu abgefangen, die Strahlung wird also aufgehärtet.

Die Begrenzung des Strahlenkegels (Nutzstrahlenbündel) auf die dem Krankheitsherd entsprechende Größe und des Bestrahlungsabstandes erfolgt durch *Tubusse*. Diese gestatten außerdem eine *Kompression* zur Anämisierung der Haut und Verminderung des Körperquerschnitts. Anämisiertes Gewebe, in dem wie auch in schlecht vaskularisiertem Gewebe ein geringer Sauerstoffpartialdruck herrscht, ist strahlenresistenter als gut durchblutete Organe (Sauerstoffeffekt nach HOLTHUSEN 1921). Die als Strahleneintrittspforte dienende Haut kann also unter Kompression stärker belastet werden.

Für spezielle Anwendungsgebiete stehen zur Verfügung

- Röntgennahbestrahlungseinrichtungen
  zur Durchführung von Strahlenbehandlungen mit Fokus-Haut-Abständen bis 5 cm. Sie sind meist mit einer Hohlanodenröhre ausgestattet und dienen zur Bestrahlung von oberflächlichem Zielvolumen, z. B. von Hämangiomen.
- Röntgenweichstrahltherapieeinrichtungen
  Sie dienen zur Anwendung schwach gefilterter Röntgenstrahlen mit Röhrenspannungen zwischen 10 und 100 kV. Die geringe Eigenfilterung des Berylliumfensters ermöglicht, auch die extrem weiche Grenzstrahlung (10 kV) zur Behandlung von entzündlichen Dermatosen anzuwenden.

7.3.2 γ-Bestrahlungseinrichtungen

Sie gestatten die Strahlenbehandlung mit einem ausgeblendeten γ-Strahlenbündel. Als Strahlenquelle dient radioaktives ^{60}Co oder ^{137}Cs. Die Strahlenquelle – ein Zylinder mit einem Querschnitt von 10–32 mm und einer Höhe von etwa 20 mm – befindet sich in einer doppelt verschweißten Kapsel, welche in einem Quellenschieber fest im die Strahlung abschirmenden Strahlerkopf fixiert ist. ^{60}Co zerfällt unter Aussendung einer therapeutisch nutzbaren γ-Strahlung von 1,17 und 1,32 MeV, ^{137}Cs von 0,66 MeV (Linienspektrum). Beide γ-Strahlungen sind also praktisch monochromatisch. Die Halbwertszeiten betragen 5,23 bzw. etwa 30 Jahre. Da die Strahlung nicht abschaltbar ist, muß die Strahlenquelle zum Strahlenschutz von dikken Abschirmungen aus Blei oder besser aus Wolfram umgeben sein. Die Freigabe der Strahlung erfolgt durch Rotation der Strahlenquelle vor das Strahlenaustrittsfenster (Abb. 7.6 a, b).

7.3.3 Elektronenbeschleuniger

Diese gehören zu den Teilchenbeschleunigern und sind Einrichtungen zur Erzeugung hochenergetischer Photonen- und Korpuskularstrahlung. Man unterscheidet Kreisbeschleuniger und Linearbeschleuniger.

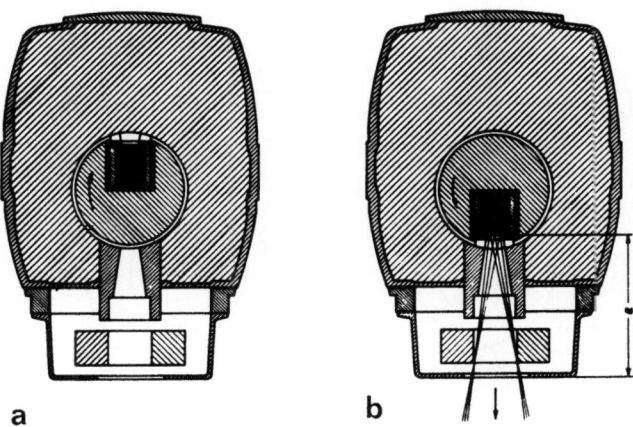

Abb. 7.6 a, b. Schnitt durch den Strahlerkopf eines ^{60}-Teletherapiegerätes mit Rotationsverschluß. **a** Strahlenquelle in Ruhestellung, **b** Strahlenquelle in Bestrahlungsstellung

7.3.3.1 Kreisbeschleuniger

In einem Kreisbeschleuniger werden die Elektronen während des wiederholten Durchlaufens der Beschleunigungsstrecke auf einer annähernd kreisförmigen Bahn beschleunigt. Diese erfolgt durch ein elektrisches Wirbelfeld längs der ganzen Kreisbahn *(Betatron)* oder durch ein hochfrequentes elektrisches Wechselfeld auf einer relativ kurzen Teilstrecke der Bahn *(Synchrotron, Mikrotron)*. Der Bahnradius ist beim Betatron und Synchrotron annähernd konstant, beim Mikrotron nimmt er während der Beschleunigung zu, wobei sich alle Kreise am Ort der Beschleunigungsstrecke berühren.

Abbildung 7.7a-d zeigt das Prinzip eines Betatrons mit Austritt der Elektronen zur Elektronentherapie und wahlweiser Erzeugung von ultraharter Röntgenstrahlung. Die Zahl der Umläufe der Elektronen je 1/50 s, entsprechend der Netzfrequenz von 50 Hz, kann extrem groß sein.

7.3.3.2 Linearbeschleuniger

In einem Linearbeschleuniger werden Elektronen durch einmaliges Durchlaufen einer geraden Beschleunigungsstrecke (Hohlleiter) beschleunigt. Die Beschleunigung erfolgt entweder durch Einwirken eines mit den Elektronen mitlaufenden hochfrequenten Feldes *(Wan-*

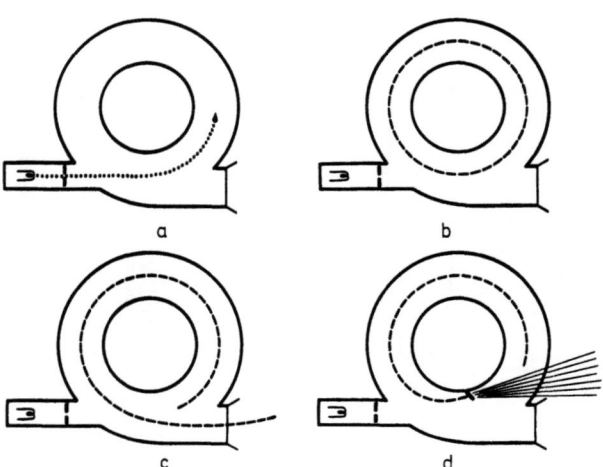

Abb. 7.7a-d. Prinzip des Kreisbeschleunigers (Betatron). **a** Elektroneneinschuß, **b** Elektronen auf Kreisbahn stabilisiert, **c** Elektronenaustritt (Elektronentherapie), **d** Elektronen durch Störimpuls auf Target geleitet, Entstehung von Röntgenstrahlung (Bremsstrahlung)

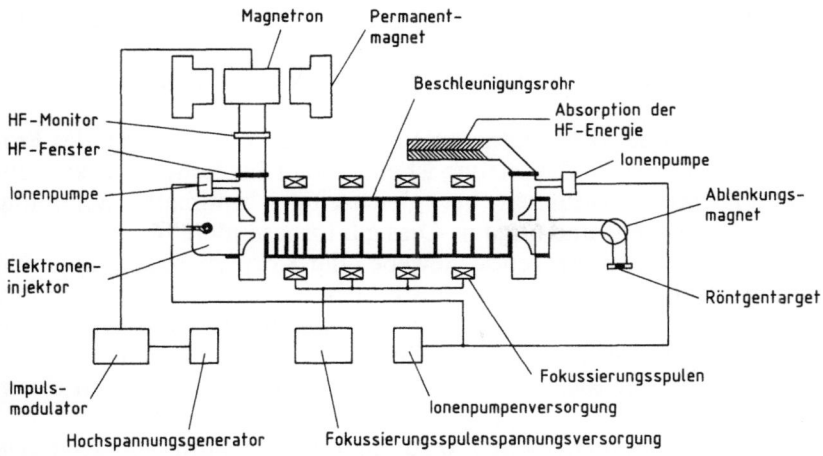

Abb. 7.8. Gesamtschema eines Wanderwellenbeschleunigers (MEL)

derwellenbeschleuniger) oder durch periodische Einwirkung eines längs des Hohlleiters aufgebauten stehenden hochfrequenten elektrischen Feldes *(Stehwellenbeschleuniger)*. Die Umlenkung der horizontal beschleunigten Elektronen in die Senkrechte in Richtung Strahlenaustritt geschieht durch ein achromatisches Umlenksystem im Winkel von 90° oder 270°. Abbildung 7.8 zeigt das Prinzip eines Wanderwellenbeschleunigers.

7.3.4 Ferngesteuerte Afterloading-Einrichtung

Die ferngesteuerte Afterloading-Einrichtung dient zur *Brachytherapie* mit umschlossenen γ-strahlenden radioaktiven Stoffen und besteht aus dem im Bestrahlungsraum befindlichen Afterloading-Bestrahlungsgerät mit Strahlerführung und Applikatoren sowie der außerhalb desselben strahlengeschützt angebrachten Bedienungsvorrichtungen. Der Strahler wird ferngesteuert in einen am oder im Patienten positionierten Applikator eingebracht und in den Strahlenschutzbehälter zurücktransportiert. Das Aus- und Einfahren der Strahler kann elektromechanisch oder pneumatisch erfolgen. Die Strahlerführung kann aus einem flexiblen oder einem starren Führungsrohr bestehen.

7.4 Räumliche Dosisverteilung und Bestrahlungsmethoden

7.4.1 Räumliche Dosisverteilung und Tiefenwirkung

Sie stellen in der Strahlentherapie ein nicht zu unterschätzendes Problem dar. Denn die Zielsetzung ist eine möglichst hohe Dosiskonzentrierung im Zielvolumen bei gleichzeitiger optimaler Schonung gesunder Gewebe und Organe. Dies gilt insbesondere für *Risikobereiche,* d. h. nichttumortragende Gewebe oder Körperbereiche innerhalb des bestrahlten Volumens, die so strahlensensibel sind, daß das durch ihre Bestrahlung induzierte Risiko für unerwünschte Bestrahlungsfolgen unter Berücksichtigung der Gesamterkrankung beachtet werden muß. Betrifft der Risikobereich ein Organ, so spricht man von einem *Risikoorgan.*

Die *räumliche Dosisverteilung* wird dargestellt in Form von *Isodosen.* Diese sind Flächen, die alle Punkte gleicher Dosis oder Dosisleistung im bestrahlten Körpervolumen enthalten. Jede Strahlenbehandlung setzt eine genaue individuelle Bestrahlungsplanung mit Ermittlung der räumlichen Dosisverteilung voraus.

Die *Tiefenwirkung* einer Strahlung hängt ab von der Strahlenart, der Strahlenqualität, dem Abstand des Fokus von der Oberfläche des Patienten (Abstandsprinzip) und von der Bestrahlungsmethode.

Auf den Einfluß der Strahlenart und der Strahlenqualität auf die Dosisverteilung wurde bereits auf S. 385 und 387 eingegangen.

Die Beeinflussung der Tiefenreichweite durch den Abstand der Strahlenquelle oder des Fokus von der Körperoberfläche ist geometrisch durch den Divergenzeffekt zu erklären. Eine gebündelte Strah-

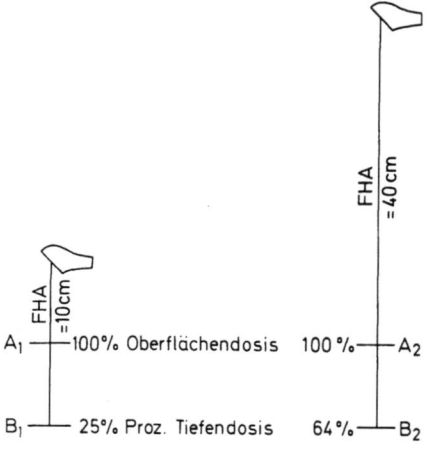

Abb. 7.9. Einfluß des Abstandes auf die Tiefendosis

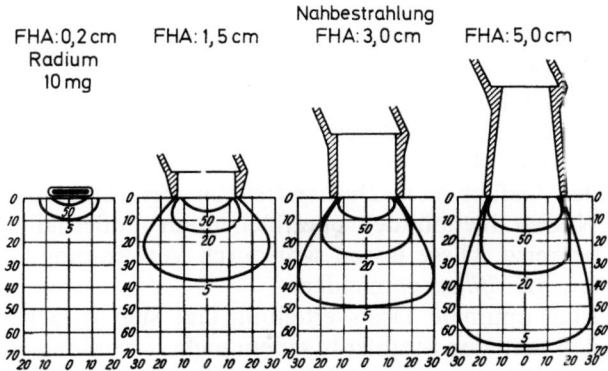

Abb. 7.10. Darstellung der relativen Tiefendosen (Isodosen) eines Radiumstäbchens von 10 mg Radiumelement im Vergleich zur Röntgennahbestrahlung nach CHAOUL mit verschiedenen Fokus-Haut-Abständen

lung verteilt sich in Abhängigkeit vom Abstand in der Weise, daß die bestrahlte Fläche im Quadrat der Entfernung der Strahlenquelle größer wird. Dadurch fällt auch ohne Berücksichtigung von Schwächungsprozessen die Dosis bei einem kurzen Abstand stärker als bei einem größeren ab *(Abstandsprinzip,* s. Abb. 7.9). Zur Behandlung eines oberflächlichen Zielvolumens wird man deshalb einen möglichst kurzen Abstand *(Nahbestrahlung, Kontakttherapie),* bei tiefgelegenen Zielvolumina einen großen Abstand der Strahlenquelle von der Oberfläche *(Teletherapie, Tiefentherapie)* wählen. Dies gilt ebenso für die endokavitäre und interstitielle Behandlung, bei denen praktisch eine Kontaktbestrahlung mit steilem Dosisabfall vom Strahler erfolgt (Abb. 7.10).

7.4.2 Bestrahlungsmethoden

Für die Strahlentherapie stehen je nach Tumorlokalisation, -form und -ausdehnung zur Erreichung einer optimalen Dosisverteilung verschiedene Bestrahlungsmethoden zur Verfügung. Bei der perkutanen Bestrahlung muß die Strahlung die Haut und das zwischen dieser und dem Zielvolumen liegende gesunde Gewebe durchdringen, um an den Tumor zu gelangen. Strahlenschwächungsprozesse reduzieren dabei die Dosis, so daß diese im Zielvolumen geringer sein kann als im gesunden Gewebe. Dies kann durch Wahl einer geeigneten Bestrahlungsmethode verhindert werden.
Die *Einzelfeldbestrahlung* beschränkt sich in ihrer Anwendung nur auf oberflächlich oder halbtief lokalisierte Zielvolumina.

Für tiefer gelegene Zielvolumina findet die *Mehrfelderbestrahlung* Anwendung, bei der über mehrere, auf einen im Zielvolumen festgelegten Referenzpunkt ausgerichtete Felder bestrahlt wird (Abb. 7.11). Dadurch kommt es zu einer Summation der über die einzelnen Felder exponierten Dosen im Zielvolumen, während die Umgebung eine geringere Dosis erhält. Die Zahl der Einfallsfelder ist jedoch wegen der Gefahr von *Dosisspitzen* an den Überschneidungsstellen der Nutzstrahlenbündel oberflächennah außerhalb des Zielvolumens begrenzt. Diese lassen sich durch Verwendung von Schwächungsfiltern *(Keilfilter)* vermeiden.

Eine optimale Dosisverteilung läßt sich jedoch dadurch erreichen, daß man den Strahler in einem mehr oder weniger großen Winkel um den Patienten rotiert (*Rotationsbestrahlung;* Abb. 7.12). Dies ist das Grundprinzip der *Bewegungsbestrahlung*. Wird der gewünschte Ein-

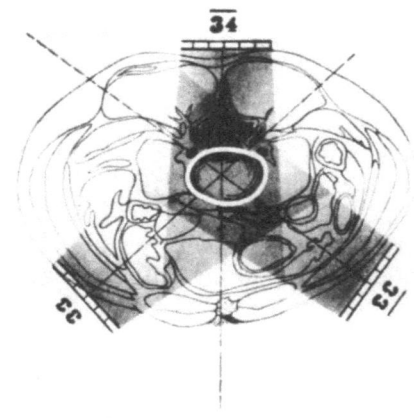

Abb. 7.11. Prinzip der Mehrfelderbestrahlung

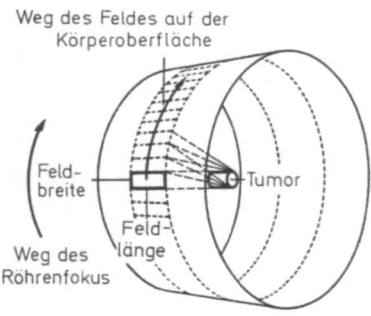

Abb. 7.12. Prinzip der Bewegungsbestrahlung (Rotationsbestrahlung)

strahlungswinkel unter Wechsel der Bewegungsrichtung mehrmals durchlaufen, so nennt man diese Methode *Pendelbestrahlung*.
Die *Rotationsbestrahlung* stellt die beste Methode der Strahlenanwendung von außen dar. Ihre vielfachen modernen Formen, wie z. B. die tangentiale Rotations- oder Schalenbestrahlung sowie die mehraxiale Rotationsbestrahlung, gestatten, praktisch an jedem Teil des Körpers eine hohe Dosis in jeder gewünschten Verteilung zu applizieren, ohne das in der Nachbarschaft liegende gesunde Gewebe mit einer zu starken Strahlendosis zu belasten. Es ergibt sich daraus ein Maximum an schonender Wirkung am Patienten unter Vermeidung von Nebenreaktionen bei gleichzeitiger hoher Strahlenkonzentration auf das Zielvolumen.
Die *Brachytherapie* ist eine *Kontakt- oder Kurzdistanzbestrahlung* mit umschlossenen radioaktiven Strahlern. Sie kann als Oberflächentherapie, intrakavitär oder interstitiell erfolgen. Bei der intrakavitären Bestrahlung wird der Strahler in natürliche oder künstlich angelegte Körperhöhlen appliziert, wie in den Uterus, die Vagina, den Ösophagus, die Mundhöhle, die äußeren Gallenwege u. a. Die interstitielle Bestrahlung wird durch Implantation der Strahler in den Tumor, entweder temporär oder permanent, durchgeführt. Bei der Oberflächenkontakttherapie werden die Strahlenquellen oder Applikatoren an der Körperoberfläche fixiert.
Die Brachytherapie nutzt den steilen Dosisabfall vom Strahler in die Umgebung aufgrund des kurzen Abstandes aus (Abstandsgesetz, s. S. 394). Sie wird heute fast ausschließlich mit dem *Afterloading-Verfahren* durchgeführt, das einen optimalen Strahlenschutz für das Personal ermöglicht (s. S. 393). Abb. 7.13 zeigt die Dosisverteilung bei endokavitärer Kontakttherapie eines Zervixkarzinoms.

Therapie mit ^{131}J. Das Schilddrüsenparenchym besitzt eine selektive Affinität für Jod. Die Zufuhr von radioaktivem ^{131}J gestattet dadurch eine hohe lokale Bestrahlung, wobei 90% der absorbierten Energie von der β-Strahlung herrühren. Indikationen sind Schilddrüsenüberfunktionen (Hyperthyreose, toxisches Adenom), die euthyreote Struma und jodspeichernde Schilddrüsenmalignome.

Therapie mit ^{198}Au. Das Radiogold in kolloidaler Form kann zur Behandlung von Körperhöhlenergüssen, wie in der Pleura und beim Aszites, Anwendung finden. Bei letzterem ist jedoch Vorsicht bei vorliegenden Verwachsungen und Adhäsionen geboten. In metallischer Form wird es als Seeds zur permanenten Implantation von karzinomatösen Infiltraten oder zur Ausschaltung der Hypophyse beim metastasierenden Mammakarzinom verwendet.

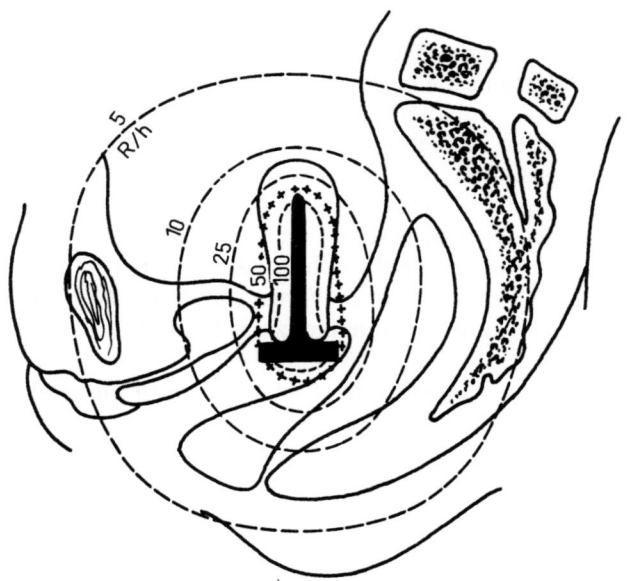

Abb. 7.13. Dosisverteilung (Isodosen) bei Radiumtherapie eines Zervixkarzinoms

Therapie mit ^{32}P. Radiophosphor dient zur Behandlung der Polycythaemia vera durch i.v.-Injektionen. Dadurch konnte die mittlere Überlebenszeit durch Verminderung von Komplikationen wie Blutungen, Thrombosen, Hirn- und Lungenembolien um mehr als das Doppelte verlängert werden.

Endolymphatische Therapie. Durch Applikation eines ^{131}J- oder ^{32}P-haltigen Kontrastmittels bei der Lymphographie ist es möglich, im Bereich der Speicherung dieser öligen Flüssigkeiten in den Lymphknoten eine hohe lokale Strahlenwirkung zu erzielen. Dies gilt insbesondere für die malignen Lymphome und für das Melanom der unteren Extremitäten. Abbildung 7.14 zeigt das Ganzkörperprofil der Radioaktivität mit bevorzugter Speicherung über dem Abdomen infolge Anreicherung in den abdominalen Lymphknoten.

7.5 Biologische Grundlagen

Bei der Strahlentherapie wird die unterschiedliche Strahlensensibilität von gesundem und krankhaft verändertem Gewebe ausgenutzt. Generell kann aufgrund der Stoffwechselverhältnisse mit einer höheren Strahlenempfindlichkeit kranken Gewebes gerechnet werden. Die

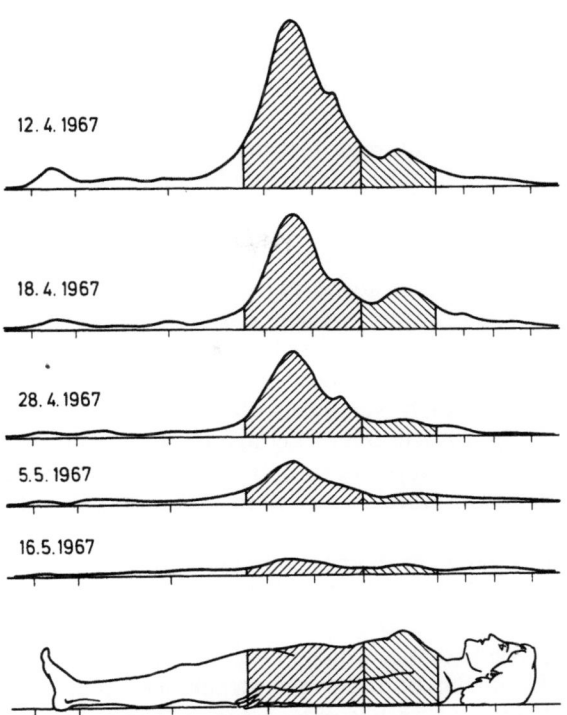

Abb. 7.14. Ganzkörperprofil der Aktivität nach endolymphatischer Applikation von ^{131}J-Röntgenkontrastmittel. Die stärkere Aktivität über dem Abdomen infolge der ^{131}J-Anreicherung in den abdominalen Lymphknoten ist deutlich zu erkennen

Strahlensensibilität hängt ab von der Tumorhistologie, der Zellteilungsphase und der Sauerstoffversorgung [Sauerstoffeffekt, HOLTHUSEN (1921)], aber auch vom Allgemeinzustand des Patienten (KARNOFSKY-Index). Individuelle Unterschiede in Tumoren gleicher Histologie sind möglich, u.a. auch bezüglich ihrer Differenzierung (Grading). Im allgemeinen ergibt sich folgende Einteilung:

- *Strahlensensible* Tumoren
  Maligne Lymphome (M. Hodgkin, Non-Hodgkin-Lymphome), Seminom, Ewing-Sarkom, kleinzelliges Karzinom, Medulloblastom.
- Weniger strahlensensible, doch radiokurable Tumoren
  Plattenepithelkarzinom, solides Karzinom, papilläres Karzinom.
- Relativ strahlenresistente Tumoren
  Adenokarzinom, Geschwülste der Gliomreihe, Melanom, Osteosarkom.

- Sehr strahlenresistente Tumoren
  [nur geeignet für Strahlenarten mit hohem LET (schnelle Neutronen, Protonen, π-Mesonen) oder Kombinationsverfahren, z. B. mit Hyperthermie] Chondrosarkom, Fibrosarkom, Liposarkom, Teratom, gutartige Geschwülste bzw. gut ausdifferenzierte Tumoren, große, meist minderdurchblutete Tumoren im T3- bis T4-Stadium.

Eine besondere Strahlensensibilität der Zelle besteht nur in der Phase ihrer Teilung und dabei in der prämitotischen und Mitosephase (G_2- und M-Phase sowie der frühen S-Phase). Gewebe mit einer höheren Zellteilungsrate weisen daher eine höhere Strahlensensibilität auf. Im Ablauf der Zellteilung unterscheiden wir die G_0-(Ruhe-)Phase, G_1-Phase, S-(Synthese-)Phase der DNA, G_2-Phase und M-Phase. So wurde auch versucht, durch Verabreichung von Zytostatika, wie 5-Fluoruracil oder Bleomycin, die Zellteilung in einer bestimmten Phase zu stoppen, so daß nach Beendigung der Zytostatikazufuhr ein größerer Anteil von Zellen in einer strahlenempfindlichen Phase lag *(Teilsynchronisation)*. Weiter ergab sich in Tierversuchen eine Erhöhung der Strahlensensibilität durch sog. *Radiosensitizer,* wie Misonidazol. In praxi ließen sich die Behandlungsergebnisse hierdurch nicht verbessern. Dagegen gelingt es, in Kombinationsverfahren mit Hyperthermie, welche auch auf die späte S-Phase wirkt, eine bessere Tumorrückbildung bei strahlenresistenten Tumoren zu erreichen. Hier sind insbesondere große Tumoren zentral minderdurchblutet und hypoxisch.

Besondere Berücksichtigung müssen die Nebenwirkungen der Strahlentherapie auf gesunde Körpergewebe finden. Es besteht folgende Skala der abnehmenden Strahlenempfindlichkeit:

Fermente bzw. Enzyme (z. B. der DNA-Synthese)
lymphatische Gewebe
Knochenmark
Kapillarwände
Keimdrüsen, Fetus
Haarpapillen
Augenlinse
Knochenwachstumszonen
Schleimhäute, Speicheldrüsen, Schilddrüse
Schweiß- und Talgdrüsen
Leber, retikuloendotheliales System (RES), Niere
Nebennieren, Intestinaltrakt
Lungen, ZNS
periphere Nerven
seröse Häute

Bindegewebe
Knorpel
erwachsener Knochen
Muskelgewebe

Alle Körpergewebe reagieren bereits auf kleine Strahlendosen in unterschiedlicher Weise. Als Toleranzgrenze bei einfacher Fraktionierung (1,5-2 Gy Einzeldosis) können etwa folgende Dosen angenommen werden:

Augenlinse: 12 Gy;
Schleimhäute, Leber, Milz und Lymphknoten, Niere, Darmschleimhaut: 20-24 Gy;
Lunge, Gehirn und Rückenmark: 25-40 Gy;
Binde- und Stützgewebe, Knochen, Haut: 60-65 Gy.

Die zeitliche Unterteilung der Gesamtdosis (Fraktionierung) erhöht die Gewebetoleranz aufgrund einer Erholungs-(Recovery-) und Reparations-(Repair-)Fähigkeit. Eine ähnliche Ausnutzung der stärkeren Erholungsfähigkeit des gesunden Gewebes erfolgt durch die Bestrahlung mit niedriger Dosisleistung über einen Zeitraum von mehreren Stunden (Protrahierung), wie es auch in der Kontakttherapie mit Radium oder radioaktiven Isotopen der Fall ist. Im allgemeinen ist die Erholung im gesunden Gewebe besser als im Geschwulstgewebe. Als Beispiel einer Fraktionierung kann die Bestrahlung eines Plattenepithelkarzinoms im Kopf-Hals-Bereich oder eines nichtkleinzelligen Bronchialkarzinoms mit 30×2 Gy = 60 Gy über 6 Wochen (Wochendosis nicht über 10 Gy) gelten. In letzter Zeit wurde auch der Versuch unternommen, die tägliche Einzeldosis in 2-3 Fraktionen zu unterteilen *(Hyperfraktionierung)*. Bei stärkeren Nebenwirkungen besteht die Möglichkeit einer unterteilten Serienbestrahlung (Split-course-Therapie), wobei nach 40 Gy in 4 Wochen in einer 1. Teilserie eine Bestrahlungspause von 14 Tagen bis maximal 3 Wochen eingeschaltet wird. Bei Applikation der 2. Teilserie muß zum Ausgleich der Wirkungsminderung durch die Pause eine etwas höhere Gesamtdosis gegeben werden. Bei Anwendung von Rhythmen mit höheren Einzeldosen (bis zu 10 Gy) und verlängerter Pausendauer bei Tumoren minderer Strahlensensibilität ist mit einer stärkeren Wirkung, aber auch mit höheren Nebenwirkungen zu rechnen.

Um die Bestrahlungswirkung unterschiedlicher Fraktionierungen vergleichen zu können, hat ELLIS 1967 den Begriff der NSD („nominal standard dose") eingeführt:

$$NSD = \frac{D}{N^{0,24} \cdot T^{0,11}} (ret). \tag{1}$$

Hierbei sind D die Gesamtdosis, N die Anzahl der Bestrahlungen und T die Bestrahlungsdauer in Tagen. Das Ergebnis wird in ret („rad equivalent therapy") ausgedrückt. Die Formel gilt zwar vorwiegend für die Toleranzgrenzdosis gesunder Gewebe und Organe sowie für maligne Tumoren der Oberfläche und des Kopf-Hals-Bereichs, besonders für Plattenepithelkarzinome, stellt jedoch für den Vergleich der Strahlenwirkung bei anderen malignen Tumoren einen brauchbaren Vergleichsparameter dar. Die Formel wurde später von ORTON u. ELLIS (TDF = „time-dose factor") ergänzt. Weitere Formeln entwickelten KIRK et al. (1971) und KELLERER (1977). Die Formel für die kumulative Strahlenwirkung (CRE = „cumulative radiation effect") von KIRK et al. wird in der Literatur oft verwandt und lautet $\rho \cdot d \cdot N^{0,65}$, wobei

$$\rho = \left(\frac{T}{N}\right)^{-0,11} = \left(\frac{\text{Anzahl der Bestrahlungstage}}{\text{Anzahl der Sitzungen}}\right)^{-0,11} \quad (2)$$

ist. Der Wert wird in reu („radiation effect unit") ausgedrückt und kann auch mit der ELLIS-Formel verglichen werden. Für die einzelnen Organe haben RUBIN u. CASARETT (1972) Toleranzgrenzdosen in ret angegeben, die z. B. für die Niere 900 ret, die Lunge 1000 ret, die Leber 1200 ret, das Rückenmark 1200-1550 ret, Haut bzw. Bindegewebe 1700 ret und Vagina und Uterus 2250-2400 ret betragen.

Bestrahlungsplanung

Die Strahlentherapie erfordert vor ihrer Einleitung eine besonders exakte Planung, bei der Lokalisation, Ausdehnung, Ausbreitung und Histologie einer Geschwulst ermittelt werden müssen. Darauf erfolgt die Festlegung des *Zielvolumens,* d.h. der Größe, Form und Lage des Primärtumors mit einem Sicherheitsrand von etwa 2 cm sowie seines prospektiven Ausbreitungsgebietes. Nach Einzeichnung in einen Körperquerschnitt werden Strahlenart und -qualität, Lage und Größe der Bestrahlungsfelder, die optimale Bestrahlungsmethode und die beabsichtigte Dosis festgelegt, die Dosisverteilung rechnerisch, u.a. unter Verwendung von Computern, ermittelt und in Form von Isodosen dargestellt. Dabei müssen Lage und maximal mögliche Strahlenbelastbarkeit besonders strahlenempfindlicher gesunder Organe (Risikoorgane) Berücksichtigung finden. Die im Bestrahlungsplan festgelegten Daten werden auf das Bestrahlungsgerät übertragen, protokolliert und bei jeder einzelnen Einstellung reproduziert. Die Überprüfung der Einstellungen am Patienten erfolgt durch Feldkontrollaufnahmen, am besten durch einen Therapiesimulator.

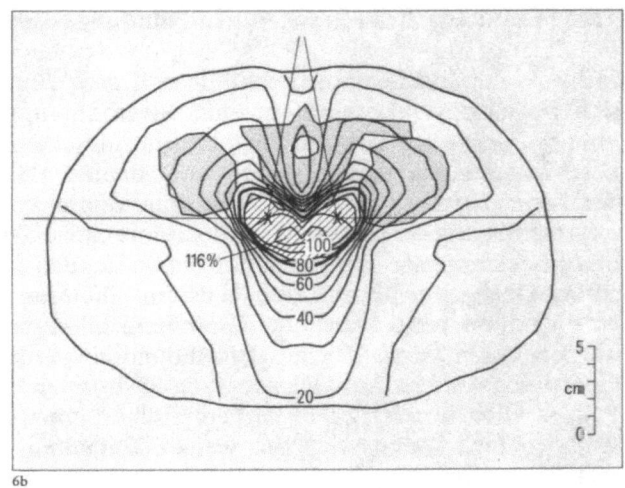

Abb. 7.15. Dosisverteilung bei biaxialer Rotationsbestrahlung der aortalen Lymphknoten mit 18-MeV-Röntgenstrahlung

Das Beispiel eines Isodosenplans ist in Abb. 7.15 wiedergegeben. Es handelt sich um eine biaxiale Rotationsbestrahlung der aortalen Lymphknoten in Bauchlage über jeweils 120° mit ultraharten Röntgenstrahlen (18 MeV).

7.6 Indikationen und Leistungen

Als große Indikationsgruppen zur Strahlentherapie unterscheidet man die

- Entzündungsbestrahlung zur Behandlung von akuten und chronischen Prozessen sowie von degenerativen Erkrankungen
- Behandlung von Hautkrankheiten (Dermatoröntgentherapie)
- Behandlung von hypertrophischen Prozessen
- funktionelle Strahlentherapie
- Behandlung von Erkrankungen der lymphatischen und blutbildenden Gewebe (Systemerkrankungen)
- Behandlung bösartiger Geschwülste

7.6.1 Gutartige Erkankungen (Entzündungsbestrahlung)

Die Wirkung ionisierender Strahlung auf *akute Entzündungen* äußert sich physikalisch-chemisch in einer Beeinflussung des Gewebemilieus in Form einer Umwandlung der stets bestehenden Azidose nach einer kurzzeitigen Verstärkung in eine Alkalose. Diese führt zu einer deutlichen Schmerzlinderung. Weiterhin kommt es zu einer Elektrolytverschiebung im bestrahlten Gebiet mit einem Anstieg des entzündungsbekämpfende Eigenschaften aufweisenden Kaliums und Kalziums. Dagegen erfahren Chlor, Natrium, Cholesterine und Phosphate eine Verminderung. Durch den Gewebezerfall kommt es zur Bildung unspezifischer Immunkörper. Morphologisch werden im entzündeten Gebiet vorhandene Anhäufungen von Histiozyten, Lymphozyten und Plasmazellen zerstört, deren proteolytische Fermente dadurch freigesetzt werden. Damit wird der weitere Zellabbau und -abtransport erleichtert. Auftretende histaminähnliche Substanzen bewirken eine Weiterstellung der Kapillaren und Verengung von Arteriolen. Im weiteren Verlauf kommt es zur Abnahme eines bestehenden Ödems und der Hyperämie. Eine spezifische Wirkung der ionisierenden Strahlen auf die Krankheitserreger besteht jedoch nicht. Doch werden diese durch die Veränderung des Gewebemilieus in ihrer Vitalität weitgehend geschädigt und gehen indirekt zugrunde.

Aus dieser Reaktion auf die akute Entzündung leitet sich das Indikationsgebiet ab. So ist bereits nach kleinen Dosen eine rasche Wirkung bei Furunkeln, Karbunkeln und Abszessen zu beobachten.

Insbesondere bei den häufig auch nach antibiotischer Therapie und Inzision rezidivierenden Schweißdrüsenabszessen kann eine Dauerwirkung erreicht werden, allerdings erst nach Dosen, die zu einer temporären Epilation führen. Eine weitere dankbare Indikation stellen das Panaritium, die Parotitis und die Thrombophlebitis sowie auch der Herpes zoster dar. Bei letzterem muß sich die Strahlenbehandlung sowohl auf die Effloreszenzen als auch auf das entsprechende Rückenmarksegment erstrecken.

Der *analgetische Effekt* der ionisierenden Strahlen kann in erfolgreicher Weise auch zur Behandlung der Schmerzen beim Sekundärglaukom, von Neuritiden und Neuralgien, insbesondere auch in der Zahnmedizin beim Dolor post extractionem, ausgenutzt werden.

Die bei den akuten Entzündungen erforderlichen Strahlendosen sind um so niedriger, je akuter die Entzündung abläuft, sind aber stets so niedrig, daß mit einer Schädigung in keiner Weise gerechnet werden kann (Einzeldosen 0,2–1 Gy, Gesamtdosis maximal 6 Gy).

Subakute und chronische Entzündungen benötigen etwas höhere Dosen. Hierbei sei als Indikation die Aktinomykose genannt.

Ebenfalls in das Gebiet der Entzündungsbestrahlung gehören die *degenerativen Erkrankungen* der Gelenke und des Bewegungsapparates. Damit kann in einem hohen Prozentsatz bei der Arthrosis deformans der Knie- und Hüftgelenke, der Periarthritis humeroscapularis, der Spondylosis deformans sowie der Epikondylitis eine langdauernde, wenn nicht sogar bleibende Beschwerdefreiheit erzielt werden. Dazu gehört auch die Syringomyelie, bei der man unterschiedlich lange Remissionszeiten oder einen verlangsamten Verlauf erreichen kann.

Bei der *funktionellen Strahlentherapie* handelt es sich um die Beeinflussung von Erkrankungen des neurovegetativen Regulationsapparates. Hierbei entsteht eine Wechselwirkung von ionisierenden Strahlen mit den vegetativen Zentren im Zwischenhirn und der Hypophyse, den Ganglien des Grenzstranges, den zervikalen Ganglien, den periarteriellen Nervengeflechten und den Endverzweigungen des vegetativen Nervensystems der Haut. Dadurch kommt es zu einer Ausdehnung der sonst lokalen Strahlenwirkung auf den Gesamtorganismus. Als Indikationsgebiet seien alle Angioneurosen, die Sklerodermie, andere spastische Gefäßstörungen, Zirkulationsstörungen, Spasmen der harnableitenden Wege, insbesondere auch die akute Harnsperre bei der Schockniere, leichte bis mittlere Formen des Prostataadenoms sowie Steinkoliken genannt. Angewandt wird sie auch bei Phantomschmerzen nach Amputation durch eine Grenzstrangbestrahlung.

Bei den *endokrinen Erkrankungen* kommt die Strahlentherapie möglicherweise u.a. für die Hyperthyreose in Frage. Bei der endokrinen Orbitopathie kann durch eine Bestrahlung des Hypophysen-Zwischenhirn-Systems und des Retrobulbärraumes in den meisten Fällen eine Besserung erzielt werden, bei der Akromegalie ein Stillstand des progredienten Leidens.

Da eine Verödung von drüsigen Organen, aber auch ihre temporäre Einschränkung durch ionisierende Strahlen möglich ist, können *Speicheldrüsenfisteln* durch eine optimal durchgeführte Strahlentherapie zur Abheilung gebracht werden.

Die Abstoßungsreaktion nach *Nierentransplantationen* kann zur Unterstützung oder bei Versagen medikamentöser Maßnahmen in einem Teil der Fälle durch 3-4 Bestrahlungen mit Dosen von 1,5-2 Gy verhindert werden.

Die Indikation zu einer Strahlentherapie gutartiger Erkrankungen muß sehr zurückhaltend gestellt werden, so daß in der Dermatologie die früher üblichen Ganzkörper- oder Abschnittsbestrahlungen bei Pruritus, Ekzem, Lichen ruber erst nach Ausschöpfung medikamentöser Möglichkeiten in Erwägung zu ziehen sind. Die Weichstrahltherapie wird bevorzugt.

Von den *hypertrophischen Erkrankungen* und gutartigen Tumoren zählen zu den Indikationsgebieten der Radiotherapie des Hämangiom oder Kavernom, das Kasabach-Merritt-Syndrom, das Keloid, die Induratio penis plastica sowie das eosinophile Granulom. Wenn es auch vielfach bei nicht zu ausgesprochenem Wachstum eines *Hämangioms* gerechtfertigt ist, die Spontanrückbildung abzuwarten, muß bei rascher Wachstumstendenz und ausgedehnten Herden, insbesondere bei Lokalisation im Gesichtsbereich, eine frühzeitige Strahlentherapie unter Röntgen-Nah- oder -Weichstrahlbedingungen bereits ab Ende des 3. Lebensmonats erfolgen, da im jugendlichen Alter Hämangiome besonders strahlensensibel sind. Über einen langen Zeitraum mit kleinsten Dosen erfolgende Therapie führt zu kosmetisch meist guten Ergebnissen. Durch eine entsprechende Bestrahlungstechnik kann eine Beeinträchtigung evtl. darunter liegender Knochenwachstumszonen sicher vermieden werden. Oft genügt eine einmalige Sitzung, um die Spontanrückbildung in Gang zu bringen. Beim Kasabach-Merritt-Syndrom besitzt die Strahlentherapie oft eine vitale Indikation.

Beim *Keloid* ist nach operativer Korrektur besonders in Gelenknähe eine sofort einsetzende Strahlentherapie indiziert, um eine erneute Kontraktur zu verhüten. Bei alten Keloiden läßt sich gelegentlich noch eine Erweichung des Gewebes erzielen.

Am *Auge* ist u. a. die Beeinflussung einer Vaskularisation der Kornea z. B. nach Hornhauttransplantation, des Pterygiums und der Bildung von Phlyktänen durch eine Kontakttherapie mit ^{90}Sr möglich.

7.6.2 Bösartige Geschwülste (Radioonkologie)

Die Strahlentherapie hat neben der Chirurgie und der Chemotherapie im Rahmen der Krebsbehandlung eine große Bedeutung. Etwa 50% aller Krebspatienten werden im Verlaufe ihrer Erkrankung in irgendeiner Phase radiologisch behandelt, davon etwa 48% mit potentiell kurativer Zielsetzung, d. h. um eine Heilung zu erreichen. Bei 52% hat die Radiotherapie aufgrund des weit fortgeschrittenen Krankheitsstadiums nur noch palliative Bedeutung, um bestehende tumorbedingte Beschwerden zu lindern oder zu beseitigen, drohende Komplikationen zu verhindern, möglicherweise die Überlebenszeit zu verlängern und v. a. die Lebensqualität der Patienten bis zu ihrem unvermeidlichen Tode zu verbessern.

Die Indikation zur Strahlentherapie muß unter Berücksichtigung des betroffenen Organs und seiner von der Histologie abhängigen Strahlensensibilität anhand des Tumorstadiums und des histopathologischen Gradings (Grad der Differenzierung) gestellt werden.

Die *Stadieneinteilung* erfolgt heute nach dem anerkannten *TNM-System* der UICC (Union Internationale contre le Cancer). Dieses System zur Beurteilung der anatomischen Ausdehnung der Erkrankung beruht auf der Feststellung von

T: Ausdehnung des Primärtumors
N: Zustand der regionären Lymphknoten
M: Fehlen oder Vorhandensein von Fernmetastasen

Durch Zufügen von Zahlen zu diesen 3 Komponenten (T0, T1, T2, T3, T4 - N0, N1, N2, N3 - M0, M1) wird das Ausmaß der malignen Erkrankung angezeigt. Die TNM-Klassifizierung erfolgt zunächst klinisch, die postoperative histopathologische Klassifizierung wird als pTNM angegeben.

Ein wichtiger Faktor bei der Indikationsstellung zur Strahlentherapie ist ihre Einordnung in das *interdisziplinäre Behandlungskonzept*. Eine wirkungsvolle Krebsbehandlung ist heute nur noch gemeinsam mit dem Chirurgen und dem internistischen Onkologen gerechtfertigt, wie dies in Tumorzentren und onkologischen Arbeitskreisen durch ständige Konsultationen und Festlegung von Behandlungsrichtlinien praktiziert wird.

Die Zuordnung der Strahlentherapie zur Operation und zur systemisch wirksamen Chemotherapie ist aus Abb. 7.16 ersichtlich.

Im Rahmen des potentiell kurativen Behandlungskonzeptes kann die Radiotherapie entweder allein oder adjuvant zur Anwendung kommen. Die *adjuvante Radiotherapie* hat das Ziel, das operative Behandlungsresultat zu sichern. Sie kann entweder

- präoperativ
- postoperativ oder
- intraoperativ

erfolgen.

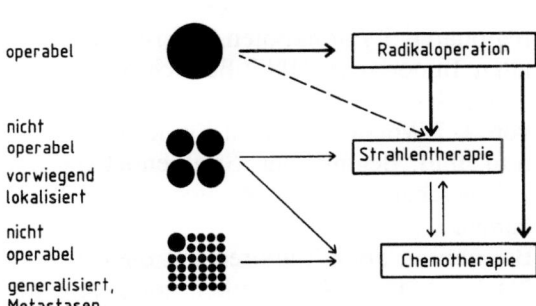

Abb. 7.16. Tumortherapie (schematisch)

7.6.2.1 Präoperative Radiotherapie

Diese kann entweder als Kurzzeitvorbestrahlung oder als Langzeitvorbestrahlung zur Anwendung kommen, jede hat ihre besondere Zielsetzung; die *Kurzzeitvorbestrahlung* die Verhinderung oder Verminderung lokaler Rezidive sowie die Devitalisierung der durch die nachfolgende Operation verschleppten Tumorzellverbände, die *Langzeitvorbestrahlung* die Erleichterung oder Ermöglichung der Operabilität.

Obwohl bisher nur wenig gesicherte Studien vorliegen, die eine generelle Empfehlung gestatten, so weist doch eine Reihe von randomisierten Untersuchungen darauf hin, daß dadurch das Behandlungsziel nicht nur für den Tumorrückfall, sondern auch für eine Verbesserung der Überlebensrate erreicht werden kann. Unter diesem Gesichtspunkt hat aber die postoperative Bestrahlung die gleiche Berechtigung, zumal sie sich bei gesicherter Tumorklassifizierung auf die Gruppe der Risikopatienten konzentrieren kann. Die Operationsletalität und -mortalität wird durch die Vorbestrahlung nur unwesentlich erhöht.

Die Kurzzeitvorbestrahlung erfolgt durch Applikation höherer Einzeldosen in wenigen Tagen mit sofort anschließender Operation, die Langzeitvorbestrahlung erfordert höhere Gesamtdosen bei üblicher Fraktionierung. Die Operation sollte erst nach einem Intervall von einigen Wochen erfolgen.

Als Beispiele seien das operable Rektumkarzinom, das Pancoast- und Analkarzinom, das lokal inoperable Rektumkarzinom und das primär fortgeschrittene, lokal inoperable Mammakarzinom genannt.

7.6.2.2 Postoperative Radiotherapie

Ihre Zielsetzung ist ebenfalls die Verminderung oder Verhinderung des lokalen Tumorrezidivs oder die Verlängerung des rezidivfreien Intervalls, außerdem die Zerstörung von okkulten Metastasen in den regionären Lymphknoten. So ist die postoperative Bestrahlung bei allen Tumoren im HNO-Bereich obligatorisch. Sie erfolgt als fraktionierte Bestrahlung in meist täglichen Sitzungen über einen Zeitraum von 4-7 Wochen, je nach Tumorart. Das Intervall zwischen Operation und Beginn der Strahlenbehandlung beträgt in der Regel 2-3 Wochen, in denen sich die Wundverhältnisse normalisiert haben.

Bei nahezu allen Tumoren hat die postoperative Radiotherapie den Nachweis ihrer Wirksamkeit entsprechend ihrer Zielsetzung erbringen können. Eine ganz wesentliche Indikation ist die Bestrahlung der

Restbrust bei der brusterhaltenden Therapie des Mammakarzinoms nach Tumor- oder Quadrantektomie.

7.6.2.3 Intraoperative Radiotherapie

Die intraoperative Radiotherapie erfolgt mit Elektronenstrahlen nach Einstellung unter Sichtkontrolle durch Applikation hoher Einzeitdosen von 15-35 Gy, was bei der üblichen perkutanen Methode nicht möglich ist, auf den operativ freigelegten Tumor oder auf das Tumorbett nach Radikaloperation von Tumoren mit einer hohen Rezidivquote. Diese Therapieform stellt hohe Anforderungen an Sterilität und Apparatur. Intraoperativ bestrahlt werden operationsfähige Patienten mit inoperablen Tumoren, wie das Magen-, Pankreas- und Rektumkarzinom.

Der Wert der intraoperativen Radiotherapie ist wegen noch fehlender ausreichender Langzeitergebnisse nicht gesichert, außerdem ist sie noch mit einer hohen Nebenwirkungsrate behaftet. Die bisherigen Erfahrungen zeigen jedoch, daß diese Methode zur Behandlung bestimmter Tumorarten in fortgeschrittenen Stadien eine wesentliche Bereicherung der therapeutischen Möglichkeiten darstellt.

7.6.2.4 Alleinige Radiotherapie

Die alleinige Strahlentherapie mit potentiell kurativer Zielsetzung ist indiziert bei strahlensensiblen Tumoren, wie bei dem M. Hodgkin und bestimmten histologischen Formen und Stadien der Non-Hodgkin-Lymphome sowie nach Semikastration beim Seminom, weiterhin bei radiologisch beherrschbaren Tumoren, wie bestimmten Stadien des Zervix- und Korpuskarzinoms sowie beim Prostatakarzinom. Bei Inoperabilität kann evtl. in Kombination mit Chemotherapie noch eine kurative Strahlentherapie in Erwägung gezogen werden.

7.6.2.5 Kombinationsbehandlung

Sehr häufig ist heute die Strahlentherapie in einen kombinierten Behandlungsplan eingebunden. So hat sich bei strahlenunempfindlichen malignen Neoplasien, besonders im Kopf-Hals-Bereich, eine kombinierte Behandlung mit Hyperthermie und Strahlentherapie bewährt. Sie kann in Form einer milden Überwärmung von 40-43 °C, u.a. mit Mikrowellengeräten, unmittelbar vor oder nach der Strahlentherapie erfolgen. Die Dauer der Wärmeapplikation sollte 30 min betragen. Es resultieren zumindest höhere Remissionsraten. Auch mit

Zytostatika ergeben sich Kombinationsmöglichkeiten sowohl in Form einer Induktionschemotherapie, z.B. bei fortgeschrittenen HNO-Tumoren, als auch als adjuvante Therapie. Ferner soll auf die Kombination mit einer Immuntherapie (BCG, Levamisol, Corynebacterium parvum, Thymusfaktoren) hingewiesen werden.

7.6.2.6 Palliative Strahlentherapie

Die palliative Strahlentherapie kommt zur Anwendung in fortgeschrittenen Tumorstadien, v. a. bei Fernmetastasierung, wie Knochen- und Hirnmetastasen. Sie hat das Ziel einer Beseitigung oder Linderung von tumorbedingten Beschwerden, der Verhinderung von Tumorkomplikationen, möglicherweise noch einer Verlängerung der Überlebenszeit und v.a. der Verbesserung der Lebensqualität. Sie erfolgt möglichst schonend mit wesentlich niedrigeren Strahlendosen in einem kürzeren Zeitraum.
Sie wirkt am schnellsten, sichersten und effektivsten bei Schmerzen, Dysfunktionen und Stauungen, wie z. B. bei der oberen Einflußstauung (V.-cava-superior-Syndrom), Tracheakompression bei Mediastinaltumoren, Rückenmarkskompression bei Metastasen oder paraspinalen Läsionen, Hirn- und Knochenmetastasen, bei denen in einem nicht geringen Prozentsatz neben einer Analgesie noch eine Remineralisation mit Abstützreaktion erreicht werden kann. Bei Lungentumoren zeigt sich ihre symptomatische Wirkung auf Hämoptysen, Schmerzen, Atelektasen, Dyspnoe und Hustenreiz, beim Rektumkarzinom lassen sich außerdem Tenesmen, Blut- und Schleimabgang beeinflussen.

7.6.2.7 Radiotherapie beim Tumorrezidiv

Eine weitere Indikation ist der lokale Tumorrückfall, das Rezidiv. Außer der palliativen Intention mit Tumorverkleinerung, Besserung der Beschwerden und Lebenszeitverlängerung kann in geeigneten Fällen durchaus noch eine Radiotherapie mit kurativem Ziel in Erwägung gezogen werden. Als Beispiele seien das Brustwandrezidiv beim Mammakarzinom (komplette Remission über 90%) und das Lokalrezidiv beim Rektumkarzinom genannt.
Im Falle eines Rezidivs nach vorangegangener Strahlenbehandlung muß diese bei der Indikationsstellung zur Rezidivbestrahlung im Hinblick auf die Strahlenvorbelastung berücksichtigt werden. Im allgemeinen besteht dann nur noch eine eingeschränkte Indikation.

7.6.2.8 Unerwünschte Nebenwirkungen der Strahlentherapie

Bei der Strahlentherapie müssen die unterschiedliche Strahlenempfindlichkeit von Organen oder Organsystemen und ihre Strahlenexposition durch Nutz- und Streustrahlung berücksichtigt werden. Diese sind durchaus bekannt. Die strahlenbiologischen Kenntnisse, die verfügbaren hochenergetischen Strahlenarten, spezielle Bestrahlungsmethoden und die unabdingbare rechnerunterstützte Bestrahlungsplanung haben dazu geführt, daß Strahlennebenreaktionen zunehmend geringer geworden sind.

Wir sprechen bewußt von Strahlenreaktionen und Bestrahlungsfolgen unter Vermeidung des Begriffes „Strahlenschaden", der den grundsätzlich vermeidbaren, durch fehlerhaftes Verhalten des medizinischen und technischen Personals oder durch fehlerhafte Funktion des Bestrahlungsgerätes verursachten Folgen der Strahlenanwendung vorbehalten bleiben sollte. Auch sollte in jedem Falle abgesichert werden, ob irgendeine im Verlauf der Erkrankung auftretende Veränderung im Befinden des Patienten auch wirklich mit der vorangegangenen Strahlenbehandlung in Verbindung gebracht werden kann.

Als Strahlenreaktion wird die spezifische Antwort des Organs oder auch des gesamten Organismus auf ionisierende Strahlen bezeichnet. Wie in der Beantwortung mechanischer und chemischer Reize bestimmen jeweils mehrere Faktoren die Intensität der Reaktion. Bei der Strahlentherapie stehen die verabfolgte Gesamtdosis, die zeitliche und die räumliche Dosisverteilung mit Größe und Lage des bestrahlten Volumens in direkter Beziehung zur Strahlenreaktion.

Unterschieden werden muß zwischen akuten Strahlenreaktionen, die die Durchführung der Strahlentherapie limitieren, und bleibenden Organveränderungen.

7.7 Bösartige Geschwülste

7.7.1 Tumoren der Haut

Tumoren der Haut jeder Lokalisation (Basaliome, Spinaliome) bieten keine großen strahlentherapeutischen Schwierigkeiten. Sie lassen sich unter Anwendung von weichen Röntgenstrahlen, der Röntgennahbestrahlung oder mit schnellen Elektronen unter Abschätzung ihrer Tiefenausdehnung mit Dosen von 50–60 Gy ohne nennenswerte Reaktion zur Abheilung bringen. Erforderlich ist die Mitbestrahlung einer genügend breiten Randzone zur Erfassung von unterminierend wachsenden Tumorausläufern. Dagegen erfordert das maligne *Melanom* weit höhere Dosen, sofern eine Strahlentherapie in Betracht kommt. Die Behandlung maligner Melanome ist vorwiegend chirurgisch, in Ausnahmefällen ergibt sich eine Indikation bei langsam wachsenden Lentigo-maligna-Melanomen. Die Fünfjahresüberlebensrate beträgt je nach Stadium zwischen 15 und 60%.

7.7.2 Tumoren im Kopf- und Halsbereich

Orbitaltumoren. Hierzu zählen das Retinoblastom, Tumoren im Bereich des N. opticus (Gliome und Meningeome), Ganglioneurome, Sympathikoblastome, Uveamelanome und Metastasen, besonders des Mammakarzinoms. Außerdem können Tumoren aus der Nachbarschaft in die Orbita einwachsen. Die Strahlenbehandlung kann entweder nach Enukleation oder bei verbleibendem Auge erfolgen. Bei Uveamelanomen empfiehlt sich eine präoperative Bestrahlung mit 6 Gy an 3 aufeinanderfolgenden Tagen (insgesamt 18 Gy), alternativ zur Operation kommt eine Protonenbestrahlung in Betracht. Bei Durchführung einer Strahlentherapie muß auf eine entsprechende Abschirmung und Bestrahlungstechnik zur Schonung der Augenlinse geachtet werden. Beim Retinoblastom im Stadium I-III konnte in über 80% ein Erfolg mit Erhaltung der Sehkraft, evtl. kombiniert mit Lichtkoagulation, erzielt werden.

Epipharynxtumoren weisen eine hohe Metastasierungsrate auf. Beim Lymphoepitheliom und Retikulosarkom steht die Strahlentherapie mit Einschluß des regionalen Lymphabflußgebietes im Halsbereich und der Schädelbasis im Vordergrund, beim Karzinom als postoperative Bestrahlung. Die Heilungsziffern betragen beim Plattenepithelkarzinom etwa 33%, beim Retikulosarkom 40-50%.

Tumoren der Nasennebenhöhlen, des Gehörganges und des Mittelohres werden stets postoperativ bestrahlt. Hierbei hat die Megavolttherapie große Fortschritte mit Heilungsziffern von 40-45% erbracht, bei alleiniger Strahlenbehandlung inoperabler Fälle betragen sie dagegen nur 12-15%.

Im Bereich der **Mundhöhle** mit **Zunge,** des **Zungengrundes** und der **Tonsillen** sowie der **Lippen** muß vor Einleitung der Strahlenbehandlung eine Zahnsanierung erfolgen, um Osteoradionekrosen zu vermeiden. Auch hierbei bietet die Megavolttherapie Vorteile, meist postoperativ. Die Heilungsziffern betragen für Tumoren der Wangenschleimhaut etwa 30%, des Gaumens 50%, der Zunge zwischen 25 und 40%, der Lippen je nach Stadium zwischen 94 und 24%. Stets ist eine Mitbestrahlung der regionären Lymphabflußwege erforderlich.

Hypopharynxkarzinome sind sehr bösartig und metastasieren frühzeitig. Zu Behandlungsbeginn sind sie oft in fortgeschrittenen Stadien und inoperabel. Die radiotherapeutischen Ergebnisse betragen 14–25%.

Das Larynxkarzinom kommt meist postoperativ zur Strahlenbehandlung, obgleich in den Frühstadien über äquivalente Ergebnisse nach alleiniger Strahlentherapie berichtet wird mit Fünfjahresüberlebensziffern von 40–60% für alle Stadien, 89% im Stadium I. Die Strahlentherapie richtet sich auf den Primärtumor und die Halslymphknoten.

Parotismischtumoren stellen postoperativ ein absolutes Indikationsgebiet für die Elektronentherapie zur Verhütung von sonst häufigen Rezidiven dar.
Bei der *Struma maligna* richtet sich die Indikation zur Strahlentherapie nach der Histologie. Ersttherapie ist die Thyreoidektomie. Bei follikulären und papillären, fallweise bei medullären Histologien empfiehlt sich eine postoperative ^{131}J-Behandlung bei Radiojodspeicherung, 4- bis 12mal 80–150 mCi fraktioniert in monatlichen Abständen nach vorheriger Anregung der Jodaufnahme durch TSH. Im Intervall erfolgt die Bremsung der Hormonproduktion des Hypophysenvorderlappens durch hohe Dosen von Schilddrüsenhormon. Eine perkutane Bestrahlung kommt vorwiegend bei prognostisch sehr ungünstigen undifferenzierten Schilddrüsenkarzinomen in Betracht, dann durch Elektronen mit mindestens 60 Gy. Die Heilungsaussichten betragen bei den follikulären und papillären Formen 80%, bei den medullären 20%.

7.7.3 Tumoren des Thoraxraumes

Das *Bronchialkarzinom* besitzt wegen seiner zunehmenden Häufigkeit und der geringen Operabilität eine große strahlenklinische Bedeutung. Unterschieden werden 2 Gruppen, kleinzellige und nichtkleinzellige Formen (Plattenepithel-, Adenokarzinom u.a.). Das *kleinzellige Bronchialkarzinom* („limited and extensive disease") ist strahlenempfindlich und wird in Kombination mit Zytostatika in mehreren Zyklen behandelt. Die nach 2–3 Zyklen eingeschaltete konsolidierende Strahlentherapie wird mit 40–45 Gy durchgeführt. Bei Vollremission erfolgt eine prophylaktische Ganzhirnbestrahlung mit 30 Gy in 2–3 Wochen. Die mediane Überlebensrate beträgt etwa 15 Monate, vereinzelt ist ein Langzeitüberleben möglich. Das *Plattenepithelkarzinom* weist eine mittlere Strahlensensibilität auf, hat aber ebenfalls wie das kleinzellige Karzinom eine hohe Rezidiv- und Metastasierungsrate. Bei Inoperabilität, ferner postoperativ in den Tumorstadien ab T3 und stets bei Lymphknotenbefall erfolgt die Bestrahlung mit 60-66 Gy, doch sind die Aussichten auf eine Heilung in inoperablen Stadien nur gering (unter 10% für 5 Jahre). In den meisten Fällen kann aber ein palliativer symptomatischer Effekt mit Besserung des AZ und der Atmung, Abnahme des Hustenreizes, Schmerzlinderung beim Pancoast-Syndrom und v.a. die Beseitigung von Einflußstauungen (V.-cava-superior-Syndrom) erreicht werden.

7.7.4 Tumoren des Gastrointestinaltrakts

Hiervon besitzen bisher allein das Ösophagus- und Rektumkarzinom für die Strahlentherapie größere Bedeutung. Für alle anderen Lokalisationen ist nur mit einer palliativen Wirkung zu rechnen.

Das Ösophaguskarzinom, meist inoperabel, stellt aufgrund seiner Lokalisation eine absolute Indikation zur Bewegungsbestrahlung dar. Damit können ohne Beeinträchtigung der Nachbarorgane hohe Dosen von 60 Gy appliziert werden. Die Heilungsziffern über 5 Jahre sind wegen der frühzeitigen Metastasierung bescheiden und überschreiten nicht 4-8%. In geeigneten Fällen ist eine Kombination mit Brachytherapie und Laserung empfehlenswert.

Das Rektumkarzinom ist durch die Megavolttherapie eindeutig besser als früher radiotherapeutisch zu beeinflussen. Die Palliativergebnisse bei Inoperabilität und Rezidiv sind durch Tumorschrumpfung, Sistieren von Blut- und Schleimabgang sowie Schmerzlinderung überzeugend. Erforderlich ist eine Durchstrahlung des gesamten kleinen Bekkens. Empfohlen wird heute auch eine prä- oder postoperative Bestrahlung. Dadurch kann eine Verminderung lokaler Rezidive und möglicherweise Verlängerung der Überlebenszeit erreicht werden. Bei Inoperabilität kann in geeigneten Fällen die Radiotherapie u.U. zur Tumorverkleinerung und damit zur Operabilität führen.

Das Analkarzinom als oberflächliches Plattenepithelkarzinom stellt eine Indikation zur Elektronentherapie in Kombination mit Chemotherapie dar. Erforderlich ist die zusätzliche Bestrahlung der häufig befallenen Inguinallymphknoten. Die Heilungsziffer ist hoch.

7.7.5 Tumoren der männlichen Genitalorgane

Die Behandlung des **Peniskarzinoms** entspricht der der Analtumoren. Meist wird es jedoch nur zur postoperativen Bestrahlung überwiesen.

Bei den **Tumoren des Hodens** muß zwischen dem strahlensensiblen Seminom und dem strahlenresistenten embryonalen Karzinom und Teratom unterschieden werden. Nach Semicastratio wird das iliakale, inguinale und aortale Lymphabflußgebiet bis zum Zwerchfell mit Referenzdosen von 40-45 Gy bestrahlt. Auch Fernmetastasen, z. B. in der Lunge, können noch gut beherrscht werden. Die Heilungsziffern sind beim Seminom hoch (je nach Stadium bis zu 95%). Beim Teratom sind sie niedriger, trotzdem können noch etwa 50-60% über 5 Jahre geheilt werden.

Beim **Prostatakarzinom** stellt die Strahlentherapie auch in frühen Stadien eine Alternative zur Operation dar, da sich hiermit Harninkontinenz (bei Operation 10-15%) und Impotenz vermeiden lassen. Die Überlebensraten entsprechen auch in den Frühstadien denen nach Operation und zeigen eine nur geringe Rezidivquote. Die erforderliche Dosis beträgt 60-70 Gy in 6-7 Wochen. In fortgeschrittenen Stadien hat die Strahlentherapie auch bei der kontrasexuellen Hormontherapie palliative Aufgaben, z. B. als analgetische Bestrahlung bei Knochenmetastasen und zur Vermeidung einer Gynäkomastie vor Beginn der Hormontherapie (15 Gy).

7.7.6 Tumoren der weiblichen Genitalorgane

Die Strahlentherapie in der Gynäkologie hat stets große Bedeutung besessen. In allen fortgeschrittenen Stadien steht sie als alleinige Behandlungsmethode im Vordergrund, bei Operabilität als postoperative Bestrahlung. Die Ergebnisse stehen an der Spitze aller Krebsbehandlungen.

Das Vulvakarzinom ist postoperativ oder allein eine Indikation zur Elektronentherapie mit Einschluß der inguinalen Lymphknoten. Heilungsziffern bis 50%.

Das Vaginalkarzinom kann lokal mit Brachytherapie oder perkutan mit ultraharten Photonen behandelt werden. Eine zusätzliche perkutane Bestrahlung des kleinen Beckens ist anzustreben. Die Heilungsziffern betragen in den Frühstadien etwa 50%, die absolute Heilungsziffer 25-30%.

Die Ovarialtumoren weisen je nach Histologie eine unterschiedliche Strahlenempfindlichkeit auf. Die Behandlung erfolgt in der Regel postoperativ durch Chemotherapie. Sie werden in bestimmten Fällen aber auch postoperativ durch perkutane Bestrahlung des kleinen Bekkens, bei peritonealer Beteiligung des gesamten Abdomens behandelt, vielfach in Kombination mit Zytostatika. Bei Aszites kann eine Instillation von Radiogold erwogen werden.

Das Korpuskarzinom bietet eine günstige Möglichkeit zur lokalen endokavitären Brachytherapie des Kavums. Bei Überschreiten des Endometriums ist eine zusätzliche perkutane Bestrahlung der Lymphabflußwege indiziert. Die lokale Bestrahlung wird auch präoperativ angewendet. Postoperativ erfolgt eine Kontakttherapie des Scheidenstumpfes zur Rezidivprophylaxe. Die absoluten Heilungsziffern betragen 50-66%.

Beim Zervixkarzinom kommt die alleinige Strahlentherapie ab Stadium II zur Anwendung. Sie erfolgt durch Applikation von Radium in den Zervikalkanal und vor die Portio oder im Afterloading-Verfahren mit Radionukliden (z. B. ^{137}Cs, ^{192}Ir) mit zusätzlicher perkutaner Bestrahlung der Parametrien bis zur Beckenwand. Die Kontaktdosis ist sehr hoch, sie beträgt am Endometrium etwa 200 Gy, fällt aber steil ab. Die kombinierte Dosis an der Beckenwand beläuft sich auf 50-60 Gy. Die Fünfjahresheilungsziffern aller Stadien betragen etwa 52%, im Stadium I bis 89%. Behandlungskomplikationen an Blase und Rektum sind meist gering.

7.7.7 Tumoren der Brustdrüse

Das Mammakarzinom ist das häufigste Karzinom bei Frauen. Die modifizierte Radikaloperation (Mastektomie mit Ausräumung der Axilla unter Erhaltung des M. pectoralis major und evtl. minor) ist heute die Standardoperation für lokal operable Karzinome. Die Nachbestrahlung erstreckt sich auf das vom Chirurgen nicht erfaßte Lymphabflußgebiet der supra- und infraklavikulären (45 Gy) sowie der parasternalen Region (50 Gy), zweckmäßig mit ultraharten Strahlen, jedoch erst ab dem Stadium pT1/2 N+Mx mit 4 und mehr befallenen Lymphknoten in der Axilla. In einem Stadium pT3/4 N0Mx, wo mit einer Tumorinfiltration der Haut zu rechnen ist, sollte die Thoraxwand mit 50-55 Gy in 6 Wochen mit Elektronen nachbestrahlt werden. Bei kleinen Tumoren (T1 N0) kann eine organerhaltende kombiniert chirurgisch-radiologische Therapie mit einfa-

cher Tumorektomie oder Quadrantenresektion und Axillaausräumung und Bestrahlung der Restbrust mit 50-60 Gy in 5-6 Wochen erwogen werden. Die Behandlungsergebnisse sind nicht schlechter als nach radikaler Mastektomie. Nebenwirkungen der Strahlentherapie an Haut und Lunge bleiben bei entsprechender Technik äußerst gering.
Eine absolute Indikation zur Elektronentherapie stellen die nicht seltenen Rezidive und die Lymphangiosis carcinomatosa cutis dar. Bei Fernmetastasen, insbesondere im Skelett, ist zumindest noch eine palliative analgetische Wirkung zu erreichen, in Kombination mit Hormonen, Anabolika und Zytostatika gelegentlich noch eine deutliche Remineralisation.

7.7.8 Tumoren der Harnorgane

Von den **Nierentumoren** stellen das hypernephroide Karzinom sowie das Nephroblastom (Wilms-Tumor), welches der häufigste Nierentumor des Kindesalters ist, ein nicht seltenes Indikationsgebiet für die Strahlentherapie dar. Die Behandlung erfolgt meist postoperativ nach Nephrektomie mit Einschluß des aortalen Lymphabflußgebietes, doch erst in den Stadien T3 und T4. Die Megavolttherapie hat hier eine deutliche Verbesserung der Behandlungsergebnisse erbracht, die Fünfjahresüberlebensziffern betragen beim hypernephroiden Karzinom 25-45%. Der Wilms-Tumor ist relativ strahlensensibel. Eine weitere Erhöhung der Überlebensrate wird durch Zytostatika (Actinomycin D) erreicht. Die Heilungsziffer der Strahlentherapie beträgt in Kombination mit Actinomycin D und chirurgischer Exstirpation ca. 80% (Zweijahresüberlebensziffer).
Eine wesentliche Verbesserung der Behandlungsergebnisse hat die Megavolttherapie besonders beim **Blasenkarzinom** erbracht. Je nach Ausdehnung kommt sie nach mehr oder weniger großen operativen Maßnahmen zur Anwendung. Die erforderlichen Referenzdosen liegen in einer Größenordnung von 65 Gy; sie werden aber meist ohne stärkere lokale Reaktionen toleriert. Die Fünfjahresüberlebensziffern betragen bis über 40%. In letzter Zeit hat sich auch die telezentrische Pendelbestrahlung mit Elektronen hoher Energie bewährt.

7.7.9 Tumoren der Bewegungs- und Stützorgane

Von den Sarkomen des Skeletts ist das **osteogene Sarkom** am häufigsten. Wegen seiner Strahlenresistenz ist eine alleinige strahlentherapeutische Heilung nicht zu erwarten. Die Therapie ist chirurgisch. Die Durchführung einer Strahlentherapie, auch postoperativ, erfordert hohe Referenzdosen von 70-80 Gy, am besten mit Strahlenarten mit hohem LET (z.B. schnelle Neutronen). Andere Formen, wie das **Chrondrosarkom**, sind besonders strahlenresistent und sprechen allenfalls auf Strahlenarten mit hohem LET oder in Kombinationsverfahren an. Schnelle und langanhaltende Remissionen konnten bei Rezidiven und Metastasen durch Kombination von Strahlen- und Chemotherapie beobachtet werden.

Die **myelogenen Sarkome** des Skeletts, das Ewing-Sarkom, das Retikulo- und Rundzellensarkom sind sehr strahlensensibel, zeigen jedoch eine frühzeitige Metastasierung, insbesondere in die Lunge. Diese Tumoren fallen meist der Strahlentherapie in Kombination mit Chemotherapie zu, sofern nicht eine chirurgische Behandlung in Betracht kommt.

Die **Weichteilsarkome** stellen eine inhomogene Tumorgruppe mit unterschiedlicher Strahlenempfindlichkeit dar. Die Primärtherapie ist chirurgisch. Postoperativ und bei alleiniger Strahlentherapie kommen für die strahlenresistenten Formen nur Kombinationsverfahren mit lokaler Hochfrequenzhyperthermie oder eine kombinierte Photonen-/Neutronentherapie in Betracht.

7.7.10 Tumoren des Nervensystems

Die Hirntumoren zeigen eine unterschiedliche Strahlensensibilität. Sehr strahlenempfindlich sind das Medulloblastom und das Ependymom, eine relative Strahlenempfindlichkeit weist das Glioblastom oder Astrozytom auf. Die Radiotherapie erfolgt entweder postoperativ nach mehr oder weniger ausgedehnter Operation oder allein bei Inoperabilität. Nach Dosen von 40-65 Gy kann oftmals noch eine längere Palliation mit Bewußtseinsaufhellung und Arbeitsfähigkeit erzielt werden. Neben der perkutanen Bestrahlung ist auch die lokale Applikation von ^{192}Ir möglich. Wenn auch längere Überlebenszeiten v.a. in den höheren Malignitätsgraden nur in einem geringen Prozentsatz erreicht werden, so hat doch die postoperative Bestrahlung zumindest einen Einfluß auf die Überlebensrate der ersten Nachbeobachtungsjahre.

Auch bei Hirnmetastasen ist der Versuch einer Strahlentherapie noch lohnenswert. Bei den aleukämischen Lymphadenosen des Kindesalters und beim kleinzelligen Bronchialkarzinom hat sich die prophylaktische Bestrahlung des gesamten Gehirns mit Dosen von

18-24-30 Gy zur Verhinderung einer tumorösen Meningeosis bewährt.
Beim chromophoben Hypophysenadenom wird die Rezidivrate ganz wesentlich durch die adjuvante Strahlentherapie gesenkt.

7.7.11 Maligne Lymphome

Bei den Systemerkrankungen (M. Hodgkin, Non-Hodgkin-Lymphome) konnten die Behandlungsergebnisse der Strahlentherapie unter Megavoltbedingungen durch eine kurative Dosierung mit Dosen von 35-46 Gy und Erweiterung der Bestrahlung über die diagnostisch befallenen Gebiete hinaus („extended field therapy", „total nodal irradiation") wesentlich verbessert werden. Häufig kommt dabei eine Mantelfeldtechnik für die oberhalb des Zwerchfells gelegenen Lymphknotenregionen und eine „umgekehrte Y-Technik" für die unteren Lymphknotenregionen zur Anwendung. Indikation für eine primäre Strahlentherapie sind beim M. Hodgkin die Stadien I A, II A und III A, während die übrigen Stadien III B, IV primär zytostatisches Indikationsgebiet sind. Rezidive können erneut strahlentherapiert werden, wobei die Strahlenvorbelastung zu berücksichtigen ist. Das gleiche gilt für die chronische myeloische und lymphatische Leukämie und das multiple Myelom (Plasmozytom). Auch ein ausgedehnter paraaortaler und iliakaler Lymphknotenbefall läßt sich radiotherapeutisch beherrschen.
Bei der Therapie der Non-Hodgkin-Lymphome steht die Chemothe-

Tabelle 7.1. Überlebensraten nach alleiniger Strahlentherapie (Stadium IV in Kombination mit Chemotherapie) beim M. Hodgkin. Chemotherapie in den Stadien I-III A zur Heilung nicht erforderlich. (Nach MUSSHOFF et al. 1985; ROSENBERG u. KAPLAN 1985)

M. Hodgkin	Überlebensraten	
	5 Jahre (MUSSHOFF) [%]	15 Jahre (STANFORD) [%]
Alle Stadien	70	
I A, B	100	79
II A	79,7	79
II B	83,4	79
III A	74,9	68
III B	46,6	28
IV A, B	23,9	44

rapie im Vordergrund. Die Strahlentherapie ist fest in das interdisziplinäre Behandlungskonzept integriert und steht bei einigen Formen und Stadien mit kurativem Anspruch im Vordergrund der Behandlung.

Die heute erreichbaren Behandlungsergebnisse bei der Lymphogranulomatose sind in Tabelle 7.1 zusammengefaßt:

Für maligne lymphohämopoetische Erkrankungen (ALL, AML) besteht nach induktiver Chemotherapie die Möglichkeit einer Ganzkörperbestrahlung in fraktionierter Form mit niedriger Dosisleistung von etwa 0,05 Gy/min. Die Gesamtdosis beträgt 13–15 Gy mit nachfolgender autologer Knochenmarkstransplantation, wodurch eine Langzeitremission erreicht werden kann. Auch bei Non-Hodgkin-Lymphomen werden Ganz- und Halbkörperbestrahlungen empfohlen.

8 Zeittafel zur Geschichte der Radiologie

H. M. Kuhn

1895 RÖNTGEN entdeckt in Würzburg bei Experimenten mit Kathodenstrahlenröhren die X-Strahlen, die auf einen Vorschlag des Würzburger Anatomen KOELLIKER Röntgenstrahlen genannt werden.
1896 BECQUEREL weist die natürliche Radioaktivität der Uranerze nach.
v. HASCHEK und LINDENTHAL gelingt die Arteriographie der Hand.
FREUND behandelt einen Tierfellnävus mit Röntgenstrahlen.
1897/98 CANNON, BOAS, LEVY-DORN u. a. untersuchen den Magen-Darm-Trakt mit Wismutsalzen.
1898 Beschreibung von Hautverbrennungen und Epilation nach Einwirkung von Röntgenstrahlen.
BECQUEREL beobachtet auf seiner Brust ein Strahlenulkus nach Kontakt mit Radium.
1900 SJÖGREN und STEINBECK geben die Heilung eines Hautkrebses durch Röntgenstrahlen bekannt.
1901 PLANCK führt das Wirkungsquantum (h) in die Theorie der elektromagnetischen Strahlung ein.
1902 SENN und PUSEY stellen mit der Bestrahlung von Lymphknoten bei Systemerkrankungen die Tiefenwirkung von Röntgenstrahlen fest.
HOLZKNECHT dosiert die Röntgenstrahlen mit der Chromoradiographie.
1903 HEINECKE begründet die Strahlenhämatologie.
CLEAVES führt die erste intrauterine Applikation von Radium durch.
1904 PERTHES verwendet zur Erhöhung der Tiefendosis Filter und die Mehrfelderbestrahlung.
RIEDER wendet in der Magen-Darm-Diagnostik die Breimahlzeit an.
1905 BERGONIÉ und TRIBONDEAU finden das nach ihnen benannte strahlenbiologische Grundgesetz: Die Strahlensensibilität der Zelle ist von ihrer reproduktiven Aktivität und dem Grad ihrer Differenzierung abhängig.
ABBE versucht die Behandlung des Radiumkrebses.

ROBINSOHN und WERNDORFF machen die Sauerstoffinsufflation für die Arthrographie nutzbar.
1905 KRAUSE, BACHEM und GÜNTHER nehmen die Bariumsulfatsuspension für die Magen-Darm-Diagnostik.
VOELCKER und v. LICHTENBERG führen die retrograde Pyelographie und die Zystographie ein.
1906 WERNER erprobt den „Bestrahlungskonzentrator" als Vorläufer der Bewegungsbestrahlung.
1908 GROEDEL und HORN empfehlen die Verstärkerfolie für die Röntgendiagnostik.
1909 HOLZKNECHT und JONAS berichten über die klassischen Zeichen des Magenkarzinoms.
KÖHLER wendet die Siebbestrahlung an.
1910 CUNNINGHAM entwickelt die Urethrographie.
RINDFLEISCH stellt das Uteruskavum dar (Hysterographie).
HAUDEK beschreibt die Ulkusnische.
WERNER begründet mit der Anwendung des Radiums zur Tiefentherapie (0,5 g Radium, Quelle-Haut-Abstand 10 cm) die Telecurietherapie.
MEYER verwirklicht mit der „schwingenden Röhre" die Bewegungsbestrahlung.
1911 RUTHERFORD konzipiert die Existenz des Atomkerns mit Masse und Ladung.
O. und G. HERTWIG erkennen die Prävalenz der strahleninduzierten Zellkernschädigung.
WERNER und CAAN bestrahlen auf Vorschlag von BECK (1907) intraoperativ vorgelagerte abdominelle Tumoren.
WERNER und CAAN sowie MÜLLER kombinieren die Röntgentherapie mit Hochfrequenzhyperthermie.
1911/12 SABAT sowie GÖTT und ROSENTHAL untersuchen das Herz mit dem Schlitzkymographen.
1912 WERNER erprobt erstmals die chemische Strahlensensibilisierung.
1913 COOLIDGE konstruiert die hochevakuierte Glühkathodenröhre.
BUCKY entwickelt die Wabenblende gegen die Streustrahlen in der Diagnostik.
CHRISTEN definiert erstmals den Begriff der Strahlendosis und unterscheidet bereits zwischen physikalischer Dosis und biologischer Wirkung.
1918 GÖTZE gibt den nach ihm benannten Strichfokus an.
JACKSON gelingt die Bronchographie durch Einblasen von Wismutpulver in die Trachea.
DANDY führt die Ventrikulographie mit direkter und

1919 die Enzephalographie mit indirekter lumbaler Luftfüllung der Hirnventrikel sowie die Pneumomyelographie zur Darstellung des Spinalkanals ein.
1919 RUTHERFORD entdeckt die Kernumwandlung mit natürlichen α-Strahlen.
1921 ROSENSTEIN und CARELLI wenden die perirenale Gasfüllung zur Darstellung der Nieren an.
1922 DESSAUER gibt seine Treffertheorie bekannt.
SICCARD und FORESTIER erproben das Lipiodol bei der Bronchographie und Myelographie.
1923 V. HEVESY führt biologische Untersuchungen mit natürlichen radioaktiven Isotopen durch.
1924 GRAHAM und COLE stellen die Gallenblase mit Tetrajodphenolphthalein dar.
BEHNKEN schlägt in Deutschland für die Messung der Röntgenstrahlen die „absolute Einheit der Röntgenstrahlendosis" 1 R vor, die auf der ionimetrischen Dosimetrie basiert.
1924/25 GORTAN sowie WEBER und ZACHER entwickeln die Hartstrahltechnik.
1925 MUTSCHELLER legt die nach ihm benannte biologische Toleranzdosis von 0,25 R pro Tag als höchstzulässige Strahlenbelastung für das radiologische Personal fest.
1927 MULLER begründet die Strahlengenetik durch Versuche an Drosophila-Fliegen.
MONIZ und LIMA gelingt die Karotisangiographie.
1928 Internationale Festlegung der Dosiseinheit „R" auf dem Internationalen Radiologenkongreß in Stockholm, Abänderung 1937 auf dem V. Kongreß in Chicago und 1953 auf dem VII. Kongreß in Kopenhagen.
FORSSMANN sondiert mit einem Katheter das menschliche Gefäßsystem.
1928/30 LICHTWITZ, ROSENO, V. LICHTENBERG und SWICK führen die intravenöse Urographie mit Uroselectan ein.
1929 STUMPF entwickelt die Flächenkymographie.
DOS SANTOS, LAMAS und CALDAS beschreiben die lumbale Aortographie mit Abrodil.
Herstellung der Flachblende als Streustrahlenraster.
BRAGG und GRAY geben unabhängig voneinander eine Gleichung an, mit der die Energieabsorption der Röntgenstrahlen in einem festen Medium bestimmt werden kann (Bragg-Gray-Prinzip).
1930 BOUWERS konstruiert die Drehanodenröhre.
VALLEBONA begründet die Tomographie und WARREN die Mammographie.

1931 LAWRENCE und LIVINGSTON verwenden das Zyklotron zur Herstellung von künstlichen radioaktiven Isotopen.
1931 DOS SANTOS, LAMAS und CALDAS gelingt die Arteriographie der unteren Extremitäten und MONIZ, DE CARVALHO und LIMA die Angiokardiographie.
ARNELL und LINDSTRÖM geben die Myelographie mit dem wasserlöslichen Kontrastmittel Abrodil bekannt.
1932 CHADWICK weist das Neutron nach, dessen Existenz bereits 1920 durch RUTHERFORD vorausgesagt wurde.
1934 Das Ehepaar JOLIOT-CURIE entdeckt die künstliche Radioaktivität.
1935 CONDORELLI führt das Pneumomediastinum in die Röntgendiagnostik ein.
1936 DE ABREU wendet die Schirmbildphotographie für Reihenuntersuchungen an.
Van-de-Graaff-Generator für Bestrahlungen mit 1 MeV.
1937 DESSAUER setzt sich für die Rotationsbestrahlung ein.
1938 HAHN und STRASSMANN entdecken und interpretieren die Uranspaltung.
1940 KERST entwickelt das Betatron, für das WIDEROE 1928 die theoretischen Grundlagen erarbeitet hatte.
HAMILTON und SOLEY messen die Radiojodspeicherung in der Schilddrüse.
1924 FERMI nimmt den ersten Graphitreaktor in Betrieb.
HAMILTON und LAWRENCE behandeln Schilddrüsenerkrankungen mit Radiojod.
DE TREADWELL, LOW-BEER, FRIEDELL und LAWRENCE untersuchen den Knochenstoffwechsel mit ^{89}Sr.
1945 Atombombenabwürfe über Hiroshima und Nagasaki.
1947 MOORE führt die Hirnszintigraphie ein.
1947/49 RUIZ RIVAS und DE GENNES geben das Pneumoretroperitoneum an.
1948 HOFSTADTER benutzt den NaJ-Szintillationskristall als Detektor für die γ-Strahlung.
Beginn der Anwendung der elektronischen Röntgenbildverstärkung. Verbesserung u. a. durch OOSTERKAMP.
FRY entwickelt den Linearbeschleuniger.
1950 übernehmen MCMASTER und SCHAFFERT die Xerographie als Aufnahmeverfahren für die Röntgendiagnostik.
1951 ABEATICI und CAMPI sowie LEGER und BOULVIN gelingt die Splenoportographie durch Kontrastmittelinjektion in die Milz.
Teletherapie mit Radiokobalt.
1952 KINMONTH führt die Technik der direkten Lymphgefäßpunktion für die Lymphographie ein.

1953 Der VII. Internationale Radiologenkongreß in Kopenhagen legt die Dosiseinheit „Rad" fest.
BAUER und JUHL wenden die Myeloszintigraphie an.
SELDINGER begründet die perkutane Katheterangiographie.
1955 WANNAGAT empfiehlt die laporoskopische Splenoportographie.
1956 OEDMAN, TILLANDER und MORINO führen selektive Angiographien durch.
1958 Die ICRP (International Commission on Radiation Protection) legt für Strahlenarbeiter im Alter von N Jahren die höchstzulässige Lebensalterdosis von $D = 5 (N-18)$ rem fest.
1959 Atomgesetz (AtG): dient dazu, „die Erforschung, die Entwicklung und die Nutzung der Kernenergie zu friedlichen Zwecken zu fördern". Neufassung 1976.
1960 1. Strahlenschutzverordnung: Verordnung über den Schutz vor Strahlen radioaktiver Stoffe.
Atomanlagenverordnung als Ergänzung des Atomgesetzes zur Ordnung des Genehmigungsverfahrens für Atomanlagen. 1977 ersetzt durch die atomrechtliche Verfahrensverordnung (AtVfV).
1961 ABE und TAKAHASHI führen die intraoperative Radiotherapie mit Elektronenstrahlen ein.
1963 ANGER gibt die erste brauchbare Szintillationskamera an.
1964 2. Strahlenschutzverordnung über die Anwendung ionisierender Strahlen in Schulen.
1969 Entwicklung der Computertomographie durch HOUNSFIELD.
1973 LAUTERBUR entwickelt das Prinzip der Kernresonanz („nuclear magnetic resonance", NMR) zum bildgebenden Verfahren der Kernspintomographie. Erste Ansätze hierzu finden sich bei DAMADIAN.
Röntgenverordnung (RöV): Verordnung über den Schutz vor Schäden durch Röntgenstrahlen.
Richtlinien für den Betrieb von Beschleunigeranlagen im medizinischen Bereich.
1976 Strahlenschutzverordnung (StrlSchV): Verordnung über den Schutz vor Schäden durch ionisierende Strahlen. Sie ersetzt die 1. und 2. Strahlenschutzverordnung aus den Jahren 1960 bzw. 1964.
1977 Einführung der SI-Einheiten Gray, Becquerel und Sievert als gesetzliche Einheiten.
1978 MISTRETTA führt die digitale Subtraktionsangiographie (DSA) als bildgebendes Verfahren in die Röntgendiagnostik ein.
1979 Erlaß der „Richtlinie Strahlenschutz in der Medizin".
1987 Veröffentlichung der neuen Röntgenverordnung am 8.1. 1987. Sie löste am 1.1. 1988 die Röntgenverordnung vom 1.3. 1973 ab, die am 31.12. 1987 außer Kraft trat.

Literatur

Sammelwerke

Angerstein W (1979) Lexikon der radiologischen Technik in der Medizin, 3. Aufl. Thieme, Stuttgart New York

Felix R, Ramm B (1982) Das Röntgenbild einschließlich Computertomographie, Nuklearmedizin, Ultraschall, NMR, Thermographie, digitale Radiographie, Strahlenbiologie, Strahlenschutz, 2. Aufl. Thieme, Stuttgart New York

Frommhold W, Stender H-S, Thurn P (Hrsg) (1983-1987) Radiologische Diagnostik in Klinik und Praxis (Schinz), 7. Aufl, 6 Bde. Thieme, Stuttgart New York

Krestel E (Hrsg) (1980) Bildgebende Systeme für die medizinische Diagnostik. Siemens AG, Berlin München

Lissner J (Hrsg) (1986) Radiologie I. Lehrbuch für den 1. Klinischen Studienabschnitt, 3. Aufl. Enke, Stuttgart

Lissner J (Hrsg) (1983) Radiologie II. Lehrbuch für den 2. Abschnitt der Ärztlichen Prüfung, das praktische Jahr und die fachärztliche Weiterbildung, 2. Aufl. Enke, Stuttgart

Schuster W (Hrsg) (1988) Kinderradiologie, Bd I, II. Springer, Berlin Heidelberg New York Tokyo

Sube R (1985) Wörterbuch Strahlenschutz - Strahlenbiologie - Nuklearmedizin. Giradet, Essen (Englisch/deutsch/französisch/russisch)

Sutton D (ed) (1980) A textbook of radiology and imaging. 3rd edn. Churchill Livingstone, Edinburgh London Melbourne New York

Thurn P, Bücheler E (1986) Einführung in die radiologische Diagnostik, 8. Aufl. Thieme, Stuttgart New York

Wenz W (1987) Checkliste Radiologie, Bd I: Abdomen. Thieme, Stuttgart New York

Physikalische Grundlagen

Allkofer OC (1971) Teilchendetektoren. Thiemig, München

Angerstein W, Gurski S, Hagewald H (1987) Grundlagen der Strahlenphysik und radiologischen Technik in der Medizin. VEB Thieme, Leipzig

DIN 6800 (1980) Dosismeßverfahren in der radiologischen Technik. Teil I: Allgemeines zur Dosimetrie von Photonen- und Elektronenstrahlung nach der Sondenmethode. Teil 2: Ionisationsdosimetrie

DIN 6804 (1984) Teil 1: Strahlenschutzregeln für den Umgang mit umschlossenen radioaktiven Stoffen in der Medizin; therapeutische Anwendung.

DIN 6814: Begriffe und Benennungen in der radiologischen Technik: Teil 2: Strahlenphysik 1980. Teil 3: Dosisgrößen und Dosiseinheiten 1985. Teil 4: Radioaktivität 1979. Teil 5: Strahlenschutz 1983. Teil 8: Strahlentherapie 1986

Drexler G, Panzer W, Widenmann L, Williams G, Zankl M (1985) Die Bestimmung von Organdosen in der Röntgendiagnostik. Hoffmann, Berlin

Jaeger RG, Hübner W (Hrsg) (1974) Dosimetrie und Strahlenschutz. Physikalisch-technische Daten und Methoden für die Praxis, 2. Aufl. Thieme, Stuttgart

Jordan K (1980) Grundlagen der Strahlenmeßtechnik. In: Handbuch der Medizinischen Radiologie. Springer, Berlin Heidelberg New York
Kelsey CA (1985) Essentials of radiology physics. WH Green, St. Louis
Lorenz WJ, Ostertag H (1983) Positronen-Emissions-Tomographie (PET). Physik in unserer Zeit 14: 40-47
Maurer HJ, Zieler E (Hrsg) (1984) Physik der bildgebenden Verfahren in der Medizin. Springer, Berlin Heidelberg New York Tokyo
Nachtigall D (1971) Physikalische Grundlagen für Dosimetrie und Strahlenschutz. Thiemig, München
Stolz W (1985) Messung ionisierender Strahlung. Akademie, Berlin
Wicks JD, Howe KS (1983) Fundamentals of ultrasonographic technique. Year Book Medical, London Chicago

Strahlenbiologie

Chadwick KH, Leenhouts HP (1981) The molecular theory of radiation biology. Springer, Berlin Heidelberg New York
Hall EJ (1978) Radiobiology for the radiologist. Harper & Row, Philadelphia
Heuck F, Scherer E (Hrsg) (1985) Strahlengefährdung und Strahlenschutz. In: Diethelm L, Heuck F, Olson O, Strnad F, Vieten H, Zuppinger A (Hrsg) Handbuch der Medizinischen Radiologie, Bd. XX. Springer, Berlin Heidelberg New York Tokyo
Kriegel H (Hrsg) (1985) Grundlagen der Nuklearmedizin. In: Pabst HW, Adam WE, Hör G, Kriegel H, Oeff K (Hrsg) Handbuch der Nuklearmedizin, vol 1/1. Fischer, Stuttgart New York, S 257-342

Strahlenschutz

Atomgesetz vom 31.10. 1976. Bundesgesetzblatt, Teil I, 131, S 3053-3072
Bergonié J, Tribondeau L (1904) Actions des rayons X sur le testicule du rat blanc. CR Soc Biol (Paris) 57: 400-402
Braestrup CD, Wyckhoff HO (1958) Radiation protection. Thomas, Springfield/Ill, p 123
Bundesminister des Inneren (1984) Umweltradioaktivität und Strahlenbelastung. Jahresbericht 1984, S 8
DIN 6843 (1981) Strahlenschutzregeln für den Umgang mit offenen radioaktiven Stoffen in der Medizin. Beuth, Berlin
Fendel H, Stieve FE (Hrsg) (1983) Strahlenschutz in der Kinderradiologie. NRCP-Bericht 68. Hoffmann, Berlin
IRCP (1960) Permissible dose for internal radiation, No 2. Pergamon, London
IRCP (1973) Data for protection against ionizing radiation from external sources, No 21. Pergamon, Oxford
IRCP (1978) Empfehlungen der Internationalen Strahlenschutzkommission, Nr 26, 1977. Fischer, Stuttgart New York
Jäger RG, Hübner W (Hrsg) (1974) Dosimetrie und Strahlenschutz. Physikalisch-technische Daten und Methoden für die Praxis, 2. Aufl. Thieme, Stuttgart
Kaul A, Stieve FE (Hrsg) (1977) Strahlenschutzkurs für Ärzte. Umgang mit offenen radioaktiven Stoffen. Hoffmann, Berlin
Kaul A, Roedler HD (1978) Dosimetrie. In: Emmrich D (Hrsg) Nuklearmedizin - Funktionsdiagnostik. Thieme, Stuttgart
Kemmerer W (Hrsg) (1979) Strahlenschutz in der Medizin. Richtlinien, Merkposten, DIN-Normen u. ä. Hoffmann, Berlin

Muller J (1928) Proc Nat Acad Sci (Wash) 14: 714
Mutscheller A (1924) Am J Roentgenol 13: 65
Oberhofer M (1961) Strahlenschutzpraxis. Teil 2: Meßtechnik. Thiemig, München
Oberhofer M (1968) Strahlenschutzpraxis. Teil 3: Umgang mit Strahlern. Thiemig, München
Röntgenverordnung (1987) Verordnung über den Schutz vor Schäden durch Röntgenstrahlen vom 8.1. 1987 (Bundesgesetzblatt, Teil I). König, München
Rubin P, Casarett G (1972) A direction for clinical radiation pathology. The tolerance dose. Front Radiat Ther Oncol 6: 499
Sauter E (1983) Grundlagen des Strahlenschutzes. Thiemig, München
Stieve FE (Hrsg) (1987) Strahlenschutzkurs für Ärzte. Kurslehrbuch für die Anwendung von Röntgenstrahlen und radioaktiven Stoffen in der Medizin. Hoffmann, Berlin
Strahlenschutzverordnung (1976) Bundesgesetzblatt, Teil I, 125, S 2905-2992. Heymanns, Köln
UNSCER (1977) United Nations Scientific Commitee on the Effects of Atomic Radiation: Sources and effects of ionizing radiation. United Nations, New York

Ultraschalldiagnostik

Brockmann WP, Keller-Münch G (1984) Atlas der Abdominalsonographie. Springer, Berlin Heidelberg New York Tokyo
Bücheler E, Friedmann G, Thelen M (1983) Realtime-Sonographie des Körpers. Thieme, Stuttgart New York
Feigenbaum H (1986) Echocardiography, 4th edn. Lea & Febiger, Philadelphia
Frommhold H, Wischnitz D (1982) Sonographie des Abdomens. Thieme, Stuttgart New York
Grant EG (1986) Neurosonography of the pre-term neonate. Springer, Berlin Heidelberg New York Tokyo
Kremer H, Dobrinksi W (Hrsg) (1987) Sonographische Diagnostik. Urban & Schwarzenberg, München Wien Baltimore
Lutz H, Meudt R (1981) Ultraschallfibel. Springer, Berlin Heidelberg New York
Naidich Th P, Quencer RM (1987) Clinical neurosonography. Ultrasound of the central nervous system. Springer, Berlin Heidelberg New York London
Weitzel D, Dinkel E, Dittrich M, Peters H (1984) Pädiatrische Ultraschalldiagnostik. Springer, Berlin Heidelberg New York Tokyo
Wells PNT (Hrsg) (1980) Ultraschall in der medizinischen Diagnostik. de Gruyter, Berlin New York

Röntgendiagnostik (teils mit CT)

Barth V (1979) Brustdrüse. Thieme, Stuttgart New York
Birkner R (1977) Das typische Röntgenbild des Skeletts, 11. Aufl. Urban & Schwarzenberg, München Berlin
Birzle H, Bergleiter R, Kuner EH (1985) Traumatologische Röntgendiagnostik. Lehrbuch und Atlas, 2. Aufl. Thieme, Stuttgart New York
Bohlig H (1985) Lunge und Pleura. 2. Aufl. Thieme, Stuttgart New York
Brocher JE, Willert HG (1980) Differentialdiagnose der Wirbelsäulenerkrankungen, 6. Aufl. Thieme, Stuttgart

Brombart MM (1980) Radiologie des Verdauungstrakts. Funktionelle Untersuchung und Diagnostik. Thieme, Stuttgart New York

Burgener FA, Kormano M (1985) Differential diagnosis in conventional radiology. Thieme, Stuttgart New York

Dihlmann W (1982) Gelenke - Wirbelverbindungen. Klinische Radiologie, 2. Aufl. Thieme, Stuttgart New York

Dosch J-C (1985) Radiology of the spine: trauma. Conventional radiological study in sine injury. Springer, Berlin Heidelberg New York Tokyo

Ebel Kl D, Willich E (1979) Röntgenuntersuchung im Kindesalter, 2. Aufl. Springer, Berlin Heidelberg New York

Elke M (1982) Kontrastmittel in der Röntgendiagnostik. Untersuchungen, Komplikationen, Behandlung, 2. Aufl. Thieme, Stuttgart New York

Felson B, Weinstein AS, Spitz HB (1984) Röntgenologische Grundlagen der Thoraxdiagnostik. Ein programmierter Text, 6. Aufl. Thieme, Stuttgart New York

Friedmann G, Wenz W, Ebel Kl-D, Bücheler E (1983) Dringliche Röntgendiagnostik. Traumatologie und akute Erkrankungen, 2. Aufl. Thieme, Stuttgart New York

Georgi M (1985) Einführung in die Angiographie. Springer, Berlin Heidelberg New York

Gmelin E (1987) Digitale Subtraktionsangiographie. Thieme, Stuttgart New York

Grüntzig A (1974) Perkutane Rekanalisation chronischer arterieller Verschlüsse mit einem neuen Dilatationskatheter. Dtsch Med Wochenschr 99: 2502

Janker R (1977) Röntgenaufnahmetechnik. Allgemeine Grundlagen und Einstellungen, 1. Teil, 10. Aufl. Springer, Berlin Heidelberg New York (überarbeitet von Stangen A, Günther D)

Janker R (1976) Röntgenbilder. Atlas der normierten Aufnahmen. Röntgenaufnahmetechnik, Teil II, 9. Aufl. Springer, Berlin Heidelberg New York (Bearbeitet von Hallerbach H, Stangen A)

Jefferson K, Rees S (1978) Clinical cardiac radiology. Butterworth, London

Kautzky R, Zülch KJ, Wende S, Tänzer A (1982) Neuroradiology. A neuropathological approach. Springer, Berlin Heidelberg New York

Klümper A (1982) Knochenerkrankungen. In: Frommhold W (Hrsg) Röntgen, wie? wann?, Bd VIII. Thieme, Stuttgart New York

Köhler A, Zimmer EA (1982) Grenzen des Normalen und Anfänge des Pathologischen im Röntgenbild des Skeletts, 12. Aufl. Thieme, Stuttgart New York

Lange S (1986) Radiologische Diagnostik der Lungenerkrankungen. Thieme, Stuttgart New York

Lassrich MA, Prévôt R (1983) Röntgendiagnostik des Verdauungstraktes bei Kindern und Erwachsenen, 2. Aufl. Thieme, Stuttgart New York

Meschan I (1978-1988) Analyse der Röntgenbilder, Bd I-III. Enke, Stuttgart

Möller TB (1987) Röntgennormalbefunde. Thieme, Stuttgart New York

Oestreich AE (1986) Pädiatrische Radiologie. Enke, Stuttgart

Passler FA (1981) Zahnärztliche Radiologie. Thieme, Stuttgart New York

Piepgras M (1977) Neuroradiologie. Thieme, Stuttgart New York

Squire LF (1984) Übungen in radiologischer Diagnostik. In: Unger JD, Shaffer KA (Hrsg) Hals, Nase, Ohr, Bd XI. Thieme, Stuttgart New York

Teschendorf W, Anacker H, Thurn P (1975-1978) Röntgenologische Differentialdiagnostik, Bd I: Thoraxorgane (Lunge und Pleura, Herz, Hilus, Mediastinum, Ösophagus, Zwerchfell), Bd II: Erkrankungen der Bauchorgane. Thieme, Stuttgart New York

Valk J (1986) Neuroradiology 1985/1986. Excerpta Medica, New York Oxford

Valvassori GE, Potter GD, Hanafee WN, Carter BL, Buckingham RA (1984) Radiologie in der Hals-Nasen-Ohren-Heilkunde. Thieme, Stuttgart New York

Ziedses des Plantes BG (1935) Subtraktion. Fortschr Roentgenstr 52: 69

Computertomographie

Hübener KH (1985) Computertomographie des Körperstammes. 2. Aufl. Thieme, Stuttgart New York
Farkas M, Kubik S (1986) Querschnittsanatomie zur Computertomographie. Eine Einführung mit ausgewählten Schnitten aus dem Kopf-, Hals-, Brust- und Beckenbereich. Ein Lernprogramm. Springer, Berlin Heidelberg New York Tokyo
Kazner E, Wende S, Grumme Th, Lanksch W, Stochdorph O (1981) Computertomographie intrakranieller Tumoren aus klinischer Sicht. Springer, Berlin Heidelberg New York
Nadjmi M, Piepgras U, Vogelsang HG (1981) Kranielle Computertomographie. Ein synoptischer Atlas. Thieme, Stuttgart New York
Radü EW, Kendall BE, Moseley IF (1987) Computertomographie des Kopfes, 2. Aufl. Thieme, Stuttgart New York
Takahashi S (1983) Illustrated computer tomography. Springer, Berlin Heidelberg New York

Kernspintomographie

Berquist Th H, Ehmann RL, Richardson ML (1986) Magnetic resonance of the musculoskeletal system. Raven Press, New York
Gademann G (1984) NMR-Tomography of the normal brain. Springer, Berlin Heidelberg New York Tokyo
Lissner J, Seiderer M (1987) Klinische Kernspintomographie. Enke, Stuttgart
Ramm B, Semmler W, Laniado M (1986) Einführung in die MR-Tomographie. Enke, Stuttgart
Rinck PA, Petersen St B, Muller RN (1986) Magnetresonanzimaging und -spektroskopie in der Medizin. Thieme, Stuttgart New York
Roth K (1980) NMR-Tomographie und -Spektroskopie in der Medizin. Springer, Berlin Heidelberg New York Tokyo
Schild H (1986) Magnetresonanztomographie (MRT). Eine leicht verständliche Einführung in Grundlagen und Abläufe. Byk Gulden, Konstanz

Nuklearmedizin

Büll U, Hör G (1987) Klinische Nuklearmedizin. VCH, Weinheim
Emrich D (1979) Nuklearmedizin, Funktionsdiagnostik. 2. Aufl. Thieme, Stuttgart
Feine U, zum Winkel K (1980) Nuklearmedizin, szintigraphische Diagnostik, 2. Aufl. Thieme, Stuttgart New York
Hundeshagen H (1978/1983) Nuklearmedizin. In: Diethelm L (Hrsg) Handbuch der Medizinischen Radiologie, Bd XV/2 und 3. Springer, Berlin Heidelberg New York
Maisey MN, Britton KE, Gilday DL (1983) Clinical nuclear medicine. Chapman & Hall, London

Strahlentherapie

DeVita VT, Hellman S, Rosenberg SA (eds) (1985) Cancer. Principles and practice of oncology, 2nd edn. Lippincott, Philadelphia
DIN 6814 (1986) Teil 8: Begriffe und Benennungen in der radiologischen Technik. Strahlentherapie. Beuth, Berlin

Fletcher GH (1980) Textbook of radiotherapy, 3rd edn. Lea & Febiger, Philadelphia
Hermanek P, Scheibe O, Spiessl B, Wagner G, UICC (1987) TNM-Klassifikation maligner Tumoren, 4. Aufl. Springer, Berlin Heidelberg New York London Paris Tokyo
Kärcher K-H, Kogelnik HD, Meyer H-J (1980) Progress in radiooncology. Thieme, Stuttgart New York
Musshoff K, Weidkuhn V, Bammert J, Felker HU (1985) Diagnostik und Therapie der Hodgkinschen Erkrankung in Freiburg im Breisgau 1964–1976. 1. Mitt.: Ergebnisse des Gesamtkollektivs. Strahlentherapie 161: 581–595
Oeser H (1974) Krebsbekämpfung: Hoffnung und Realität. Thieme, Stuttgart
Ott G, Kuttig H, Drings P (1982) Standardisierte Krebsbehandlung, 2. Aufl. Springer, Berlin Heidelberg New York
Pierquin B, Chassagne D, Wilson F (1987) Modern brachytherapy. Masson, Paris
Rosenberg SA, Kaplan HS (1985) The evolution and summary results of the Stanford randomized clinical trials of the management of Hodgkin's disease: 1962–1984. Int J Radiat Oncol Biol Phys 11: 5–22
Rubin P, Casarett GW (1972) A direction for clinical radiation pathology. The tolerance dose. Front Radiat Ther Oncol 6: 1
Scherer E (Hrsg) (1987) Strahlentherapie. Radiologische Onkologie, 3. Aufl. Springer, Berlin Heidelberg New York London Paris Tokyo
Scherer E (1981) Strahlentherapie, 3. Aufl. Thieme, Stuttgart New York
Spiessl B, Scheibe O, Wagner G, UICC (1982) TNM-Atlas. Springer, Berlin Heidelberg New York
Wannenmacher W (Hrsg) (1981) Kombinierte chirurgische und radiologische Therapie maligner Tumoren. Urban & Schwarzenberg, München Wien Baltimore

Wichtige Abkürzungen

AAG Aortoarteriographie
ACG Aortocoronarographie
ADP Adenosinphosphorsäure
AKG Angiokardiographie
a.-p. anterior-posterior, in der Röntgendiagnostik übliche Kennzeichnung des Strahlenganges bezogen auf das Untersuchungsobjekt (Strahlenrichtung von vorn nach hinten)
ATP Adenosin-tri-phosphorsäure
AU Ausscheidungsurographie (intravenös)
Bq Becquerel, Einheit der Aktivität eines Radionuklids
BW, BWK, BWS Brustwirbel, Brustwirbelkörper, Brustwirbelsäule
CAG Carotisangiographie
Ci Curie, Einheit der Aktivität eines Radionuklids (veralteter Begriff)
CRE Kumulative Strahlenwirkung („cumulative radiation effect"). In der Strahlentherapie verwendeter Begriff
CRNA Zerebrale Radionuklidangiographie
CT Computertomographie
DL Durchleuchtung in der Röntgendiagnostik
DNS Desoxyribonukleinsäure
DSA Digitale Subtraktionsangiographie
DTPA Diethylentriamin-Pentaacetat
EC Elektroneneinfang („electron capture")
ECT Emissionscomputertomographie
ED Einfalldosis
EDTA Ethylendiamintetraacetat
EF Ejektionsfraktion des Herzens
ERCP Endoskopische retrograde Cholangiographie und Pankreatikographie
ERPF Effektiver renaler Plasmafluß
FFA Fokus-Film-Abstand
F-Folie Feinzeichnende Verstärkerfolie in der Röntgendiagnostik
FHA Fokus-Haut-Abstand
FNH Fokalnoduläre Hyperplasie
FOA Fokus-Objekt-Abstand
GEF Globale Ejektionsfraktion des Herzens
GFR Glomeruläre Filtrationsrate
GY Gray, Einheit der Energiedosis
HD Herddosis
HE Hounsfield-Einheiten (bei der CT)
HLQ Herz-Lungen-Quotient
HSA Humanserumalbumin
HSG Hysterosalpingographie
HV-Folie Hochverstärkende Verstärkerfolie
HW, HWK, HWS Halswirbel, Halswirbelkörper, Halswirbelsäule

HWD, HWS	Halbwertschichtdicke
HWZ	Halbwertszeit
ICR	Interkostalraum
IDA	Imino-di-essigsäurederivate
ING	Isotopennephrographie
i v P	Alte Bezeichnung (i. v.-Pyelographie) für intravenöse Urographie oder Ausscheidungsurographie
k(e)V	Kilo-(elektronen-)Volt
KM	Kontrastmittel in der Röntgendiagnostik
KST	Kernspintomographie
LET	„linear energy transfer"
LW, LWK, LWS	Lendenwirbel, Lendenwirbelkörper, Lendenwirbelsäule
MAA	Makroaggregiertes Albumin
MAB	Monoklonale Antikörper
mAs	Milliampère-Sekunden-Produkt
MeV	Millionenelektronenvolt
MCU	Miktionszystourethrographie
MDP	Magen-Darm-Passage
mgEh	Milligramm. Elementstunde (veraltete Maßeinheit für die Radiumdosierung)
MRI	Kernspintomographie („magnetic resonance imaging")
MRT	Magnetische Resonanztomographie (Kernspintomographie)
NBKS	Nierenbecken-Kelch-System
NHL	Non-Hodgkin-Lymphom
NMR	Kernmagnetische Resonanz („nuclear magnetic resonance")
NMRT	„nuclear magnetic resonance tomography" (s. KST)
NNH	Nasennebenhöhlen
NPL	Neoplasma
NSD	„nominal standard dose" (Ellis), biologische Vergleichsdosis in der Strahlentherapie
OD	Oberflächendosis
OER	Sauerstoffverstärkungsfaktor („oxygen enhancement ratio")
OFA	Objekt-Film-Abstand
p.-a.	posterior-anterior, in der Röntgendiagnostik übliche Kennzeichnung der Strahlenrichtung bezogen auf das Untersuchungsobjekt (Strahlenrichtung von hinten nach vorn)
PAH	P-Aminohippursäure
p.c.	post cenam mit Zeitangabe, z. B. 1 h p. c. nach Einnahme der KM-Mahlzeit
PET	Positronenemissionstomographie
p.i.	post injectionem oder infusionem, mit Zeitangabe, z. B. 15 min p. i. nach der KM-Injektion bzw. -Infusion
PK	(Tuberkulöser) Primärkomplex
p.T.	Prozentuale Tiefendosis
PTA	Perkutane Angioplastie
PTC	Perkutane transhepatische Cholangiographie
QHA	Quelle-Haut-Abstand, bei Bestrahlung mit Radionukliden, z. B. ^{60}Co, ^{137}Cs
R	Röntgen, Einheit der Ionendosis (alte Bezeichnung)
RBW	Relative biologische Wirksamkeit
rCBF	Regionale Hirndurchblutung („regional cerebral blood flow")
rd	rad („radiation absorbed dose") Einheit der Energiedosis (alte Bezeichnung)
REF	Regionale Ejektionsfraktion des Herzens

rel. T.	Relative Tiefendosis
rem	„roentgen equivalent man", Einheit der Äquivalentdosis (alte Bezeichnung)
RN	Radionuklide
ret	„radiation equivalent therapy", Einheit der NSD
RIA	Radioimmunosassay, Radioimmunobestimmung
RIHSA	Radiojodhumanserumalbumin
RCR	Retrokardialraum, auch HKR, Holzknecht-Raum
ROI	„regions of interest", interessierende Teilbereiche im Szintigramm
RSR	Retrosternalraum
SOP	Subokzipitalpunktion
SPECT	Singlephotonenemissionscomputertomographie
Sv	Sievert, Einheit der Äquivalentdosis, wird nur für Strahlenschutzzwecke verwendet
T_3	Trijodthyronin
T_4	Thyroxin
TBG	Thyroxinbindendes Globulin
TCT	Transmissionscomputertomographie
TDF	Zeit-Dosis-Faktor („time dose factor") In der Strahlentherapie verwendeter Begriff
TNM-System	Tumorklassifikation der UICC
TSH	Thyreoideastimulierendes Hormon
U-Folie	Universalverstärkerfolie in der Röntgendiagnostik
US	Ultraschall(-diagnostik)
VAG	Vertebralisangiographie
VG	Ventrikulographie
VUR	Vesikoureteraler Reflux
WK	Wirbelkörper
WS	Wirbelsäule

Sachverzeichnis

A. carotis communis, US 319
A. intermedia, normaler Durchmesser 139
A. intermedia 148
- Kaliberverbreiterung 148
Abbremsung 2
Abdomenübersichtsbild ohne Kontrastmittel („Leeraufnahme") 174
Aberrierendes Gefäß 201
Abflußstörungen, obere Harnwege 359
Abnahmeprüfung 77
Absorption 103, 383
Abstandsgesetz 397
Abstandsprinzip 394f.
Abstandsquadratgesetz 30, 105
Abstoßungsreaktion 206
Abszeß, Leber 180
Abszess (Bestrahlung) 404
Abszesse (Leber) 197
- (Milz) 196
Abt-Letterer-Siwe-Krankheit 241
Achalasie (Kardia) 182
Achondroplasie 245, 251
Adenom, autonomes 352
-, dekompensiertes 352
- (Kolon) 192
- (Schilddrüse) 352, 397
-, toxisches 397
Adenome, Nebenschilddrüse 349
Adenomyomatosis uteri 223
Adhäsionsatelektasen 156
Adoleszentenkyphose 306f.
Afterloading-Einrichtung, ferngesteuerte 393
Afterloading-Verfahren 397, 416
Agenesie (Niere) 209
AIDS 289, 300
Akinesien, Myokard 355
Akroosteolyse 231
Aktinomykose 156, 169
- (Dünndarm) 191
- (Kolon) 193
- (Leber) 194

Akustikusneurinom 289, 305
Alarmsyndrom (Selye) 231
Algodystrophie 367
Alkoholabusus 295
Allergieexpositionstest 175
Alpha-Strahlen 64
Alpha-Teilchen 6, 79
Alveolitis, exogen-allergische 158
Analgesie 410
Analkarzinom, Strahlenbehandlung 414
Anämie 372
-, hämolytische 372
-, perniziöse 375f.
Aneurysma (Gefäß) 276
- (Hirngefäße) 288, 299, 301
-, Koronararterien 276
-, Myokard- 355
-, Ventrikel- 355
Aneurysmen (Abdomen) 180
Angerkamera 128
Angiographie 290
-, interventionelle 281
-, konventionelle 264
-, Skelett 226
-, spinale 269, 288
-, zerebrale 289, 301, 305
Angiokardiographie 135, 268f.
Angiom (Hirngefäße) 288
Angiomyolipom Niere 215
Angioplastie, perkutane transluminale 281
Ankylose 249f.
Ankylosierung 307
Anode 2
Anorexia nervosa 295
Antigen, karzinoembryonales 369
Antikathode 2
Antikörper, monoklonaler 368
Antrumgastritis, stenosierende 184
Aortenaneurysma 168, 275
Aortenbogendarstellung 287
Aortenbogensyndrom 300
Aortendilatation 167

Aortendissektion 275
Aortenektasie 167
Aortenhypoplasie 167
Aortenisthmusstenose 168
Aortenkinking 167
Aortenklappeninsuffizienz 163, 167
Aortenklappenstenose 163
Aortenskleratheromatose, dilatierende 167
Aortensklerose 167f., 181
Aortenstenose, supravalvuläre 167
Aortitis luica 167, 168
Aortographie, abdominale 269
-, direkte 266
-, lumbale 265f.
-, thorakale 269
AOT-Blattfilmwechsler 264
Apophysen 294
Apophysenkerne 229
Apudom 369
Äquivalentdosis 27, 60
-, Bezugsstrahlung 28
Arachnodaktylie 246
Arachnoidalzysten (KST) 341
Arcus aortae dexter 275
Arcus aortae sinister 275
Arhinenzephalie 298
Arm-Retina-Zeitbestimmung 292
Arnold-Chiari-Syndrom 298
Arrosion (Gefäß) 277
Arrosion (Skelett) 231
Artefakte (CT) 125
Arteriographie, Becken-Bein- 265f.
-, direkte 266
Arterioportographie 269f.
Arteriosklerose 300
Arthritis 247, 368
-, chronische 246
-, primär chronische 247
-, rheumatoide (Lunge) 157
Arthritis psoriatica 250
Arthritis urica 250
Arthrographie 225
Arthrogryposis multiplex congenita 250
Arthropathie, hämophile 250
Arthrose 247, 249
Arthrosis deformans 250
- (Bestrahlung) 405
A-Scan 121
Aschoff-Puhl-Herd 160
Aspergillom 156
Aspirationspneumonie 156f.

Assay, immunradiometrischer 378
Assmann-Frühinfiltrat 160
Asthma bronchiale 151
Astrozytom, Strahlenbehandlung 418
Aszites 180
Atemnotsyndrom 154
Atlas 308
Atom, Aufbau 5
-, charakteristisches K-Röntgenquant 14
-, Compton-Elektron 14
-, Elektronenhülle 5, 14
-, K-Schale 14
-, Paarerzeugung 14
Atomkern, Isotope 5
-, Kernladungszahl 5
-, Neutronen 5
^{198}Au, Aszites 397
-, Therapie 397
^{198}Au- Kolloid 358
Aufhärtung 3
- (Strahlung) 100
Aufhellung im Röntgenbild 144
Aufnahmen, stereoskopische 225
Aufnahmetubus 109
Aufzeichnungspflicht 77
Auge (Strahlentherapie) 406
Ausscheidungsurographie 200
-, Modifikationen 201
Austrittsdosis 16
Autoradiographie, zerebrale 292
Autotomographie nach Ottonello 286
Azidose, hyperchlorämische 232

Balkenagenesie 298
Ballonkatheter, Dilatationskatheter 281
-, (Grüntzig) 281
Ballonkatheterdilatation 293
Bandscheibenprolaps, akuter 313
Barium-KM (nach Perforation) 180
Bariumsulfatsuspension 110, 174f.
Basaliom 411
B-Bildverfahren (Thorax) 134
Bechterew-Krankheit 253
Becken, CT 336
Beckendysplasien 251
Beckenmessung 251
Beckenphlebographie 268
Beckenskelett, Beteiligung bei Systemerkrankungen 252
Becquerel (Bq) 10
Bedford-Zeichen 164

Behandlungskonzept, interdisziplinäres 407
Belichtungsautomatik 103
Belüftungsinsuffizienz, neonatale 147
-, weiße Lunge 147
Beschleuniger, Bremsstrahlung 4
- für die Dünndarmdiagnostik 174
-, Korpuskularstrahlung 4
-, kurzlebige Radionuklide 4
Bestrahlung s. a. Radiotherapie
Bestrahlung, endokavitäre 383
-, interstitielle 383, 397
-, intrakavitäre 397
-, perkutane 383
Bestrahlungseinrichtungen 390
Bestrahlungsmethoden 394 f.
Bestrahlungsplan 77
Bestrahlungsplanung 402
Beta-Strahlen 79
Betastrahler 75, 79, 83
Betastrahlung 384
Betatron 392
Betazerfall 7
- Energiespektrum 7
- Kernladungszahl 7
- Positron 7
Bettaufnahmen (Thorax) 133
Beutelmagen 185
Bewegungs- und Stützorgane, maligne Tumoren 417
- Strahlenbehandlung 417
Bewegungsbestrahlung 396
Bewegungsunschärfe 108
Bewertungsfaktor, Fraktionierung 28
Bewertungsfaktor q 19, 60
Bildrekonstruktion (CT) 125
Bildverstärker 103, 111
Bildverstärkerfernsehkette 104, 112
Bildverstärkerphotographie 112
Bildwandlerfernsehdurchleuchtung 290
Bilharziose 220
- (Leber) 197
Billroth-(B)I- und II-Resektion 188
Bimastoid-Linie 308
Bindungsenergie 6
Biologische Grundlagen der Strahlentherapie 398
Biopsie 206
Biventer-Linie 308
Blase, Verletzungen 221
Blasendivertikel 201
Blasenekstrophie 219, 251

Blasenhalsstenose 220
Blasenkarzinom 201
-, Strahlenbehandlung 417
Blasenruptur, extraperitoneale 221
-, intraperitoneale 221
Blasensteine 201, 216
Blasentumoren 221
Blockwirbelbildung 306
Blut-Hirn-Schranken-Störung 305
Blutpoolphase 365
Blutung, intrakapsuläre 206
-, intrakranielle 301
Blutvolumen 370
Bochdalek-Hernie 142
Bohrlochkristallzähler 131
Bourneville-Pringle-Syndrom 215
Boxerstellung 140
Brachytherapie 51, 382, 393
-, interstitiell 397
-, intrakavitär 397
Bragg-Maximum 19
Bragg-Peak, Energieverlust 19
Bremsquant 1
Bremsspektrum 384
Bremsstrahlung 390
Bremsvermögen, lineares 19
Brennfleck 98 f.
Brill-Symmers 280
Brodie-Abszeß 236
Bronchialadenom 161
Bronchialkarzinoid 161
Bronchialkarzinom 161
-, Strahlenbehandlung 413
Bronchialkarzinom, peripheres CT 331
Bronchialkreislauf, Kollateralversorgung der Lungen 148
Bronchialtuberkulose 159
Bronchiektasen 151, 160
Bronchitis, akute 150
-, chronische 150
Bronchitis deformans 150
Bronchitis obliterans 150
Bronchitis spastica 150 f.
Bronchographie 135, 150 f.
Bronchopneumonie 155, 157
Brucellose 180
Brustdrüse, Strahlenbehandlung 416
B-Scan brightness can 121
Bucky-Blende 109
Bucky-Tisch 102, 286
Bullöses Emphysem 152

Burkitt-Lymphom 368
Buscopan 175

Calices majores 207
Calices minores 207
Calvé-Plattwirbel 234
Camurati-Engelmann Krankheit 235
Caplan-Syndrom 157
Cavum septi pellucidi 298
Cavum Vergae 298
Celen-Gellerstedt-Syndrom 159
Chamberlain-Linie 308 f.
Chilaiditi-Syndrom 180, 194
Chilaiditi-Zeichen 141
Cholangiographie 176
-, endoskopische retrograde 176
-, perkutane transhepatische (PTC) 176
Cholangitis 180
Cholelithiasis 193
Cholezystitis 176, 193
Chondrodystrophia punctata sive calcificans congenita 245
Chondrodystrophie 245
Chondroektodermaldysplasie 251
Chondrom 253
Chondrosarkom 239, 253
Chorionepitheliom 223
Chromatidaberrationen 40
Chromosomenaberrationen 40
Chromosomenmutation, numerische 42
Chrondrosarkom, Strahlenbehandlung 418
Churg-Strauss-Granulomatose, allergische 158
-, Lunge 158
Circulus Willisii 301
Clearance, Infusions- 363
-, OJH 362
-, seitengetrennte 362
-, single-shot- 363
^{57}Co- Cyanocobalamin 375
^{60}Co 391
^{60}Co-γ-Strahlungsanlagen, Strahlenexposition 88
Colitis ulcerosa 192
Compoundscan 121
Compton-Effekt 13, 383
Computertomogramm 123
Computertomographie 122, 283
-, Artefakte 327
-, Bildaufbau 326

- (Bronchiektasen) 151
-, diagnostische Hilfsmittel 327
-, Enhancementzeitkurven 327
- (Gallenblase) 176
- (Harnblase) 221
- (Harntrakt) 205
-, Indikationen 328
-, Kriterien 328
- (Leber) 176
- (Milz) 176
- (Pankreas) 176
-, Prinzip 122
- (Schädel) 288
-, Strahlenbelastung 326
-, Strahlenexposition 87
- (Thorax) 134
Cor pulmonale 164
corner sign 230
Coxarthrosis deformans 254
^{51}Cr- DTPA 362
^{51}Cr-Eigenerythrozyten 377
^{51}Cr-Erythrozyten 371
^{51}Cr-HSA 377
^{137}Cs 391
^{137}Cs-Teletherapie 382
CT 117, 122, 283
- (Gehirn) 298
- Gehirn 305
- (Schädel) 303 ff.
CT-Luftzisternographie 289, 305
CT-Untersuchung, postmyelographische 290
Cystosarcoma phylloides (Mamma) 259

Dandy-Walker-Syndrom 298
Daueraktivität, Grenzwerte 70
Dauerfrakturen 232
D-Avitaminosen 232
Defekte, osteolytische 231
Dens epistrophei 294
Denshochstand 309
Densinstabilität 309
dermal backflow 280, 364
Dermatomyositis (Lunge) 157
Deutsche Horizontale 284
Dextrokardie 274
Diaphyse 226
Diastematomyelie 306
Diathese, osteoplastische 312
Dickdarm, normaler Röntgenbefund 179

Dickdarmileus 180
Digitale Subtraktionsangiographie (DSA) 265, 288
Dilatation (Gefäß) 276
dirty lung 150
Diskographie 225, 287
Divergenzeffekt 394
Divertikel 182
- (Dünndarm) 190
- (Duodenum) 188
-, echte 190
-, falsche 190
- (Kolon) 192
DNA-Reparatur 51
Doppelkontrast (Magen-Darm-Trakt) 175
Doppelkontrasttechnik 110
Doppelkontrastuntersuchung (Dünndarm) 174
Doppelniere 209, 217
Doppelstrangbrüche 39 f., 50
- (DNS) 66
Doppler-Effekt 118 f.
Doppler-Verfahren, transkranielles 288
Dosimeter 82
Dosis 63
-, effektive 61, 69
-, genetisch signifikante 62
Dosis-Aufbaueffekt 385 f.
Dosiseinheiten 26
Dosisgrößen 26
Dosisleistung 10, 29, 51
Dosisleistungskonstanten 11
Dosisspitzen 396
Dosis-Sterblichkeits-Kurve 65
Dosisverteilung, räumliche 394
Dosis-Wirkungs-Beziehungen, Linear-Quadrat-Gesetz 49
-, Treffertheorie 48
Dosis-Wirkungs-Kurve 65
Down-Syndrom 251
Drehanode 99
Dreieck, basales 157
Dreiphasenszintigramm 367
Dressler-Syndrom 158
Druckbelastung der Herzhöhlen 162, 165
DSA, arterielle 305
-, intraarterielle 270
-, intravenöse 265
Duane-Hunt-Gesetz 3
Duktektasien, retromamilläre 258

Dünndarm, normaler Röntgenbefund 177
-, Resorptionsstörungen 190
Dünndarm, Tbc 191
Dünndarmileus 180
Duodenalatresie 188
Duodenalstenose 188
Duodenographie, hypotone 175
Duodenum, kongenitale Veränderungen 188
-, normaler Röntgenbefund 178
-, prävaskuläre Lage 188
Duodenum inversum 188
Duodenum mobile 188
Durchblutungsstörungen, arteriell 277
-, portal 278
-, venös 278
Durchflußmessung, elektromagnetische 292
Durchleuchtungsgerät 103
Dyskinesie 357
-, Myokard 355
Dysostosen 244
Dysostosis cleidocranialis 245, 251, 299
Dysostosis craniofacialis Crouzon 299
Dysostosis generalisata 245
Dysostosis multiplex 245
Dysostosis multiplex Pfaundler-Hurler 299
Dysplasia chondroectodermalis (Ellis-van-Creveld-Syndrom) 245
Dysplasien, Skelett- 244 ff., 367
Dystelektasen (bei Pankreatitis) 195
Dystopie, gekreuzte (Nieren) 209

Eburnisation 235
Echinokokken 180
Echinokokkuszysten 194, 238
Echographie s.a. Sonographie 117, 119 f.
-, Artefakte 315
-, Bildaufbau 315
-, diagnostische Hilfsmittel 316
-, Indikationen 318
-, Kriterien 317
-, Wiederholungsechos 315
Echokardiographie, Indikationen 134
Echotomogramm 121
Effekt, piezoelektrischer 118
Eigenfilterung (Röhre) 100
Eigenpulsationen der zentralen Lungenarterien, verstärkte 148

439

Eimermagen 185
Einstrahlungsleistung 17
Eintrittsdosis 17
Einzelfeldbestrahlung 395
Einzelstrangbrüche 39
Eisenbindungskapazität, latente 374
-, totale 374
Eisenmangelanämie 374
Eisenmenger-Syndrom 168
Eisenresorption 373
Eisenresorptionsuntersuchung 374
Eisensulfatdosimeter 20
Eisenutilisation 373
Eiweißmangel, chronischer 231
Eiweißverlust 377
Ejektionsfraktion 355
-, globale 356
Ejektionsfraktionen, Herz 356
-, regionale 356
Ektasie (Gefäß-) 276
electron capture 25
Elektronen 64
-, Eigenschaften 387
-, hochenergetische 387
-, schnelle 382, 384
Elektronenbeschleuniger 391
Elektroneneinfang, Auger-Elektron 7
-, charakteristische Strahlung 7
-, electron capture 7
Elektronengleichgewicht 386
Elektronentherapie, Indikationen 387
Elektroradiographie 115, 256
Elektrostoßwellentherapie 200
Elfenbeinwirbel 235
Ellis-Formel 53
Ellis-van-Creveld-Syndrom 251
Elongation (Gefäß-) 276
Embolie 277
Embolisation, Äthylalkohol 281
-, Gelatineschwamm 281
-, Gewebekleber 281
Emissionscomputertomographie (ECT) 129
Emphysem, perifokales 145
Emphysem des Säuglings, kongenitales lobäres 152
Emphysemblase 146
Encephalitis, Herpes-simplex 289
Enchondrom 239, 367
Endatrophie 233
Endokrinologie, (Bestrahlung) 405
Endometriosen 193
Endometritis 222
Endomyokardfibrosen 275
Endostose 235
Energieabsorption 20
Energiedosis 27, 60
Energieübertragung, Äquivalentdosis 18
-, indirekt ionisierend 18
-, Ionisationswirkung 18
-, Sekundärteilchen 18
-, Strahlenwirkung 18
Energieübertragungsvermögen 18
- Äquivalentdosis 19
- Bewertungsfaktor q 19
- Ionisationsdichte 19
- Ionisationsmaximum 19
- lineares 18, 33
- Qualitätsfaktor 19
Energieverlust, differentieller 20
Enteritis, unspezifische 190
Enteritis regionalis 190
Entzündung, Lymphsystem 279
Entzündungen, akute 404
-, Bestrahlung 404
-, chronische 404
Entzündungsbestrahlung 404
Enzephalitis (Herpes simplex) 304
Enzephalomeningozele 298
Enzymimmunoassay 378
Ependymom, Strahlenbehandlung 418
Epikondylitis (Bestrahlung) 405
Epipharynxtumoren, Strahlenbehandlung 412
Epiphyse (Glandula pinealis) 294
Epiphysen 226f., 237
Epiphysenfugen 229
Epiphysenlösung 243
Epiphysenverlagerung 304
Epiphysiolysis capitis femoris 243
Epiphysitis 237
Epistropheus 308
Epituberkulose 159
Erholung, Zellen 51
Erholungsfähigkeit (Gewebe) 401
Erkrankungen, (Bestrahlung) 405
-, degenerative 405
-, Gelenke 405
Ermächtigung, (Arzt) 78
Ermüdungsbrüche 244
Erosion, basiläre 309
Erythema exsudativum multiforme (Lunge) 157

Erythroyztenvolumen 371
Erythrozyteneisenturnover 373
Erythrozytenüberlebenszeit, scheinbare halbe 371
Euler-Liljestrand-Reflex 161, 353
Ewing-Sarkom 240, 367
-, Strahlenbehandlung 418
Exkretionsphase (Nierenszintigraphie) 360
Exostose 235
Exostosen, kartilaginäre 239
extended field therapy 419
Extraktionsrate, tubuläre 359
Extremitätenarteriographie 267

Fächerstrahlgerät (CT) 124
Fallot-Vitien 148, 164
Falxverkalkung 294
Fanconi-Syndrom 232
Farmerlunge 158
Fechterstellung 140
Fehlbildungen, teratogene 66
Fehlhaltungen, Wirbelsäule 305
Feinstfokusvergrößerungsaufnahmen 225
Feldbegrenzung 28
Felsenbeinspezialaufnahme (Stenvers) 285
Felsenbeinübersicht (E.G. Mayer) 285
- (Schüller) 285
Fernsehkette (Bildverstärker) 111
Festkörperdetektor, Photomultiplier 26
-, Radio-Photolumineszenz 26
-, Thermolumineszenz 26
-, Widerstand 26
Fettgewebsnekrosen 258, 261
^{59}Fe-zitrat 374
Fibrinolyse, lokale 281
Fibroadenome (Mamma) 258
-, Verkalkungen 261
Fibrom (Dünndarm) 191
- (Leber) 194
- nichtossifizierendes 367
Fibrosarkom 240
Filmdosimeter 82
Filmdosimetrie, Densitometrie 26
-, latente Schwärzung 26
Filter 390
Filterung 3
Filtrationsfraktion 363

Fingerhutkammer 20
Fischwirbel 232, 309
Fistel, arteriovenöse 277, 279, 281, 293, 300
Fistulographie 226
Flächendichte 16
Flächen-Dosis-Produkt, Flachkammer 29
-, Nutzstrahl 29
Flächenkymographie 114
Flächenschatten (Lunge) 146
Flachkammer 20
Fleckschatten, azinöse 155 f.
-, lobuläre 155 f.
- (Lunge) 146
fluid lung 155
Fluidopneumothorax 144
Fluoreszenz 20
Fluoreszenzimmunoassay 378
Fokus 98
- (Röntgenröhre) 109
Fokusabstand 30
Fokus-Film-Abstand 106
Fokus-Haut-Abstand 86
Fokus-Objekt-Abstand 106 f.
Foramen Luschkae 295
Foramen Magendi 295
Foramen Monroi 295
Foramina intervertebralia 286
Fornices (Niere) 207
Fraktionierung 401
Fraktur, Kahnbein- 242
Frakturen 241
- Ermüdungs- 244
-, Formen 242 f.
-, Kindesalter 243
-, pathologische 244
-, Radius- 242
frame mode 129
Freigrenzen 71 f.
Fremdkörperaspiration 151
Fremdkörperlokalisation 109
Frontalbild, Seitenbild (Thorax) 132
Frühinfiltrat, infraklavikuläres 160
Frühkaverne 160
Frühurographie 201
Füllhalterdosimeter 20
Funktionsaufnahme, BWS 286
-, HWS 286
Funktionsszintigraphie 347
- (Nieren) 359
Furunkel (Bestrahlung) 404

441

Gadolinium-DTPA 290, 305, 338
Galaktographie 256
Gallenblase, Funktionsstörungen 193
-, normaler Röntgenbefund 179
-, US 321
Gallenblase/Gallenwege 176
Gallengänge, US 321
Gallensteine 180
Gallenwege, Funktionsstörungen 193
Gamma-Bestrahlungseinrichtungen 391
Gamma-Kamera 347, 353, 364 f.
Gamma-Kamera- computersystem 355
Gammakamera 128
Gammastrahlen 384
Gammastrahler 75, 88
Gamma-Strahlung 89, 385, 391
Gammastrahlung 8
- angeregter Zustand 8
- Grundzustand 8
- Isomeren 8
- isomerer Übergang 8
- Konversionselektron 8
- metastabiler Zustand 8
Gantry 125
Ganzkörperbelastung 73
Ganzkörperbestrahlung 420
Ganzkörperdosis, mittlere 69
Ganzkörperexposition 74
Ganzkörperstrahlenbehandlung 65
Ganzkörperzähler 83
Gargoylismus 245
Gastritis 184
-, atrophische 184
-, hyperplastische 184
Gastritis erosiva 184
Gastroenteropathie, exsudative 377
Gastrografin 175
Gastrointestinalblutung, akute 279
-, Gefäßarrosion 279
Gastrointestinaltrakt 414
- Strahlenbehandlung 414
Gastropathia gigantea 184
^{67}Ga-Szintigraphie 134
^{67}Ga-Zitrat 368 f.
Gefäßmißbildungen, Angiome 298
-, Kavernome 298
Gefäßsklerose 181
Gefäßsystem, peripheres 273, 276
-, Röntgenpathologie 276
Gefäßverkalkungen 261
Gegenstromarteriographie 267
Gehirn, KST 340

Gehörgang Strahlenbehandlung 412
- (Tumoren) 412
Geiger-Müller-Zählrohr 20, 84
Gelenke, Indikationen zur Röntgenuntersuchung 224
-, normaler Röntgenbefund 226
-, Röntgenpathologie 246
-, Untersuchungsmethoden 224
Gelenkerguß, Sonographie 257, 323
Gelenkspalt 226 f.
-, Aufhebung 250
-, Deformierung 250
-, Verbreiterung 246
-, Verschmälerung 246
Gelenktuberkulose 231, 237
Gelenktumoren 250
Genitalorgane, Anomalien 222
-, Mißbildungen 222
-, weibliche 222
Genitaltuberkulose 222
Genmutation 41
Germaniumhalbleiterdetektor 25
Geschlechtsorgane, Indikationen 198
Geschwülste, bösartige 406, 411
-, Strahlentherapie 406, 411
Gewebespektroskopie 289
Ghon-Primärherd 159
Gibbus 306
Gichtnephropathie 214
Gleichgewicht-Ionendosis, Energiedosis 21
-, Sekundärelektronengleichgewicht 21
Gleichrichter 101
Glioblastom, Strahlenbehandlung 418
Glioblastom, US 329
glomeruläre Filtrationsrate 363
Glomerulonephritis 214
Glühkathode 98, 101
Gonadendysgenesie 198
Goodpasture-Syndrom 214
- (Lunge) 158
Gordon-Test 377
Götze-Fokus 99
Granulom, eosinophiles 241, 252
-, Strahlentherapie 406
Granulome, eosinophile (Dünndarm) 191
Gray (Gy) 60
Grenzenergie, Anoden-cut-off 3
-, Grenzwellenlänge λ_g 3
Grenzwert, Radionuklid 71
Grenzwerte 73

442

Grünholzfraktur 243
Gynäkomastie 261

Halbkörperbestrahlung 420
Halbleiterdetektoren, Aktivierungsanalyse 25
-, Ansprechwahrscheinlichkeit 25
-, Compton-Elektronen 24
-, Energieauflösungsvermögen 24f.
-, Halbleiterzähler 24
-, Impulshöhenspektren 24
-, Inkorporation 25
-, Ionisation 23
-, Photopeak 24
Halbleiterzähler 20
Halbmondschatten (Lunge) 146
Halbtiefentherapie 382
Halbwertsdicke 80
Halbwertszeit 10
-, biologische 11
-, effektive 11, 351
-, physikalische 11
-, Strahlenbelastung 11
Hämangiom (Dünndarm) 191
- (Leber) 177, 194
- (Niere) 215
- (Skelett) 240
- (Strahlentherapie) 406
Hamartom (Leber) 194
Hämatom, epidurales 302
-, intrazerebrales 303
-, subdurales 301f.
-, subperiostales 230
Hamman-Rich-Syndrom 159
Hämoperikard 167
Hampton's hump 150
Hand-Schüller-Christian-Krankheit 241, 252
Harnblase 208
-, Mißbildungen 219
-, US 322
Harnblasenabflußstörungen 199
Harnorgane, Indikationen 198
-, maligne Tumoren 417
-, pathologische Befunde 209
-, Strahlentherapie 417
-, Ultraschalluntersuchung 198
-, Untersuchungsmethoden 198
Harnröhre, Verletzungen 221
Harnstauung, chronische 322
-, Sonographie 322

Harntrakt, normaler Röntgenbefund 206
Hartstrahlraster 113
Hartstrahltechnik 109, 112
- (Thorax) 133
Härtungsfilter 385
Haudek-Nische 184
Hautdosen, Patient 93
Haut-Fokus-Abstand 29
Helligkeitskontrast 110
Hepatitis 197
Hepatoptose 194
Herdpneumonie 155
-, interstitielle Form 157
-, metastatisch-eitrige 156f.
Herdschatten (Lunge) 146
Hernie, lumbokostale 142
-, parasternale 142
Herpes zoster (Bestrahlung) 404
Herz, CT 332
-, Formänderung durch Dilatation der linken Herzhöhlen 163
-, Formänderung durch Dilatation der rechten Herzhöhlen 165
-, Formänderung durch Perikarderguß 166
- (KST) 343
-, normaler Röntgenbefund 139, 272
-, Standardprojektionen 140
-, US 319
Herzbeuteltamponade 168
Herzbinnenraumszintigraphie, Indikationen 134
Herzgefäßsystem, Untersuchungsmethoden 266
Herz-Lungen-Quotient, HLQ 139
Herzschrittmacher 289
Herztumoren 164, 166
-, intrakavitäre 275
Herzwandaneurysma 163
Hiatushernie 142, 182
Hilus, Lungenwurzel 136
-, normaler Röntgenbefund 139
Hiluslymphknotenschwellung, Differentialdiagnose 172
Hiluslymphome 157, 171
Hirnabszeß 303
Hirnatrophie 295, 300
Hirnbestrahlung, prophylaktische 418
Hirndruck 304
Hirndurchblutungsmessung, Cinedensitometrie 292
- (Kety-Schmidt) 292

443

Hirndurchblutungsmessung, Stickoxydulmethode 292
-, ^{133}-Xenon-Clearancemethode 292
Hirngefäßaneurysmen 299
Hirngefäße, pathologische Veränderungen 301
Hirninfarkt 289
Hirnmetastasen, Strahlenbehandlung 418
Hirnschädel, Abszeß 329
-, Aneurysmen 329
-, AV-Mißbildungen 329
-, Blutung 329
-, CT 328
-, Hydrozephalus 330
-, Infarkte 330
-, Metastasen 328
-, Tumoren 328
-, US 318
Hirnszintigraphie 91
Hirntumoren, KST 341
-, maligne 341
- Strahlenbehandlung 418
Hirtenstabform, Femur 239
Histiozytose X 159, 241
Histoplasmose 180
Hoden, US 323
Hodentumoren, Strahlenbehandlung 415
Hoffman-Rigler-Zeichen 139, 163
Hohlraum-Ionendosis, Bragg-Gray 21
-, Flußdichte 21
Holzknecht-Raum 140
honeycombing 145
Hounsfield Einheiten (HE) 124
- (Hounsfield units = HU) 124
Hufeisenniere 209 f.
Hüftdysplasie 252
Hüftgelenke, US 323
Hüftluxation, angeborene 252
Hüftsonographie 252 f.
Hydrocephalus aresorptivus 295
Hydrocephalus internus US 330
Hydrocephalus occlusus 295, 304
Hydrometrokolpos 222
Hydronephrose 201, 216, 219
Hydroureter 219 f.
Hydrozephalus, KST 342
Hygrom, subdurales 303
Hymen imperforatus 222
Hyperfraktionierung, Strahlentherapie 401
Hypernephroides Karzinom 201

Hypernephrom 215
Hyperparathyreoidismus 216, 232
Hyperplasie, fokal noduläre (Leber) 357 f.
Hypersekretion (Magen) 184
Hypertension, arterielle 163, 165, 167
-, hyperkinetische pulmonale 148
-, intrahepatische 197
-, portale 196, 279
-, posthepatischer Block 197
-, prähepatische 198
-, pulmonal-arterielle 149, 160, 164, 168
-, pulmonal-arterielle, im Röntgenbild 148, 149
-, pulmonal-venöse, im Röntgenbild 148
-, renovaskuläre 203
Hyperthermie 58 f., 409
Hyperthyreose 380, 397
Hypokinesie (Herz) 357
-, Myokard 355
Hypopharynxkarzinom Strahlenbehandlung 413
Hypophosphatasie 232
Hypophyse, Tumor 304
Hypophysenadenom, chromophobes 418
-, Strahlenbehandlung 418
Hypoplasie (Gefäß-) 276
Hypothyreose 228, 380
Hysterosalpingographie 205

Ileitis terminalis 190
Ileus, mechanischer 180
-, paralytischer 179
Iliosakralgelenk 253
Immunopathien, Lunge 157
Immunszintigraphie 368
Impression, basiläre 298, 306, 309
^{111}In- DTPA 362
- DTPA + Ca^{++} 349
- MAb 369
Induratio penis plastica, Strahlentherapie 406
^{111}In-Eigenerythrozyten 377
Infekthili 150
Infiltrate, leukämische 187
- (Magen) 187
Infundibulum pulmonale 164
Infusionsurographie 200
Initialphase, Nierenszintigraphie 360
^{111}In-Oxine 369

Inselzelladenome 195
Insulinom, Bauchspeicheldrüse 177
Integraldosis 86
-, Energiedosis 28
-, Ganzkörperexposition 28
-, Teilkörperexposition 28
Internationale Kommission für Strahlenschutz ICRP 28, 60
Interpedunkularabstand 295
Interphasentod 47
Intersexualität 205
Intervertebralräume 294
Inulin 362
In-vitro-Meßmethoden 130
Ionendosis, Röntgen 27
Ionenpaar 31 f.
Ionisation 1
Ionisationskammer, Äquivalentdosis 20
-, Energiedosis 20
-, Ionendosis 20
-, Reichweite 21
Ischämie, lokale 355
-, Myokard 355
Isodosen 394, 402
Isodosenplan 403
Isoimpulslinien 356
Isosthenuriekurve, Nierenszintigraphie 361
Isotopenclearance 362

^{123}J 350
^{131}J 350
^{123}J-Amphetamin 348
- Hippursäure 359
- MAb 369
^{131}J 350
- Benzylguanidin 369
- Hippursäure 359
- MAb 369
-, Therapie 397
- Triolein 376
Jodination 350
Jodisation 350
^{131}J-Polyvinylpyrolidon 377

Kadmium-Tellurid (Detektor) 25
Kalkmilchgalle 180
Kalorimeter 20
Kameraszintigraphie 345
Kantenabsprengung (Wirbelsäule) 307
Kanteneffekt 288
Karbunkel, Bestrahlung 404
Kardiomyopathie 164
-, dilatative 163
-, hypertrophisch-obstruktive 162 f.
-, rechtsventrikuläre 164
Kardiomyopathien 275
Karnofsky-Index 399
Karotisangiographie 266, 287
Karotis-Cavernosus-Fistel 293
Kartenherzbecken 232, 251
Karzinoid 369
- (Dünndarm) 191
- (Duodenum) 189
- (Magen) 187
Karzinom (Dünndarm) 191
- (Duodenum) 189
-, embryonales 415
- (Gallenblase) 176
- (Harnblase) 221
- (Hoden) 415
-, hypernephroides 215
-, inflammatorisches 261
- (Kolon) 193
- (Magen) 186
- (Mamma) 260
- (männliche Brust) 262
- (Nebenniere) 181
- (Nierenbecken) 215
- (Pankreas) 195
-, solides 221
-, stenosierendes 193
- (Ureter) 215
Karzinome der Mamma, Echostrukturen 259
-, noduläre 259
-, szirrhöse 259
Karzinommetastasen (Skelett) 241
Katheterangiographie 268
Katheteraortographie, Kathetermaterial 268
-, Seldinger-Technik 268
Kathode 2
Kaverne, tuberkulöse 160
Kavographie 268
Keilbeinhöhle 294
Keilfilter 396
Keilschatten (Lunge) 146
Keloid (Strahlentherapie) 406
Kerckring-Falten 178
Kerley-A-Linien 145
Kerley-B-Linien 145

445

Kerley-C-Linien 145
Kerley-Linien 161
Kerma, Bezugsmaterial 27
Kernladungszahl 16
Kernmagnetische Resonanz (NMR) 126
Kernprozesse, isomere Übergänge 5
-, Kernphotoeffekt 5
-, Kernreaktionen 5
-, Kernumwandlungen 5
Kernreaktionen 5
Kernreaktor 6
Kernspaltung 6
Kernspin 126
Kernspinspektroskopie 292
Kernspintomographie (KST) 126, 283
-, Artefakte 339
-, Bildaufbau 337
-, diagnostische Hilfsmittel 339
- (Harnblase) 221
- (Harntrakt) 206
-, Indikationen 340
-, Klinik 336
-, Kriterien 339
- multiple Sklerose 314
- (Schädel) 289
- (Thorax) 135
- (Wirbelsäule) 314
Keuchhustenpneumonie 157
Kieferhöhle 294
Kits 346f.
Klappeninsuffizienz 274
Klappenstenose 273
Klappenvitien 273
kleine Gelenke, Weichstrahltechnik 258
Kleinzysten, Kalkmilch 261
Klippel-Feil-Syndrom 306
KM-Aussparung ohne Faltenabbrüche 181
- mit Faltenabbrüchen 181
- ohne Wandstarre 181
Knochenatrophie 309
-, marantische 231
Knochendichtemessung 367
Knochendysplasie, fibröse 239, 252
-, Jaffé-Lichtenstein 239
Knochendystrophie 231, 309
Knochenfibrom 239
Knochenhypertrophie 234
Knocheninfarkt 234
Knochenkaries 231, 237
Knochenkerne 227
Knochenmarkstransplantation 420

Knochenmarkszintigraphie 368
Knochennekrose 234
-, aseptische 367
Knochensarkom 231, 235
Knochentuberkulose 237
Knochentumoren 238
Knochenzysten 231, 238
-, aneurysmatische 238
-, juvenile 238
Knoten, heißer 352
-, kalter 351
-, warmer 352
Kollagenosen (Lunge) 157
Kollateralkreislauf 300f.
Kollumkarzinom 222
Kolon 192
Kolonkarzinom, Metastase US 320
Kombinationsbehandlung 409
Kompakta 226
Kompaktkammer 20
Kompressionsfraktur, Wirbel 306
- bei Wirbelmetastasen 314
Kompressionsurographie 201
Kondensatorkammer 20
Konglomeratniere 209
Konkremente (Harnblase) 220
- (Kelche) 181
- (Nierenbecken) 181
- (Ureter) 181, 218
Konstanzprüfung 77
Kontakt- oder Kurzdistanzbestrahlung 397
Kontaktbestrahlung 89
Kontakttherapie 88, 395
Kontamination 75
Kontrast 107
- Helligkeits- 110
- photographischer 110
-, Strahlungs- 108
Kontrasteinlauf, retrograder 174
Kontrastharmonisierung 111
Kontrastmittel, Amipaque 290
- (Harntrakt) 200
- (Herzgefäßsystem) 271
-, ionische 271
-, negative 110
- (Neuroradiologie) 290
-, nichtionische 271, 290
-, positive 110
-, trijodierte 110
Kontrastmittelanwendung, Abdominalorgane 181

Kontrastmittelflecke (Nischen), benigne
  Ulzera 181
-, Divertikel 181
-, einwachsende Neoplasmen 181
-, maligne Ulzera 181
-, Perforationen 181
Kontrastmittelgabe, fraktionierte 174
-, nach Pansdorf 174
Kontrastmittelreaktion 271
- Bronchospasmus 272
- Glottisödem 272
- Herzstillstand 272
- manifeste Schocksymptomatik 272
Kontrastmitteluntersuchung, Digestionstrakt 174
Kontrastmittelzwischenfälle, Behandlung 272
-, H1- und H2-Blocker 272
-, histaminbedingte Allergie 272
-, Notfallbesteck 272
Kontrollbereich 74 ff.
Koronararterien, Normalbefund 272
koronare Herzkrankheit 164
Koronargefäße 275
Koronarographie 135, 269
Körperdosis 61
-, Grenzwert 69
Korpuskarzinom 223
-, Strahlentherapie 416
Korpuskularstrahlung 384
-, Deuteronen 2
-, direkt ionisierende 2, 18
-, Elektronen 2
-, indirekt ionisierende 2, 18
-, Ionisation 18
-, Kernprozeß 2
-, Maximalreichweite 18
-, Mesonen 2
-, Neutronen 2
-, Positronen 2
-, Protonen 2
-, Rückstoßkern 18
-, α-Teilchen 2
Kortikalis 226
Kortisonlangzeitbehandlung 231
^{81m}Kr 353
Kraniopharyngeom 300
Krebsrisiko 42
Kreisbeschleuniger 392
KST 117, 295, 297
- (Gehirn) 298, 305
- (Schädel) 303 ff.

Kugelpneumonie 145
Kurzzeitvorbestrahlung 408
Kymograph 103
Kyphose 230, 305 f.
-, physiologische 294

Landkartenschädel 241
Langzeitvorbestrahlung 408
Larmor-Beziehung 128
Larynxkarzinom, Strahlenbehandlung 413
Lävokardie 274
Leber, Anomalien 194
-, CT 332
-, Mißbildungen 194
-, Untersuchungsmethoden 176
-, US 321
Leberabszeß 194
Leberfibrose 197
Leberkarzinom 194
Lebermetastasen 194
-, CT 333
Leberruptur nach Trauma 194
Lebersarkom 194
Leberszintigraphie 357
Leberzelladenom 194, 357
Leberzirrhose 197
Leberzysten, CT 332
Leistenschädel 299
Leukämie, chronische myeloische 419
-, lymphatische 419
-, Strahlenbehandlung 419
Leukämierisiko 44
Leukozytenszintigraphie 368
Lichtvisier 101
Linearbeschleuniger 392
Lineares Energieübertragungsvermögen, biologische Wirkung 18
Linear-Quadrat-Gesetz 49
Linearscan 121
Linearscantechnik 121
Linienspektrum 385, 391
Linksherzinsuffizienz 154, 162
Lipasemangel 376
Lipoidgranulomatose 241
Lipom (Dünndarm) 191
- (Leber) 194
Lippen, Strahlenbehandlung 412
-, Tumoren 412
Liquorfisteln 349
Liquorräume 291

Liquorresorptionsstörung 349
list mode 129
Litholapaxie 206
Lobärpneumonie 155
Looser-Umbauzonen 232
Lordose 305
-, physiologische 294
Lückenschädel 299
Lues 169, 300
- (Leber) 194
Lues connata 234
Lumbalpunktion 290
Lumineszenzimmunoassay 378
Lunge, Perfusionsstörungen im Röntgenbild 148
Lungen, normaler Röntgenbefund 136
-, Stauungsinduration 149
Lungenabszeß 156
Lungenadenomatose 161
Lungenatelektase 153, 155
Lungenazinus 139
Lungendystelektase 153
Lungendystrophie, progressive 152
Lungenelastizität, verminderte 149
Lungenembolie 149
Lungenemphysem, interstitielles 153, 169
-, nichtobstruktives 152
-, obstruktives 152
-, parenchymatöses 151 f.
-, primär-atrophisches 152
Lungenerkrankungen, alveoläres Befallsmuster 155
-, entzündliche 155
- durch inhalative Noxen 158
-, interstitielles Befallsmuster 156
-, medikamenteninduzierte allergische 158
Lungenfelder, -geschosse 136 f.
Lungenfibrose 149, 156 ff.
Lungenfistel, a.v. 148
Lungenhämosiderose 149
-, idiopathische 159
Lungeninfarkt 150
Lungeninfiltrate, eosinophile 157
Lungenkern 137
-, Perihilus 136
Lungenlappen 136
Lungenlobuli 139
Lungenmantel 136 f.
Lungenmetastasen 161
Lungenödem, alveoläres 154

-, interstitielles 154
-, kardiales 155
-, toxisches 155
-, zentrales 149, 154
Lungensarkoidose 158
Lungensarkom 161
Lungensegmente 136, 139
-, internationale 138
-, Numerierung 138
Lungenstauung, akute 148 f.
-, chronische 149
Lungenstreuung, hämatogene 146
-, hämatogene tuberkulöse 159
Lungensubsegmente 139
Lungentuberkulose 159
-, exsudative 160
-, indurativ-zirrhotische 160
-, produktive 160
Lungentumoren 161
Lungenüberblähung, funktionelle 151
Lungenvenen, fehleinmündende 168
Lungenvenentransposition 274
Lungenverschattung, Begrenzung 147
-, Dichteunterschiede 146 f.
-, totale 147
Lungenwurzel 137
-, Hilus 136
Lupus erythematodes disseminatus (Lunge) 157
Lutembacher-Syndrom 167
Luxationen 241
Luxationsperthes 234
Lymphadenomatose, leukämische 172
- (Thorax) 172
Lymphadenoszintigraphie 365
Lymphangiom (Leber) 194
Lymphangiosis carcinomatosa 172
- (Lunge) 161
Lymphangiosis carcinomatosa cutis, Strahlenbehandlung 417
Lymphangitis reticularis 160
Lymphknotenmetastasen (Thorax) 172
Lymphknotentuberkulose 159, 169, 171, 180
Lymphoblastom, großfollikuläres 280
Lymphödem, generalisiertes 364
Lymphogranulomatose 231
- (Thorax) 172
Lymphographie, Kontrastmittel 271
-, Lipiodol ultrafluid 271
-, Lymphadenogramm 271
-, Lymphangiogramm 271

Lymphome, maligne 419
- (Mediastinum) 171
-, Strahlenbehandlung 419
Lymphosarkom (Dünndarm) 191
Lymphsystem, Normalbefund 273
-, Röntgenpathologie 279
Lymphszintigraphie 364
Lysetherapie 281

Magen, Funktionsstörungen 184
-, normaler Röntgenbefund 177
-, operierter 188
Magenausgangsstenose 179
Magen-Darm-Passage = MDP 174
Magenausgangsstenose 185
Magenulkus 185
Magnetbandspeicher 112
Magnetbandspeicherverfahren 265
magnetische Resonanztomographie, MRT 126
Magnetisierung, M 127
Makrozephalus 298
Malabsorption 376f.
Malabsorptionssyndrom 190
malignes Melanom 412
Mamma, US 319
Mammadrüsengewebe, Mammographie 257
-, Xeroradiographie 257
Mammakarzinom, Brustwandrezidiv 410
-, Strahlentherapie 409, 416
-, szirrhöses, US 320
Mammographie 256
-, Adenome 259
-, Fibroadenome 259
-, reaktive Veränderungen 259
-, Zysten 259
männliche Genitalorgane, Strahlenbehandlung 414
Manschettenzeichen 145, 150, 154
Mantelfeldtechnik 419
Marfan-Syndrom 168, 246
Markschwammniere 180, 210
Marmorknochenkrankheit (Albers-Schönberg) 235, 299
Marschfraktur 244
Masernpneumonie 157
Massenbelegung 16
Massenbremsvermögen 20
Massenenergieabsorptionskoeffizient 385, 387
Massenschwächung 16
Massenschwächungskoeffizient 16
Mastopathien 259
Materialunschärfe 108
McArdle-Syndrom 289
McGregor-Linie 308
McRae-Foramen-magnum-Linie 308
Medianekrose, zystische Aorta 168
Mediastinalemphysem 153, 169
Mediastinaletagen 137
Mediastinalhernie 152
Mediastinalpendeln 151
Mediastinalschnellen 151
Mediastinalschwarte 169
Mediastinaltumoren 164, 169
-, neurogene 171
Mediastinalwandern 151
Mediastinalzysten 169
Mediastinitis 169
Mediastinum, normaler Röntgenbefund 139
Mediaverschluß 301
Medulloblastom, Strahlenbehandlung 418
Megaureter 201, 218
Megavolttherapie 385
mehraxiale Rotationsbestrahlung 397
Mehrfelderbestrahlung 396
Melanom, malignes 411
Melorheostose (Léri) 235
Ménétrier-Syndrom 184
Meningeom 300, 305, 341
Meningeosis leucaemica, Strahlenbehandlung 418
Mercaptoimidazol 350
Meßverfahren, In-vitro-Meßtechnik 370ff.
-, In-vivo-Meßtechnik 128
-, Larmor-Frequenz 128
-, nuklearmedizinisches 128
Metallfilter 5
Metaphyse 226ff., 232
Metastasen (Becken) 253
- (Duodenum) 189
-, Knochen 365, 367
- (Leber) 194
- osteoblastische 314
- osteoklastische 314
-, osteolytische 216
- (Skelett) 238, 365, 367
-, Szintigraphie 365
-, verkalkte 180
- (Wirbelsäule) 314
Mikrozephalus 298

Mikrokarzinome, okkulte 261
Mikrotron 392
Mikroverkalkungen, Karzinomgewebe 261
- (Mamma) 260
Miktionszystourethrogramm, Röntgenbefunde 220
Miktionszystourethrographie 204
Milchgangskarzinome 260
Milchglas-Aspekt 156
Milz, Anomalien 196
-, Mißbildungen 196
-, Untersuchungsmethoden 176
Milz-Leber-Quotient 372
Milzvergrößerung 196
Minderwuchs 232
Mißbildung (Lymphsystem), Aplasie 279
-, Hypoplasie 279
-, Lymphangiektasie 279
-, Lymphzysten 279
Mißbildungen (Gefäße) 277
Mitralinsuffizienz 162
Mitralklappeninsuffizienz 163 ff.
Mitralklappenstenose 164, 167
Mittellappensyndrom 153
Mittelohr, Strahlenbehandlung 412
- (Tumoren) 412
^{99}Mo- Generator 346
Möller-Barlow-Krankheit 230
Moment (µ), magnetisches 126 f.
Monitore, Fuß- 85
-, Hand- 85
-, Labor- 85
-, Taschen- 85
Morbus Alzheimer 300
Morbus Bechterew 307, 311
Morbus Boeck 171
- (Dünndarm) 191
- (Lunge) 158
- (Magen) 187
Morbus Conradi-Hünermann 245
Morbus Crohn 190
- (Kolon) 192
Morbus Cushing 216, 231
Morbus Hirschsprung 192
Morbus Hodgkin 368
- (Magen) 187
-, Strahlenbehandlung 419
Morbus Paget 216, 233, 313, 367
Morbus Pick 300
Morbus Recklinghausen 232 f.
Morbus Scheuermann 306 f., 310

Morbus Schlatter 234
Morgagni-Hernie 142
Morgagni-Syndrom 299
Morquio-Krankheit 246
Motilitätsstörung, Herz 356
-, regionale 356
MRI 283
Mukopolysaccharidosen 245, 299
Müller-Schnupfversuch 151
multigated blood pool aequisition 355
Mundhöhle, Strahlenbehandlung 412
- (Tumoren) 412
Muskelläsionen, Sonographie 257
Myelographie 290
Myelom, multiples 238, 419
-, Strahlenbehandlung 419
Myelomeningozele 306
Myeloszintigraphie 349
Myokarddilatation 162
Myokardhypertrophie 162
Myokardinfarktspätsyndrom 158
Myokardischämie 354
Myokardszintigraphie 354
-, Indikationen 134
Myom (Dünndarm) 191
- (Magen) 186
Myxödem 299
Myxom 275
- (Leber) 194
- (Vorhof-) 166
Myxosarkom 240
Myzetom 156

Nahbestrahlung 395
Nahtdehiszenz, Schädel 304
Narbenemphysem 152, 160
Narbenplatte (Lunge) 154
Nasennebenhöhlen, Strahlenbehandlung 412
- (Tumoren) 412
Nativdiagnostik, Schädel 283
Nebennieren, CT 334
-, US 322
Nebenschilddrüsen, US 319
Nebenschilddrüsenadenom 349
Nekrose, Knochen 236
Nekrosen, aseptische 234
Nephritis, abakterielle 214
-, interstitielle 214
Nephroblastom 216
Nephrokalzinose 180, 216

Nephropathie, diabetische 214
Nephrotomographie 202
Nephrozonographie 202
Nervensystem, maligne Tumoren 418
- Strahlenbehandlung 418
Neurinom 313
- (Magen) 186
Neuroblastom 369
- (Nebenniere) 181
Neurofibrom (Magen) 186
Neurom (Dünndarm) 191
- (Magen) 186
Neuroradiologie, interventionelle 292
Neutronen 383
Neutroneneinfang 6
Neutronengenerator 384
Niere, stumme 216f.
Nieren, Anomalien 209
-, CT 334
-, Mißbildungen 209
-, US 322
Nierenangiographie 203
Nierenarterienstenose 281
Nierenarteriographie, selektive 203
Nierenbeckenstein 201
Nierenbeckentumor 201
Nierendystopie 209
Nierenentwicklung 209
Nierenerkrankungen, parenchymatöse 214
-, zystische 210f.
Nierenhohlsystem 207
Nierenhypoplasie 209
Niereninsuffizienz, extrarenal 217
-, renal 217
Nierenkarbunkel 211
Nierenmaße (Moell-) 207
Nierenmessungen, biometrische 199
Nierenphlebographie 204
Nierenplasmastrom, effektiver 363
Nierenruptur 206
Nierensteine 216
Nieren-Tbc 200
Nierentransplantation (Bestrahlung) 405
Nierentumoren 215
-, inoperable 282
-, maligne 282
-, Strahlenbehandlung 417
Nierenvolumen 199
Nierenzyste 201, 206
nominal standard dose (NSD) 401
Non-Hodgkin-Lymphom 368

-, Chemotherapie 419
-, Strahlentherapie 419
- (Thorax) 172
NSD 53
nuclear magnetic resonance tomography, NMRT 126
Nukleusprolaps, lateraler 313
Nuklidgeneratoren, Eluat 12
-, Isomer 12
-, Konversionselektronen 12
Nutzstrahl 29
Nutzstrahlenbündel 390

Oberflächentherapie 382
Objekt-Film-Abstand 106f., 109
OER 55
Ölgranulome 180
Oligodendrogliom 300
Onkogene 43
Ophthalmodynamographie 292
Orbita 294
Orbitaltumoren, Strahlenbehandlung 412
Orbitomeatallinie 284
Orbitopathie, Bestrahlung 405
-, endokrine 405
Organe, parenchymatöse 273
Organruptur 279
Orthovolttherapie 385
Ösophagitis 183
Ösophagographie 133
Ösophagus, Funktionsstörungen 181
-, normaler Röntgenbefund 177
Ösophaguskarzinom, Strahlenbehandlung 414
Ösophagusvarizen 173, 183
Ossifikation, enchondrale 228
-, multizentrische 229
Ossifikationsstörungen 299
Ossophlebographie 226
Osteoarthropathie hypertrophiante pneumique Marie 234
Osteochondrom 239
Osteochondrose 311
Osteochondrosis dissecans 234
Osteodystrophia deformans 233
Osteodystrophia deformans Paget 299
Osteodystrophia fibrosa generalisata (v. Recklinghausen) 232, 244, 252
Osteodystrophie, renale 200, 233
Osteofibrose deformans juvenilis Uehlinger 239

451

Osteogenesis imperfecta congenita Vrolik 230, 244, 246
Osteoidsarkom 240
Osteoklastom 233, 239
Osteolyse 231, 236
Osteolysen (Schädel) 299
Osteomalazie 230 ff., 306, 309
Osteome 239
Osteomyelitis 235 f.
-, BCG- 237
-, chronische 236, 368
-, chronisch-rekurrierende multifokale 237
-, hämatogene 367
-, Kindesalter 367
-, sklerosierende (Garré) 237
-, Szintigraphie 367
Osteopathia hyperostotica multiplex infantilis 235
Osteopathia hypertrophicans toxica 234
Osteopathie, pulmonale 149
-, renale 232
-, toxische 228
Osteopathien 229
Osteopenie 229
Osteophyten 235, 249 f., 312
Osteopoikilie 235
Osteoporose 229, 237, 306
-, Fischwirbel 295
-, postmenopausische 230
-, präsenile 230
-, senile 231
Osteopsathyrosis Lobstein 246
Osteosarkom 367
Osteosklerose 234
Ostitis condensans 235
Ostitis deformans Paget 235, 244
Ostitis fibrosa generalisata 232, 244, 252
Ovar, US 323
Ovarialtumoren 223
-, Strahlenbehandlung 415
^{32}P, Polycythaemia vera 398
-, Therapie 398

Paarbildung 12, 14 f., 383
Paardetektor 130
Pacchioni-Granulationen 295
Paget-v. Schroetter-Syndrom 264
p-Aminohippursäure 359
Panaritium, Bestrahlung 404
Panaritium ossale 236

Panarteriitis nodosa (Lunge) 158
Pancoast-Syndrom 161, 414
Pancreas aberrans 195
Pancreas anulare 195
Pankreas, Anomalien 195
-, CT 333
-, Mißbildungen 195
-, Untersuchungsmethoden 176
-, US 322
Pankreasinsuffizienz 376
Pankreatitis 179
-, akute 195
-, chronisch rezidivierende 195
-, kalzifizierende 195
Pankreatographie 176
Panmyelopathie 368
Panoramaaufnahme 285
Panzerherz 166
Papillennekrose 214
Papillome (Harnblase) 221
Parallelscanner, linear array 121
Paranephritis 212
Parotismischtumoren, Strahlenbehandlung 413
Parotitis, Bestrahlung 404
Partialvolumeneffekt 125
Paspertin 174 f.
^{32}P-Di-isopropylfluorophosphat 371
Pendelbestrahlung 397
-, telezentrische 417
Peniskarzinom 414
- Strahlenbehandlung 414
Perfusionsszintigraphie 353
-, Indikationen 134
Periarthritis humeroscapularis, Bestrahlung 405
Pericarditis calcarea 166
Pericarditis constrictiva 164, 166, 168, 275
Pericarditis exsudativa 166
Perihilus, Lungenkern 136
Perikarddivertikel 166
Perikarderguß 164
Perikardtumor 166
Perikardzyste 164, 166
Perinephritis 212
Periostitis 236
-, ossifizierende 234
-, reaktive 237
Periostose 232, 234, 238
Personendosis 61, 74
Personendosismeßfilme 82

Personendosisüberwachung 82
Perthes-Krankheit 234
PET 117
Pfaundler-Hurler-Krankheit 245
Pfortaderkreislauf 196
Pfortadersystem, Untersuchungsmethoden 270
Pfortaderthrombose 278
Phäochromozytom 369
Pharmako-(radio-)graphie 175
Phlebektasie 276
Phlebographie, Becken 268
-, Leber 270
-, mediastinale 135
-, Niere 270
-, obere Extremität 267
-, retrograde 268
-, selektive 273
Phlebolith 180
Phosphoreszenz 20
Photoeffekt 383
-, charakteristische Röntgenstrahlung 13
-, Kernladungszahl 13
-, Photonenenergie 13
-, Röntgenfluoreszenzstrahlung 13
Photolumineszenzdosimeter 82
Photon 1
Photonen, locker ionisierende 64
Photonenganzkörperbestrahlung 65
Photonenstrahlen 384
Photonenstrahlung, Compton-Effekt 12
-, Durchdringungsfähigkeit 3
-, klassische Streuung 12
-, monochromatische 15
-, Paarbildung 12
-, Photoeffekt 12
-, ultraharte 385
-, Vorteile 385
Pilzpneumonien 156
Pionen 383
Pixel 124
Plagiozephalus 298
Plasmaeisenturnover 373
Plasmafluß, renaler 359
Plasmavolumen 370
Plasmozytom 231
-, Strahlenbehandlung 419
Plattenatelektase 153
Platyspondylie 229, 231, 246, 309
Pleuraerguß 157
-, Nachweis 142

-, verschiedene Formen 143
Pleurafibrose 158
Pleuramesotheliom 144
Pleuraschwarte 143, 157
-, Verkalkung 144
Pleuratumoren 144
Pleuritis carcinomatosa 161
Pleuritis exsudativa tuberculosa 159
Plexus chorioideus 294 f.
Pneumatozele 146
Pneumektomie 147
Pneumoazinogramm 155
Pneumobronchogramm 155
Pneumokoniosen 158
Pneumomediastinum 169
Pneumomykosen 156
Pneumonie, eosinophile 157
-, generalisierte idiopathische interstitielle 159
-, hypostatische 156
-, käsige 160
-, paravertebrale dystelektatische 157
-, Pilz- 156
-, primär abszedierende 156
-, suppurative 156
-, zystisch-emphysematöse 156
Pneumoperikard 169
Pneumopyelogramm 202
Pneumoretroperitoneum 202
Pneumothorax 144
Pneumozystographie, Mamma 256
Polycythaemia vera 375
Polygraphie 114
Polymyositis (Lunge) 157
Polyp (Magen) 186
Polypen (Dünndarm) 191
- (Duodenum) 189
Polypose (Kolon) 192
Ponsblutung 341
Porenzephalie 298
Portographie, Pfortaderdruck 270
-, Splenoportographie 270
Porzellangallenblase 180, 193
Positron 15
positron emission tomography (PET) 129 f., 292
Positronenemissionstomograph 346
Positronenemissionstomographie (PET) 129, 130, 292
Positronenpaardetektor 130
Positronenscanner (PET) 25
Positronenvernichtung 7

Preßphlebographie 267
-, untere Extremität 267
Primärherdphthise 159
Primärkaverne 159
Primärkomplex 159
Proportionalzählrohr 20
Prosenzephalie 298
Prostata, Mißbildungen 219
-, Tumoren 221
-, US 322
Prostataadenom 201, 221
Prostatakarzinom 201, 221, 366
-, Strahlenbehandlung 415
Prostatitis 221
Protonen 5, 383
Protrahierung, Bestrahlung 401
Pseudoarthrosen 234
Pseudodivertikulose 220
Pseudoepiphysen 229
Pseudogynäkomastie 261
Pseudopolyposis (Kolon) 192
Pseudosarcoma phylloides (Mamma) 260
Pseudotrunkus 274
Pseudotumor (Lunge) 145
Pseudozyste (Lunge) 145 f., 152
- (Abdomen) 180
Pseudozyste, arthrotische 249
Psoasschatten 200
Pubertas praecox 228
Pulmonalarterienaneurysma 168
Pulmonalarterienaplasie 168
Pulmonalarterienatresie 148, 168
Pulmonalarterienhypoplasie 168
-, angeborene 148
Pulmonalarteriographie 135
Pulmonalisdilatation, idiopathische 168
Pulmonalklappeninsuffizienz 164, 168
Pulmonalklappenstenose 148, 162, 164, 168
Pulmonalsegment 141
-, betontes 148, 168
Pulmonalsklerose 148
Puls-Echo-Verfahren 118 ff.
Punktionsfolgen 206
Punktmutationen 41
Pyelektasie 216
Pyelographie, retrograde 202
Pyelonephritis 201, 211
-, chronisch-rezidivierende 212
Pyeloureteritis cystica 213
Pyknodysostose 246

Pylorusstenose hypertrophische 184
- des Säuglings 184
Pyonephrose 216
Pyoureter 216

Qualitätsfaktor 28
Quellstärke, Aktivität 10

^{226}Ra und ^{228}Ra 43
Rachitis 226, 232, 243
-, renale 233
-, Vitamin-D-resistente 232
radiation effect unit (reu) 402
Radikalbildungen, Anregung 36
-, Biomoleküle 37
-, Ionisation 36
-, Sauerstoff 37
-, Wasser 36
Radioaktivität, Umwandlungen 6
Radiojodtherapie 52, 351
Radionuklidangiographie, zerebrale 348
Radionuklidangioszintigraphie 355
Radionuklide 5, 79
-, Inkorporation 70
-, Körperdosen 70
-, offene 383
-, Strahlentherapie 383
Radionuklidmiktionszystourethrographie 364
Radionuklidventrikulographie 355
Radioonkologie 406
Radiosensitizer 400
Radiotherapie s. a. Strahlentherapie
Radiotherapie, adjuvante 407
-, alleinige 409
-, intraoperative 409
-, postoperative 408
-, präoperative 408
Radiotoxizität 71
-, Radionuklide 71
Rasteraufnahmetisch 102
Rasterwandgerät 102
Real-time-Scan 121
Rechtsherzinsuffizienz 162, 164, 168
Recovery (Gewebe) 401
Recruitment 55
Redistribution 149, 355
Referenzpunkt 396
Refluxpyelographie 205
Refluxuntersuchung (Isotopen-) 364

regional cerebral blood flow 348
regions of interest 347
Reihenfolgestörung (Handwurzel) 229
Rektumkarzinom, Strahlenbehandlung 414
Relative biologische Wirksamkeit (RBW) 33, 388
Relief, Magen 177
-, Ösophagus 177
Reliefdarstellung (Magen) 175
Ren mobilis 359
Reoxygenierung 55
Repair (Gewebe) 401
Reparationsfähigkeit (Gewebe) 401
Reparatur, Zellen 51
Restharnbestimmung (Isotopen-) 364
Retikulosarkom 241
Retothelsarkom (Thorax) 172
Rheoenzephalographie 292
Riesenzelltumor 239
Ringdetektorgerät (CT) 124
Ringschatten (Lunge) 146
Rippenusuren 168
Risiko, teratogenes 68
Risikobereich 394
Risikodosen 63
Risikofaktor 68
-, Fehlbildungen 67
-, Krebssterblichkeit 66
Risikoorgan 70, 394, 402
Röhrenfenster 100
Röhrenhaube 100
Röhrenspannung 109
Röhrenstrom 98
Röntgenanatomie, Magen 177
Röntgenapparat 101
Röntgenaufnahme 105
Röntgenaufnahmegeräte 102
Röntgenbestrahlungseinrichtungen 390
Röntgenbilderzeugung 103
Röntgenbildverstärkerfernsehkette 111
Röntgenbremsspektrum, kinetische Energie 3
-, Röntgenquant 3
Röntgencomputertomographie 122, 283
-, Prinzip 122
-, Strahlenexposition 87
- (Thorax) 134
Röntgendurchleuchtung 104
- (Schädel, Wirbelsäule) 286
Röntgendurchleuchtungsgeräte 102

Röntgenfernsehdurchleuchtung, rotierende 133
- (Thorax) 133
Röntgenfernsehen 104
Röntgenfernsehkamera 103
Röntgengeneratoren 101
Röntgenkinematographie 112, 265
Röntgenkinokamera 103
Röntgenkontrastmittel 110
Röntgennachweisheft 77
Röntgennahbestrahlung 382
Röntgennahbestrahlungseinrichtungen 390
Röntgenpathologie, große Gefäße 273
-, Herz 273
Röntgen-Primärstrahlung, Filterung 16
-, Schwächung 16
-, Strahlendosis 16
-, Strahlenqualität 16
Röntgenprojektion, orthograde 136
Röntgenröhre 2, 98
Röntgenstrahlen 384
-, konventionelle 382
-, Schwächung 103 f.
Röntgenstrahlung 384
Röntgentherapie, konventionelle 335
Röntgentomographie, konventionelle 283
- (Thorax) 134
Röntgenuntersuchung, weibliches Becken 76
Röntgenuntersuchungsgeräte 102
Röntgenverordnung 72
Röntgenweichstrahltherapieeinrichtungen 390
Rotationsbestrahlung 396 f.
Rückenmark (KST) 342
-, Normwerte 297
Rundatelektase 145
Rundschatten (Lunge) 145
Rundzellsarkom, undifferenziertes 240

Sagittalbild, Vorderbild (Thorax) 132
Salpingitis 222
Samenstrang 208
Sanduhrgeschwulst 171, 313
Sanduhrmagen 185
Sarkom (Kolon) 193
- (Magen) 186
-, osteogenes 253, 417
-, Strahlenbehandlung 417

Sarkome (Duodenum) 189
-, myelogene 418
-, osteogene 239
- (Pankreas) 195
-, parossale 240
-, Strahlenbehandlung 418
Sarkommetastasen (Skelett) 241
Sauerstoffeffekt 390, 399
Säuglingsosteomyelitis 236
Scalenus-anterior-Syndrom 141
Schädel, Anomalien 298
-, bildgebende Pathologie 298
-, Indikationen zur Röntgenuntersuchung 283
-, Mißbildungen 298
-, normaler Röntgenbefund 292
-, Untersuchungsmethoden 284
Schädelaufnahme, (Towne) 285
Schalenbestrahlung 397
Schallwandler 118
Schalttisch 102
Schatzki-Schnürring 183
Schichtungsphänomen (Gallenblase) 179
Schienengleisphänomen 145
Schilddrüse, Adenom 319
-, US 318
Schilddrüsenerkrankungen, Radionuklidtherapie 90
Schilddrüsenkarzinom, differenziertes 351
-, Strahlenbehandlung 413
Schilddrüsenkarzinome 381
-, differenzierte 381
Schilddrüsenszintigraphie 350
Schilddrüsenüberfunktion 397
Schilling-Test 375
Schirmbildkamera 103
Schirmbildphotographie 114
Schleimhautprolaps, transpylorischer des Magens 188
Schnelle Neutronen 384
Schnittbildverfahren 117
Schocklunge 154
Schrumpfblase, 219
Schrumpfniere 205, 216
Schwächungsgesetz 15
Schwächungsgrad 81
Schwächungskoeffizient, Compton-Effekt 15
-, klassische Streuung 15
-, linearer 15

-, Paarbildung 15
-, Photoabsorption 15
-, relativer (CT) 123
Schweißdrüsenabszess, Bestrahlung 404
scurvey-line 230
^{75}Se- Methionin 349
Segmentpneumonie 155
Sehnen, Sonographie 257
Sehnervenkanal, Aufnahmen nach Rhese 285
Seitenbild, Frontalbild (Thorax) 132
Seitenventrikelindex 295
Sekretionsphase, Nierenszintigraphie 360
Sektorscan 121
Sektorscanner, elektronischer 121
-, phased array 121
Sektorscantechnik 121
Sekundärelektronen 21
-, Reichweite 386
Sekundärionisation 1
Sella, Destruktion 304
-, Druck 304
Sella turcica 293f.
Sellink, Methode nach 174
Seminom, Strahlenbehandlung 415
Senkungsabszeß 169
Sensibilisierung 38
Septumlinien, interlobuläre 145, 156
- (Lunge) 145
Sequenzszintigraphie 347
Sequester 237
Shunt, aortopulmonaler 163f., 168
Shunt, ventrikulärer 164
Shuntographie, Cimino-Shunt 269
Shunts in den rechten Vorhof 164
Shuntvitien 148, 273
Sichelzellenanämie 180
Siebbeinzellen 294
Sievert (Sv) 60
Silhouettenphänomen 147
Simon-Spitzenherde 159
single photon emission computed tomography (SPECT) 129f., 345
Singlephotonenemissionscomputertomographie 129, 345
Singlephotonenemissionstomographie (SPECT)* 130
Sinubronchitis 150
Sinus phrenicocardialis 136
Sinus phrenicocostalis 136
Sinus urogenitalis 219

Sinusthrombose 288, 300
Sjögren-Syndrom (Lunge) 157
Skelett, Indikationen zur Röntgenuntersuchung 224
-, normaler Röntgenbefund 224
-, Untersuchungsmethoden 224
Skelettaltersbestimmung 227
skip lesion 191
Sklerodermie 231
- (Lunge) 157
- (Ösophagus) 183
Sklerose, tuberöse 300
Skoliose 305
-, Entlastungsskoliose 306
-, Torsionsskoliose 306
Skorbut 230, 234
Solitärzyste (Lunge) 146
Sonographie 117
-, Artefakte 315
-, Bildaufbau 315
-, diagnostische Hilfsmittel 316
- (Gallenblase) 176
- (Gehirn) 298
- (Harnblase) 221
- (Hüftgelenke) 252f.
-, Indikationen 318
-, Kriterien 317
- (Leber) 176
- (Mamma) 256, 258
- (Milz) 176
- (Nieren) 199
- (Pankreas) 176
-, Restharnbestimmung 199
- (Schädel) 288, 298
- (Thorax) 134
- (Weichteile) 255
-, Wiederholungsechos 315
Spaltbecken 251
Spätrachitis 232
Späturographie 201
SPECT 117
Speicheldrüsenfistel, Bestrahlung 405
Speicherkrankheiten 231
Spektrum, kontinuierliches 390
Sphinktersklerose 220
Spiculae (Kolon) 192
- (Skelett) 238, 240, 253
Spina ventosa 237
Spinaliom 411
Spinalkanal 295
-, Normwerte 297
Splenoportographie 196, 270

Split-course-Therapie 401
Spondylarthritis ankylopoetica 253, 307
Spondylitis 306, 309
-, ankylosierende 307
Spondylitis ankylopoetica (Lunge) 157
Spondylolisthesis 286, 306, 310
-, Pseudo- 306, 311
Spondylolyse 306, 310
Spondylophyten 311
Spondylosis 311
Spondylosis deformans 306
-, Bestrahlung 405
Spondylosis hyperostotica (Forestier) 312
Spondylosis uncovertebralis 312
Spongiosa 226
Spongiosasklerose 235
Stabdosimeter 83
Stadieneinteilung (Tumoren) 407
Stativ 102
Stauungsbronchitis 154
Stauungsinduration der Lungen 149
Stehanode 99
Stehurographie 202
Stehwellenbeschleuniger 393
Stenose (Gefäß) 276
- (Ösophagus) 183
-, subvalvuläre 274
-, supravalvuläre 274
Stenosen, angeborene 219
- arterielle 300
-, erworbene 219
- (Gefäß) 293
- Thrombolyse 293
- (Ureter) 219
Stereoröntgenaufnahmen 115
Stereoskopische Aufnahme 225, 286
Steroidulkus 185
Stirnhöhle 294
Strahlen, dicht ionisierende 64
-, direkt ionisierende 383
-, indirekt ionisierende 383
-, ionisierende 60, 383
-, nichtionisierende 60
Strahlenart 383
Strahlenarten, dicht ionisierende 388
-, Eigenschaften 388
Strahlenbehandlung 77, 382ff.
Strahlenbelastung 12
-, Überwachung 82f.
Strahlendosis, Ganzkörpertomogramm 125

Strahleneffekt, analgetischer 404
Strahlenempfindlichkeit, gesunde Körpergewebe 400
-, Gewebe 45
-, Zelle 45
Strahlenexposition 83
-, berufliche 69, 73
-, Gynäkologie (lokal) 89
-, Megavolttherapie 88, 97
-, mittlere zivilisatorische 69
-, natürliche 62
-, nuklearmedizinische Diagnostik 91
-, Patient 86f., 92ff.
-, Röntgencomputertomographie 94
-, Strahlentherapie 88
-, Teletherapie 88
-, zivilisatorische 63
Strahlenhärte 384
Strahlenpneumonitis 158
Strahlenqualität 29, 104, 384
Strahlenreaktionen 411
Strahlenrelief 104
Strahlenrisiko 28
-, biologisches 27
-, genetisches 42
Strahlenschaden 411
Strahlenschutz, chemischer 78
-, medizinischer 78
-, Meßgeräte 81
-, nuklearmedizinische Diagnostik 91
-, Röntgendiagnostik 85
Strahlenschutzbeauftragter 72
Strahlenschutzbereich 74
Strahlenschutzmeßgeräte 84
Strahlenschutzverantwortlicher 72
Strahlenschutzverordnung 72
Strahlenschwächung 383
Strahlensensibilität 398
-, Gewebe 45
-, Hyperthermie 58
-, Nitroimidazolderivate 57
-, Sauerstoff 55
- (Zelle) 400
-, Zellzyklus 54
Strahlensyndrom, akutes 46
Strahlentherapie; s. a. Radiotherapie
Strahlentherapie, Einteilung 382
-, endokavitäre 395
-, funktionelle 405
-, Indikationen 403, 406
-, interstitielle 395
-, kurative Dosen 29

-, Letaldosen 29
-, Nebenwirkungen 411
-, palliative 410
-, Zielvolumen 29
Strahlentoxikologie, Radionuklide 45
Strahlentransparenz, herabgesetzte, im Röntgenbild der Lunge 145
-, verstärkte, im Röntgenbild der Lunge 144
Strahlenwirkung, akute somatische 46
-, Chemie 31
-, CRE 402
-, kumulative 402
Strahlenwirkungen, nichtstochastische 65, 69
-, stochastische 66
Strahlung, direkt ionisierende 78
-, elektromagnetische 1
-, Gamma- 1
-, Härte 1
-, indirekt ionisierende 12, 79
-, kosmische 62
-, Photonen- 1
-, Quanten- 1
-, Röntgen- 1
-, terrestrische 62
Strahlungsintensität (Röhrenstrom) 110
Strahlungskontrast 108
Streifenschatten (Lunge) 145
Streßfrakturen 367
Streustrahlen 113
Streustrahlenraster 103, 109
Streustrahlung 29, 87, 97, 103, 109
Streuung 103
-, klassische 15
Streuwinkel 386
Strichfokus 99
Strichschatten (Lunge) 145
string sign 190
Struma 172
-, euthyreote 397
Struma endothoracica 172
Struma maligna 172
-, Strahlenbehandlung 413
Sturge-Weber-Krankheit 300
Subtraktion 111
Subtraktionsangiographie, digitale 203, 283
-, DSA 283
Subtraktionstechnik, elektronische 295
Sudeck-Knochendystrophie 233
Superposition 106

Suppressionsszintigramm 352
Supraleiter 289
Swyer-James-Syndrom 148
Symphysendehiszenz 251
Synchondrosis sphenooccipitalis 294
Synchrotron 392
Syndesmophyten 307, 309, 311
Syndrom der hyalinen Membranen 154
Synostose 250
Synovialis, Sonographie 257
Synovialom 250
Synovitis villosa pigmentosa 250
Syringomyelie 289, 313f.
-, Bestrahlung 405
Szintigramm, Amplituden- 356
-, Herz 356
-, Phasen- 356
Szintigraphie, Dreiphasen- 365
- (Herz und Kreislauf) 354
- (Hirn) 348
- (Knochen) 365
- (Leber) 357
- (Liquorräume) 349
- (Lungen) 353
- (Lymphsystem) 364
- (Nebenschilddrüse) 349
- (Nieren) 358
- (Schilddrüse) 350
- (Skelett) 365
Szintillation 20
Szintillationskamera 129
- (Anger) 128
Szintillationszähler, Bleikollimator 23
-, Comptonelektronen 23
-, Dynoden 23
-, energetisches Auflösungsvermögen 22
-, Photoelektronen 23
-, Photokathode 23
-, Photomultiplier 23
-, Photonenstrahlung 22
-, Sekundärelektronen 23
-, Sekundärelektronenvervielfacher 23
-, Szintillationskristall 23

Tangentialaufnahme, Schädel 286
tangentiale Rotationsbestrahlung 397
Tbc (Dünndarm) 191
- (Kolon) 193
- (Milz) 180
- (Nebenniere) 181
- (Ösophagus) 183

^{99m}Tc, MAA 353
- Mikrokolloide 368
^{99m}Tc- Aerosole 354
- Eigenerythrozyten 358
- HMPAO 348
- MAb 369
- Methylendiphosphonat 365
- Mikrokolloid 364
- Oxinen 348
- Pertechnetat 346, 358
^{99m}Tc-Dimercaptobernsteinsäure 358
^{99m}Tc-DTPA 359
^{99m}Tc-Hexamethyl-Prophylen-Aminooxin 369
^{99m}Tc-Imino-Di-Essigsäure 357
^{99m}Tc-Mercaptoacetyl-Triglycin 359
^{99m}Tc-Pertechnetat 350
Teilchen, direkt ionisierende 12
-, Ladung 12
-, schwere 383
-, Sekundärteilchen 12
Teilchenbeschleuniger 391
Teilkörperexposition, Grenzwerte 29
Teilkörperphänomen 125
Teilsynchronisation 55, 400
Teletherapie 395
Teratogene Wirkung, ionisierende Strahlung 44
Teratom (Leber) 194
-, Strahlenbehandlung 415
Therapie, endolymphatische 398
-, zytostatische 54
Therapiesimulator 402
Thermographie 292
Thermolumineszenzdosimeter 82
Thioharnstoff 350
Thorax, CT 331
Thoraxdiagnostik (Hartstrahl) 112
Thoraxraum 413
-, Strahlenbehandlung 413
-, Tumoren maligne 413
Thoraxskelett 141
-, Tuberkulose 169
Thorotrast 44f.
Thrombophlebitis, Bestrahlung 404
Thrombose 276
Thymome 171
Thymus, ektopischer 164
-, US 319
Thyreoglobulin 380
Thyreotropin-Releasinghormon 380

Thyroxin 350, 379
thyroxine binding globuline 379
Tiefenblende 109
Tiefendosis, relative 385
Tiefendosiskurven 16, 389
Tiefentherapie 383, 395
Tiefenwirkung 394
time-dose factor (TDF) 402
²⁰¹Tl-Chlorid 354
TM-Scan time motion scan 121
TNM-System 407
Toleranzgrenzdosis 402
Toleranzgrenze 401
Tomogramm, Nativ- 200
Tomographie 117
-, konventionelle 113 f.
- (Schädel, Wirbelsäule) 286
-, Simultan- 114
Tonsillen, Strahlenbehandlung 412
-, Tumoren 412
total nodal irradiation 419
Totenlade 236
Toxoplasmose 300
Trabekelstruktur (Herz) 274
Tracheomalazie 172
Tranplantatniere 206
Transformator, Heiz- 101
-, Hochspannungs- 101
Translokationen 43
Transplantationspneumonie 158
Trappingphänomen 353
Trauma (Gefäßabriß) 279
- (Gefäße) 279
- (Gefäßeinriß) 279
- (Milz) 196
- (Schädel) 301
- (Wirbelsäule) 311
Treffertheorie 48
Trichterbecken 251
Trigeminusneurinom 305
Trijodthyronin 350, 379
Trikuspidalklappeninsuffizienz 164 f.
Trikuspidalklappenstenose 164
Trioleintest 376
Trümmerfeldzone 230
Truncus arteriosus communis 274
TSH-Immunoassay, ultrasensitiver 380
TSH-TRH-Test 352, 380
Tuberkulom 160
Tuberkulose (Knochen) 226
- (Leber) 194

- (Thoraxskelett) 169
Tubus (Röntgendiagnostik) 101
Tubusse 390
-, temporaler 301
Tumor des linken Vorhofs 164
Tumor des rechten Vorhofs 164
Tumoren (Becken) 253
-, benigne 183, 186, 189, 191 f., 194 f.
- (Blasen-) 282
-, braune 233
- (Dünndarm) 191
- (Duodenum) 189
-, einwachsende 189
- (Gallenblase) 193
- (Gallenwege) 193
- (Gefäße) 279
-, gynäkologische 282
- (Haut) 411
- (Hirn) 304
- (Kolon) 192
- (Kopf- und Halsbereich) 412
- (Leber) 194, 197
- (Lunge) 161
- (Lymphsystem) 280
- (Magen) 186
-, maligne 183, 186, 189, 191, 193 ff., 411 f.
- (Milz) 196
-, myelogene 240
- (Ösophagus-) 183
-, osteogene 238
- (Ovar) 223
- (Pankreas) 195
-, primär 280
-, retikuloendotheliale 241
-, sehr strahlenresistente 400
-, sekundäre (Metastasen) 280
-, spinale 314
-, Strahlenbehandlung 412
-, strahlenresistente 399
-, strahlensensible 399
- (Ureter) 219
- (weibliches Genitale) 222
- (Weichteile) 258
-, weniger strahlensensible 399
- (Wirbelsäule) 313
Tumormetastasen (Magen) 187
Tumorrezidiv (Radiotherapie) 410
Tumorverkalkung, hypernephroides Karzinom 181
Turrizephalus 298

Überdehnungsemphysem 152
Überlebensfraktionen 48
Übersichtsaortographie 203
Überwachung, ärztliche 78
-, Kontamination 84
-, Ortsdosis 84
Überwachungsbereich, außerbetrieblicher 74
-, betrieblicher 74
Ulkus, Abheilung 185
-, benignes 184
- (Duodenum) 188
- (Magen) 184
- (Ösophagus) 183
Ulkusperforation 185
Ultraschalldiagnostik 117
-, Artefakte 315
-, Bildaufbau 315
-, diagnostische Hilfsmittel 316
-, Gallenblase 176
- (Gehirn) 298
- (Harnblase) 221
- (Hüfte) 252f.
-, Indikationen 318
-, Kriterien 317
-, Wiederholungsechos 315
Ultraschall-Doppler-Verfahren 122, 292
Ultraschalltokographie 122
Ultraschalluntersuchung, Frühgeborene 298
- (Leber) 176
- (Mamma) 256, 258
- (Milz) 176
- (Nieren) 199
- (Pankreas) 176
- (Schädel) 298
- (Thorax) 134
- (Weichteile) 255
Umgangsgenehmigung 72
Umwandlungen, radioaktive 6
Uncovertebralarthrose 286, 312
Unschärfe, geometrische 107
Urachus 219
Ureter, retrokavaler 218
Ureter duplex 217
Ureter fissus 217
Ureteren 208
-, Anomalien 217
Ureteritis 218
Ureterozele 201, 218
Uretersteine 201, 216
Ureterstenose 201

Uretertuberkulose 218
Urethra 208
-, Mißbildungen 219
Urethralklappe, kongenitale 220
Urethralstenose 201
Urethraverletzungen 221
Urethritis 219
Urogenitaltrakt, Untersuchungsmethoden 198
Urogenitaltuberkulose 213
Urolithiasis 216
Usuren (Skelett) 231, 247
Uterus, US 323
Uteruskavum 208
Uterusmyom 222
Uterussarkom 223

V. azygos 141
V.-cava-superior-Syndrom 410, 414
V. spermatica, selektive Darstellung 204
Vaginalatresie 222
Vaginalkarzinom, Strahlenbehandlung 415
vanishing lung 152
Varicosis spinalis 307
Vaskulitiden (Lunge) 158
Vasovesikulographie 205
Ventilationsszintigraphie 353
-, Indikationen 134
Ventilstenose, exspiratorische 151
-, inspiratorische 151
Ventrikel, singulärer 274
Ventrikelseptumdefekt 164, 168, 274
Veratmungspyelographie 202
Verätzungen (Ösophagus) 183
Verdopplungsdosis 42, 63, 68
Vergrößerung (Röntgenbild) 106
Vergrößerungsaufnahmen 115
Verhältnis, gyromagnetisches 127f
Verkalkungen, Abdomen 180
-, degenerative 261
-, intrakranielle 300
- (Mamma) 261
-, peri- und intraduktale degenerative 261
Vernichtungsquanten 15, 130
Verschattung im Röntgenbild 145
Verschlußikterus 176
Verstärkerfolien 105, 110
Vertebralisangiographie 266, 287
Vertigraph 102, 286

Verzeichnung 106
Vitamin-B$_{12}$- Resorption 375
Volumenbelastung der Herzhöhlen 162, 165
Vorderbild, Sagittalbild (Thorax) 132
Vorhofdefekt 274
Vorhofmyxom 166
Vorhofseptumdefekt 148, 164, 167f.
Voxel 124
Vulvakarzinom, Strahlenbehandlung 415

Wabenlunge 156
Wachstumslinien 228
Wandbewegungen, Myokard 355
-, paradoxe 355
Wanderniere 200, 202
Wanderwellenbeschleuniger 393
Wechselwirkung 12
Wegener-Granulomatose (Lunge) 158
weibliche Genitalorgane 415
-, Strahlenbehandlung 415
Weichstrahltechnik 109
- (Thorax) 133
Weichstrahltherapie 382
Weichteile 255
-, Sonographie 257
Weichteilgeschwülste 258
Weichteilsarkome, Strahlenbehandlung 418
„weiße Lunge" 147, 154
Westermark-Zeichen 149
Wichtungsfaktor W_T 61, 70
Wilms-Tumor 213, 216
-, Strahlenbehandlung 417
Wimberger-Zeichen 230
Winkelergüsse (bei Pankreatitis) 195
Wirbelgleiten 310
Wirbelhämangiom 313
Wirbelsäule, bildgebende Pathologie 305
-, CT 336
-, Indikationen zur Röntgenuntersuchung 283
-, KST 342
Wirkungen, genetische 63
-, somatische 63
Wismut-Germanium-Oxid (Detektor) 25
Wolff-Gang 209
Wolkenschädel 304

^{133}Xe 349, 353
Xeromammogramm 257
Xeroradiographie 115, 256
-, Haut 258
-, Muskulatur 258
-, Sehnen 258
-, Subkutis 258

Y-Technik, umgekehrte 419

Zählrohre, Ansprechwahrscheinlichkeit 22
-, Auslösezählrohr 22
-, Gasverstärkung 22
-, Geiger-Müller-Zählrohr 22
-, Kontaminationsüberwachung 22
-, Proportionalzählrohre 22
Zehntelwertsdicke 80
Zeichenschärfe 107
Zeichnungsvermehrung, feinretikuläre 145
-, grobretikuläre 145
- (Lunge) 145
Zeitaktivitätskurven (Nierenszintigraphie) 360
Zellen, Lymphozyten 45
-, Oozyten 45
-, proliferierende 45
-, Spermatogonien 45
Zellteilungsphase 400
Zentralnervensystem, Indikationen zur Röntgenuntersuchung 283
Zentralprojektion 106
Zentrierung 106
Zerebrale Angiographie 283, 301, 305
Zerfallsgesetz, physikalische Halbwertszeit $T_{½}$ 10
-, Zerfallskonstante 8, 10
Zerfallsreihen 6
Zervixkarzinom, Strahlentherapie 416
Zielaufnahmen (Thorax) 133
Zielvolumen 382, 402
Zirbeldrüse 294
Zisternographie 349
Zonographie 114, 200
Zunge, Strahlenbehandlung 412
- (Tumoren) 412
Zungengrund, Strahlenbehandlung 412
- (Tumoren) 412
Zungengrundstruma 350

Zwerchfell, normaler Röntgenbefund
 136
Zwerchfelldefekte 142
Zwerchfellhochstand 141
Zwerchfelltiefstand 142
Zwerchfelltumoren 142
Zwerchfellwandschwächen 142
Zwerchfellzysten 142
Zyklotron 384
Zystadenom (Leber) 194
Zysten, komplizierte (Mamma)
 258

– (Leber) 194
– (Milz) 196
– (Pankreas) 195
–, primäre 196
–, sekundäre 196
–, unkomplizierte (Mamma) 258
Zystenniere 200
Zystitis 219
–, radiogene 219
Zystizerken 180
Zystographie 204
Zystokolpographie, retrograde 205

463

Titel des Buches: **Springer-Lehrbuch**
  E. Willich P. Georgi H. Kuttig W. Wenz (Hrsg)
  Radiologie und Strahlenschutz, 4. Auflage

Was können wir bei der nächsten Auflage besser machen?

Zur inhaltlichen und formalen Verbesserung unserer Lehrbücher bitten wir um Ihre Mithilfe. Wir würden uns deshalb freuen, wenn Sie uns die nachstehenden Fragen beantworten könnten.

1. Finden Sie ein Kapitel besonders gut dargestellt? Wenn ja, welches und warum?_____
   _____
   _____

2. Welches Kapitel hat Ihnen am wenigsten gefallen. Warum?_____
   _____

3. Bringen Sie bitte dort ein × an, wo Sie es für angebracht halten.

	Vorteilhaft	Angemessen	Nicht angemessen
Preis des Buches			
Umfang			
Aufmachung			
Abbildungen			
Tabellen und Schemata			
Register			
Papier			

	Sehr wenige	Wenige	Viele	Sehr viele
Druckfehler				
Sachfehler				

4. Spezielle Vorschläge zur Verbesserung dieses Textes (u. a. auch zur Vermeidung von Druck- und Sachfehlern)_____
   _____
   _____
   _____
   _____
   _____

bitte wenden!

5. Bitte teilen Sie uns mit, auf welchen Fachgebieten Ihrer Meinung nach moderne Lehrbücher fehlen. Dazu folgende kurze Charakterisierung unserer eigenen Werke:

Fragensammlungen	= Examensfragen zur Vorbereitung auf Prüfungen
Basistexte	= vermitteln nach der neuen Approbationsordnung das für das Examen wichtige Stoffgebiet
Kurzlehrbücher	= zur Vertiefung des Basiswissens gedacht; für den sorgfältigen Studenten
Lehrbücher	= Umfassende Darstellungen eines Fachgebietes; zum Nachschlagen spezieller Informationen

Fachgebiet	Fragensammlungen	Basistexte	Kurzlehrbücher	Lehrbücher

Bei Rücksendung werden Sie automatisch in unsere Adressenliste aufgenommen.
Name
Adresse

Fachstudium
Semester
Ärztliche Vorprüfung
Datum/Unterschrift

Wir danken Ihnen für die Beantwortung der Fragen und bitten um Einsendung des Blattes an:

Marianne Kalow
Springer-Verlag
Tiergartenstraße 17
6900 Heidelberg 1

H.-H. Wellhöner

Allgemeine und systematische Pharmakologie und Toxikologie

4., neubearbeitete Auflage. 1988.
Etwa 47 Abbildungen und 40 Tabellen.
Etwa 530 Seiten. (Springer-Lehrbuch).
Broschiert DM 32,-. ISBN 3-540-19193-3

Die grundlegend überarbeitete und didaktisch neu konzipierte 4. Auflage erleichtert die Vor- und Nachbereitung der pharmakologischen Lehrveranstaltungen und vermittelt in knapper Form das im Staatsexamen geforderte Wissen. Viele neue Abbildungen und Tabellen machen den Text noch anschaulicher.

P. Fritsch

Dermatologie

2., überarbeitete Auflage. 1988. 176 Abbildungen. Etwa 600 Seiten. Broschiert DM 38,-.
ISBN 3-540-19303-0

Springer-Lehrbuch, das die gesamte klinische Dermatologie inklusive der Grenzfächer Allergologie, Phlebologie und Proktologie enthält.

Die Neuauflage wurde um zahlreiche Abbildungen und wichtige Sachgebiete wie AIDS erweitert. Besticht durch klaren Aufbau und unkonventionellen Stil.

Einmalig: die therapeutischen und differentialdiagnostischen Tafeln.
Mit diesem Taschenbuch macht das Lernen Spaß!

Springer-Verlag
Berlin Heidelberg New York
London Paris Tokyo

Preisänderungen vorbehalten

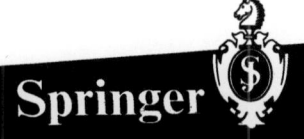

R. Tölle

Psychiatrie

Kinder- und jugendpsychiatrische Bearbeitung von R. Lempp

8., neubearbeitete Auflage. 1988. Etwa 450 Seiten. (Springer-Lehrbuch). Broschiert DM 58,-. ISBN 3-540-19390-1

Tölle vermeidet jede einseitige Betrachtung von Ätiologie und Therapie psychiatrischer Krankheitsbilder. Die Kinder- und Jugendpsychiatrie wird nicht als Teilgebiet in Form eines Appendix aufgefaßt, sondern ist integraler Bestandteil des Werkes. Der Student erhält damit die einmalige Chance, in einem einzigen Lehrbuch die verschiedenen Aspekte der Psychiatrie kennenzulernen, ohne vom Autor unmerklich auf ein bestimmtes Gleis gelenkt zu werden. Diese unvoreingenommene Darstellung unterschiedlicher Strömungen in der Psychiatrie ist keine Selbstverständlichkeit.

Springer-Verlag
Berlin Heidelberg New York
London Paris Tokyo

Preisänderungen vorbehalten

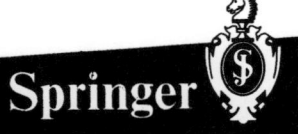

MIX
Papier aus verantwortungsvollen Quellen
Paper from responsible sources
FSC® C105338

If you have any concerns about our products,
you can contact us on
ProductSafety@springernature.com

In case Publisher is established outside the EU,
the EU authorized representative is:
**Springer Nature Customer Service Center GmbH
Europaplatz 3, 69115 Heidelberg, Germany**

Printed by Libri Plureos GmbH
in Hamburg, Germany